临床必读丛书 重刊

医宗金鉴

上册

清·吴谦 等编

郑金生 整理

人民卫生出版社

北京·

图书在版编目（CIP）数据

医宗金鉴.上册/（清）吴谦等编；郑金生整理
.—北京：人民卫生出版社，2023.4（2025.1重印）
（中医临床必读丛书重刊）
ISBN 978-7-117-34488-3

Ⅰ.①医…　Ⅱ.①吴…　②郑…　Ⅲ.①中国医药学 -
总集 - 清代　Ⅳ.①R2-52

中国国家版本馆 CIP 数据核字（2023）第 033200 号

| 人卫智网 | www.ipmph.com | 医学教育、学术、考试、健康，购书智慧智能综合服务平台 |
| 人卫官网 | www.pmph.com | 人卫官方资讯发布平台 |

中医临床必读丛书重刊
医宗金鉴
Zhongyi Linchuang Bidu Congshu Chongkan
Yizong Jinjian
（上册）

编　　者：清·吴谦等
整　　理：郑金生
出版发行：人民卫生出版社（中继线 010-59780011）
地　　址：北京市朝阳区潘家园南里 19 号
邮　　编：100021
E - mail：pmph @ pmph.com
购书热线：010-59787592　010-59787584　010-65264830
印　　刷：三河市宏达印刷有限公司
经　　销：新华书店
开　　本：889×1194　1/32　印张：20.5　字数：512 千字
版　　次：2023 年 4 月第 1 版
印　　次：2025 年 1 月第 2 次印刷
标准书号：ISBN 978-7-117-34488-3
定　　价：62.00 元

打击盗版举报电话：010-59787491　E-mail：WQ @ pmph.com
质量问题联系电话：010-59787234　E-mail：zhiliang @ pmph.com
数字融合服务电话：4001118166　E-mail：zengzhi @ pmph.com

重刊说明

中医药学是中华民族的伟大创造，是中国古代科学的瑰宝，也是打开中华文明宝库的钥匙，为中华民族繁衍生息做出了巨大贡献，对世界文明进步产生了积极影响。中华五千年灿烂文化，"伏羲制九针""神农尝百草"，中医经典著作作为中医学的重要组成部分，是中医药文化之源、理论之基、临床之本。为了把这些宝贵的财富继承好、发展好、利用好，人民卫生出版社于2005年推出了《中医临床必读丛书》（简称《丛书》）（105种），随后于2017年推出了《中医临床必读丛书》（典藏版）（30种），丛书出版后深受读者欢迎，累计印制近900万册，成为了中医药从业人员和爱好者的必读经典。

毋庸置疑，中医古籍不仅是中医理论的基础，更是中医临床坚强的基石，提高临床疗效的捷径。每一位中医从业者，无不是从中医经典学起的。"读经典、悟原理、做临床、跟名师、成大家"是中医成才的必要路径。为了贯彻落实党的二十大报告指出的促进中医药传承创新发展和《关于推进新时代古籍工作的意见》要求，传承中医典籍精华，同时针对后疫情时代中医药在护佑人民健康方面的重要性以及大众对于中医经典的重视，我们因时因势调整和完善中医古籍出版工作，因此，在传承《丛书》原貌的基础上，对105种图书进行了改版，推出《中医临床必读丛书重刊》（简称《重刊》）。为了便于读者阅读，本版尽量保留原版风格，并采用双色印刷，将"养生类著作"单列，对每部图书的导读和相关文字进行了更新和勘误；

同时邀请张伯礼院士和王琦院士为《重刊》作序,具体特点如下:

1. 精选底本,校勘严谨　每种古籍均由各科专家遴选精善底本,加以严谨校勘,为读者提供精准的原文。在内容上,考虑中医临床人员的学习需要,一改过去加校记、注释、语译等方式,原则上只收原文,不作校记和注释,类似古籍的白文本。对于原文中俗体字、异体字、避讳字、古今字予以径改,不作校注,旨在使读者在研习之中渐得旨趣,体悟真谛。

2. 导读要览,入门捷径　为了便于读者学习和理解,每本书前撰写了导读,介绍作者生平、成书背景、学术特点,重点介绍该书的主要内容、学习方法和临证思维方法,以及对临床的指导意义,对书的内容提要钩玄,方便读者抓住重点,提升学习和临证效果。

3. 名家整理,打造精品　《丛书》整理者如余瀛鳌、钱超尘、郑金生、田代华、郭君双、苏礼等大部分专家都参加了我社 20 世纪 80 年代中医古籍整理工作,他们拥有珍贵而翔实的版本资料,具备较高的中医古籍文献整理水平与丰富的临床经验,是我国现当代中医古籍文献整理的杰出代表,加之《丛书》在读者心目中的品牌形象和认可度,相信《重刊》一定能够历久弥新,长盛不衰,为新时代我国中医药事业的传承创新发展做出更大的贡献。

主要分类和具体书目如下:

 经典著作

《黄帝内经素问》　　　　《金匮要略》

《灵枢经》　　　　　　　《温病条辨》

《伤寒论》　　　　　　　《温热经纬》

诊断类著作

《脉经》　　　　　　　　《濒湖脉学》

《诊家枢要》

 通用著作

《中藏经》　　　　　　　　《慎柔五书》

《伤寒总病论》　　　　　　《内经知要》

《素问玄机原病式》　　　　《医宗金鉴》

《三因极一病证方论》　　　《石室秘录》

《素问病机气宜保命集》　　《医学源流论》

《内外伤辨惑论》　　　　　《血证论》

《儒门事亲》　　　　　　　《名医类案》

《脾胃论》　　　　　　　　《兰台轨范》

《兰室秘藏》　　　　　　　《杂病源流犀烛》

《格致余论》　　　　　　　《古今医案按》

《丹溪心法》　　　　　　　《笔花医镜》

《景岳全书》　　　　　　　《类证治裁》

《医贯》　　　　　　　　　《医林改错》

《理虚元鉴》　　　　　　　《医学衷中参西录》

《明医杂著》　　　　　　　《丁甘仁医案》

《万病回春》

④ 各科著作

(1) 内科

《金匮钩玄》　　　　　　　《医宗必读》

《秘传证治要诀及类方》　　《医学心悟》

《证治汇补》　　　　　　《先醒斋医学广笔记》

《医门法律》　　　　　　《温疫论》

《张氏医通》　　　　　　《温热论》

《张聿青医案》　　　　　《湿热论》

《临证指南医案》　　　　《串雅内外编》

《症因脉治》　　　　　　《医醇滕义》

《医学入门》　　　　　　《时病论》

（2）外科

《外科精义》　　　　　　《外科证治全生集》

《外科发挥》　　　　　　《疡科心得集》

《外科正宗》

（3）妇科

《经效产宝》　　　　　　《傅青主女科》

《女科辑要》　　　　　　《竹林寺女科秘传》

《妇人大全良方》　　　　《济阴纲目》

《女科经纶》

（4）儿科

《小儿药证直诀》　　　　《幼科发挥》

《活幼心书》　　　　　　《幼幼集成》

（5）眼科

《秘传眼科龙木论》　　　《眼科金镜》

《审视瑶函》　　　　　　《目经大成》

《银海精微》

（6）耳鼻喉科

《重楼玉钥》　　　　　　《喉科秘诀》

《口齿类要》

（7）针灸科

《针灸甲乙经》　　　　　《针灸大成》

《针灸资生经》　　　　　《针灸聚英》

《针经摘英集》

（8）骨伤科

《永类钤方》　　　　　　《世医得效方》

《仙授理伤续断秘方》　　《伤科汇纂》

《正体类要》　　　　　　《厘正按摩要术》

养生类著作

《寿亲养老新书》　　　　《老老恒言》

《遵生八笺》

方药类著作

《太平惠民和剂局方》　　《得配本草》

《医方考》　　　　　　　《成方切用》

《本草原始》　　　　　　《时方妙用》

《医方集解》　　　　　　《验方新编》

《本草备要》

人民卫生出版社

2023 年 2 月

序　一

党的二十大报告提出,把马克思主义与中华优秀传统文化相结合。中医药学是中国古代科学的瑰宝,也是打开中华文明宝库的钥匙。当前,中医药发展迎来了天时、地利、人和的大好时机。特别是近十年来,党中央、国务院密集出台了一系列方针政策,大力推动中医药传承创新发展,其重视程度之高、涉及领域之广、支持力度之大,都是前所未有的。"识势者智,驭势者赢",中医药人要乘势而为,紧紧把握住历史的机遇,承担起时代的责任,增强文化自信,勇攀医学高峰,推动中医药传承创新发展。而其中人才培养是当务之急,不可等闲视之。

作为中医药人才成长的必要路径,中医经典著作的重要性毋庸置疑。历代名医先贤,无不熟谙经典,并通过临床实践续先贤之学,创立弘扬新说;发皇古义,融会新知,提高临床诊治水平,推动中医药学术学科进步,造福于黎庶。孙思邈指出:"凡欲为大医,必须谙《素问》《甲乙》《黄帝针经》……"李东垣发《黄帝内经》胃气学说之端绪,提出"内伤脾胃,百病由生"的观点,一部《脾胃论》成为内外伤病证辨证之圭臬。经典者,路志正国医大师认为:原为"举一纲而万目张,解一卷而众篇明"之作,经典之所以奉为经典,一是经过长时间的临床实践检验,具有明确的临床指导作用和理论价值;二是后代医家在学术流变中,不断诠释、完善并丰富了其内涵与外延,使其与时俱进,丰富和发展了理论。

如何研习经典,南宋大儒朱熹有经验可以借鉴:为学之道,莫先于穷理;穷理之要,必在于读书;读书之法,莫贵于循序而致精;而致精之本,则又在于居敬而持志。读朱子治学之典,他的《观书有感》诗歌可为证:"半亩方塘一鉴开,天光云影共徘徊。问渠那得清如许? 为有源头活水来。"可诠释读书三态:一是研读经典关键是要穷究其理,理在书中,文字易懂但究理需结合临床实践去理解、去觉悟;更要在实践中去应用,逐步达到融汇贯通,圆机活法,亦源头活水之谓也。二是研读经典当持之以恒,循序渐进,读到豁然以明的时候,才能体会到脑洞明澄,如清澈见底的一塘活水,辨病识证,仿佛天光云影,尽映眼前的境界。三是研读经典者还需有扶疾治病、济世救人之大医精诚的精神;更重要的是,读经典还需怀着敬畏之心去研读赏析,信之用之日久方可发扬之;有糟粕可弃用,但须慎之。

在这次新型冠状病毒感染疫情的防治中,疫病相关的中医经典发挥了重要作用,2020 年疫情初期我们通过流调和分析,明确了新型冠状病毒感染是以湿毒内蕴为核心病机、兼夹发病为临床特点的认识,有力指导了对疫情的防治。中医药早期介入,全程参与,有效控制转重率,对重症患者采取中西医结合救治,降低了病死率,提高了治愈率。所筛选出的"三药三方"也是出自古代经典。在中医药整建制接管的江夏方舱医院中,更是交出了 564 名患者零转重、零复阳,医护零感染的出色答卷。中西医结合、中西药并用成为中国抗疫方案的亮点,是中医药守正创新的一次生动实践,也为世界抗疫贡献了东方智慧,受到世界卫生组织(WHO)专家组的高度评价。

经典中蕴藏着丰富的原创思路,给人以启迪。青蒿素的发明即是深入研习古典医籍受到启迪并取得成果的例证。进入新时代,国家药品监督管理部门所制定的按古代经典名方目录管理的中药复方制剂,基于人用经验的中药复方制剂新药研发等相关政策和指导原则,也助推许多中医药科研人员开始从古典医籍中寻找灵感与思路,研发新方新药。不仅如此,还有学者从古籍中梳理中医流派的传承与教育脉络,以传统的人才培养方法与模式为现代中医药教育提供新的借鉴……可见中医药古籍中的内容对当代中医药科研、临床与教育均具有指导作用,应该受到重视与研习。

我们欣慰地看到,人民卫生出版社在20世纪50年代便开始了中医古籍整理出版工作,先后经过了影印、白文版、古籍校点等阶段,经过近70年的积淀,为中医药教材、专著建设做了大量基础性工作;并通过古籍整理,培养了一大批中医古籍整理名家和专业人才,形成了"品牌权威、名家云集""版本精良、校勘精准""读者认可、历久弥新"等鲜明特点,赢得了广大读者和行业内人士的普遍认可和高度评价。2005年,为落实国家中医药管理局设立的培育名医的研修项目,精选了105种中医经典古籍分为三批刊行,出版以来,重印近千万册,广受读者欢迎和喜爱。"读经典、做临床、育悟性、成明医"在中医药行业内蔚然成风,可以说这套丛书为中医临床人才培养发挥了重要作用。此次人民卫生出版社在《中医临床必读丛书》的基础上进行重刊,是践行中共中央办公厅、国务院办公厅《关于推进新时代古籍工作的意见》和全国中医药人才工作会议精神,以实际行动加强中医古籍出版工作,注重古籍资源转化利用,促进中医药传承创新发展的重要举措。

经典之书,常读常新,以文载道,以文化人。中医经典与中华文化血脉相通,是中医的根基和灵魂。"欲穷千里目,更上一层楼",经典就是学术进步的阶梯。希望广大中医药工作者乃至青年学生,都要增强文化自觉和文化自信,传承经典,用好经典,发扬经典。

有感于斯,是为序。

中国工程院院士　国医大师
天津中医药大学　名誉校长　张伯礼
中国中医科学院　名誉院长
2023 年 3 月于天津静海团泊湖畔

序 二

中医药典籍浩如烟海,自先秦两汉以来的四大经典《黄帝内经》《难经》《神农本草经》《伤寒杂病论》,到隋唐时期的著名医著《诸病源候论》《备急千金要方》,宋代的《经史证类备急本草》《圣济总录》,金元时期四大医家刘完素、张从正、李东垣和朱丹溪的著作《素问玄机原病式》《儒门事亲》《脾胃论》《丹溪心法》等,到明清之际的《本草纲目》《医门法律》等,中医古籍是我国中医药知识赖以保存、记录、交流和传播的根基和载体,是中华民族认识疾病、诊疗疾病的经验总结,是中医药宝库的精华。

中华人民共和国成立以来,在中医药、中西医结合临床和理论研究中所取得的成果,与中医古籍研究有着密不可分的关系。例如中西医结合治疗急腹症,是从《金匮要略》大黄牡丹汤治疗肠痈等文献中得到启示;小夹板固定治疗骨折的思路,也是根据《仙授理伤续断秘方》等医籍治疗骨折强调动静结合的论述所取得的;活血化瘀方药治疗冠心病、脑血管意外和闭塞性脉管炎等疾病的疗效,是借鉴《医林改错》等古代有关文献而加以提高的;尤其是举世瞩目的抗疟新药青蒿素,是基于《肘后备急方》治疟单方研制而成的。

党的二十大报告提出,深入实施科教兴国战略、人才强国战略。人才是全面建设社会主义现代化国家的重要支撑。培养人才,教育要先行,具体到中医药人才的培养方面,在院校教育和师承教育取得成就的基础上,我还提出了书院教育的模式,得到了国家中医药管理局和各界学者的高度认可。王琦书院拥有 115 位两院院士、国医大师的强大师资阵容,学员有岐黄学者、全国名中医和来自海外的中医药优秀人才代表。希望能够在中医药人才培养模式和路径方面进行探索、创新。

那么,对于个人来讲,我们怎样才能利用好这些古籍,来提升自己的临床水平?我以为应始于约,近于博,博而通,归于约。中医古籍博大精深,绝非只学个别经典即能窥其门径,须长期钻研体悟和实践,精于勤思明辨、临床辨证,善于总结经验教训,才能求得食而化,博而通,通则返约,始能提高疗效。今由人民卫生出版社对《中医临床必读丛书》(105 种)进行重刊,我认为是件非常有意义的事,《重刊》校勘严谨,每本书都配有导读要览,同时均为名家整理,堪称精品,是在继承的基础上进行的创新,这无疑对提高临床疗效、推动中医药事业的继承与发展具有积极的促进作用,因此,我们也会将《重刊》列为书院教学尤其是临床型专家成长的必读书目。

韶光易逝,岁月如流,但是中医人探索求知的欲望是亘古不变的。我相信,《重刊》必将对新时代中医药人才培养和中医学术发展起到很好的推动作用。为此欣慰之至,乐为之序。

中国工程院院士　国医大师　王琦

2023 年 3 月于北京

原　序

中医药学是具有中国特色的生命科学,是科学与人文融合得比较好的学科,在人才培养方面,只要遵循中医药学自身发展的规律,把中医理论知识的深厚积淀与临床经验的活用有机地结合起来,就能培养出优秀的中医临床人才。

百余年西学东渐,再加上当今市场经济价值取向的影响,使得一些中医师诊治疾病常以西药打头阵,中药作陪衬,不论病情是否需要,一概是中药加西药。更有甚者不切脉、不辨证,凡遇炎症均以解毒消炎处理,如此失去了中医理论对诊疗实践的指导,则不可能培养出合格的中医临床人才。对此,中医学界许多有识之士颇感忧虑而痛心疾首。中医中药人才的培养,从国家社会的需求出发,应该在多种模式、多个层面展开。当务之急是创造良好的育人环境。要倡导求真求异、学术民主的学风。国家中医药管理局设立了培育名医的研修项目,第一是参师襄诊,拜名师并制订好读书计划,因人因材施教,务求实效。论其共性,则需重视"悟性"的提高,医理与易理相通,重视易经相关理论的学习;还有文献学、逻辑学、生命科学原理与生物信息学等知识的学习运用。"悟性"主要体现在联系临床,提高思辨能力,破解疑难病例,获取疗效。再者是熟读一本临证案头书,研修项目精选的书目可以任选,作为读经典医籍研修晋级保底的基本功。第二是诊疗环境,我建议城市与乡村、医院与诊所、病房与门诊可以兼顾,总以多临证、多研讨为主。若参师三五位以上,年诊千例以上,必有上乘学问。第三是求真务实,"读经典做临床"关键在"做"字上苦下功夫,敢于置疑而后验证、诠释,进而创新,诠证创新自然寓于继承之中。

中医治学当溯本求源,古为今用,继承是基础,创新是归宿,认真继承中医经典理论与临床诊疗经验,做到中医不能丢,进而才是中医现代化的实施。厚积薄发、厚今薄古为治学常理。所谓勤求古训、融会新知,即是运用科学的临床思维方法,将理论与实践紧密联系,以显著的疗效,诠释、求证前贤的理论,于继承之中求创新发展,从理论层面阐发古人前贤之未备,以推进中医学科的进步。

综观古往今来贤哲名医,均是熟谙经典、勤于临证、发皇古义、创立新说者。通常所言的"学术思想"应是高层次的成就,是锲而不舍长期坚持"读经典做临床",并且,在取得若干鲜活的诊疗经验基础上,应是学术闪光点凝聚提炼出的精华。笔者以弘扬中医学学科的学术思想为己任,绝不敢言自己有什么学术思想,因为学术思想一定要具备创新思维与创新成果,当然是在以继承为基础上的创新;学术思想必有理论内涵指导临床实践,能提高防治水平;再者,学术思想不应是一病一证一法一方的诊治经验与心得体会。如金元大家刘完素著有《素问病机气宜保命集》,自述"法之与术,悉出《内经》之玄机",于刻苦钻研运气学说之后,倡"六气皆从火化",阐发火热症证脉治,创立脏腑六气病机、玄府气液理论。其学术思想至今仍能指导温热、瘟疫的防治。严重急性呼吸综合征(SARS)流行时,运用玄府气液理论分析证候病机,确立治则治法,遣药组方获取疗效,应对突发公共卫生事件,造福群众。毋庸置疑,刘完素是"读经典做临床"的楷模,而学习历史,凡成中医大家名师者基本如此,即使当今名医具有卓越学术思想者,亦无例外。因为经典医籍所提供的科学原理至今仍是维护健康、防治疾病的准则,至今仍葆其青春,因此"读经典做临床"具有重要的现实意义。

值得指出,培养临床中坚骨干人才,造就学科领军人物是当务之急。在需要强化"读经典做临床"的同时,以唯物主义史观学习易理易道易图,与文、史、哲、逻辑学交叉渗透融合,提高"悟性",指导诊疗工作。面对新世纪,东学西渐是另一股潮流,国外学者研究老聃、孔丘、朱熹、沈括之学,以应对技术高速发展与理论相对滞后的矛盾日趋突出的现状。譬如老聃是中国宇宙论的开拓者,惠施则注重宇宙中一般事物的观察。他解释宇宙为总包一切之"大一"与极微无内之"小一"构成,大而无外小而无内,大一寓有小一,小一中又涵有大一,两者相兼容而为用。如此见解不仅对中医学术研究具有指导作用,对宏观生物学与分子生物学的连接,纳入到系统复杂科学的领域至关重要。近日有学者撰文讨论自我感受的主观症状对医学的贡献和医师参照的意义;有学者从分子水平寻求直接调节整体功能的物质,而突破靶细胞的发病机制;有医生运用助阳化气、通利小便的方药同时改善胃肠症状,治疗幽门螺杆菌引起的胃炎;还有医生使用中成药治疗老年良性前列腺增生,运用非线性方法,优化观察指标,不把增生前列腺的直径作为唯一的"金"指标,用综合量表评价疗效而获得认许,这就是中医的思维,要坚定地走中国人自己的路。

人民卫生出版社为了落实国家中医药管理局设立的培育名医的研修项目,先从研修项目中精选20种古典医籍予以出版,余下50余种陆续刊行,为我们学习提供了便利条件,只要我们"博学之,审问之,慎思之,明辨之,笃行之",就会学有所得、学有所长、学有所进、学有所成。治经典之学要落脚临床,实实在在去"做",切忌坐而论道,应端正学风,尊重参师,教

学相长,使自己成为中医界骨干人才。名医不是自封的,需要
同行认可,而社会认可更为重要。让我们互相勉励,为中国中
医名医战略实施取得实效多做有益的工作。

王永炎

2005 年 7 月 5 日

导　读

　　清代吴谦等编纂的《医宗金鉴》是当时朝廷颁布的医学教材，包含临床主要分科的内容。该书的编纂者医学素养很高，编纂得法，内容精当，易于记诵，便于实用。因此该书自颁行以来，成为清代运用最广泛的基础读物之一，也是现代学习中医最重要的参考书之一。

一、成书过程与作者

　　清乾隆四年(1739)11月17日，御医吴谦得到皇帝的谕旨，要求"该修医书，以正医学"，也就是让学医者有一个规范而又正确的教材。其背景是当时的医书虽多，但或博而不精，或杂而不一，亟需加以整理规范。

　　最初的计划是编写两套丛书，一套小型简约，作为学习所用教材；另一套大型广博，作为教师使用的教学参考书。为了编写这部全国通用的医学教材，清政府允许使用宫廷丰富的藏书，并下令各地征集民间藏书及经验良方，以保证编写资料的齐备。这项任务委派给太医院，总修官是太医院院判吴谦和刘裕铎，又遴选了精通医学、兼通文理的纂修官、副纂修官26人，并配备了校阅、收掌、誊录等官员数十名，组成了强大的编写班子，使全书的质量有了人力和财力方面的保证。

　　经过3个月的筹备，负责督办此书的和亲王发现御医吴谦早已经将《伤寒论》《金匮要略》等书删定大半，于是指令吴谦等以其原订之书为基础，再加纂修。到清乾隆七年

(1742)12 月 15 日,全书告成,由乾隆皇帝钦定书名为《医宗金鉴》。"鉴"就是镜子。古人说:"以铜为鉴,可整衣冠。"此书名寓意是该书可供学医者遵从,以此对照审察自己的医学行为。书成之后,又由宫廷的书籍出版机构武英殿监造出版。该版字画秀丽,图画精美,无论学术内容还是版本,均为当时最精之品。

该书自 1742 年刊行以来,流传甚广。尤其是进入近代以后,随着印刷技术的改进,各种石印本、铅印本大量印行。民间学医者据此书摘抄本更是不可胜数。由此可见,该书是我国影响最大的国家医学教材之一,是学习中医重要的案头之作。

二、全书结构与主要学术特色

《医宗金鉴》既是一套丛书,但又自成体系。和此前任何一个朝代官修医书不同的是,该书始终立足于为广大学习中医者提供系统而又实用的教本,而不是汲汲于经典著作的校勘整理。因此,该书大多数的子目书都是重新编纂的精粹之作。

纵览该丛书的 15 种子目书,包含"一论二要旨,两注十要诀"。其中数量最多的是"要诀"类,占了三分之二。

1. 十要诀

"要诀"类的书,特点在于内含歌诀以便记诵。这类书籍主要涉及临床各科,其中的 8 种(《伤寒心法要诀》《杂病心法要诀》《妇科心法要诀》《幼科杂病心法要诀》《痘疹心法要诀》《外科心法要诀》《眼科心法要诀》《刺灸心法要诀》),涉及伤寒热病、内科杂病、妇、儿、外、眼等科,以及针灸疗法。编撰者认为,这类医书必须烂熟于胸,"书不熟则理不明,理不明则识不精",识不精则临证就会疑惑游移,"漫无定见"，造成药、证不合，影响疗效。因此，编撰者在广泛综合前人此类书籍的基础上，去粗取精，撮其要点，在论说之外，编成歌括，方便读者烂熟各科精华内容，以利临床运用。像这样煞费苦心为读者着想的编书法，在古代极为罕见。因此"要诀"类的书是《医宗金鉴》最出彩的亮点。此外还有《四诊心法要诀》，涉及中医诊断这一基本功，故编撰者也采用了"要诀"体。

"要诀"类的书只有《运气要诀》离临床较远。金元以后有"不明五运六气，遍检方书何济"的说法，故该书将《黄帝内经》中关于运气的内容单独抽出，图文并茂，有论有歌。

歌诀类的书，在明清以后风行天下，多数是浅显的入门书，学术性不太强。《医宗金鉴》则不然。该书的歌诀是作为各类知识的总纲，其下都有解说或者诸名家的注解阐释，因此歌诀只是深入浅出的体现形式。其歌诀都是由医、文兼通者精心编撰，自然是合辙压韵，雅俗共赏。前述的9种"要诀"，是全书的精华所在，也是最能体现编书者理论和临床治疗水平的一类书。

2. 两注

"两注"即全书最前面的《伤寒论注》《金匮要略注》2种，合为《订正仲景全书》。张仲景医书是中医临证医学的里程碑，也是宋代及其以后学习中医的必读之书，被称之为"启万世之法程，诚医门之圣书"。历代注解伤寒者虽多，"随文附会"者亦复不少，故难以传信。吴谦等博集诸家的注释，采其精粹，正其错讹，删其驳杂，补其缺漏，发其余蕴，撰成此两注本。

这两种注本与前述的"要诀"着眼点不同，其目的是注释临床经典著作，使临床医生能熟谙其中理法方药之妙，学习辨证论治的基本方法。因此，这两注本把张仲景原文作为纲，而把历代各注家的精辟见解列于逐段之下。吴谦等也经常加入自家的按语和注说，阐释诸家注释未尽之义。此外，各篇之前还有提要式的解说，方便读者掌握仲景医书各篇要领。某些篇章之后还有文字的校勘和训解，体现了编撰者深厚的文献功底。

3. 一论

"一论"即《删补名医方论》。所谓"删补"，是在清代罗美《古今名医方论》一书基础上进行的删补。吴谦等认为："方者一定之法，法者不定之方。古人之方，即古人之法寓焉。"也就是说，分析古人之方，可以从中了解立方之法。只有充分理解立方之法，才算是掌握了一方的精意。因此，辨析讨论组成方剂的深意，就显得特别重要。罗美《古今名医方论》集录了明代及清初诸名家的论方之精粹，是著名的方论专著。吴谦等《删补名医方论》仿效罗美，再加删补。其中诸方下"集注"下所引诸家方论，多取自罗美之书。而"注""按"则为吴谦等所增补。这部分内容以名方为纲，讨论立方选药意义，说理严密，引人入胜，是学习组方用药的必读之书。

4. 二要旨

"二要旨"包括《幼科种痘心法要旨》《正骨心法要旨》。这两种书都是技术性很强的书，经过《医宗金鉴》作者的总结，选取最实用的内容，故称之为"要旨"。

由于天花被消灭，种痘在当今已成历史陈迹。但是其中的"正骨"，至今仍有其重要价值。正骨科在清代以前很少有高水平、内容全面的专著，故吴谦等上考《灵枢》《素问》，下参历代诸书，汇成此书，内容涉及外治、内治、药饵、手法、器具等，且图文并茂，是为骨伤科的重要文献。

以上是《医宗金鉴》15种子书的大体介绍。必须指出的是，这15种书的内容虽然各不相同，但它们又有共同之点。归纳起来，《医宗金鉴》的总特点是"理求精当，不尚奇斜；词谢浮华，惟期平易"。前者是说该书的理论精当平正，不追求标新立异的"奇斜"之说。全书始终贯穿了辨证论治思想，突出八纲辨证,这就使《医宗金鉴》整体学术水平高出一般入门读物之上。在编纂方式方面,该书不事虚文,不追求词语浮华、古奥,以"平易"的语言,配合精美的图画,使该书最大程度地发挥了普及医学的作用,故其书能在后世广为流行,经久不衰。

三、如何学习运用《医宗金鉴》

《医宗金鉴》是一部大型的丛书,它是清代的学医教材,但又与当今的中医教材有很大的区别。例如该书没有《黄帝内经》中药学、中医基础理论等专门的内容。因此,学习该书时要顾及该书产生的时代,扬长避短,去粗取精。今提供某些具体学习方法供读者参考。

1. 根据当代实际,选择其中的实用内容

《医宗金鉴》编纂之时,天花是当时危及小儿生命的重要疾病之一。因此该书有两种子书涉及痘疮。其一是《痘疹心法要诀》,其二是《幼科种痘心法》。然而天花在当代已被彻底消灭,这两种书虽然还有其历史研究价值,但其临床实用价值显然大大降低。此外,《运气要诀》虽然可以作为学习《黄帝内经》有关运气内容的重要参考书,可是其临床实用价值至今尚有争议。本次整理《医宗金鉴》时,为保持全书的完整,为多方面的研究者提供材料,故没有删去这些受时代局限的内容,读者可以根据自己的情况予以取舍。

对于临床人员来说,该书杂病、妇科、幼科杂病、眼科、刺灸以及正骨,都是非常贴近临床实用之作。学习者可以根据各人的具体情况,重点选择其中适合自己的子书,熟读精读。

书前《订正仲景全书》中的《伤寒论注》《金匮要略注》,内容非常丰富。此书既可以供给目前正在高等中医药院校学习张仲景医书时参考,也可以供自学者领略汉代医圣张仲景所著医书的风采。

2. 在理解的基础上熟读或背诵歌诀

前已述及,《医宗金鉴》的特点就是理精词易。该书的"要诀"类书籍中,有许多琅琅上口的歌诀。这些歌诀在各症、各方之前,充分发挥着提纲挈领的作用。对于初学者来说,在理解的基础上,背诵这些歌诀,将会给其终生的临床工作带来好处。旧时代许多自学成才的中医师,经常提到他们熟读或背诵《医宗金鉴》的要诀,终生受用无穷的学习经验。这些歌诀之下,都有相关的精辟解说。对照这些解说,充分理解歌诀的含义,对背诵或熟记歌诀很有裨益。所以,读者可以根据自己的学习和工作实际,选取其中的某些要诀类书籍,在理解的基础上,争取多背诵一些经常使用的方剂或者病症等歌诀。

该书的要诀中,多数是七言歌诀,但《四诊心法要诀》采用了四言歌诀。此书实际上以所谓宋代崔嘉彦《四言脉诀》为基础,再加润饰和解说而成。据当代学者考证,宋代崔嘉彦《四言脉诀》乃托名之作。真正的原著是崔嘉彦的再传弟子元代张道中所撰《西原脉诀》。此书是明清流传甚广的中医诊断入门读物。其书虽名为"脉诀",实际上强调四诊(望、闻、问、切)合参。所以《医宗金鉴》的编撰者建议"学者熟读玩味,临证之时,自有得心应手之妙"。

3. 掌握该书实用有效的方剂及方论

《医宗金鉴》的编撰者多为饱学之士,医学造诣很深。具体表现之一是各科的论病选方非常精到。例如《杂病心法要诀》《妇科心法要诀》《幼科杂病心法要诀》《外科心法要诀》等书,均博采众书,撮其精粹,突出各科的特点,强调辨证施治。所论病情以及所选方药,都非常平正实用。熟悉并掌握各科常见疾病的辨证方法,对书中展示的许多有效方剂要背熟其组成与用法,将会给临床治疗带来莫大的好处。

为了使读者能知其然,还能知其所以然,该书另集录了

《删补名医方论》，解释了主要常用方剂的组方理论，这对了解临床常用方的配伍组方原理非常有益。读者在学习各科知识的同时，遇到常用方剂，不妨利用书后的索引，查看《删补名医方论》有无此方。如果有，则同时阅读该方的方论，有助于加深对此方的了解，既便于记忆，又便于临床应用。

以上所述，主要是针对多数读者提出的几个建议。其实该书除了用药之外，手法外治和针灸的内容也很有特色。在该书的刺灸、正骨科专门的子目书中，配有精美的插图，以及切合临床实用的治疗方法，也是值得认真学习并加以掌握的。

本次的整理本，根据最早的清代武英殿本再加精心校勘。整理时又汲取了人民卫生出版社历次排印的经验，从方便读者的角度，添加了方剂索引，并将全书分为三册，以便阅读。鉴于该书的内容大多浅显易懂，故整理时未详加注释。欢迎读者在使用中对该整理本提出宝贵的意见。

郑金生

2006 年 4 月

整理说明

《医宗金鉴》是清代政府组织纂修并颁行的医学教材,内容丰富,体例严谨。人民卫生出版社 1957 年影印该书武英殿版,1963 年以后又多次出版以武英殿版为底本的排印本。排印本校改了原版某些文字错误,又修正或更改了原书某些体例,增加了附方索引。本次整理汲取了人民卫生出版社历次整理校点本的合理部分,并以武英殿版为底本再次校订。兹将整理后的内容说明如下:

一、该书虽为丛书,但武英殿版并未突出子书名称,而是按卷排序。书前有总目录,各卷有分目录。此本以《御纂医宗金鉴》15 种子书为纲,重新编排总目,且将相关分目录置于各子书之前。原书目录或与正文有出入,今以正文为主加以调整。个别地方依据目录更改正文,如目录之"桂枝去芍药加蜀漆牡蛎龙骨救逆汤",正文作"桂枝救逆汤",今据目录改。

二、本书采用横排简体,故原繁体字、异体字均改为规范的简体字(如"痠"作"酸"、"骾"作"鲠")。并非异体的少数中医特殊用字及容易产生歧义的简体字,则一仍其旧(如猝不改作卒)。某些意义相同的字,则统一改作通行字(如歠改作啜、欬改作咳等)。明显笔误或讹字则径改,不出校记,如"增寒"径改作"憎寒"。原本竖排,多见"右件药"之类的指示文字,今据横排特点,将"右"字均改为"上"字。

三、通假字、古今字予以保留。

四、避清讳的字一般恢复原用字(如"元机"复原为"玄机""元府"复原为"玄府""坵"复原为"丘"等)。但个别药名因避讳而改、习用成俗者一仍其旧(如"元参"即"玄参")。前朝避讳、业已成俗者亦不改(如"丸"作"圆")。

五、该书某些名词术语与今通行者或有不同。经审慎考订,据古今通行之名做出部分改动与调整,如藏府(脏腑——括号中为今通行名,下同)、足指(足趾)、雌瘂(嘶哑)、旋复花(旋覆花)、白芨(白及)、虾蟆(蛤蟆)、燕脂(胭脂)、磐螯(斑蝥)、茵蔯(茵陈)、黄檗、黄蘗(黄柏)、瞳睲(瞳膠)、蹻(跷)。但某些古药名仍保持古名,如钓藤钩不改作钩藤钩、栝蒌不改作瓜蒌,连轺不改作连翘、莪茂不改作莪术。

六、原书各卷后之"音切",若全按正规简体则难以应对古音韵,故仍其旧。原总目后附28个字的音释,虽与原文对应不甚紧密,今亦照附。

七、原书插图在武英殿版一般图在前、文在后。为便于阅读、排版,插图位置或有变更。全书插图统一编号,以便查找。所有插图重新摹绘,图注文字凡横排者按现代习惯予以调整,竖排者保持不变。图注或图形有误者,经考订后予以订正。如图494"鬼眼"与"鬼哭"原版错位,今正之。

八、书后附有方剂索引,以便检索。

奏 疏

太医院院使加光禄寺卿衔臣钱斗保等谨奏：

为钦奉上谕事：乾隆四年十一月十七日，右院判臣王炳、御医臣吴谦奉上谕："尔等衙门该修医书，以正医学。钦此。"臣等闻命之下，曷胜惶惧欣跃。医道废弛，师范不立久矣。皆因医书驳杂，人不知宗。今我皇上圣慈仁心，视民如子，欲其同登寿域，德意之厚，与天无极，此乃万世寿民公事。随会同院使臣钱斗保、左院判臣陈止敬、御医臣刘裕铎，合词恭谢天恩。臣等窃闻上古之医，通天之纪，察地之理，调其运，和其化，使上下合德，皆神圣为之，其道大也如此。周时以冢宰领其职，上保圣躬，下全民命，其任重也如此。至汉而降，医人方技，然习之者，犹非常人，淳于意、张机之属。迨后视医甚轻，习之者仅为一己衣食计，并不存心济世。自好之士，耻与同俦。是以良医代乏，其道日衰，其术失传。今惟我皇上仰体圣祖仁皇帝、世宗宪皇帝圣心未就，下颁修医书之旨。臣等思维，医虽小道，实天下苍生性命所关，非诸末艺之可比也。考医之书，《天元玉册》《本草》《灵枢 素问》三经，始自伏羲氏、神农氏、轩辕黄帝与臣岐伯等所作也。殷时伊尹著《汤液本草》，战国时扁鹊著《难经》，后汉时张机著《伤寒论》，其书世远，词奥难明，且多编次传写错讹。自晋而下至今，医书甚伙，不能枚举。虽诸大家多所发明，然亦各自成家。或博而不精，或杂而不一，间有自相牴牾，反足惑人者，皆当改正注释，分别诸家是非。先自张机书起，盖以前之书，皆有法无方。《伤寒论》《金匮要略杂病论》，创立方法格式，始有法有方。诚医宗之正派，启万世之法程，实医门之圣书也。故先改正错讹注释，以利天下时用。臣等请将大内所有医书发出,再命下京省,除书坊现行医书外,有旧医书无板者,新医书未刻者,并家藏秘书,及世传经验良方,著地方官婉谕购买,或借抄录,或本人愿自献者,集送太医院,命官纂修。上自三皇以至我朝,分门聚类,删其驳杂,采其精粹,发其余蕴,补其未备,成书二部。其小而约者,以便初学诵读;其大而博者,以便学成参考。使为师者,必由是而教;为弟子者,必由是而学,则医学昌明,寿民于万万世矣。其纂修照何馆例,书成如何颁给之处,仰候钦定。谨此奏闻。

乾隆四年十二月初二日奏。

奉旨:着大学士鄂尔泰酌议具奏。其一应纂修事宜,并着总管考核。钦此。

奏　疏

太保议政大臣大学士三等伯总管医书馆事务臣鄂尔泰谨奏：

为遵旨酌议事：太医院院使钱斗保等，为钦奉上谕纂修医书等因一折，奉旨："着大学士鄂尔泰酌议具奏。其一应纂修事宜，并着总管考核。钦此。"臣查修书各馆旧例，所用纂修官、提调官、收掌官及考取誊录生监，以及供事纸匠，俱酌量人数足用，多寡不等，请旨遵行在案。今蒙皇上特命纂修医书，以正医学。臣谨详加酌议，所修医书，不必另行开馆，即于太医院衙门内，将现在闲房，照例量加修葺，尽可充用。该医院官员到馆办事，亦称近便。其纂修官只需八员，总修官须用二员。御医吴谦、刘裕铎，应令充总修官，仍兼纂修，外其余纂修官八员。应令太医院堂官并吴谦、刘裕铎等，将平日真知灼见，精通医学、兼通文理之人，保举选派。如不足数，再于翰林院及各部院官员内，有通晓医学者，酌量查派。盖因前代医书，词义深奥，诠解不易，而分门别类，考订成书，既欲理明，亦须辞达；既贵详晰，尤须贯串。此医理、文理、分修、总修，四者缺一，必不能成完书，以垂诸久远者也。再院使钱斗保、左院判陈止敬、右院判王炳，俱有本衙门办理事件。且内庭差事，所关重大，难以分任修书之事，请将该馆一切应行事务，令钱斗保等三员照看经理。其收掌官酌用二员，亦令该医院堂官于所属人员内选派。再于该医院效力人等内，选取字画尚好者，以备誊录。如不敷用，照例行文国子监直隶学政，将生监秉公考试，务择字画端楷，咨送本馆，以凭选取。供事酌用四名。纸匠二名，亦照例于内阁取用。其在馆官员人役，月支桌饭、工食银两，俱照八旗志书馆例支领。其应用桌凳、什物、纸张、笔墨等项，照例酌量向各该处咨取。至院使钱斗保等奏折内请将大内所有医书发出，再请敕下直省，除书坊现行医书外，有旧医书无板者，新医书未刻者，并家藏秘书，及世传经验良方，著地方官婉谕购买，或暂借抄录，或本人愿自献者，俱集送太医院等语，应照所奏咨明该部，行文各省督抚，转饬地方官遵照办理可也。臣未敢擅便，谨奏请旨。

于乾隆四年十二月十二日奏。

奉旨：医书馆与修书各馆不同，该馆纂修等官公费，着照修书各馆例减半支给，余依议。钦此。

奏　疏

照管医书馆事务和硕和亲王臣弘昼谨奏：为遵旨议奏事：

乾隆五年二月初七日，奉旨太医院设馆纂修医书一事，着臣详细查明，妥议具奏，钦此钦遵。臣谨查得院使钱斗保等，以古今医书甚繁，虽诸大家多所发明，或博而不精，或杂而不一，皆当改正注释，以利天下时用。请将大内所有医书发出，命下京省，令将新旧医书，并家藏秘书，及世传经验良方，集送太医院纂修成书等情。经大学士伯鄂尔泰遵旨议称：纂修医书不必另行开馆，即于太医院闲房内修葺充用。所需总修官二员，应令吴谦、刘裕铎充当，仍兼纂修，外其余纂修官只需八员，收掌官二员。再于该院人员内，选取字画尚好者，以备誊录。仍酌用供事四名、纸匠二名。该馆一切应行事务，令钱斗保等三员照看经理。至官员人役，月支桌饭、工食银两，俱照八旗志书馆例支领。所需桌凳、纸张、笔墨等项，向各处咨取应用。所请大内医书发出，命下京省，将新旧医书，并家藏秘书，及世传经验良方，集送太医院之处，应照所奏施行，等因具奏。奉旨："医书馆与修书各馆不同，该馆纂修等官公费，照修书各馆例减半支给。余依议。钦此钦遵。"臣复详加确查，该院遵旨将纂修事宜、工食、什物等项，咨查各馆，尚未移覆。及行取各省医书之处，亦未咨部通行。其需用人员且未选定，是以至今未曾开馆。臣将未即速办情节，询于钱斗保等。据吴谦词称：以前之书有法无方，惟《伤寒论》《金匮要略杂病论》等书创立，始有法有方。谦于余暇已详加删订，书成八九，稍加增减，即

33

可告竣等语。窃思吴谦既称删订已成八九,兼之大内颁发医书,详加参考。诚如圣谕。纵天下之书,亦未必有过于此者也。请将大内所有医书,及吴谦删订未成之书,一并发与太医院,选择吉期,即行开馆纂修。其应行事宜,俱照原议办理。今既有大内之书,并吴谦未成之书,足可纂修。应将行文各省咨取医书之处,毋庸议等因。

于乾隆五年二月十六日具奏。

奉旨:这所奏是馆内事宜,亦着和亲王照看。钦此。

表

照管医书馆事务和硕和亲王臣弘昼等,奉敕纂修医书,今已告成。谨奉表恭进者:

伏以帝德播生成易简协阴阳之撰,皇仁大胞与中和阐位育之功。敛箕福以敷民,统寒燠、雨旸而麀念;辨禹图而正位,合刚柔、燥湿以咸宜。体好生之心以为心,五辰顺布;本博济之学以为学,二气均调。荡荡难名,薄海蕴恬熙之化;巍巍莫并,普天蒙乐利之休。臣等诚惶诚恐,稽首顿首上言:窃惟医书肇自《灵》《素》,方药著于汉唐。仓扁以前,禁方每多不传之秘;宋元而后,著述皆属补救之文。乃法立理明,往哲示圆机之妙,而执方废法,后世鲜淹贯之儒。非有明镜以烛其源流,万物何以尽归仁寿?必比玉策以通其表里,群言乃能得所会归。钦惟皇帝陛下,道接羲轩,业隆参赞。沛膏雨于山陬海澨,蓬屋春生;扇仁风于云牖松扉,瑶阶日丽。既已登斯民于衽席,更欲进斯世于吉康。念天时之寒暑不齐,人事之寝兴难节,将正医门之旨,以昭爱养之方。爰发宫府藏书,遍集古今典籍,特命臣等纂修既往,以诏将来。诚亿万年未遇之鸿恩,千百世难逢之旷典。臣等四诊未谙,五味粗分。闻命自天,悚惶无地。慎选医员,细陈纲目;焚膏继晷,不辞午夜。丹铅分校合参,务竭一心研悦。饮蔗浆以解热,旁搜摩诘之诗;进昌阳以引年,远证昌黎之说。理求精当,不尚奇斜;词谢浮华,惟期平易。证详表里、阴阳、虚实、寒热;方按君臣、佐使、性味、功能。酌古以准今,芟繁而摘要。书凡九十卷,类分十一科。恭辑书成,敬呈御览。经宸衷之鉴定,弥觉义理精深;蒙圣主之披陈,益见微文灿著。钦定嘉名:《医宗金鉴》。赤文绿字,诚哉!寿世鸿编;云笈瑶函,允矣!

仁民妙术。悬之九市,不妨家遇越人;宝之千秋,正使代生岐伯。实乃万方之庆,谁云一家之言?伏愿泽永春台,恩覃夏甸。修善政于六府,水火金木土谷,大德常流;培元化于一心,知仁圣义中和,神功默运。将见阳回天上,人歌舜日之舒长;瑞溢寰中,世戴尧天之广大矣!臣等无任瞻天仰圣,激切屏营之至,谨奉表恭进以闻。

乾隆七年十二月十五日。

表

36

诸臣职名

武英殿监理照管医书馆事务和硕和亲王臣弘昼
太保议政大臣大学士三等伯总管医书馆事务臣鄂尔泰

经理提调官

太医院院使加光禄寺卿衔食三品俸纪录三次臣钱斗保
内务府坐办堂郎中纪录三次臣吉庆
内务府总管六库郎中纪录三次臣普福
内务府郎中兼佐领云骑尉纪录三次臣兴贵
太医院左院判食五品俸纪录三次臣陈止敬
内务府总领纪录三次臣福宁

总修官

太医院右院判食五品俸兼经理事纪录三次臣吴谦
太医院右院判食五品俸纪录三次臣刘裕铎

纂修官

太医院御医加二级纪录三次臣李毓清
太医院御医加二级纪录三次臣武维籓
太医院御医加二级纪录三次臣花三格
太医院御医加三级纪录三次臣施世德
太医院御医加一级纪录二次臣邓锡璋
太医院御医加一级臣樊君彩
太医院八品吏目加一级纪录二次臣刘绅
太医院八品吏目加一级纪录二次臣甄瀚
太医院八品吏目纪录三次臣何徵图
太医院九品吏目纪录二次臣章垣采

太医院额外九品吏目加一级纪录二次臣金世荣

太医院额外吏目加一级臣刘植

原任钦天监博士臣刘裕锡

遴选廪贡生臣孙埏柱

效力副纂修官

太医院御医加二级臣俞士烜

太医院八品吏目纪录二次臣朱伯德

太医院九品吏目纪录二次臣栗坚

太医院九品吏目纪录二次臣张隆

太医院医士纪录三次臣张圣格

太医院医士纪录三次臣李国勋

太医院恩粮纪录三次臣屠文彬

遴选监生考授县丞臣祁宏源

太医院顶带吏目臣肯国忠

太医院遴选医生臣孙铨

太医院遴选医生臣吴灏

遴选生员臣任永年

校阅官

太医院御医纪录二次臣沈恒寀

太医院御医加二级臣盛继祖

太医院御医加三级纪录二次臣施世琦

太医院御医加一级纪录二次臣陈灿

太医院御医加二级纪录二次臣龚可法

太医院八品吏目加四级纪录二次臣朱廷锦

太医院八品吏目纪录二次臣朱嘉猷

太医院吏目加一级军功纪录二次又二次臣陶起麟

太医院医士纪录二次臣周鬻

太医院医士纪录二次臣姬斌

收掌官

太医院额外吏目加一级臣崔生伟
太医院额外吏目加一级臣甘仁

誊录官

监生捐职州同臣福海　监生臣改师立　监生臣唐明俊
监生臣孙燕　监生臣萨克慎　监生臣姜起蛟　生员臣马玢
生员臣张尔谌　生员臣于铎　生员臣李成瑄　武生臣杨瑛

效力誊录官

监生捐职州同臣陈诚　监生考授县丞臣伍弘杰　监
生考授吏目臣舒弘量　监生臣郑尚橰　生员臣吴秉乾　生
员臣刘文炯　生员臣孙宏度　生员臣马琰　生员臣雷开基
生员臣冯洲　生员臣章继轮　医生臣朱观

武英殿监造

内务府南苑郎中兼佐领加五级纪录十次臣雅尔岱
内务府钱粮衙门郎中兼佐领加五级纪录十一次臣永保
内务府慎刑司员外郎纪录一次臣永忠
同知加一级纪录九次臣英廉
内务府广储司司库加二级臣三格
监造加一级臣李保
监造臣郑桑格
库掌臣李延伟
库掌臣虎什泰

凡　例

——医书自《灵》《素》而后，惟汉·张机《伤寒论》《金匮要略》二书，实一脉相承。但义理渊深，方法微奥，领会不易，且多讹错。旧注随文附会，难以传信。今于其错讹者，悉为订正，逐条详加注释，更集诸注之实足阐发微义者，以备参考。

——方者一定之法，法者不定之方也。古人之方，即古人之法寓焉。立一方必有一方之精意存于其中，不求其精意而徒执其方，是执方而昧法也。旧有《医方考》《医方解》等书，尚未能畅发前人之精意。今于各书中能透发古方之精意者，萃而集之，不当者删之，未备者补之。

——天时之不齐，民病所由生也。《素问》言五运六气特详，医不明此，则不识亢害承制、淫胜郁复之理，不足以称医之良也。但经文散见诸篇，学者每有望洋之叹。今搜集成编，俾一览无遗，庶易于融会贯通。

——望、闻、问、切，古圣称为圣、神、工、巧，盖医者之首务也。《经》云：能合色脉，可以万全。又云：闻其声而知其人之疾苦，问其苦欲而知其病之所在。是虽圣人不能舍此以为法也，而况后学乎！今取崔紫虚《四言脉诀》，上合《灵》《素》之言望、闻、问、切者，集为一编。学者熟读玩味，临证之时，自有得心应手之妙。

——妇科诸证，与方脉无异，惟经带、崩漏、胎产、癥瘕不同。兹集于此数证，折衷群书，详加探讨，病情方药，要归正当。其他诸证，与方脉同者，仍当于杂证门求之。

——婴儿气血未充，形神怯弱，脏腑柔脆，风、痰、惊、食，诸邪易乘难去。故急则为惊，缓则成疳。即吐泻、感冒等证，治之稍不如法,皆足变生不测。前贤称为难医,不诚然哉!非理明心细,识精胆大,未易擅场。兹分门别类,博采群书,撮其精粹,以为幼科指南。

——痘疹,亦婴儿之一证也。而必专其科者,以其传变迅速,犹方脉之伤寒,不可以时日待也。虽然治痘诚难,而得其要旨,则难者易矣。盖痘自禀赋天时人事,以及发热见点,起胀灌浆,结痂落痂,莫不有顺、险、逆之三候。顺证不药而愈,险证非药不愈,逆证虽药无济。业是科者,能于此辨之明、审之确,更详察其虚实寒热,所兼所挟之证而治之,则于以挽回造化也无难矣。疹证虽有数种,惟麻疹一证,变幻莫测,更宜详究。若夫种痘一法,则又去逆就顺,化险为平,欲以人定胜天者也。自宋以后,始有是法,皆互相授受,未有成书。今取专科世业、屡经试验方法,载之于书。

——眼科,自《灵枢·大惑篇》数语,已足该后世五轮八廓之义。《千金》《外台》又演其旨,《银海精微》列证百余条,《龙木论》分为五轮八廓,内障、外障七十二证。宋、金、元、明诸贤著述,各有发明,可谓既详且尽矣。然五轮之说,尚本于经,而八廓则凭臆立论,三因病情未见精切。兹特据经订正,采辑诸书精蕴,弃其驳杂。

——《灵枢经》为刺灸家鼻祖,其文精微详尽。铜人一图,星罗棋布。《甲乙》《千金》等书,阐其意旨。然精斯术者,恒不易得,何也?诚以经脉流行,交会支别,过接之际,与夫井、荥、俞、经、合、原等穴,毫厘一差,千里遂谬。非穷究博考,口传心授,鲜能得其奥旨。近世惟天星奇穴、犹有得其传者,其他未之尝闻。今取《灵枢》各家之书,精研详究,考其分寸,明其行列,一一绘图立说。

——人身脏腑根于内,经络行于外,气血流贯于其中,医固无内外之可分也。第以证之形于外,故称之曰外科。《经》云:六腑不和,留结为痈。亦可知无外之非本于内矣。是集绘图立说,外以辨其形色、部位、经络,内以察其脏腑、气血,与夫阴阳虚实、六淫七情、病因方药、内治外治诸法,详载于篇。

——正骨科向无成书,各家著述,惟《准绳》稍备,然亦只言其证药,而于经络、部位、骨度、名目、手法,俱未尝详言之。今考《灵》《素》骨度篇,及十二经络与所伤部位,及外治、内治、药饵、手法、器具,一一绘图立说,汇集成书。

——证候传变,难以言尽,而其要不外阴、阳、表、里、寒、热、虚、实八者而已。是集凡论一证,必于是八者反复详辨,故谓之心法。《经》云:知其要者,一言而终,不知其要,流散无穷。此之谓欤!

——医者,书不熟则理不明,理不明则识不精。临证游移,漫无定见,药证不合,难以奏效。今于古今之言病机、病情、治法、方药,上参《灵》《素》,弃其偏驳,录其精粹,编为歌钤,学者易于成诵,故曰要诀。

御纂医宗金鉴总目

上　册

中　册

下　册

订正仲景全书伤寒论注

订正仲景全书金匮要略注

伤寒论注

订正仲景全书

订正仲景全书凡例

——《伤寒论》与《金匮要略》原是一书，自林亿校刊遂分为二，殊失先贤之意。后赵开美仍合为一书。今复其旧，使后学知伤寒与杂证原非有二也。

——全书经文，诸家旧本，或字有增减，或节有分合，或重出不书衍文，或正误各不相同。是集则以《仲景全书》为准，而参之各家，以昭画一。

——《伤寒论》《金匮要略》，法律本自井然，但系千载遗书，错误颇多。虽经历代注家编次诠解，然各执己见，位置无常，难以为法。兹集《伤寒》分经，仍依方有执《条辨》，而次序先后，则更为变通。《金匮》门类，悉照林亿校本，而纲领条目，则详为分别。并不拘泥前人，惟在启发后学，足裨实用。

——经中凡错简遗误，文义不属，应改、补、删、移者，审辨精核，皆详于本条经文之下。其有全节文义不相符合，绝难意解者，虽勉加注释，终属牵强；然其中不无可采之句，故另汇二帙：一曰"正误"，一曰"存疑"。附之卷末，以备参考。《金匮要略》仿此。

——书中辞义精奥，注释诚难。若徒尚辞华，必支离蔓衍，何以阐发微言！是注惟期简易明显，发挥经旨；间或旁参互证，亦惟援引本经，不事虚文，用滋眩惑。

——《伤寒论》自成无己创注以来，踵之者百余家；《金匮要略》自赵良衍义后，继之者十余人。各有精义，羽翼经文。然或涉浮泛，或近隐晦，醇疵并见，难以适从。兹汰其重复，删其冗沓，取其精确，实有发明者，集注于上，用资考证。

——上古有法无方，自仲景始有法有方。其规矩变化之妙，立法成方之旨，各有精义，皆当明晰。兹于每方必审究其立方主治之理，君臣佐使之相辅，功能性味之相合，一一解于其后。即方中用水之甘澜、麻沸，火之宜文、宜武，煎之缓急，渍之迟速，服之频顿，莫不各有适病之宜。前人或置而不论者，必备录而详解之。

——是集《伤寒》，则首六经，次合病、并病，次差后劳复、食复、阴阳易，次坏病、温病、痉、湿、暍、霍乱，次可汗不可汗、可吐不可吐、可下不可下，次平脉、辨脉法，此一书之次第也。首纲领，次具证，次出方，次因误致变，次因逆成坏，此一篇之次第也。首经文，次注释，次集注，次方药，次方解集解。其经文有缺误者，则加辨论于经文之下，以按字冒之；其与本条互相发明，而非专论本条者，加辨论于本注之后，亦以按字冒之，此逐条之次第也。俾后学了然心目，易于融会贯通。《金匮要略》序法仿此。

——《金匮》二十五章内有与《伤寒》文同者，十之一二，虽为重出，然亦间有义别之处。今将《伤寒论》中已有专注者，则不复赘释。其与本经切要者，必重加发明，以阐扬其旨。

——古人姓氏，有传记详明者，昭昭可考。若仅书其字，则无从知其名矣。夫以其人竭虑殚精，久而泯其迹，所不忍也。故于无考者书其字，可考者书其名，以示不没其善之意。

御纂医宗金鉴卷一

订正仲景全书伤寒论注

　　《伤寒论》后汉张机所著,发明《内经》奥旨者也。并不引古经一语,皆出心裁,理无不该,法无不备。盖古经皆有法无方,自此始有法有方。启万世之法程,诚医门之圣书!但世远残阙,多编次传写之误。今博集诸家注释,采其精粹,正其错讹,删其驳杂,补其阙漏,发其余蕴,于以行之天下,则大法微言,益昭诸万世矣!

辨太阳病脉证并治上篇

　　太阳主表,为一身之外藩,总六经而统荣卫。凡外因百病之袭人,必先于表。表气壮,则卫固荣守,邪由何入!经曰:虽有大风苛毒,勿之能害是也。若表气虚,则荣卫之气不能御外,故邪得而乘之。经曰,虚邪不能独伤人,必因身形之虚而后客之也。卫,阳也。荣,阴也。风,阳邪也。寒,阴邪也。邪之害人,各从其类,故中风则卫受之,伤寒则荣受之。卫分受邪,则有汗为虚邪,桂枝证也。荣分受邪,则无汗为实邪,麻黄证也。荣卫俱受邪,均无汗,皆为实邪,大青龙证也。大纲三法,用之得当,其邪立解;用违其法,变病百出。缘风为百病之长,故以风中卫列为上篇,寒伤荣与风寒两伤,列为中、下二篇。其条目俱详于本篇之下,俾读者开卷了然,有所遵循也。

　　太阳之为病,脉浮,头项强痛而恶寒。

　　[注] 太阳,膀胱经也。太阳之为病,谓太阳膀胱经之所为病也。太阳主表,表统荣卫,风邪中卫,寒邪伤荣,均表病也。脉浮,表病脉也。头项强痛恶寒,表病证也。太阳经脉,上额交颠,入络脑,还出别下项,连风府,故邪客其经,必令头项强痛

也。恶寒者，因风寒所伤，故恶之也。首揭此条，为太阳病之提纲。凡上、中、下三篇内称太阳病者，皆指此脉证而言也。

[按] 荣卫二者，皆胃中后天之谷气所生。其气之清者为荣，浊者为卫。卫即气中之慓悍者也；营即血中之精粹者也。以其定位之体而言，则曰气血；以其流行之用而言，则曰营卫。营行脉中，故属于阴也；卫行脉外，故属于阳也。然营卫之所以流行者，皆本乎肾中先天之一气，故又皆以气言，曰营气、卫气也。

[集注] 滑寿曰：脉在肉上行，主表也。

方有执曰：表即皮肤，荣卫丽焉。故脉见尺寸俱浮，知病在太阳表也。项，颈后也。恶寒者，该风而言也。风寒初袭而郁于表，不能再胜风寒之外忤，故畏恶之。

程应旄曰：太阳经之见证，莫确于头痛、恶寒，故首揭之。

吴人驹曰：头为三阳之通位，项为太阳之专位，有所障碍，不得如常之柔和，是为强痛。

太阳病，发热，汗出，恶风，脉缓者，名为中风。

[注] 太阳病，即首条脉浮，头项强痛而恶寒之谓也。卫为表阳，风属阳邪，风邪中人，则卫受之，从其类也。风中于卫即发热者，以风、卫皆阳，其性本热，故变热甚捷，不似伤寒待其闭郁而始热也。卫病不能固表，又为阳邪所蒸，故腠理疏而汗出也。汗出表虚，为风所忤，故恶风也。风性柔软，故脉缓也。此承上条言太阳病又兼见此脉证者，名曰中风，以为中风病之提纲。后凡称中风者，皆指此脉证而言也。

[集注] 方有执曰：脉缓即下文阳浮而阴弱之谓。言既有如首条所揭之太阳病，加之发热，汗出，恶风而脉缓者，则其病乃是触犯于风所致，故名中风。

汪琥曰：中风，非东垣所云中腑、中脏、中血脉之谓。盖中字与伤字同义。仲景论中，不直言伤风者，恐后学不察，以咳嗽、鼻塞、声重之伤风，混同立论，故以中字别之也。脉缓当作浮缓看。浮是太阳病脉，缓是中风脉。中篇紧脉，亦当仿此。

太阳中风，阳浮而阴弱，阳浮者热自发，阴弱者汗自出，啬啬恶寒，淅淅恶风，翕翕发热，鼻鸣，干呕者，桂枝汤主之。

[注] 太阳中风，即上二条合而言之，又详举其证以出其治也。后凡称太阳中风者，皆指此脉此证也。阴阳指荣卫而言，非指尺寸浮沉也。阳浮，即越人曰，三菽之浮，肺之浮也。肺主皮毛，取之而得者，即卫分之浮也。六菽之浮，心之浮也。心主血脉，取之而得者，即营分之浮也。营分之浮较之卫分之浮，则无力而弱，故曰：阳浮而阴弱也。卫为风客，则卫邪强而发热矣。故曰：阳浮者热自发。营受邪蒸，则营不固而汗出矣。故曰：阴弱者汗自出。营卫不和，则肌表疏缓，故有啬啬之恶寒，淅淅之恶风，翕翕之发热也。然在皮肤之表，非若伤寒之壮热无汗，恶寒虽近烈火而不减，恶风虽处密室而仍畏也。皮毛内合于肺。皮毛不固，风邪侵肺，则气壅而鼻鸣矣。胸中者，阳气之本。卫阳为风邪所干，不能敷布，则气上逆而为干呕矣。故宜桂枝汤，解肌固表，调和营卫也。

[集注] 程应旄曰：啬啬恶寒者，肌被寒侵，怯而敛也。淅淅恶风者，肌因风洒，疏难御也。翕翕发热者，肌得热蒸，合欲扬也。啬啬、淅淅、翕翕字俱从皮毛上形容，较之伤寒之见证，自有浮、沉、浅、深之别。

桂枝汤方

桂枝三两　芍药三两　甘草（炙）二两　生姜（切）三两
大枣（擘）十二枚

上五味，㕮咀三味，以水七升，微火煮取三升，去滓，适寒温，服一升。服已须臾，歠热稀粥一升余，以助药力。温覆令一时许，遍身漐漐，微似有汗者益佳，不可令如水流漓，病必不除。若一服汗出，病差，停后服，不必尽剂；若不汗，更服，依前法；又不汗，后服，当小促其间，半日许，令三服尽。若病重者，一日一夜周时观之。服一剂尽，病证犹在者，更作服。若汗不出者，乃服至二三剂。禁生冷、粘滑、肉面、五辛、酒酪、臭恶等物。

[按] 桂枝汤方,桂枝下有"去皮"二字。夫桂枝气味辛甘,全在于皮,若去皮,是枯木矣,如何有解肌发汗之功? 宜删此二字。后仿此。

[方解] 名曰桂枝汤者,君以桂枝也。桂枝辛温,辛能发散,温通卫阳。芍药酸寒,酸能收敛,寒走阴营。桂枝君芍药,是于发汗中寓敛汗之旨;芍药臣桂枝,是于和营中有调卫之功。生姜之辛,佐桂枝以解表;大枣之甘,佐芍药以和中。甘草甘平,有安内攘外之能,用以调和中气,即以调和表里,且以调和诸药。以桂芍之相须,姜枣之相得,借甘草之调和,阳表阴里,气卫血营,并行而不悖,是刚柔相济以相和也。而精义在服后须臾歠稀粥以助药力。盖谷气内充,不但易为酿汗,更使已入之邪不能少留,将来之邪,不得复入也。又妙在温覆令一时许,漐漐微似有汗,是授人以微汗之法也。不可令如水流漓,病必不除,是禁人以不可过汗之意也。此方为仲景群方之冠,乃解肌发汗、调和营卫之第一方也。凡中风、伤寒,脉浮弱,汗自出而表不解者,皆得而主之。其他但见一二证即是,不必悉具。故麻、葛、青龙发汗诸剂,咸用之也。若汗不出,麻黄证也。脉浮紧,麻黄脉也,固不可与桂枝汤。然初起无汗,已用麻黄发汗,汗解后复烦,脉浮数者;与下后脉仍浮,气上冲者;及下后下利止,而身痛不休者,经中皆用此以解外。诚以此时表虽未解,腠理已疏,邪不在皮毛,而在肌肉。且经汗下,津液已伤,故脉证虽同麻黄,而主治当属桂枝也。粗工妄谓桂枝汤专治中风,不治伤寒,使人疑而不用。又谓专走肌表,不治他病。不知此汤,倍芍药生姜,加人参,名桂枝新加汤,用以治荣表虚寒,肢体疼痛;倍芍药加饴糖,名小建中汤,用以治里虚心悸,腹中急痛;再加黄芪,名黄芪建中汤,用以治虚损虚热,自汗盗汗。因知仲景之方,可通治百病也。适寒温服,歠热稀粥以助药力,欲使谷气内充,易为酿汗也。温覆令一时许,微似有汗,不令如水流漓,谓不可过汗也。盖取汗,在不缓不急,不多不少。缓则邪必留连,急则

邪反不尽。汗多则亡其阳,汗少则病必不除。若一服汗出病差,谓病轻者,初服一升病即解也。停后服,不必尽剂,谓不可再服第二升,恐其过也。若不汗,更服,依前法,谓初服不汗出未解,再服一升,依前法也。又不汗后服,谓病仍不解,后服第三升也。小促其间,半日许令三服尽,谓服此第三升,当小促其服,亦不可太缓,以半日三时许为度,令三服尽,始适中其服之宜也。若病重者,初服一剂,三升尽,病不解,再服一剂,病犹不解,乃更服三剂,以一日一夜周十二时为度,务期汗出病解而后已。后凡有曰依服桂枝汤法者,即此之谓也。

太阳病,发热汗出者,此为荣弱卫强,故使汗出。欲救邪风者,宜桂枝汤。

〔注〕此释上条阳浮阴弱之义也。经曰:"邪气盛则实,精气夺则虚"。卫为风入则发热,邪气因之而实,故为卫强,是卫中之邪气强也。营受邪蒸则汗出,精气因之而虚,故为营弱,是营中之阴气弱也。所以使发热汗出也,欲救邪风者,宜桂枝汤。

〔集注〕方有执曰:上言阳浮而阴弱,此言营弱卫强。卫强即阳浮,营弱即阴弱,彼此互言而互相发明者也。救者,解救救护之谓。不曰风邪,而曰邪风者,以本体言也。

病人脏无他病,时发热自汗出而不愈者,此卫气不和也。先其时发汗则愈,宜桂枝汤。

〔注〕此释上条荣卫不和之证,而又就其时发热汗出者,以明其治也。脏,里也。无他病,谓里无他病也。有时发热,有时不热,有时汗出,有时不汗出,其表病流连而不愈者,非荣不和,是卫强不与荣和也。当于未热未汗之时,预用桂枝汤解肌发汗,迎而夺之,以遏其势,则热退汗敛,而病自愈矣。

〔集注〕方有执曰:时以暂言。卫气不和者,表有邪风而不和也。先其时者,言于未发热之先也。

程知曰:阴虚诸病,亦时发热自汗。若里无他病,而时热自汗,则为卫受风邪,未得解散,宜于将发之时,先用桂枝汤乘其欲动而击之。

程应旄曰：桂枝为解肌之剂，而有时云发汗者，何也？以其能助卫气升腾，使正气得宣而汗出，与麻黄汤逐邪气，使汗从外泄者不同。

汪琥曰：及其发热自汗之时，用桂枝汤发汗则愈。苟失其时，则风邪入里，病热必深，桂枝汤非所宜矣。

病常自汗出者，此为荣气和。荣气和者外不谐，以卫气不共荣气谐和故尔。以荣行脉中，卫行脉外，复发其汗，荣卫和则愈，宜桂枝汤。

[注] 此又释上条荣卫所以不和之义也。言病有时常自出汗者，此为荣气已和也。荣气和而热仍不解者，则是卫外之气犹不谐，而不与荣气共和谐也。所以荣气虽和，而时时自汗出，病犹不解也。盖以荣行脉中，卫行脉外，卫不和，则荣虽和而病不解。故复发其汗以抑卫而和荣，荣卫和而病自愈矣。亦宜桂枝汤。

[集注] 方有执曰：此与上条同。上以暂言，此言常者，谓无时不然也。上言脏，脏为阴而主里。此言荣，荣亦阴而主里。以暂言，故其词略；以常言，故其词详。两相互发，义不殊也。

喻昌曰：此明卫受邪风，荣自汗出之理。凡汗出荣和，而发热不解，是卫强不与荣和也。复发其汗，俾风邪从肌窍外出，斯卫不强而与营和矣。正如中酒发狂，酒去其人帖然也。荣受寒邪，不与卫和，宜麻黄汤亦然。

吴人驹曰：上条发作有时，此则无时。而不自汗出，但热不解者，亦属荣卫不和。盖荣卫相得之为和，而荣不得独为之和也。

张锡驹曰：卫气者，所以肥腠理，司开阖，卫外而为固也。今受邪风，不能卫外，故常自汗出而热不解，此为荣气和而卫不和也。

魏荔彤曰：前以桂枝解肌者，和其卫而时发热之热止；此以桂枝发汗者，和其卫而常自汗之汗止。盖发其表而热解矣。故总结之曰：荣卫和则愈。

太阳病，初服桂枝汤，反烦不解者，先刺风池、风府，却与桂枝汤则愈。

[注] 太阳病，服桂枝汤，外证不解者，可更作服。今初服不惟不解，而反加烦，是表邪太盛。若遽与桂枝，恐更生烦热。故宜先行刺法，疏其在经邪热，然后却与桂枝，发其肌腠风邪，俾外内调和，自然汗出而解矣。

[集注] 方有执曰：桂枝全在服法，发汗切要如经。若服不如法，汗不如经，病必不除，所以反烦。反者，转也。言转加热闷也。风池穴在耳后陷者中，按之引于耳中，手足少阳脉之会，刺可入同身寸之四分。风府穴在项上入发际，同身寸之一寸，大筋内宛宛中，督脉、阳维二经之会，刺可入同身寸之四分。

张志聪曰：风池、风府虽非太阳穴道，乃属太阳经脉所循之部，故刺之以衰太阳之病势。

魏荔彤曰：恐误认此为已传之躁烦，故标出以示人。言不解则太阳之证俱在，但添一烦，知其非传里之烦，而仍为表未解之烦也。

欲自解者，必当先烦，乃有汗而解。何以知之？脉浮，故知汗出解也。

[注] 汗之不解而烦，太阳证仍在者，是表邪盛也；有阳明证者，是里热盛也。然亦有欲自解而未解先烦者，则又为邪正相争，作汗之兆也。当其烦时，解与不解，固不可定，但诊其六脉俱浮，则知邪欲还表，当汗出而解矣。

[集注] 程知曰：天地郁蒸而雨作，人身烦闷而汗作，当以脉浮决之。设脉不浮则烦，又为入里之候矣。

程应旄曰：如诊得脉浮，即是邪还于表之兆，切勿妄治其烦，使汗却而当解者反不解也。

沈明宗曰：夫自解证，有从衄解，有从下血而解，有从下利而解，有从小便暗除而解者。此即太阳战汗之一端，或从

病六七日，手足三部脉皆至，大烦而口噤不能言，其人躁扰者，必欲解也。

[注] 病至六七日，手足阴阳三部脉皆至而浮，忽然大烦，口噤不能言，躁扰不宁者，此邪正俱实，争胜作汗之象。故曰：必欲解也。

[集注] 成无己曰：手足三部脉皆至，为正气盛，邪气虽甚，必欲解也。

若脉和，其人大烦，目重脸，内际黄者，此欲解也。

[按] 脸字当是"睑"字。睑，眼弦也。作脸字，非。

[注] 脉和而大烦者，其解未可卜也。若其人目重睑者，是睑覆下垂目欲合也，为阴来济阳之兆。内际黄者，为胃气来复之征，故曰：此欲解也。

问曰：脉病欲知愈未愈者，何以别之？答曰：寸口、关上、尺中三处，大小、浮沉、迟数同等，虽有寒热不解者，此脉阴阳为和平，虽剧当愈。

[注] 脉偏胜则病，脉和平则愈。今寸口、关上、尺中三部脉，俱见浮沉、迟数、大小同等，阴阳和平之象，即有寒热不解之病，虽剧亦当愈也。

[集注]《内经》曰：寸口、人迎两者相应若引绳，大小齐等者，名曰平人。

程知曰：大小、浮沉、迟数同等，谓三部九候无相失也。盖大，不甚大；小，不甚小；浮，不甚浮；沉，不甚沉；迟，不甚迟；数，不甚数，为冲和平等之象也。

病有发热恶寒者，发于阳也；无热恶寒者，发于阴也。发于阳者七日愈，发于阴者六日愈，以阳数七，阴数六故也。

[注] 病谓中风、伤寒也。有初病即发热而恶寒者，是谓中风之病，发于卫阳者也。有初病不发热而恶寒者，是谓伤寒之病，发于荣阴者也。发于阳者七日愈，发于阴者六日愈，以阳合七数，阴合六数也。

[集注] 方有执曰：此推原中风、伤寒之所以始，以要其所以终之意。凡在太阳皆恶寒也。发，起也。愈，瘳也。

程知曰：此辨太阳病有发热有不发热之故也。风，阳也；卫，亦阳也。寒，阴也；荣，亦阴也。中风、伤寒均为表证。而风入卫，则邪发于阳而为热；寒入荣，则邪发于阴而不即热。阳行速，故常过经而迟愈一日；阴行迟，故常循经而早愈一日。观此，则风寒之辨了然矣。

魏荔彤曰：风伤卫，寒伤荣，既在太阳，则未有不发热者，但迟速有间耳。至于恶寒则同也。发于阳、发于阴之义，不过就风为阳卫亦阳、寒为阴荣亦阴而言，殊未及于三阴也。

问曰：凡病欲知何时得，何时愈？答曰：假令夜半得病者，明日日中愈。日中得病者，夜半愈。何以言之？日中得病，夜半愈者，以阳得阴则解也。夜半得病，明日日中愈者，以阴得阳则解也。

[注] 凡病之起，不外乎阴阳以为病，非阳胜阴，即阴胜阳。凡病之愈，亦不外乎阴阳以为和，非阳得阴解，即阴得阳解。阳得阴解者，谓日中得病，今日夜半愈也。阴得阳解者，谓夜半得病，明日日中愈也。

[集注] 方有执曰：日中、夜半以大略言，余时可仿此意而推也。

太阳病，头痛至七日已上自愈者，以行其经尽故也。若欲作再经者，针足阳明，使经不传则愈。

[注] 太阳病，头痛至七日已上自愈者，以行其经尽故也，谓太阳受病，其邪传行六日，三阳、三阴经尽，至七日已上，三阳、三阴之病日衰，大邪皆去，此不作再经，故自愈也。再者，再传阳明经也，谓其邪已传经尽，热盛不衰，欲再转属阳明故也。针足阳明，以泄其热，使其邪不再传，则愈矣。

[集注] 方有执曰：七日已上者，该六日而言也。

魏荔彤曰：方有执谓针以遏其邪，喻昌谓针以竭其邪，言遏、言竭，皆言泄之也。凡针刺者，泄其盛气也。故前言刺风池、风府，亦主泄其风邪暴甚之意。因刺法乃治热之善策，不欲人妄施汗、下、温三法也。言足阳明，自是胃之经穴，必有实欲再传之势，方可刺之。

闵芝庆曰：太阳受病，以次而终于厥阴为传经尽。诸经受病，至七日已上自愈者，为行其经尽故也。今有自太阳再传之说，若果传遍六经，厥阴再传太阳，太阳再传阳明，则何不于厥阴未传太阳之前，预针太阳；而必待传阳明，然后针阳明哉！于此可知三阴从无再传太阳之病，但转属阳明耳。

风家表解而不了了者，十二日愈。

[注]风家，谓太阳中风也。表解，谓用桂枝汤病已解也。不了了者，不清楚也。言用桂枝汤其表已解而犹不清楚者，在经余邪未尽耳。十二日经尽之时，余邪尽，自然愈也。

[集注]魏荔彤曰：此条申明太阳中风病愈后，风邪留滞之证，应听其自愈也。

太阳病，头痛，发热，汗出，恶风者，桂枝汤主之。 重出衍文。**桂枝本为解肌，若其人脉浮紧，发热，汗不出者，不可与也。常须识此，勿令误也。**

[注]夫桂枝汤本为解肌，中风表虚之药也。若其人脉浮紧，发热，汗不出者，乃伤寒表实之病，不可与也。常须识此为麻黄汤证，勿令误与桂枝汤也。

[集注]程应旄曰：可与不可与，在毫厘疑似之间，误多失之于仓卒。须常将营卫之分别处，两两互勘，阴阳不悖，虚实了然。不以桂枝误治脉浮紧汗不出之伤寒，自不致以麻黄误治脉浮缓汗自出之中风矣。

若酒客病，不可与桂枝汤。得之则呕，以酒客不喜甘故也。

[注]酒客，谓好饮之人也。酒客病，谓过饮而病也。其病之状：头痛、发热、汗出、呕吐，乃湿热熏蒸使然，非风邪也。若误与桂枝汤服之，则呕，以酒客不喜甘故也。

[集注]成无己曰：酒客内热，喜辛而恶甘。桂枝汤甘，酒

客得之,则中烦而呕。

凡服桂枝汤吐者,其后必吐脓血也。

[注] 凡酒客得桂枝汤而呕者,以辛甘之品能动热助涌故也。若其人内热素盛,服桂枝汤又不即时呕出,则益助其热,所以其后必吐脓血也。然亦有不吐脓血者,则是所伤者轻,而热不甚也。

[集注] 刘宏璧曰:桂枝气味甚薄,酒客不可与者,举一以例其余也。庸工不得其解,每遇热盛之人,但去桂枝,于甘辛极热之类,全无顾忌。仲景岂意后人如此之愚哉! 即如产后不宜寒凉,所以举一白芍之味酸微寒者以示戒。今只知除去白芍,于三黄寒凉等药,反恣用无忌。殊不知圣人一语,该括无穷。味薄者尚不可与,其味厚者可知;微寒者既在宜禁,而大寒者尤所当戒。世俗不能引伸触类,徒以卤莽灭裂为事。可见上古医书,非精详玩味,乌能有得耶!

太阳病,发汗,遂漏不止。其人恶风,小便难,四肢微急,难以屈伸者,桂枝加附子汤主之。

[注] 太阳中风,本当解肌,若大发其汗,如水流漓,因而遂漏不止。其人必腠理大开,表阳不固,故恶风也。液伤于内,膀胱津少,故小便难也。液伤于外,复加风袭,故四肢微急,难以屈伸也。宜桂枝加附子汤主之。服依桂枝汤法者,是于固阳敛液中,和营卫解风邪也。

[集注] 方有执曰:此太阳中风误汗之变证。小便难者,以汗漏不止,必亡阳、亡津液。亡阳则气不足,亡津液则水道枯竭。且小便者,膀胱所司也。膀胱本太阳经,而为诸阳主气,气不足则化不行矣。

程知曰:此阳气与阴液两亡,复加外风袭入,与真武证微细有别。真武汤是救里寒亡阳之失,急于回阳者;桂枝加附子汤是救表寒漏风之失,急于温经者。

桂枝加附子汤方

于桂枝汤方内,加附子一枚,余依桂枝汤法。

[集解]柯琴曰:是方以附子加入桂枝汤中,大补表阳也。表阳密,则漏汗自止,恶风自罢矣。汗止津回,则小便自利,四肢自柔矣。汗漏不止与大汗出同,而从化变病则异。服桂枝麻黄汤,大汗出后,而大烦渴,是阳陷于里,急当救阴,故用白虎加人参汤。服桂枝麻黄汤发汗,遂漏不止,而不烦渴,是亡阳于外,急当救阳,故用桂枝加附子汤。要之,发汗之剂,用桂枝不当,则阳陷于里者多;用麻黄不当,则阳亡于外者多。因桂枝汤有芍药而无麻黄,故虽汗大出而元府尚能自闭,多不致亡阳于外耳。

服桂枝汤,大汗出后,大烦渴不解,脉洪大者,白虎加人参汤主之。

[注]大烦渴,阳明证也。洪大,阳明脉也。中风之邪,服桂枝汤,大汗出后不解,大烦渴脉洪大者,是邪已入阳明,津液为大汗所伤,胃中干燥故也。宜与白虎加人参汤,清热生津,而烦渴自除矣。

[集注]张璐曰:白虎汤,实解内蒸之热,非治外经之热也。昔人以石膏辛凉,能解利阳明风热,若不佐以麻、葛之品,何以走外?此说似是而实非。盖阳明在经之邪,纵使有大热而不烦渴,自有葛根汤、桂枝加葛根汤等治法,并无借于石膏也。

白虎加人参汤方见阳明篇

太阳病,三日,发汗不解,蒸蒸发热者,属胃也。调胃承气汤主之。

[注]太阳病,三日,发汗后热不解,若仍阵阵发热有汗而不解者,是太阳表证未罢也,则当以桂枝汤和之。今蒸蒸发热,有汗而不解者,乃属阳明里证不和也,故用调胃承气汤。

[集注]程应旄曰:太阳病,三日,经期尚未深也,何以发汗不解便属胃也?盖以胃燥素盛,故他表证虽罢,而汗与热仍不解也。第征其热,如炊笼蒸蒸而盛,则知其汗必连绵濈

溅而来,此即大便已硬之征,故曰属胃也。热虽聚于胃,而未见潮热、谵语等证,主以调胃承气汤者,于下法内从乎中治,以其为日未深故也。

汪琥曰:言太阳病,不可拘以日数,但见属胃之证,即可下也。病方三日,曾经汗矣,其热自内腾达于外,非表邪不解,乃太阳之邪转属于胃,病热不能解也。

调胃承气汤方见阳明篇

太阳病,发汗后,大汗出,胃中干,烦躁不得眠,欲得饮水者,少少与饮之,令胃气和则愈。若脉浮,小便不利,微热,消渴者,五苓散主之。

[注]太阳病,发汗后,或大汗出,皆令人津液内竭,胃中干,烦躁不得眠,欲得饮水,当少少与之,以滋胃燥,令胃气和,则可愈也。倘与之饮,胃仍不和,若脉浮,小便不利,微热消渴者,则是太阳表邪未罢,膀胱里饮已成也。经曰:膀胱者,津液之府,气化则能出矣。今邪热熏灼,燥其现有之津;饮水不化,绝其未生之液。津液告匮,求水自救,所以水入即消,渴而不止也。用五苓散者,以其能外解表热,内输水府,则气化津生,热渴止而小便利矣。

[集注]张兼善曰:白虎治表证已解,邪传里而烦渴者。今脉浮身有微热而渴,乃表邪未得全解,故用五苓。借桂枝之辛散,和肌表以解微热也。术、泽、二苓之淡渗,化水生津以止燥渴也。

喻昌曰:脉浮当用桂枝,何以变用五苓耶?盖热邪得水,虽不全解,势必衰其大半,所以热微兼小便不利,证成消渴,则蓄饮证具,故不从单解而从两解也。凡饮水多而小便少,谓之消渴。里热饮盛,不可单用桂枝解肌,故兼以利水,惟五苓有全功耳!

程应旄曰:微热字对下条发热字看。彼以发热在表,则知犯本未深,故邪热蓄而拒水。此曰微热,则表热犯本已深,故热邪结而耗液。所以不惟与水与五苓主治有别,而前五苓、后五苓主治亦俱有别也。

中风发热，六七日不解而烦，有表里证。渴欲饮水，水入则吐者，名曰水逆，五苓散主之。

[注] 中风发热，六七日不解而烦者，是有表证也。渴欲饮水，水入则吐者，是有里证也。若渴欲饮水，水入即消，如前条之胃干，少少与饮，令胃和则愈。今渴欲饮水，水入不消，上逆而吐，故名曰水逆。原其所以吐之之由，则因邪热入里，与饮相抟，三焦失其蒸化，而不能通调水道，下输膀胱，以致饮热相格于上，水无去路于下，故水入则吐。小便必不利也，宜五苓散辛甘淡渗之品，外解内利。多服暖水，令其汗出尿通，则表里两解矣。

[集注] 方有执曰：中风发热，必自汗出。六七日不解而烦者，汗出过多，亡津液而内燥也。表以外证未罢言，里以烦渴属腑言。欲饮水者，燥甚而渴，希救故也。水入则吐者，伏饮内作，故外水不得入也。盖饮亦水也，以水得水，涌溢而为格拒，所以谓之水逆。与五苓散两解表里，汗出而愈也。

喻昌曰：伤风证原有汗。以其有汗也，延至日久，不行解肌之法，汗出虽多，徒伤津液，表终不解，转增烦渴。邪入于腑，饮水则吐，名曰水逆。乃热邪挟积饮上逆，故外水格而不入也。服五苓，饮热汤，得汗则表里俱解，是一举而两得也。

五苓散方

猪苓（去黑皮）十八铢　茯苓十八铢　泽泻一两六铢　白术十八铢　桂半两

上五味为散，更于臼中杵之，白饮和方寸匕服之，日三服，多饮暖水，汗出愈。

[方解] 是方也，乃太阳邪热入腑，水气不化，膀胱表里药也。一治水逆，水入则吐；一治消渴，水入则消。夫膀胱者，津液之府，气化则能出矣。邪热入之，与水合化为病。若水盛于热，则水壅不化；水蓄于上，故水入则吐。乃膀胱之气化不行，致小便不行也。若热盛于水，则水为热灼；水耗于上，

故水入则消。乃膀胱之津液告竭,致小便无出也。二证皆小便不利,故均得而主之。若小便自利者,不可用,恐重伤津液,以其属阳明之里,故不可用也。由此可知五苓散非治水热之专剂,乃治水热小便不利之主方也。君泽泻之咸寒,咸走水府,寒胜热邪;佐二苓之淡渗,通调水道,下输膀胱,则水热并泻也;用白术之燥湿,健脾助土,为之隄防以制水也;用桂之辛温,宣通阳气,蒸化三焦以行水也。泽泻得二苓下降,利水之功倍,则小便利,而水不蓄矣。白术借桂上升,通阳之效捷,则气腾津化,渴自止也。若发热不解,以桂易桂枝,服后多服暖水,令汗出愈。是知此方不止治停水小便不利之里,而犹解停水发热之表也。加人参名春泽汤,其意专在助气化以生津。加茵陈名茵陈五苓散,治湿热发黄,表里不实,小便不利者,无不效也。

[集注] 程应旄曰:太阳为标,膀胱为本。中风发热,标受邪也。六七日不解,标邪转入膀胱矣。是谓犯本。五苓散与麻黄、桂枝二汤,虽同为太阳经之药,一则解肌而治表,一则利小便而治里,表与本所主各有别矣。

[按] 此条谓有表里证者,非发热有汗,口干烦渴,水入则消,小便自利,太阳、阳明之表里证也。乃发热无汗,口润烦渴,水入则吐,小便不利,太阳、膀胱之表里证也。此病虽未发明无汗小便不利之证,若汗出小便利,则渴饮之水得从外越下出,必无水逆之证。仲景用五苓散,多服暖水令汗出愈,其意在利水发汗,故知必有无汗小便不利之证也。

太阳病,小便利者,以饮水多,必心下悸;小便少者,必苦里急也。

[注] 太阳初病,不欲饮水,将传阳明,则欲饮水,此其常也。今太阳初病,即饮水多,必其人平素胃燥可知。设胃阳不衰,则所饮之水,亦可以敷布于外,作汗而解。今饮水多,而胃阳不充,即使小便利,亦必停中焦,而为心下悸。若更小便少,则水停下焦,必苦里急矣。

[集注] 方有执曰：饮水多而心下悸者，心为火脏，水多则受制也。小便少则水停，所以里急也。

汪琥曰：太阳病，小便利者，是膀胱之腑无邪热也。若其人饮水多，此热在上焦，心火亢甚，小便虽利，而渴饮水多，则水停犯火，必心下悸。若其人饮水多而小便少，此热在下焦，为太阳邪热，随经入府，水积不行，膀胱之里，必苦急也。

发汗后，饮水多必喘，以水灌之亦喘。

[注] 上条未发汗饮水多，胃热津少也。此条发汗后饮水多，津亡胃干也。而不病心下悸、苦里急者，盖以水不停于中焦、下焦，而停于上焦，所以攻肺必作喘也。水灌者，以水浇洗也。饮水多者必喘，是饮冷，冷伤于内也。以水灌之亦喘者，是形寒，寒伤于外也。均伤肺，故俱喘。

[集注] 魏荔彤曰：此申明本条喘急一证，有因水而成者。盖渴而饮水多之喘，与不渴而灌之亦喘，其由虽不同，而致病则一也。

发汗后，不可更行桂枝汤。汗出而喘，无大热者，可与麻黄杏仁甘草石膏汤。

[注] 太阳病，下之后微喘者，表未解也，当以桂枝加厚朴杏仁汤，解太阳肌表，而治其喘也。太阳病桂枝证，医反下之。下利脉促，汗出而喘，表未解者，当以葛根黄连黄芩汤，解阳明之肌热，而治其喘也。今太阳病发汗后，汗出而喘，身无大热而不恶寒者，知邪已不在太阳之表；且汗出而不恶热，知邪亦不在阳明之里。其所以汗出而喘，既无大热，又不恶寒，是邪独在太阴肺经，故不可更行桂枝汤，可与麻黄杏子甘草石膏汤，发散肺邪，而汗、喘自止矣。

麻黄杏仁甘草石膏汤方

麻黄（去节）四两　杏仁（去皮尖）五十枚　甘草（炙）二两　石膏（碎，绵裹）半斤

上四味以水七升，先煮麻黄减二升，去白沫，内诸药，煮取三升，去滓，温服一升。

〔集注〕柯琴曰：石膏为清火之重剂，青龙、白虎皆赖以建功，然用之不当，适足以召祸。故青龙以无汗烦躁，得姜、桂以宣卫外之阳；白虎以有汗烦渴，须粳米以存胃中之液。今但内热而无外寒，故不用姜、桂。喘不在胃而在肺，故不需粳米。其意重在存阴，不虑其亡阳也。故于麻黄汤去桂枝之监制，取麻黄之专开，杏仁之降，甘草之和，倍石膏之寒，除内蕴之实热，斯溱溱之汗出，而内外之烦热与喘悉除矣。

下后不可更行桂枝汤。若汗出而喘，无大热者，可与麻黄杏仁甘草石膏汤。

〔注〕此详上条，受病两途，同乎一治之法也。又有下后身无大热，汗出而喘者，知邪亦不在表而在肺，故亦不可更行桂枝汤，可与麻黄杏仁甘草石膏汤以治肺也。彼之汗后喘，此之下后喘，虽其致病之因不同，而其所见之证不异，所以从其证，不从其因，均用此汤，亦喘家急则治其标之法也。

〔集注〕方有执曰：汗与下虽殊，其为反误致变之喘则一。惟其喘一，故同归一治也。

太阳中风，下利呕逆，表解者，乃可攻之。其人漐漐汗出，发作有时，头痛，心下痞硬满，引胁下痛，干呕短气，汗出不恶寒者，此表解里未和也，十枣汤主之。

〔按〕下利之"下"字，当是"不"字。若是"下"字，岂有上呕下利而用十枣汤峻剂攻之之理乎？惟其大便不利，痞硬满痛，始属里病；小便不利，呕逆短气，始属饮病，乃可攻也。发作之"作"字，当是"热"字。若无热汗出，乃少阴阴邪寒饮，真武汤证也。且"作"字与上下句文义皆不相属。

〔注〕太阳中风，表邪也。不利呕逆，里饮也。表邪解者，乃可攻里饮也。审其人微汗漐漐不辍，发热有时，头痛，若仍恶寒，是表未解，尚不可攻。若不恶寒，则为表已解矣。而更见里未和之心下痞硬满，引胁下痛，干呕短气，水蓄无所从出之急证，故径以十枣汤峻剂，直攻水之巢穴而不疑也。

〔按〕伤寒表未解，水停心下，呕逆者，是寒束于外，水气不得宣越也,宜小青龙汤汗而散之;中风表未解,水停心下而吐者,是饮格于中,水气不得输泄也,宜五苓散散而利之。此皆表未解,不可攻里之饮证也。至如十枣汤与下篇之桂枝去芍药加白术茯苓汤二方,皆治饮家有表里证者。十枣汤治头痛、发热、汗出、不恶寒之表已解,而有痞硬满痛之里未和,故专主攻里也。桂枝去芍药加白术茯苓汤,治头痛、发热、无汗之表未解,而兼有心下满微痛之里不和,故不主攻里,当先解表也。然其心下硬满痛之微甚,亦有别矣。

[集注] 杜任曰:十枣汤惟壮实者宜之,不宜轻用。

方有执曰:乃可攻之,以上喻人勿妄下早之意。漐漐汗出至短气,言证虽有里,犹未可下。直至汗出不恶寒,方是承上起下,言当下以出其治也。

喻昌曰:此证与结胸颇同。但结胸者,邪结于胸,其位高;此在心下及胁,其位卑。然必表解乃可攻之,亦与攻结胸之戒不殊也。药用十枣,亦与陷胸汤相仿,因伤寒下法,多为胃实而设。胃实者邪热内盛,不得不用硝、黄以荡涤之。今证在胸胁而不在胃,则荡涤之药无所用,故取蠲热逐饮于胸胁之间,以为下法。

张志聪曰:头痛,表证也。然亦有在里者,如伤寒不大便五六日,头痛有热者,与承气汤。与此节之汗出不恶寒而头痛,为表解里有饮,用十枣汤。则凡遇风寒头痛,表未解之证,当审别矣。

程应旄曰:所可惑者,头痛外惟身汗一证,表里难辨。汗出发热恶寒,则微有表;若汗出发热不恶寒,则只从不恶寒处认证,知表已解,里气为饮邪抟结不和,虽头痛亦属里邪上攻,非关表也。

魏荔彤曰:太阳之邪既入里,宜下矣。又有不下胸膈,不下肠胃,而下心与胁下者,较下结胸部位稍卑,较下胃实部位又稍高,此下中之又一法也。须认明同一下也,证不同而法自别。盖太阳、阳明之交,必辨表里而施汗下。彼之在里应下,乃邪热挟食物为胃实;此之在里应下,乃邪热挟水饮为饮实。二者俱必待表解而后下,此大同也。

十枣汤方

芫花（熬）　甘遂　大戟　大枣（擘）十枚

上三味等分,各别捣为散。以水一升半,先煮大枣肥者十枚,取八合,去滓,内药末。强人服一钱匕,羸人服半钱,温服之,平旦服。若下少病不除者,明日更服,加半钱,得快下利后,糜粥自养。

〔方解〕仲景治水之方,种种不同,此其最峻者也。凡水气为患,或喘、或咳、或悸、或噎、或吐、或利,病在一处而止。此则水邪留结于中,心腹胁下痞满硬痛,三焦升降之气阻隔难通。此时表邪已罢,非汗散之法所宜;里饮实盛,又非淡渗之品所能胜;非选逐水至峻之品,以直折之,则中气不支,束手待毙矣。甘遂、芫花、大戟三味,皆辛苦气寒而禀性最毒,并举而用之,气味相济相须,故可直攻水邪之巢穴,决其渎而大下之,一举而患可平也。然邪之所凑,其气必虚,以毒药攻邪,必伤及脾胃,使无冲和甘缓之品为主宰,则邪气尽而大命亦随之矣。然此药最毒至峻,参、术所不能君,甘草又与之反,故选十枣之大而肥者以君之。一以顾其脾胃,一以缓其峻毒。得快利后,糜粥自养。一以使谷气内充;一以使邪不复作。此仲景用毒攻病之法,尽美又尽善也。昧者惑于甘能中满之说而不敢用,岂知承制之理乎!

太阳病,外证未解不可下也,下之为逆。欲解外者,宜桂枝汤。

〔注〕太阳病外证未解者,谓桂枝汤之表证未解也。凡表证未解,无论已汗未汗,虽有可下之证,而非在急下之例者,均不可下。下之为逆也。欲解外者,仍宜桂枝汤主之。

〔集注〕王肯堂曰:但有一毫头痛恶寒,即为表证未解,不可下也。

程应旄曰:若下后外证未解者,仍当解外,有是证用是药,不可以既下而遂谓桂枝汤不中与也。

汪琥曰:下之为逆,逆者,为病在外而反攻其内,于治法为不顺也。

太阳病,先发汗不解,而复下之,脉浮者不愈。浮为在外,而反下之,故令不愈。今脉浮,故知在外,当须解外则愈,宜桂枝汤。

〔注〕太阳病,先发汗表未解,仍宜汗之,而复下之,治失其宜矣。脉浮者不愈,盖以脉浮,邪在外而反下之,故令不愈也。今误下未成逆,脉仍浮,故知邪尚在外,仍宜桂枝汤解外则愈也。

〔集注〕程应旄曰:愈不愈辨之于脉。其愈者,必其脉不浮而离于表也。若脉浮者,知尚在表,则前此之下,自是误下,故令不愈。从前之误,不必计较,只据目前。目前之证,不必计较,只据其脉。脉若浮,知尚在外,虽日久尚须解外则愈。有是脉,用是药,亦不以既下,而遂以桂枝汤为不中与也。

本发汗而复下之,此为逆也;若先发汗,治不为逆。本先下之,而反汗之,为逆;若先下之,治不为逆。

〔注〕立治逆之法,不外乎表里;而表里之治,不外乎汗下。病有表里证者,当审其汗、下何先,先后得宜为顺,失宜为逆。若表急于里,本应先汗而反下之,此为逆也;若先汗而后下,治不为逆也。若里急于表,本应先下,而反汗之,此为逆也;若先下而后汗,治不为逆也。

〔集注〕程知曰:言汗下有先后缓急,不得倒行逆施。

汪琥曰:治伤寒之法,表证急者即宜汗,里证急者即宜下,不可拘拘于先汗而后下也。汗下得宜,治不为逆。

太阳病,下之,其脉促不结胸者,此为欲解也。脉浮者必结胸,脉紧者必咽痛,脉弦者必两胁拘急,脉细数者头痛未止,脉沉紧者必欲呕,脉沉滑者协热利,脉浮滑者必下血。

　　[按]脉促当是"脉浮",始与不结胸为欲解之文义相属。脉浮当是"脉促",始与论中结胸、胸满同义。脉紧当是"脉细数",脉细数当是"脉紧",始合论中二经本脉。脉浮滑当是"脉数滑",浮滑是论中白虎汤证之脉,数滑是论中下脓血之脉。细玩诸篇自知。

　　[注]病在太阳,误下,为变不同者,皆因人之脏气不一,各从所入而化,故不同也。误下邪陷,当作结胸,反不结胸,其脉浮,此里和而不受邪,邪仍在表为欲解也。若脉促者,为阳结实邪之诊,故必结胸也。脉细数,少阴邪热之脉;咽痛,少阴邪热之证。误下邪陷少阴,法当从少阴治也。脉弦,少阳之脉;两胁拘急,少阳之证。误下邪陷少阳,法当从少阳治也。脉紧,太阳脉;头痛,太阳证。误下邪仍在表,法当从太阳治也。脉沉紧,寒邪入里之脉;欲呕,胃阳格拒之证。有表误下,邪陷在胃,法当从阳明治也。脉沉滑,宿食脉。有表误下,协热入里下利,法当从协热下利治也。脉数滑,积热脉。有表误下,邪陷入阴,伤营下血,法当从下脓血治也。

　　[按]脉促固阳脉也。若促而有力为实,则为结胸实邪之诊;若促而无力为虚,则为胸满虚邪之诊。故论中有脉促结胸,头汗小潮热者,用陷胸汤攻之;脉促胸满,汗出微恶寒者,用桂枝去芍药加附子汤温之。观此促脉虚实治法,则可以类推矣。

　　[按]咽痛,少阴寒热俱有之证也。咽干肿痛者为热,不干不肿而痛者为寒,故少阴论中有甘桔汤、通脉四逆汤二治法也。

　　[集注]方有执曰:凡在太阳皆表证也。误下则变证杂出,而不可以一途拘之。

　　程知曰:不宜下而下之,诸变不可胜数,此之谓也。今咽痛胁急欲呕,是寒邪入里之变。头痛热利下血,是风邪入里之变。所以然者,脉浮滑数为阳,沉弦紧细为阴也。

　　程应旄曰:据脉见证,各著一必字,见势所必然。考其源头,总在太阳病下之而来,故虽有已成坏病、未成坏病之分,但宜以活法治之,不得据脉治脉、据证治证也。

太阳病,二三日,不能卧,但欲起,心下必结。脉微弱者,此本有寒分也。反下之,若利止,必作结胸;未止者,四日复下之,此作协热利也。

[按]四日复下之"之"字,当是"利"字。上文利未止,岂有复下之理乎?细玩自知,是必传写之误。

[注]太阳病,谓头项强痛而恶寒也。二三日见不得卧,但欲起之证,谓已传阳明也。心下,胃之分也。必结,谓胃分必有结也。若脉实大乃胃分有热而结也,则当下之。今脉微弱,是胃分有寒而结也,法不当下,不当下而下之,谓之反下。二三日正当解太阳、阳明之表,反下之,表热乘虚入里,必自利。设利自止,是其人胃实而同燥化,必作结胸矣。今利未止,四日仍复下利,是其人胃虚而同湿化,故必作协热利也。

[集注]程知曰:此表证误下,有结胸、热利之变,不可不慎也。脉既微弱,则是寒结心下,法当温散。医见心下结,而下之使利,是治之反也。

汪琥曰:太阳病,二三日,不卧欲起,心下热结,似乎可下,然脉微弱,其人本有寒分,岂可下乎?

太阳病,外证未除,而数下之,遂协热而利;利下不止,心下痞硬,表里不解者,桂枝人参汤主之。

[注]此承上条脉微弱,协热利,互详其证,以明其治也。外证未除,谓太阳病未除。而数下之,是下非一次也。里因数下而虚,遂协表热而利,利下不止,里虚不固也。心下痞硬,里虚而邪结也。外证既未除,是表不解也,故用桂枝以解表。利下痞硬,里因下虚而从寒化也,其脉必如上文之微弱,故用参、术、姜、草以温里,此温补中两解表里法也。若其脉有力者,又当从甘草泻心汤之法矣。

[集注]喻昌曰:误下而致里虚,外热乘之,变而为利不止者,里虚不守也。痞硬者,正虚邪实,中成滞碍,痞塞而不通

也。以表未除,故用桂枝以解之。以里适虚,故用理中以和之。此方即理中加桂枝而易其名,乃治虚痞下利之法也。

李中梓曰:经云:桂枝证医反下之,利遂不止,与葛根黄芩黄连汤。此则又与桂枝人参汤。何用药有温凉之异耶?盖彼证但曰"下之",此则曰"数下之";彼证但曰"利下",此则曰"利不止"。合两论味之,自有虚实之分矣。

程知曰:表证误下,下利不止,喘而汗出者,治以葛根、芩、连。心下痞硬者,治以桂枝、参、术。一救其表邪入里之实热,一救其表邪入里之虚寒,皆表里两解法也。

程应旄曰:协热而利,向来俱作阳邪陷于下焦,果尔,安得用理中耶?盖不知利有寒热二证也。

桂枝人参汤方

桂枝四两　甘草(炙)四两　白术三两　人参三两　干姜三两

上五味,以水九升,先煮四味,取五升,内桂更煮,取三升,去滓,温服一升,日再服,夜一服。

太阳病,桂枝证,医反下之,利遂不止。脉促者,表未解也。喘而汗出者,葛根黄芩黄连汤主之。

[注] 此承上条又言协热利之脉促者,以别其治也。太阳病桂枝证,宜以桂枝解肌,而医反下之,利遂不止者,是误下,遂协表热陷入而利不止也。若表未解,而脉缓无力,即有下利而喘之里证,法当从桂枝人参汤以治利,或从桂枝加杏子厚朴汤,以治喘矣。今下利不止,脉促有力,汗出而喘,表虽未解,而不恶寒,是热已陷阳明,即有桂枝之表,亦当从葛根黄芩黄连汤主治也。方中四倍葛根以为君,芩、连、甘草为之佐,其意专解阳明之肌表,兼清胃中之里热,此清解中兼解表里法也。若脉沉迟,或脉微弱,则为里寒且虚,又当用理中汤加桂枝矣。于此可见上条之协热利,利不止,心下痞硬,表里不解者,脉不微弱,必沉迟也。

[按] 协热利二证,以脉之阴阳分虚实,主治固当矣。然

不可不辨其下利之粘秽、鸭溏,小便或白或赤,脉之有力无力也。

[集注] 成无己曰:病有汗出而喘者,谓自汗出而喘也,是邪气外甚所致。若喘而汗出者,谓因喘而汗出也,是里热气逆所致,故与葛根黄芩黄连汤,散表邪除里热也。

方有执曰:利与上条同。而上条用理中者,以痞硬、脉弱属寒也。此用芩、连者,以喘汗、脉促属热也。

喻昌曰:太阳病,原无下法,当用桂枝解外,医反下之,则邪热之在太阳者,未传阳明之表,已入阳明之里。所以其脉促急,其汗外越,其热上奔则喘,下奔则泄,故舍桂枝而用葛根,以专主阳明之表,加芩、连以清里热,则不治喘而喘止,不治利而利止。此又太阳、阳明两解表里之变法也。

汪琥曰:误下虚其肠胃,为热所乘,遂利不止,此非肠胃真虚证,乃胃有邪热,下通于肠而作泄也。脉促者,脉来数时一止复来也,此为阳独盛之脉也。脉促见阳,知表未解,此表乃阳明经病,非犹太阳桂枝之表证也。喘而汗出者,亦阳明胃腑里热气逆所致,非太阳风邪气壅之喘,亦非桂枝汤汗出之证也。故当解阳明表邪,清胃腑里热也。

葛根黄芩黄连汤方

葛根半斤　黄芩三两　黄连三两　甘草（炙）二两

上四味,以水八升,先煮葛根,减二升,内诸药,煮取二升,去滓,分温再服。

[集解] 柯琴曰:外热不除,是表不解;下利不止,是里未和。误下致利,病因则同。一则脉微弱,心下痞硬,是脉不足而证有余也;一则脉促而喘,反汗自出,是脉有余而证不足也。表里、虚实,当从脉辨,况弱脉见于数下后,则痞硬为虚,更可知也。故用理中之辛甘温补,止下利化痞硬,又加桂枝以解表。先煮四味,后内桂枝,和中之力饶,而解肌之气锐,是于两解中寓权宜法也。桂枝证本脉缓,误下后而反促,阳气内盛,邪蒸于外,故汗出也;热暴于内,火逆上冲,故为喘

也；暴注下迫，故为利也。故君清轻升发之葛根，以解肌而止利；佐苦寒清肃之芩、连，以止汗而定喘；又加甘草以和中。先煮葛根，后内诸药，解肌之力纯，而清中之气锐，又与补中逐邪者殊法矣。

太阳病，下之后，脉促胸满者，桂枝去芍药汤主之。若微恶寒者，去芍药方中，加附子汤主之。

〔按〕若微恶寒者，当是汗出微恶寒方合。若无"汗出"二字，乃表未解，无取乎加附子也。

〔注〕太阳病，表未解而下之，胸实邪陷，则为胸满，气上冲咽喉不得息，瓜蒂散证也。胸虚邪陷，则为气上冲，桂枝汤证也。今下之后，邪陷胸中，胸满脉促，似乎胸实而无冲喉不得息之证，似乎胸虚又见胸满之证，故不用瓜蒂散以治实，亦不用桂枝汤以治虚，惟用桂枝之甘辛，以和太阳之表；去芍药之酸收，以避胸中之满。若汗出微恶寒，去芍药方中加附子主之者，以防亡阳之变也。

〔按〕上条脉促，喘而汗出不恶寒，下利不止，云属实热。此条脉促胸满，汗出微恶寒，不喘不下利，反属虚寒者何也？上条是里热蒸越之汗，故汗出不恶寒，阳实也，喘而下利，皆为热也。此条乃表阳不固之汗，故汗出微恶寒，阳虚也，即不喘利亦为寒也。要知仲景立法，每在极微处设辨，恐人微处易忽也。今以微恶寒发其义，却不在汗出上辨寒热，而在汗出恶寒、不恶寒上辨寒热；不在脉促上辨寒热，而在脉促之有力、无力辨寒热。于此又可知不惟在胸满上辨虚实，而当在胸满之时满、时不满、常常满而不减上辨虚实矣。

〔集注〕喻昌曰：此条之微恶寒，合上条观之，则脉促、胸满、喘而汗出之内，原伏有虚阳欲脱之机。故仲景于此条，特以"微恶寒"三字发其义。可见阳虚则恶寒矣；又可见汗不出之恶寒，即非阳虚矣。

程应旄曰：有阳盛而见促脉，亦有阳虚而见促脉者，当辨沈明宗曰:误下扰乱阴阳之气则脉促,邪入胸膈几成结胸,但结满而未痛耳!故以桂枝汤单提胸膈之邪,使从表解。去芍药者,恶其酸收,引邪内入故也。若脉促胸满而微恶寒,乃虚而踟蹰,阳气欲脱,又非阳实之比,所以加附子固护真阳也。然伤风下后之恶寒,与未下之恶寒,迥然有别。而汗后之恶寒,与未汗之恶寒亦殊。

桂枝去芍药汤方

于桂枝汤内去芍药,余依前法。

桂枝去芍药加附子汤方

于桂枝汤方内去芍药,加附子一枚,炮去皮,破八片,余依前法。

太阳病下之,微喘者,表未解故也,桂枝加厚朴杏子汤主之。喘家作,桂枝汤加厚朴杏子佳。

[注] 太阳病,当汗而反下之,下利脉促,喘而汗出不恶寒者,乃邪陷于里,热在阳明,葛根黄芩黄连汤证也。今太阳病当汗而反下之,不下利而微喘,是邪陷于胸,未入于胃,表仍未解也。故仍用桂枝汤以解肌表,加厚朴、杏子以降逆定喘也。喘家,谓素有喘病之人。遇中风而喘者,桂枝汤皆宜用之,加厚朴、杏子为佳也。

[集注] 方有执曰:喘者,气逆于上,故呼吸不顺而声息不利也。微者,声息缓,不似大喘之气急也。以表尚在,不解其表,则喘不可定,故用桂枝解表,加厚朴利气,杏仁下气,所以为定喘之要药。

喻昌曰:此风邪误下作喘,治法之大要。其寒邪误下作喘,当用麻黄、杏仁、石膏、甘草,即此可推。又曰:微喘表未解,则是表邪因误下上逆,与虚证不同。

程应旄曰:喘之一证,有表有里,不可不辨。下后汗出而喘,其喘必盛,属里热壅逆火炎故也。下后微喘,汗必不大出,属表邪闭遏气逆故也;仍用桂枝汤解表,内加朴、杏以下逆气。

魏荔彤曰：凡病人素有喘证，每感外邪，势必作喘，故谓之喘家。

桂枝加厚朴杏仁汤方

于桂枝汤方内，加厚朴二两，杏仁五十个，余依桂枝汤方。

[按]戴原礼曰：太阳病有喘咳，无汗喘者，宜麻杏石甘汤；有汗喘者，宜桂枝加厚朴杏仁汤；无汗咳者，宜小青龙汤。少阳病无喘有咳，咳者，宜小柴胡汤加五味、干姜。阳明病无咳有喘，内实喘者，宜大承气汤；下利者，宜葛根黄芩黄连汤。三阴惟少阴有喘咳，喘者宜四逆汤加五味、干姜；咳者阴邪下利，宜真武汤加五味、干姜；阳邪下利，宜猪苓汤。然喘皆危候也。

太阳病，下之后，其气上冲者，可与桂枝汤，方用前法。若不上冲者，不可与之。

[注]太阳病，表未解而下之，里实者，邪陷则为结胸，大陷胸汤证也；里虚者，邪陷则为下利，桂枝人参汤证也。胸实者，邪陷则为胸中痞硬，气上冲咽喉不得息，瓜蒂散证也。今胸虚邪陷于胸，故但为气上冲，是表尚未罢，然无壅满不得息痞硬之证，故不可吐下，仍当解表，可与桂枝汤，如法汗之。使陷胸之邪，不受外束，胸中之气，得以四达，自不致内壅而上冲矣。若不上冲者不可与也。

[集注]方有执曰：气上冲者，阳主气而上升，风属阳邪，下后入里乘虚而上冲也。若不上冲，则非阳邪可知，故不可与。

病如桂枝证，头不痛，项不强，寸脉微浮，胸中痞硬，气上冲咽喉不得息者，此为胸有寒也，当吐之，宜瓜蒂散。

[注]病如桂枝证，乃头项强痛，发热汗出，恶风脉浮缓也。今头不痛，项不强，是桂枝证不悉具也。寸脉微浮，是邪去表未远，已离其表也。胸中痞硬，气上冲喉不得息，是邪入

里未深而在胸中，必胸中素有寒饮之所致也。寒饮在胸，不在肌腠，解肌之法，无可用也。痞硬在胸，而不在心下，攻里之法，亦无所施。惟有高者越之一法，使胸中寒饮一涌而出，故宜吐之以瓜蒂散也。

[集注] 程应旄曰：痞硬一证，因吐下者为虚，不因吐下者为实。实邪痰饮填塞心胸，中、下二焦为之阻绝，自不得不从上焦为出路。所谓"在上者因而越之"是也。

汪琥曰：伤寒一病，吐法不可不讲，所以仲景以此条特出之太阳上篇者，以吐不宜迟，与太阳汗证之法相等，当于二三日间，审其证而用此法也。

沈明宗曰：素有痰饮内积，稍涉风寒，引动其痰，即外如桂枝汤证，但无头痛项强，知非风邪中表矣。

张锡驹曰：气上冲咽喉不得息者，邪挟寒饮从太阳之气而上越也。

瓜蒂散方

瓜蒂（熬黄）一分　赤小豆一分

上二味，各别捣筛，为散已，合治之，取一钱匕，以香豉一合，用热汤七合，煮作稀糜，去滓，取汁和散，温顿服之。不吐者，少少加服，得快吐乃止。诸亡血虚家，不可与瓜蒂散。

[方解] 胸中者，清阳之府。诸邪入胸府，阻遏阳气，不得宣达，以致胸满痞硬，热气上冲，燥渴心烦，嗢嗢欲吐。脉数促者，此热郁结也；胸满痞硬，气上冲咽喉不得息，手足寒冷，欲吐不能吐，脉迟紧者，此寒郁结也。凡胸中寒热与气与饮郁结为病，谅非汗下之法所能治，必得酸苦涌泄之品，因而越之，上焦得通，阳气得复，痞硬可消，胸中可和也。瓜蒂极苦，赤豆味酸，相须相益，能疏胸中实邪，为吐剂中第一品也。而佐香豉汁合服者，借谷气以保胃气也。服之不吐，少少加服，得快吐即止者，恐伤胸中元气也。此方奏功之捷，胜于汗下，所谓汗、吐、下三大法也。今人不知仲景、子和之精义，置

之不用,可胜惜哉!然诸亡血虚家,胸中气液已亏,不可轻与,特为申禁。

病发于阳,而反下之,热入因作结胸;病发于阴,而反下之,因作痞。所以成结胸者,以下之太早故也。

[注]此总释结胸与痞硬之因也。中风阳邪,故曰病发于阳也。不汗而反下之,热邪乘虚陷入,因作结胸。伤寒阴邪,故曰病发于阴也。不汗而反下之,热邪乘虚陷入,因作痞硬。所以成结胸与痞硬者,以表未解而下之太早故也。病发于阴,不言热入者,省文耳。然病发于阳而误下者,未尝无痞硬;病发于阴而误下之,亦时成结胸。良由人之气体不同,或从实化,或从虚化也。

[集注]张兼善曰:风邪入里则结胸,寒邪入里则为痞。然此皆太阳病之所由来,非别阴证阳证也。

太阳病,脉浮而动数,浮则为风,数则为热,动则为痛,数则为虚,头痛发热,微盗汗出,而反恶寒者,表未解也。医反下之,动数变迟,膈内拒痛,胃中空虚,客气动膈,短气躁烦,心中懊侬,阳气内陷,心下因硬,则为结胸,大陷胸汤主之。若不结胸,但头汗出,余处无汗,齐颈而还,小便不利,身必发黄。

[按]"数则为虚"句,疑是衍文。

[注]太阳病,脉浮而动数,浮则为风邪脉也,数则为热邪脉也,动则为诸痛脉也。头痛发热,太阳证也。热蒸于阳,阳虚则自汗出;热蒸于阴,阴虚则盗汗出。阴虚当恶热,今反恶寒,故知此非阴虚之盗汗,乃表未解之盗汗,微微而出也。表未解当解表,医反下之,遂使动数之热脉变为寒迟。盖动数乃表邪欲传,因下而逆于膈中,故不传而脉亦变也。表客阳邪,乘胃空虚,陷入胸膈而拒痛,短气不能布息,烦躁,心中懊侬,心下因硬,径从实化而为结胸矣。法当以大陷胸汤主之。若不从实化,不成结胸,但头汗出至颈,余处无汗,则热不得越也。小便不利,则湿不得泻也,热湿合化,故身必发黄也。

[集注] 成无己曰：动数变迟，而浮脉独不变者，以邪结胸中，上焦阳分，脉不得而沉也。

朱震亨曰：太阳病，表未解而攻里，里已虚矣。虽见浮而动数之阳脉，一经误下，则必变为迟阴之脉矣。胃中空虚，短气躁烦，虚之甚矣。借曰：阳气内陷，心中因硬而可迅攻之乎？大陷胸之力，不缓于承气，下而又下，宁不畏其重虚耶？即阳病实邪下后，若胃中空虚，客气动膈，心中懊侬者，亦以栀子豉汤吐胸中之邪可也。况太阳误下后，明有虚证乎！

[按] 震亨所论治，以栀子豉汤吐之，亦是未成结胸，从胸虚有热而化者宜也。若从胸虚有寒而化者，不论已成未成结胸，则又当从《活人书》温补法矣，不可混施也。

方有执曰：太阳之脉本浮，动数者亦传也。太阳本自汗，而言微盗汗，本恶寒，而言反恶寒者，稽久而然也。膈，心胸之间也。拒，格拒也。言膈气与邪气相格拒而为痛也。客气，邪气也。短气，促气不能布息也。懊侬，心为邪乱而不宁也。阳气，客气之别名也，以本外邪，故曰客气。以邪本风，故曰阳气。以里虚因而陷入，故曰内陷。自"若不结胸"句至末，以变之轻者而言也。

大陷胸汤方

大黄（去皮）六两　芒硝一升　甘遂（另碾）一钱

上三味，以水六升，先煮大黄，取二升，去滓，内芒硝，煮一两沸，内甘遂末，温服一升，得快利，止后服。

[集解] 方有执曰：上焦有高邪，必陷下以平之，故曰陷胸汤。平邪荡寇，将军之职也，以大黄为君；咸能软坚，以芒硝为臣；彻上彻下，破结逐水，以甘遂为佐；惟大实者，乃为合法。如挟虚或脉浮，不可轻试。

太阳病，重发汗而复下之，不大便五六日，舌上燥而渴，日晡所，小有潮热，从心下至少腹，硬满而痛，不可近者，大陷胸汤主之。

[注] 此承上条互发其义，以详其证治也。太阳病，重发

汗而复下之,津液伤矣。不大便五六日,胃腑燥矣。舌上燥渴,胃中干也。日晡潮热,胃热盛也。从心下至少腹,硬满而痛不可近者,谓胸腹之中上、下俱硬满结实大痛,手不可近,故以大陷胸汤主之无疑也。

[集注]《内台方议》曰:"日晡所"作"日晡所发"。

方有执曰:此明结胸有阳明内实疑似之辨。晡,日加申时也。小有,微觉有也。盖不大便,燥渴,日晡潮热,从心下至少腹硬满而痛,皆似阳明内热。惟小有潮热,不似阳明大热之甚。所以阳明必以胃家实为主,而凡有一毫太阳证在,皆不得入阳明例者,亦以此也。

程知曰:太阳结胸兼阳明内实,故用大陷胸汤,由胸胁以及肠胃,皆可荡涤无余。若但下肠胃结热,而遗胸上痰饮,则非法矣。

吴人驹曰:一腹之中,上、下邪气皆盛,证之全实者,其脉常沉伏,不可生疑畏,惟下之,而脉自渐出也。

小结胸,病正在心下,按之则痛,脉浮滑者,小陷胸汤主之。

[注]大结胸,邪重热深,病从心下至少腹,硬满痛不可近,脉沉实,故宜大陷胸汤,以攻其结,泻其热也。小结胸,邪浅热轻,病正在心下硬满,按之则痛,不按不痛,脉浮滑,故用小陷胸汤以开其结,涤其热也。

[集注]程应旄曰:按陷胸条曰:"心下痛按之石硬"。又曰:"心下满而硬痛"。此曰:"病正在心下"。则知结胸不拘在心下与胸上,只在痛不痛上分别,故痞证亦有心下硬者,但不痛耳。

张锡驹曰:汤有大小之别,证有轻重之殊。今人多以小陷胸汤治大结胸证,皆致不救,遂诿结胸为不可治之证。不知结胸之不可治,只一二节,余皆可治者,苟不体认经旨,必致临时推诿,误人性命也。

魏荔彤曰:小结胸无实热之邪,但微热而挟痰饮为患。

故虽结胸而不能高踞胸颠，但正在心下而已；不能实力作痛，惟按之痛而已；诊之不沉而深，惟浮而轻浅而已；不能作石硬，惟虚而结阻而已。所以大陷胸汤不应用，而另设小陷胸汤。高下、坚软、轻重、沉浮之间，病机治法昭然已。又云：痞，阴邪；结胸；阳邪。然于阳邪中又有大小之分，学者审之。于凡寒热杂合之证，无大实大热。俱宜斟酌下法，勿孟浪也。

小陷胸汤方

黄连一两　半夏（洗）半斤　栝蒌实（大者）一枚

上三味，以水六升，先煮栝蒌，取三升，去滓，内诸药，煮取二升，去滓，分温三服。

[方解] 黄连涤热，半夏导饮，栝蒌润燥下行，合之以涤胸膈痰热，开胸膈气结；攻虽不峻，亦能突围而入，故名小陷胸汤。分温三服，乃缓以治上之法也。

伤寒六七日，结胸热实，脉沉而紧，心下痛，按之石硬者，大陷胸汤主之。

[注] 伤寒表不解，误下成痞，此其常也。伤寒或有因误下而成结胸者，乃其变也。今伤寒六七日，结胸不因误下而成此热实之证，若脉沉紧，里实脉也。心下痛，按之石硬，里实证也。此为脉病皆实，故以大陷胸汤主之也。

[集注] 喻昌曰："热实"二字，形容结胸之状甚明，见邪热填实于胸而不散漫也。浮紧主伤寒无汗，沉紧主伤寒结胸，此与中风之阳邪结胸迥别，所以不言浮也。又曰：阳邪误下成结胸，阴邪误下成痞。然中风间有痞证，伤寒间有结胸证，又不可不知。

程应旄曰：虽曰阳邪内陷，然"阴阳"二字从虚实寒热上区别，非从中风伤寒上区别。表热盛实转入胃腑，则为阳明证；表热盛实不转入胃腑，而陷入于膈，则为结胸证。故不必误下始成也。不因下而成结胸者，必其人胸有燥邪，以失汗而表邪合之，遂成里实。观此条曰："伤寒六七日"，又曰：

"脉沉而紧",则可知矣。

汪琥曰:或问脉沉紧,焉知非寒实结胸?答曰:胸中者,阳气之所聚也。邪热当胸而结直至心下,石硬且痛,则脉不但沉紧,其至有伏而不见者,乌可以脉沉紧为非热耶?大抵辨结胸之法,但当凭证最为有准。

寒实结胸,无热证者,与三物小陷胸汤,白散亦可服。

[按]无热证之下,与三物小陷胸汤,当是"三物白散","小陷胸汤"四字,必是传写之误。桔梗、贝母、巴豆三物,其色皆白,有三物白散之义,温而能攻,与寒实之理相属;小陷胸汤,乃栝蒌、黄连,皆性寒之品,岂可以治寒实结胸之证乎?"亦可服"三字,亦衍文也。

[注]结胸证,身无大热,口不燥渴,则为无热实证,乃寒实也,与三物白散。然此证脉必当沉紧,若脉沉迟或证见三阴,则又非寒实结胸可比,当以枳实理中汤治之矣。

[集注]王肯堂曰:热实结胸,及寒实结胸,《活人书》不拘寒热,但用陷胸汤,不瘥者用枳实理中丸,即应手而愈。

方有执曰:寒以饮言,饮本寒也,又得水寒,两寒抟结而实于胸中,故谓无热证也。

程知曰:结胸有大小之别,寒热之异,不得概用硝、黄也。

郑重光曰:水寒结实在胸,则心阳被据,自非细故,用三物白散下寒而破结,皆不得已之兵也。

三物白散方

桔梗三分　巴豆(去皮心、熬黑、研如脂)一分　贝母三分

上件二味为末,内巴豆,更于白中杵之,以白饮和服。强人半钱匕,羸者减之。病在膈上必吐,在膈下必利。不利,进热粥一杯;利过不止,进冷粥一杯。

[方解]是方也,治寒实水结胸证,极峻之药也。君以巴豆,极辛极烈,攻寒逐水,斩关夺门,所到之处,无不破也;佐以贝母,开胸之结;使以桔梗,为之舟楫,载巴豆搜逐胸邪,悉尽无余。膈上者必吐,膈下者必利。然惟知任毒以攻邪,不

量强羸,鲜能善其后也。故羸者减之,不利进热粥,利过进冷粥。盖巴豆性热,得热则行,得冷则止。不用水而用粥者,借谷气以保胃也。

伤寒十余日,热结在里,复往来寒热者,与大柴胡汤。但结胸无大热者,此为水结在胸胁也,但头微汗出者,大陷胸汤主之。

[注] 伤寒十余日,热结在里,若胸胁满硬者,此结胸也。今不满硬,复往来寒热者,乃少阳表里病,非结胸也,当与大柴胡汤两解之。但结胸证,亦有水结者。水结胸不但表无大热,里亦无大热也。有结胸状,头微汗出者,此水停于胸,为热气上蒸使然也。故曰水结在胸胁也。亦以大陷胸汤主之,饮热并攻也。

[集注] 方有执曰:水即饮也,以不实硬,故曰水结。胸胁亦里也,以热结不高,故曰在里。

程知曰:此言热结于里兼少阳者,则不宜陷胸;水结于胸者,虽无大热,犹宜大陷胸也。

程应旄曰:大柴胡与大陷胸,皆能破结。大柴胡之破结,使表分无留邪;大陷胸之破结,使里分无留邪。

林澜曰:此言水结胸之与热结在里不同也。十余日,邪深入腑之时,然热结在里,而犹有半表半里之邪,作往来寒热者,必以大柴胡两解之。若但胸胁结满,初无大热,收敛入内者,此亦不得为大柴胡证,必水结胸胁也。何以知之?水结胸者,头汗出,今但头微汗,为水结胸明矣。与大陷胸汤。

结胸者,项亦强,如柔痉状,下之则和,宜大陷胸丸。

[注] 结胸从心上至少腹,硬满痛不可近,则其势甚于下者,治下宜急攻之,以大陷胸汤。结胸从胸上,满硬项强,如柔痉状,则其热甚于上者,治上宜缓攻之,以大陷胸丸直攻胸肺之邪。煮服倍蜜,峻治缓行,下而和之,以其病势缓急之形既殊,汤丸之制亦异也。故知此项强乃结胸之项强,下之则

和,非柔痉之项强也。

[集注]成无己曰:项强者,为邪结胸中,胸膈结满,但能仰而不能俯,是项强也。

程知曰:项强如柔痉者,胸中邪气紧实,项势常昂,有似柔痉之状。然痉病身手俱张,此但项强原非痉也,借此以验胸邪十分紧逼耳。

汪琥曰:下之则和者,言邪实去,胸中和而项自舒之意。若不云如柔痉,恐医人认以为太阳经风寒之邪未解,反疑其当用发汗之药。殊不知项虽强,表证已解,里证甚急,治法宜下也。

大陷胸丸方

大黄半斤　葶苈子(熬)半升　芒硝半升　杏仁(去皮尖,熬黑)半升

上四味,捣筛二味,内杏仁、芒硝,合研如脂,和散。取如弹丸一枚,别捣甘遂末一钱匕,白蜜二合,水二升,煮取一升,温顿服之,一宿乃下。如不下,更服,取下为效。禁如药法。

结胸证,其脉浮大者,不可下,下之则死。

[注]结胸证,若脉大,是为胃实,知结热已实乃可下,下之则愈。今其脉浮大,是尚在表,知热结未实,故不可下。若误下之,未尽之表邪复乘虚入里,误而又误,结而又结,病热弥深,正气愈虚,则死矣。

[集注]张兼善曰:结胸为可下之证,若脉浮大,心下虽结,表邪尚多,下之重虚其里,外邪复聚则死矣。

程知曰:结胸亦有不可下者,宜审其脉以施治也。结胸为邪结上焦之分,得寸脉浮,关脉沉或沉紧,则为在里可下也。若脉浮大,则邪犹在表,下之是令其结而又结也,故死。

结胸证悉具,烦躁者亦死。

[注]结胸证悉具,谓硬满而痛,结在膈之上下也。悉具

者,谓胸之下,少腹之上,左右两胁,无不硬满而痛也。较之大结胸为尤甚,此时宜急下之,或有生者;若复迁延,必至邪胜正负,形气相离,烦躁不宁,下亦死,不下亦死矣。

[集注] 方有执曰:结胸证全具,已主死矣。而更加以烦躁,即不再下,亦主死也。

程应旄曰:结胸证,妄下不可,失下亦不可。总在适当其宜,则去邪即所以安正也。

魏荔彤曰:此条乃承上条脉见浮大而言。必结胸证具,脉兼见浮大,而加以烦躁,方可卜其死。不然,烦躁亦结胸证中之一也,何遽云死耶!

问曰:病有结胸,有脏结,其状何如? 答曰:按之痛,寸脉浮,关脉沉,名曰结胸也。何谓脏结? 答曰:如结胸状,饮食如故,时时下利,寸脉浮,关脉小细沉紧,名曰脏结。舌上白胎滑者,难治。

[注] 邪结三阳,名曰结胸;邪结三阴,名曰脏结。二者皆下后邪气乘虚入里所致,而其脉与证之状则不同。其硬满而按之痛,结胸证也。寸脉浮、关脉沉,结胸脉也。寸浮主胸主表,关沉主胃主里,是知其邪由胸表陷入胃里而结也。如结胸状,饮食如故,时时下利,脏结证也。寸脉浮、关脉细小沉紧,脏结脉也。细小沉紧主脏结寒痛,是知其邪由胸表陷入脏里而结也。脏结虽硬满而痛,如结胸状,然结胸病,属里壅塞,必不能饮食;脏结病,属里空虚,故饮食如故。结胸属实热,故硬痛不大便而脉沉石;脏结属虚寒,故硬痛下利而脉细紧也。舌上白胎滑者,胸中无热可知。脏结阴邪,得之为顺,尚可以理中辈温之;结胸阳邪,得之为逆,不堪攻下,故难治也。

[集注] 成无己曰:气宜通也,以塞故痛。邪结阳分,则阴气不得下通;邪结阴分,则阳气不得上通。故知二者,皆按之痛硬也。

方有执曰:此设问答以明结胸、脏结之同异。脏结之时时下利者,阴邪结于阴脏,而寒甚也。以寒甚,故脉小细紧,此其所以不同也。盖结胸以阳邪结于阳,脏结以阴邪结于阴故也。

汪琥曰:结胸证,其人本胃中有饮食,下之太早,则食去不尽,外邪反入,结于胸中,以故按之则痛,不能饮食。脏结证,其人胃中本无饮食,下之太过,则脏虚,邪入与寒结于阴分,所以状如结胸,按之不痛,能饮食,时下利也。

魏荔彤曰:人知此条为辨结胸,非指脏结而论,不知正谓脏结与痞有相类,而与结胸实有不同。盖结胸阳邪也,痞与脏结阴邪也。痞则尚有阳浮于上,脏结则上下俱无阳,是皆误下、误吐之过也。

〔按〕此条"舌上白胎滑者难治"句,前人旧注皆单指脏结而言,未见明晰,误人不少。盖舌胎白滑,即结胸证具,亦是假实;舌胎干黄,虽脏结证具,每伏真热。脏结阴邪,白滑为顺,尚可温散;结胸阳邪,见此为逆,不堪攻下,故为难治。由此可知,著书立论,必须躬亲体验,真知灼见,方有济于用。若徒就纸上陈言,牵强附会,又何异按图索骥耶。

病胁下素有痞,连在脐旁,痛引少腹,入阴筋者,此名脏结,死。

〔注〕病脏结之人,若胁下素有痞连在脐旁,新旧病合,痛引少腹,入阴筋者,其邪又进厥阴,乃属脏结之死证也。

〔集注〕程知曰:宿结之邪,与新结之邪交结而不解,痞连脐旁,脾脏结也;痛引少腹,肾脏结也;自胁入阴筋,肝脏结也;三阴之脏俱结矣,故主死。

脏结无阳证,不往来寒热,其人反静,舌上胎滑者,不可攻也。

〔注〕脏结无三阳证。不发热,无太阳也;不往来寒热,无少阳也;其人反静,无阳明也;舌胎滑白,胸中有寒,故可温不可攻也。

〔集注〕方有执曰:胎滑本丹田有热、胸中有寒而成。然攻也。

程知曰:经于脏结白胎滑者,只言难治,未尝言不可治
也。只言脏结无热舌胎滑者,不可攻,未尝言脏结有热舌胎
不滑者,亦不可攻也。意者丹田有热,胸中有寒之证,必有和
解其热,温散其寒之法。俾内邪潜消,外邪渐解者,斯则良工
之苦心乎!

**病在阳,应以汗解之,反以冷水潠之,若灌之,其热
被却不得去,弥更益烦,肉上粟起,意欲饮水,反不渴
者,服文蛤散;若不差者,与五苓散。身热皮粟不解,欲
引衣自覆者,若水以潠之洗之,益令热被却不得出,当
汗而不汗则烦。假令汗出已,腹中痛,与芍药三两,如
上法。**

[注] 病在阳,谓病发于阳而身热也。此应以汗解之,
而反以冷水潠之灌之,则身热虽被劫而暂却,然终不得去,
故热烦益甚也。水寒外束,肤热乍凝,故肉生肤粟,热入不
深,故意欲饮水反不甚渴也,故以文蛤散内疏肤热。若不
差,与五苓散外解水寒;则皮粟、身热当解矣。若不解且恶
寒,引衣自复,是尚有表也。当以桂枝汤汗解之。假令服
桂枝汤,汗已出,热、粟俱解,而腹中增痛,又为表已和里未
调也,宜与桂枝汤倍加芍药,调里以和其表。若渴欲饮水
而不腹痛,则不须调太阴里,而仍当调太阳腑矣,宜仍取乎
五苓也。

文蛤散方

文蛤五两

上一味,为散,沸汤和一钱匕服,汤用五合。

[按] 文蛤即五倍子也。

音切

强群养切　恶污,去声　中音众　啬音色　淅音锡　翕
音吸　呹音父　咀音苴　去上声　淬音第　歠与啜同　覆芳

救切　渶音蛰　差与瘥同　谐音鞋　噤渠饮切　剧音屐　传音啭
为去声　识与志同　乾音干　散上声　和去声　悸音季　灌音
贯　更去声　痞音否　鞭音硬　颈音景　羸音雷　养上声　糜
音迷　咽音嗹　数音朔　懊影考切　侬音农　燥音扫　晡布
胡切　痉音泾　溅心艮切

御纂医宗金鉴卷二

辨太阳病脉证并治中篇

太阳统摄之营卫,乃风寒始入之两途。风则伤卫,寒则伤营。卫气慓疾,统气而行脉外,其用疏泄而属阳,邪之犯也易,故其犯之也,则有汗,为虚邪。营气专精,统血而行脉中,其体固密而属阴,邪之犯也难,故其犯之也,则无汗,为实邪。夫冬固寒令也,然春月余寒,秋末早寒,皆能致病,但有无汗,实邪证候显然,即可谓之伤寒,不必尽属隆冬也。然太阳经也,膀胱腑也,由经视腑,则经为表,而腑为里矣。上篇用桂枝汤解肌,所以治风伤卫之表也,而未及卫分之里,故又立五苓散一方,佐桂枝以和卫分之里焉。此篇用麻黄汤发汗,所以治寒伤营之表也,而未及营分之里,故又立桃核抵当方,佐麻黄以攻营分之里焉。至于汗下失宜,过之则伤正而虚其阳,不及则热炽而伤其阴。虚其阳,则从少阴阴化之证多,以太阳少阴为表里也。伤其阴,则从阳明阳化之证多,以太阳、阳明递相传也,此篇中所以又有四逆、承气之治也。凡风伤卫之虚邪已列上篇,兹以寒伤营之实邪疏为中篇,使读者先会大意于胸中,斯临证处方,自不致误矣。

太阳病,或已发热,或未发热,必恶寒,体痛,呕逆,脉阴阳俱紧者,名曰伤寒。

[注]太阳病,即上篇首条脉浮,头项强痛,恶寒之谓也。营,表阴也。寒,阴邪也。寒邪伤人则营受之,从其类也。已发热者,寒邪束于皮毛,元府闭密,阳气郁而为热也。未发热者,寒邪初入,尚未郁而为热,顷之即发热也。恶寒者,为寒所伤,故恶之也。必恶寒者,谓不论已热未热,而必恶寒也。寒入其经,故体痛也。胃中之气被寒外束不能发越,故呕逆也。寒性劲急,故脉阴阳俱紧也。此承上篇首条言太阳病,

又兼此脉此证者，名曰伤寒。以为伤寒病之提纲。后凡称伤寒者，皆指此脉证而言也。

〔集注〕方有执曰："或"者，未定之辞；"必"者，定然之谓。曰"或"曰"必"者，言发热早晚不一，而恶寒则定然即见也。

喻昌曰：仲景虑恶寒、体痛、呕逆、又未发热，恐误认为阴经之证，故早于篇首揭明此语以辨之。

程应旄曰：伤寒阴阳俱紧之脉，大不同于中风阳浮而阴弱之缓脉矣。证与脉兼得其实，然后乃得正其名曰，此太阳伤寒之病，而非中风所能混也。

魏荔彤曰：伤寒、中风同一浮脉，而彼为浮缓，此为浮紧；阳邪舒散故缓，阴邪劲急故紧。同为在表之浮，而一缓一紧，风寒迥异矣。

太阳病，头痛发热，身疼腰痛，骨节疼痛，恶风无汗而喘者，麻黄汤主之。

〔注〕此承上条而详言其证，以出其治也。太阳经脉起于目内眦，上额交颠，入络脑还出，别下项，循肩膊内，挟脊抵腰中，至足小指出其端。寒邪客于其经，则营血凝涩，所伤之处，无不痛也。营病者恶寒，卫病者恶风。今营病而言恶风者，盖以风动则寒生，恶则皆恶，未有恶寒而不恶风，恶风而不恶寒者。所以仲景于中风、伤寒证中，每互言之，以是知中风、伤寒，不在恶寒、恶风上辨，而在微、甚中别之也。无汗者，伤寒实邪，腠理闭密，虽发热而汗不出，不似中风虚邪，发热而汗自出也。阳气被寒邪所遏，故逆而为喘。主之以麻黄汤者，解表发汗，逐邪安正也。

〔集注〕成无己曰：寒则伤营，头痛身疼腰痛，以致牵连骨节疼痛者，太阳经营血不利也。

程应旄曰：头痛发热，太阳病皆然，而身疼腰痛，骨节疼痛，是寒伤营室，若风伤卫，则无是也。恶风，太阳病皆然，而无汗而喘，是阳被壅遏，若风伤卫，则无是也。得其所同，因以别其所异也。

沈明宗曰：太阳之邪从皮毛而入，郁逆肺气，以故作喘。且寒主收敛，伤营则腠理闭密，故用麻黄汤发之。

麻黄汤方

麻黄（去节）三两　　桂枝二两　　甘草（炙）一两　　杏仁（汤浸，去皮、尖）七十个

上四味，以水九升，先煮麻黄，减二升，去上沫，内诸药，煮取二升半，去渣，温服八合，覆取微似汗，不须啜粥。余如桂枝法将息。

[方解] 名曰麻黄汤者，君以麻黄也。麻黄性温，味辛而苦，其用在迅升；桂枝性温，味辛而甘，其能在固表。证属有余，故主以麻黄必胜之算也；监以桂枝，制节之师也。杏仁之苦温，佐麻黄逐邪而降逆；甘草之甘平，佐桂枝和内而拒外。饮入于胃，行气于元府，输精于皮毛，斯毛脉合精，溱溱汗出，在表之邪，必尽去而不留；痛止喘平，寒热顿解，不须啜粥而借汗于谷也。必须煮掠去上沫者，恐令人烦，以其轻浮之气，过于引气上逆也。其不用姜、枣者，以生姜之性横散于肌，碍麻黄之迅升；大枣之性泥滞于膈，碍杏仁之速降，此欲急于直达，少缓则不迅，横散则不升矣。然此为纯阳之剂，过于发汗，如单刀直入之将，用之若当，一战成功；不当，则不战而召祸。故可一而不可再。如汗后不解，便当以桂枝代之。此方为仲景开表逐邪发汗第一峻药也。庸工不知其制在温覆取汗，若不温覆取汗，则不峻也，遂谓麻黄专能发表不治他病。孰知此汤合桂枝汤，名麻桂各半汤，用以和太阳留连未尽之寒热；去杏仁、加石膏，合桂枝汤，名桂枝二越婢一汤，用以解太阳热多寒少之寒热；若阳盛于内，无汗而喘者，又有麻黄杏仁甘草石膏汤，以解散太阴肺家之邪；若阴盛于内而无汗者，又有麻黄附子细辛甘草汤，以温散少阴肾家之寒。《金匮要略》以此方去桂枝，《千金方》以此方桂枝易桂，皆名还魂汤，用以治邪在太阴，卒中暴厥，口噤气绝，下咽奏效，而皆不温

覆取汗。因是而知麻黄汤之峻与不峻,在温覆与不温覆也。此仲景用方之心法,岂常人之所得而窥耶!

[集解]王肯堂曰:此方为元气不虚者设也。如挟时气者宜十神汤,挟暑湿者宜正气汤,挟寒者宜五积散,挟热者宜通圣散,挟食者宜养胃汤,挟痰者宜芎苏散。按:肯堂之议诚当矣。然必证兼表里,邪因错杂,似伤寒而非伤寒者,乃可于诸方中斟酌选用。若脉证与麻黄桂枝吻合,自当遵仲景之法治之。即元气素虚,或平素有热,不宜麻桂者,亦必如刘完素、张洁古法,缓缓消息治之,庶不误人。临病之工,宜详审焉。

吴绶曰:凡伤寒,寒邪在表,闭其腠理,身痛拘急,恶寒无汗,须用麻黄辛苦之药,开发腠理,逐寒邪,使汗出而解。惟夏月炎暑之时,虽有是证,宜加凉药方可用,如防风通圣散、三黄石膏汤是也。

伤寒一日,太阳受之,脉若静者,为不传;颇欲吐,若躁烦,脉数急者,为传也。

[注]伤寒一日,太阳受之,当脉浮紧,或汗或未汗,若脉静如常,此人病脉不病,为不传也。初病或呕未止颇欲吐,若躁烦脉数急者,此外邪不解,内热已成,病势欲传也。宜以大青龙汤发表解热,以杀其势;或表里有热证者,则当以双解汤两解之也。

[集注]沈明宗曰:此凭脉辨证,知邪传与不传也。脉浮而紧,为太阳正脉,乃静是不传他经矣。若颇欲吐,或躁烦而脉数急,则邪机向里已著,势必传经为病也。

伤寒二三日,阳明、少阳证不见者,为不传也。

[注]伤寒二日,阳明受之,三日少阳受之,此其常也。若二三日,阳明证之不恶寒、反恶热、身热心烦、口渴不眠等证,与少阳证之寒热往来、胸胁满、喜呕、口苦、耳聋等证不见者,此为太阳邪轻热微,不传阳明、少阳也。

[集注]程知曰:伤寒一二日太阳,二三日阳明,三四日少阳,四五日太阴,五六日少阴,六七日厥阴,此第言其常耳!

其中变证不一,有专经不传者,有越经传者,有传一二经而即止者,有发于阳即入少阴者,有直中三阴者,有足经冤热而传手经者,有误药而传变者。大抵热邪乘经之虚即传,若经实即不受邪而不传;阳邪胜则传,阴邪胜多不传。故经谓脉静为不传,脉数急为欲传也。又曰:足经自足上行胸腹头背,主一身之大纲,故寒邪入之,即见于其经。若手经第行于胸手,不能主一身之大纲也。邪既入足经,必传入手经,故感风寒之重者,头项痛,肩、背、肘、节亦痛也。圣人言足不言手,足可该手,手不可该足也,非不传手也。夫五脏六腑十二经,气相输,络相通,岂有传足而不传手者哉!亦岂有伤足而不伤手者哉!虞天民谓:热先手,寒先足。义亦可互通也。

程应旄曰:伤寒之有六经,无非从浅深而定部署。以皮肤为太阳所辖,故署之太阳;肌肉为阳明所辖,故署之阳明;筋膜为少阳所辖,故署之少阳云耳!所以华佗曰:伤寒一日在皮,二日在肤,三日在肌,四日在胸,五日在腹,六日入胃,只就躯壳间约略其浅深,而并不署太阳、阳明等名。然则仲景之分太阳、阳明等,亦是画限之意,用以辖病也。

脉浮者,病在表,可发汗,宜麻黄汤。脉浮而数者,可发汗,宜麻黄汤。

[注]伤寒脉浮紧者,麻黄汤诚为主剂矣。今脉浮与浮数,似不在发汗之列,然视其病皆伤寒无汗之表实,则不妨略脉而从证,亦可用麻黄汤汗之。观其不曰以麻黄汤发之、主之,而皆曰可发汗,则有商量斟酌之意焉。

[集注]方有执曰:伤寒脉本紧,不紧而浮,则邪见还表而欲散可知矣。发者,拓而出之也;麻黄汤者,乘其欲散而拓出之也。或脉浮而数,伤寒之欲传也,而亦宜麻黄汤发汗者,言乘寒邪有向表之浮,当散其数,而不令其至于传也。

程应旄曰:麻黄汤为寒伤营之主剂,然亦当于脉与证之间互参酌之,不必泥定"紧"之一字,始为合法也。脉浮无紧,似不在发汗之列,然视其证,一一寒伤营之表病,则不妨略脉而详证,无汗,可发汗,宜麻黄汤。若脉浮数,邪势欲传于里,亦不妨略证而详脉,无汗,可发汗,亦宜麻黄汤。就此二者之脉与证互参之,其有脉见浮紧,证具伤寒,二者俱符,又何麻黄汤之必在禁例哉!

刘宏璧曰:但脉浮不紧,何以知其表寒实也?必然无汗始可发也。脉数何以知其未入里也?以脉兼浮故可汗也。

太阳病,外证未解,脉浮弱者,当以汗解,宜桂枝汤。

[注]太阳病外证未解,谓太阳病表证未解也。若脉浮紧,是为伤寒外证未解。今脉浮弱,是为中风外证未解也,故当以桂枝汤汗解之。

[集注]方有执曰:外证未解,谓头痛、项强、恶寒等证犹在也。浮弱即阳浮而阴弱。此言太阳证凡在未传变者,仍当从于解表,盖严戒不得早下之意。

程知曰:外证未解,脉见浮弱,即日久犹当以汗解。然只宜桂枝解肌之法,不宜误行大汗之剂。至于不可误下,更不待言矣。

伤寒发汗已解,半日许复烦,脉浮数者,可更发汗,宜桂枝汤。

[注]伤寒服麻黄汤发汗,汗出已,热退身凉解,半日许复烦热而脉浮数者,是表邪未尽退而复集也,可更发汗。其不用麻黄汤者,以其津液前已为发汗所伤,不堪再任麻黄,故宜桂枝更汗可也。

[集注]方有执曰:伤寒发汗者,服麻黄汤以发之之谓也。解,散也;复,重复也。既解半日许,何事而复哉?言发汗或不如法,或汗后不谨风寒,而复烦热,脉转浮数也,故曰可更发汗。更,改也。言当改前法,故曰宜桂枝汤。

喻昌曰:用桂枝汤者,一以邪重犯卫,一以营虚不能复任麻黄也。

程应旄曰:改前发汗之法为解肌,则虽主桂枝,不为犯伤寒之禁也。

汪琥曰：仲景法脉浮而数者，可发汗，宜麻黄汤。然此条已曾用过麻黄汤矣，故当更方以发其汗，宜桂枝汤。

发汗病不解，反恶寒者，虚故也，芍药甘草附子汤主之。

[按] 发汗病不解之"不"字，当是衍文。盖发汗病不解，则当恶寒。今曰"反恶寒"者，正所谓病解之义也。病解恶寒，始谓之虚。

[注] 伤寒，发汗病不解，则当恶寒，非表虚也，是表邪犹在不解，仍当汗也。今发汗汗出，病已解，不当恶寒矣。反恶寒者，非表邪也，乃阳虚不能卫外所致，故以芍药甘草附子汤主之。盖用附子以扶阳，芍药以补阴，甘草佐附、芍补阴阳而调营卫也。

[集注] 方有执曰：未汗而恶寒，邪盛而表实；已汗而恶寒，邪退而表虚。汗出之后，大邪退散，荣气衰微，卫气疏慢，而但恶寒，故曰虚。

芍药甘草附子汤方

芍药三两　甘草（炙）二两　附子（炮去皮、破八片）一枚

已上三味，以水五升，煮取一升五合，去滓，分温服。

[集解] 程应旄曰：伤寒发汗一法，原为去寒而设。若表已解，较前反恶寒者，非复表邪可知。缘汗外泄而表遂虚，故主之以芍药甘草附子汤。芍药得桂枝则发表，得附子则补表，甘草和中从阴分，敛戢其阳，阳回而虚者不虚矣。

发汗后恶寒者，虚故也；不恶寒但热者，实也，当和胃气，与调胃承气汤。

[注] 伤寒发汗，汗出病解，必不恶寒，亦不恶热，始可为愈。若发汗后恶寒者，是阳虚也，宜用芍药甘草附子汤主之。今发汗后不恶寒，但恶热，则是胃实也，故与调胃承气汤泻热以和胃也。

[集注] 方有执曰：发汗后不恶寒，其人表气强也。但热、

亡津液而胃中干,故曰实也。当和胃气,以干在胃而实也。故曰与调胃承气汤所以泻实,而甘草则有泻中调和之义。

程知曰:汗后恶寒,则为荣卫俱虚;汗后不恶寒但发热,则为津干胃实,故有调胃通津之法。然曰当、曰与,则似深有酌量而不肯妄下,以重虚其津者。

调胃承气汤方 见阳明篇

脉浮紧者,法当身疼痛,宜以汗解之。假令尺中迟者,不可发汗。何以知之然?以荣气不足血少故也。

[注]脉浮紧者,寒伤荣之脉也;身痛者,寒伤荣之证也。脉证皆表实邪,则当发汗,宜麻黄汤。设若寸关脉浮紧,惟尺中迟者,则又不可发汗。何也?以其人平素荣气不足血少故也。由此可知,脉阴阳不俱紧,不可轻汗也。

[集注]方有执曰:尺以候阴,迟为不足。荣主血,汗者血之液。尺迟不宜汗者,嫌夺血也。

张璐曰:尺中脉迟,不可用麻黄发汗,当频与小建中汤和之。和之而邪解,不须发汗;设不解,不妨多与之,覆而汗之可也。

发汗后,身疼痛,脉沉迟者,桂枝加芍药生姜各一两、人参三两新加汤主之。

[注]发汗后,身疼痛脉浮紧或浮数,乃发汗未彻,表邪未尽也,仍当汗之,宜桂枝汤。今发汗后身虽疼痛,脉见沉迟,是荣卫虚寒,故宜桂枝新加汤,以温补其荣卫也。

[集注]成无己曰:表邪盛则身疼,血虚亦身疼。其脉浮紧者邪盛也,脉沉迟者血虚也。盛者损之则安,虚者益之则愈。

喻昌曰:脉沉迟者,六部皆然,与尺迟大异。尺、迟乃素虚,此为发汗新虚,故于桂枝方中,倍加芍药、生姜各一两以去邪,加人参三两以补正。名曰新加汤者,明非桂枝汤中之旧法也。

汪琥曰:身疼痛脉沉迟,焉知非中寒证?要知此证,乃太阳伤寒发汗后身疼不止,脉变沉迟,非中寒比也。

桂枝新加汤方

桂枝一两　芍药四两　甘草二两　人参三两　生姜(切)四两　大枣(擘)十二枚

上六味,以水一斗二升,微火煮取三升,去滓,分温服,如桂枝法。

[方解]是方即桂枝汤倍芍药、生姜,加人参也。汗后身疼痛,是荣卫虚而不和也,故以桂枝汤调和其荣卫。倍生姜者,以脉沉迟荣中寒也;倍芍药者,以荣不足血少故也;加人参者,补诸虚也。桂枝得人参,大气周流,气血足而百骸理;人参得桂枝,通行内外,补荣阴而益卫阳,表虚身疼未有不愈者也。

病发热头痛,脉反沉,若不差,身体疼痛,当温其里,宜四逆汤。

[按]身体疼痛之下,当有"下利清谷"四字,方合"当温其里"之文。观太阴篇云:伤寒医下之,续得下利清谷不止,身痛者,急当救里,宜四逆汤。此虽未下,但脉反沉,可知里寒,必是脱简。

[注]病发热头疼,太阳表证也。脉当浮,今反沉,是太阳表证而得少阴里脉也。凡太阳、少阴表里皆寒无汗之病,均宜以麻黄附子细辛汤发之。若不差,不下利者,更以麻黄附子甘草汤和之;若下利清谷,即有身体疼痛之表未解,不可更汗,当温其里,宜四逆汤。防其阳从阴化,变厥惕亡阳之逆,断不可谓病在太阳,无可温之理也。

四逆汤方 见少阴篇

伤寒,若吐、若下后,七八日不解,热结在里,表里俱热,时时恶风,大渴,舌上干燥而烦,欲饮水数升者,白虎加人参汤主之。

[按]伤寒二字之下,当有"若汗"二字,盖发汗较吐下更伤津液为多也。时时恶风,当是"时汗恶风",若非"汗"字,

则时时恶风,是表不解,白虎汤在所禁也。论中谓发热无汗,表不解者,不可与白虎汤;渴欲饮水,无表证者,白虎加人参汤主之。读者细玩经文自知。

[注]伤寒,若汗、若吐、若下后,七八日不解,以致热结表里,时汗恶风者,结热在表未解也;大渴,舌上干燥而烦,欲饮水数升者,结热在里已彰也。故曰表里俱热,宜白虎加人参汤主之。以白虎能外解肌热,内清里热也。加人参者,因汗吐下后,津亡气弱,借此以益气生津也。

[按]大青龙汤治太阳表里俱热,表多里少,故不渴也。白虎汤治阳明表里俱热,里多表少,故大渴也。今大渴燥烦,时汗恶风,是热在阳明又兼太阳也。而用白虎汤者,以阳明里热证多,太阳表热证少也。若无汗微渴,则为太阳表证多,即表里大热,又当用大青龙汤矣。

[集注]喻昌曰:玩此条本文,热结在里,表里俱热,已自酌量。惟热结在里,所以表热不除,况加大渴饮水,安得不以清热为急耶!

程知曰:表热者,身热也;里热者,内热也。以汗、吐、下后不解,故邪气乘虚结为里热;惟结热在里,所以表热不除,有恶风证也。大渴引饮,里热炽盛,安得不以白虎急解之。石膏辛寒,能清里热,兼散表热也;惟其在汗、吐、下后,故必加人参以顾其正气也。

汪琥曰:与白虎汤加人参扶正气,以分解内外之邪热。要之,此汤惟正气虚而邪气微者宜之;若邪气甚者,不敢轻加人参也。

白虎加人参汤方见阳明篇

发汗已,脉浮数,烦渴者,五苓散主之。

[按]脉浮数之下当有"小便不利"四字,若无此四字,则为阳明内热口燥之烦渴,白虎汤证也。以其有小便不利烦渴,则为太阳水热瘀结之烦渴,五苓散证也。况无小便不利证而用五苓散,则犯重竭津液之禁矣。太阳上篇,类此证者

数条,惟一条水入即吐,水不下行,故无小便不利之文,此条应有"小便不利"四字。

[注] 发汗已,为太阳病已发过汗也。脉浮数,知邪仍在表也。若小便利而烦渴者,是初入阳明胃热,白虎汤证也。今小便不利而烦渴,是太阳腑病,膀胱水蓄,五苓证也。故用五苓散,如法服之,外疏内利,表里均得解矣。

[集注] 方有执曰:已者言发汗毕,非谓表病罢也。烦渴者,膀胱水蓄,不化津液,故用四苓以利之;浮数者,外表未除,故凭一桂以和之,所以谓五苓能两解表里也。

伤寒汗出而渴者,五苓散主之;不渴者,茯苓甘草汤主之。

[注] 此申上条或渴而不烦,或烦而不渴者,以别其治也。伤寒发汗后,脉浮数,汗出烦渴,小便不利者,五苓散主之,今惟曰汗出者,省文也。渴而不烦,是饮盛于热,故亦以五苓散主之,利水以化津也。若不烦且不渴者,是里无热也。惟脉浮数汗出,小便不利,是荣卫不和也,故主以茯苓甘草汤和表以利水也。

[集注] 郑重光曰:伤寒本无汗,汗因发而出也。上条烦而渴,此条但渴不烦,里证较轻,治亦不殊;若更不渴,则内无燥,里病少而表证犹多也。故用桂枝汤之三,五苓散之一,示三表一里之意,易名曰茯苓甘草汤者,乃桂枝五苓之变制也。

茯苓甘草汤方

茯苓二两　桂枝二两　生姜(切)三两　甘草(炙)一两

上四味,以水四升,煮取三升,去滓,分温三服。

[方解] 是方乃仿桂枝、五苓二方之义,小制其法也。有脉浮数汗出之表,故主以桂枝。去大枣、芍药者,因有小便不利之里,恐滞敛而有碍于癃闭也。五苓去术、泽、猪苓者,因不渴不烦,里饮无多,惟小便一利可愈,恐过于燥渗伤阴也。

[集解] 汪琥曰:五苓散、茯苓甘草汤二方,皆太阳标本齐病,表里兼主之剂。何谓标? 太阳之经是也。何谓本? 膀胱

之腑是也。经在表,本在里。五苓散,邪已入腑表证已微,故方中只用桂枝一味以主表,其余四味皆主里之药也。茯苓甘草证,邪犹在经,里证尚少,故方中只用茯苓一味以主里,其余三味皆主表之药也。

脉浮数者,法当汗出而愈,若下之,身重心悸者,不可发汗,当自汗出乃解。所以然者,尺中脉微,此里虚,须表里实,津液自和,便自汗出愈。

[注]伤寒未发热,脉多浮紧,寒盛也。已发热,脉多浮数,热盛也。均宜麻黄汤发汗则愈。若不发汗而误下之,不成逆坏者,必其人里气素实也。故惟见失汗身重之表,误下心悸之里,则不可复发其汗;当待其表里自和,自然汗出而解。所以然者、因失汗表实,误下里虚,尺中脉微,表里未谐,故不即解也。须待其里亦实而与表平,平则和,和则阳津阴液自相和谐,所以便自汗出而愈也。使里实之法,即下条用小建中汤法也。

[集注]喻昌曰:此亦先建中而后发汗之变法。要知仲景云:尺脉微者,不可发汗。又云:尺微者,不可下。无非相人津液之奥旨。所以误下之,脉虽浮数不改,亟宜发汗者,亦必当谛其尺脉,不可率意径情有如此者。

张璐曰:误下身重心悸,纵脉仍浮数,亦不可复发其汗。设尺脉微,为里阴素虚,尤宜戒也。脉浮而数,热邪已甚,将欲作汗,今误下之,故身重心悸,当与小建中和其津液,汗出而愈。

伤寒二三日,心中悸而烦者,小建中汤主之。

[注]伤寒二三日,未经汗下,即心悸而烦,必其人中气素虚,虽有表证,亦不可汗之。盖心悸阳已微,心烦阴已弱,故以小建中汤先建其中,兼调荣卫也。

[集注]王肯堂曰:伤寒二三日,心中悸而烦者,小建中汤主之。伤寒脉弦细,属少阳,不可汗,汗之则谵语,胃不和则烦而悸。大抵先烦而后悸者是热,先悸而后烦者是虚,治病

必求其本者此也。

程应旄曰：可见阳去入阴，必有其先兆，善治者，急宜杜之于未萌。心中悸而烦，则里气虚而阳为阴袭，建中汤补虚和里，保定中州，以资气血为主。虽悸与烦，皆小柴胡汤中兼见之证，而得之二三日，里证未必即具，小柴胡汤非所宜也。

魏荔彤曰：建中者治其本也。与建中后，徐审其在表，则仍当发汗，以中州既建，虽发汗阳亦不致亡矣。审其传里，则应下之，以中州既建，虽下阳亦不致陷矣。所谓急则从标，而缓则从本也。

小建中汤方

桂枝三两　芍药六两　甘草二两　生姜（切）三两　胶饴一升　大枣（擘）十二枚

上六味，以水七升，煮取三升，去滓，内胶饴，更上微火消解，温服一升，日三服。呕家不可用建中汤，以甜故也。

[方解]是方也，即桂枝汤倍芍药加胶饴也。名曰小建中者，谓小小建立中气也。盖中气虽虚，表尚未和，不敢大补，故仍以桂枝和营卫，倍芍药加胶饴，调建中州，而不啜稀粥温覆令汗者，其意重在心悸中虚，而不在伤寒之表也。中州建立，营卫自和，津液可生，汗出乃解，悸烦可除矣。呕家不可用，谓凡病呕者不可用，恐甜助呕也。

伤寒脉结代，心动悸，炙甘草汤主之。

[注]心动悸者，谓心下筑筑，惕惕然动而不自安也。若因汗下者多虚，不因汗下者多热，欲饮水小便不利者属饮，厥而下利者属寒。今病伤寒，不因汗下而心动悸，又无饮热寒虚之证，但据结代不足之阴脉，即主以炙甘草汤者，以其人平日血气衰微，不任寒邪，故脉不能续行也。此时虽有伤寒之表未罢，亦在所不顾，总以补中生血复脉为急，通行营卫为主也。

[集注]成无己曰：脉之动而中止，能自还者，名曰结；不

能自还者，名曰代，由血气虚衰，不能相续也。

程知曰：此又为议补者，立变法也。曰伤寒，则有邪气未解也。心主血，曰脉结代，心动悸，则是血虚而真气不相续也。故峻补其阴以生血，更通其阳以散寒，无阳则无以绾摄微阴，故方中用桂枝汤去芍药，而渍以清酒，所以挽真气于将绝之候，而避中寒于脉弱之时也。观小建中汤，而后知伤寒有补阳之方；观炙甘草汤，而后知伤寒有补阴之法也。

程应旄曰：此又以脉论，邪气留结曰结，正气虚衰曰代。伤寒见此，而加以心动悸，乃真气内虚，故用炙甘草汤，益阴宁血和荣卫以为主。又曰：太阳变证，多属亡阳，少阳变证，兼属亡阴，以少阳与厥阴为表里，荣阴被伤故也。用炙甘草汤，和荣以养阴气为治也。

炙甘草汤方

甘草（炙）四两　生姜（切）三两　桂枝三两　麦门冬半升　麻子仁半斤　大枣（擘）十二枚　人参二两　阿胶二两　生地黄一斤

上九味，以清酒七升，水八升，先煮八味，取三升，去滓，内阿胶，烊消尽，温服一升，日三服。一名复脉汤。

［集解］张璐曰：津液枯槁之人，宜预防二便秘涩之虞。麦冬、生地溥滋膀胱之化源；麻仁、阿胶专主大肠之枯约。免致阴虚泉竭，火燥血枯，此仲景救阴退阳之妙法也。

柯琴曰：仲景凡于不足之脉，阴弱者用芍药以益阴，阳虚者用桂枝以通阳，甚则加人参以生脉。未有用麦冬者，岂以伤寒之法，义重扶阳乎？抑阴无骤补之法，与此以中虚脉结代，用生地黄为君，麦冬为臣，峻补真阴者，是已开后学滋阴之路矣。然地黄、麦冬味虽甘而气则寒，非发陈蕃秀之品，必得人参、桂枝以通阳脉，生姜、大枣以和营卫，阿胶补血，酸枣安神，甘草之缓，不使速下，清酒之猛，捷于上行，内外调和，悸可宁而脉可复矣。酒七升，水八升，只取三升者，久煎之则气不峻，此虚家用酒之法，且知地黄、麦冬得酒则良。此证当用酸枣仁,肺痿用麻子仁可也。如无真阿胶,以龟板胶代之。

未持脉时,病人叉手自冒心,师因教试令咳而不咳者,此必两耳聋无闻也,所以然者,以重发汗,虚,故如此。

[注] 未持脉时,病人叉手自冒其心,师因教试令咳而不咳者,此必两耳聋无所闻也。其聋与叉手冒心同见,则非少阳之邪可知,乃重发汗,阳虚,故致此也。

[集注] 喻昌曰:此示人推测阳虚之一端也。阳虚耳聋,宜急固其阳,与少阳传经邪盛之耳聋迥别。

程应旄曰:诸阳受气于胸中,而精气上通于耳,今以重发汗而虚其阳,阳气所不到之处,精气亦不复注而通之,故聋。

发汗过多,其人叉手自冒心,心下悸,欲得按者,桂枝甘草汤主之。

[注] 此申上条,以详其证而明其治也。发汗过多,外亡其液,内虚其气,气液两虚,中空无倚,故心下悸,惕惕然不能自主,所以叉手冒心,欲得自按,以护庇而求定也,故用桂枝甘草汤,以补阳气而生津液,自可愈矣。

[集注] 方有执曰:汗多则伤血,血伤则心虚,心虚则动惕而悸,故叉手自冒,而欲得人按也。桂枝走表,敛液宅心,能固疏漫之表;甘草和里,补中益气,能调不足之中。合二物以为方,盖敛阴补阳之法也。

程知曰:此汗后心虚补阳法也。阳受气于胸中,胸中阳气衰微,故叉手冒心,心悸欲按也。

程应旄曰:汗为心液,不惟妄汗不可,即当汗而失其分数亦不可。叉手冒心欲得按者,因阳虚不能自主,而心下悸也。然心悸有心气虚,有水气乘,水乘先因心虚。今心下悸者,乃阳气虚惕然自恐,欲得按以御之,故用桂枝、甘草,载还上焦之阳,使回旋于胸中也。

魏荔彤曰:此条乃发汗过多之禁也。风伤卫,固不宜汗出如水流漓矣。即寒伤营,宜发汗,亦只汗出表解斯已耳!不可听其大汗不止,致有阳虚之变证也。仲景言"其人叉手自冒心,心下悸欲得按者",乃形容汗多亡阳之象也。

桂枝甘草汤方

桂枝四两　甘草（炙）二两

上二味,以水三升煮取一升,去滓,顿服。

[集解] 柯琴曰:汗出多,则心液虚,中气馁,故悸。叉手自冒,则外有所卫,得按,则内有所依。如此不堪之状,望之而知其为虚矣。桂枝本营分药,得麻黄则令营气外发而为汗,从辛也;得芍药则收敛营气而止汗,从酸也;得甘草则补中气而养血,从甘也。故此方以桂枝为君,独任甘草为佐,以补阳气,生心液,甘温相得,斯气血和而悸自平。不须附子者,以汗虽多,而未至于亡阳;不须芍药者,以汗已止,而嫌其敛阴也。

发汗后,其人脐下悸者,欲作奔豚,茯苓桂枝甘草大枣汤主之。

[注] 发汗后心下悸者,乃虚其心中之阳,本经自病也。今发汗后,脐下悸,欲作奔豚者,乃心阳虚,而肾水之阴邪,乘虚欲上干于心也。主之以茯苓桂枝甘草大枣汤者,一以扶阳,一以补土,使水邪不致上干,则脐下之悸可安矣。

[集注] 程知曰:发汗后心下悸者,心液虚而肾气将动也,肾气欲上奔,故脐下先悸也。谓之豚者,指肾气也。

喻昌曰:汗本心之液,发汗后脐下悸者,心气虚而肾气发动也。故取茯苓、桂枝直趋肾界,预伐其邪,所谓上兵伐谋也。

汪琥曰:奔豚者,肾之积名也。发于少腹,上至心下,若豚状,乃肾气发动,有似乎奔豚之状,非真脐下有积如豚也。

茯苓桂枝甘草大枣汤方

茯苓半斤　桂枝四两　甘草（炙）一两　大枣（擘）十五枚

上四味,以甘澜水一斗,先煮茯苓,减二升,内诸药,煮取三升,去滓,温服一升,日三服。

作甘澜水法:取水二斗,置大盆内,以杓扬之,水上有珠子五六千颗相逐,取用之。

[方解] 此方即苓桂术甘汤,去白术加大枣倍茯苓也。彼治心下逆满,气上冲胸,此治脐下悸,欲作奔豚。盖以水停中焦,故用白术;水停下焦,故倍茯苓。脐下悸,是邪上干心也,其病由汗后而起,自不外乎桂枝之法。仍以桂枝、甘草补阳气,生心液;倍加茯苓以君之,专伐肾邪;用大枣以佐之,益培中土;以甘澜水煎,取其不助水邪也。土强自可制水,阳建则能御阴,欲作奔豚之病,自潜消而默化矣。若已作奔豚,肾阴邪盛,又非此药所能治,则当从事乎桂枝加桂汤法矣。

服桂枝汤,或下之,仍头项强痛,翕翕发热,无汗,心下满,微痛,小便不利者,桂枝汤去桂加茯苓白术汤主之。

[按] 去桂当是去芍药。此方去桂,将何以治仍头项强痛、发热无汗之表乎? 细玩服此汤,曰余依桂枝汤法煎服,其意自见。服桂枝汤已,温覆令一时许,通身漐漐微似有汗,此服桂枝汤法也。若去桂则是芍药、甘草、茯苓、白术,并无辛甘走营卫之品,而曰余依桂枝汤法,无所谓也。且论中有脉促胸满,汗出恶寒之证,用桂枝去芍药加附子汤主之。去芍药者,为胸满也。此条证虽稍异,而其满则同,为去芍药可知矣。

[注] 此条为汗下后表不解、而心下有水气者立治法也。服桂枝汤或下之,均非其治矣。仍有头项强痛,翕翕发热,无汗之表证;心下满,微痛,小便不利,停饮之里证。设未经汗下,则是表不解,而心下有水气,当用小青龙汤汗之;今已经汗下,表里俱虚,小青龙汤非所宜也。故用桂枝汤去芍药之酸收,避无汗心下之满,加苓术之燥渗,使表里两解,则内外诸证自愈矣。

[集注]《外台方议》问曰:心下满微痛,乃是欲成结胸,何缘作停饮治之? 答曰:诸证皆似结胸,但小便不利一证,乃停饮也,故此条仲景只作停饮治之。

喻昌曰:服桂枝汤,病不解而证变,又或下之,则邪势乘虚入里,是益误矣。在表之邪未除,而在里之饮上逆,故仿五苓两解表里之法也。

张璐曰：此条颇似结胸，所以辨为太阳表证尚在者，全重在翕翕发热无汗上。

林澜曰：头项强痛，经汗下而不解，心下满，微痛，小便不利，此为水饮内蓄，故加苓、术，得小便利，水饮行，腹满减，而表证悉愈矣。如十枣汤证，亦头痛，乃饮热内蓄，表证已解，故虽头痛，只用逐饮，饮去则病自安也。

桂枝去桂加茯苓白术汤方

于桂枝汤方内去桂，加茯苓、白术各三两，余依桂枝汤法煎服。小便利则愈。

〔按〕去桂去芍之义，详见上条经文下正误文内。

〔方解〕曰：余依桂枝汤法煎服，谓依桂枝汤法取汗也。小便利则愈，谓饮病必输水道始愈也。此方即苓桂术甘汤，而有生姜、大枣，其意专在解肌，利水次之，故用生姜、大枣佐桂枝以通津液取汗也。苓桂术甘汤，不用生姜、大枣，而加茯苓，其意专在利水，扶阳次之，故倍加茯苓，君桂枝，于利水中扶阳也，所以方后不曰依服桂枝汤法也。

伤寒若吐若下后，心下逆满，气上冲胸，起则头眩，脉沉紧，发汗则动经，身为振振摇者，茯苓桂枝白术甘草汤主之。

〔注〕伤寒若过发汗，则有心下悸，叉手冒心，脐下悸，欲作奔豚等证。今误吐下，则胸虚邪陷，故心下逆满，气上冲胸也。若脉浮紧，表仍不解，无汗，当用麻黄汤，有汗当用桂枝汤，一汗而胸满气冲可平矣。今脉沉紧，是其人必素有寒饮相挟而成，若不头眩，以瓜蒂散吐之，亦自可除。今乃起则头眩，是又为胸中阳气已虚，不惟不可吐，亦不可汗。如但以脉之沉紧为实，不顾头眩之虚，而误发其汗，则是无故而动经表，更致卫外之阳亦虚，一身失其所倚，故必振振而摇也。主之以苓桂术甘汤者，涤饮与扶阳并施，调卫与和营共治也。

茯苓桂枝白术甘草汤方

茯苓四两　桂枝三两　白术二两　甘草（炙）二两

上四味,以水六升,煮取三升,去滓,分温三服。

[方解]身为振振摇者,即战振身摇也;身振振欲擗地者,即战振欲堕于地也。二者皆为阳虚失其所恃,一用此汤,一用真武者,盖真武救青龙之误汗,其邪已入少阴,故主以附子,佐以生姜、苓、术,是壮里阳以制水也;此汤救麻黄之误汗,其邪尚在太阳,故主以桂枝,佐以甘草、苓、术,是扶表阳以涤饮也。至于真武汤用芍药者,里寒阴盛,阳衰无依,于大温大散之中,若不佐以酸敛之品,恐阴极格阳,必速其飞越也;此汤不用芍药者,里寒饮盛,若佐以酸敛之品,恐饮得酸,反凝滞不散也。

发汗,若下之而烦热、胸中窒者,栀子豉汤主之。

[注]发汗表未解,若下之,表邪入里,既不从实化而为结胸气冲,亦不从虚化而为痞硬下利,但作烦热胸中窒者,以表邪轻,所陷者浅,故只为烦热,胸中不快也。栀子苦能涌泄,寒能胜热,豆豉轻腐上行,佐栀子使邪热上越于口,庶一吐而胸中舒,烦热解矣。

[集注]方有执曰:窒者,邪热壅滞而窒塞,未至于痛,较痛为轻也。

程知曰:下之而阳邪内结,则以陷胸攻之;阴邪内结,则以泻心开之;至虚热上烦,则以栀豉涌之。未经下而胸中多痰,则以瓜蒂吐之;已经下而胸中虚烦,则以栀豉吐之。古人于虚实寒热之法,既明且备如此。

林澜曰:阳受气于胸中,若汗若下,使阳气不足,邪热客于胸中,结而不散,烦热窒塞,故宜此汤吐胸中之邪。

汪琥曰:胸中窒者,胸中有物也。下之而不出,以其物在膈上,故宜吐之。

栀子豉汤方

栀子(擘)十四枚　香豉(绵裹)四合

上二味,以水四升,先煮栀子,得二升半,内豉煮取一升半,去滓,分为二服,温进一服,得吐者,止后服。

下利后更烦,按之心下濡者,为虚烦也,宜栀子豉汤。

〔注〕此承上条误下下利后,不见诸逆,惟更加烦者而言。然按之心下濡而不痞者,是虚烦也,故亦宜栀子豉汤。若按之不濡而痞硬,则又为实烦,当用大黄黄连泻心汤矣。

〔集注〕方有执曰:更烦本有烦,不为利除而转甚也。

林澜曰:此利后余热之证也。曰下利后而利止者,必非虚寒之烦,乃热遗于胸中也。按之心下濡,虽热而非实热,故用此以清其虚烦。

程应旄曰:热利则烦,若得之利后而心下不硬者,此为虚烦,乃余热乘虚而客于胃中也。

发汗吐下后,虚烦不得眠。若剧者,必反复颠倒,心中懊恼,栀子豉汤主之;若少气者,栀子甘草豉汤主之;若呕者,栀子生姜豉汤主之。

〔注〕未经汗吐下之烦多属热,谓之热烦;已经汗吐下之烦多属虚,谓之虚烦。不得眠者,烦不能卧也。若剧者,较烦尤甚,必反复颠倒心中懊恼也。烦,心烦也。躁,身躁也。身之反复颠倒,则谓之躁无宁时,三阴死证也;心之反复颠倒,则谓之懊恼,三阳热证也。懊恼者,即心中欲吐不吐,烦扰不宁之象也。因汗吐下后,邪热乘虚客于胸中所致。既无可汗之表,又无可下之里,故用栀子豉汤,顺其势以涌其热,自可愈也。有前证若更加少气者,是热伤其气也,加甘草以扶之;若呕者,是热迫其饮也,加生姜以散之。

〔集注〕方有执曰:虚烦不得眠者,大邪乍退,正气暴虚,余热闷乱,胃中不和也。剧,极也。反复颠倒,心中懊恼者,胸膈壅滞,不得舒快也。所以用栀子豉汤,高者因而越之之法也。

程应旄曰:发汗若吐若下,或胸中窒,或虚烦不得眠,或反复颠倒,心中懊恼,皆属三法后,遗热壅遏在上,客于心胸,是以扰乱不宁也。并非汗不出之烦躁,大青龙无所用,诸法亦无所用,惟宜以栀子豉汤主之。盖栀子气味轻越,合以香豉能化浊为清,但使涌去客邪,则气升液化,而郁闷得舒矣。

汪琥曰：虚烦证奚堪再吐，不知虚者正气之虚，烦者邪气之实，邪热郁于胸中，是为邪实，吐证仍在，理宜更用吐法。所以"虚烦"二字，不可作真虚看，作汗、吐、下后暴虚看。

栀子甘草豉汤方

于栀子豉汤方内，加入甘草二两，余依前法。得吐，止后服。

栀子生姜豉汤方

于栀子豉汤方内，加生姜五两，余依前法。得吐，止后服。

伤寒下后，心烦腹满，卧起不安者，栀子厚朴汤主之。

[注] 论中下后满而不烦者有二：一热气入胃之实满，以承气汤下之；一寒气上逆之虚满，以厚朴生姜甘草半夏人参汤温之。其烦而不满者亦有二：一热邪入胸之虚烦，以竹叶石膏汤清之；一懊侬欲吐之心烦，以栀子豉汤吐之。今既烦且满，满甚则不能坐，烦甚则不能卧，故卧起不安也。然既无三阳之实证，又非三阴之虚证，惟热与气结，壅于胸腹之间，故宜栀子、枳、朴，涌其热气，则胸腹和而烦自去、满自消矣。此亦吐中寓和之意也。

[集注] 程应旄曰：凡邪客胸，便上下不交，此与结胸心下痞相等。虽吐、下和解，各不同法，其为交通阴阳则一也。

沈明宗曰：下后微邪内陷，而无痰饮抟结，故无结胸下利。但邪陷胸膈，扰乱于上则心烦；邪入腹中，在下则腹满；两邪逼凑胸腹，所以心烦腹满。用此一涌一泻，亦表里两解法也。

栀子厚朴汤方

栀子（擘）十四枚　厚朴（姜炙）四两　枳实（去穰，炒）四两

已上三味，以水三升半，煮取一升半，去滓，分三服，温进一服，得吐，止后服。

伤寒,医以丸药大下之,身热不去,微烦者,栀子干姜汤主之。

[按] 栀子干姜汤当是栀子豉汤,栀子豉汤当是栀子干姜汤,断无烦热用干姜,结痛用香豉之理。

[注] 伤寒表邪未解,医以丸药大下之,不至结胸痞硬,犹未成逆也。然身热不去,表仍未罢也;微烦者,热陷于胸也。表热之在胸者,既轻且微,故不可下,亦不可清,惟宜以栀子豉汤,微涌其热,则微烦可除,而吐中有发散之意,身热亦可解矣。

[集注] 汪琥曰:丸药误下,邪热不除,所以身热不去,邪气乘虚客于胸中,故令微烦也。

栀子干姜汤方

栀子(擘)十四枚　干姜二两

上二味,以水三升半,煮取一升半,去滓,分二服,温进一服,得吐者,止后服。

[按] 此方干姜当是香豉。余义详前经文下正误文内。

伤寒五六日,大下之后,身热不去,心中结痛者,未欲解也,栀子豉汤主之。

[按] 此方香豉当是干姜。余义亦详前经文下正误文内。

[注] 伤寒五六日,邪气在里之时也。大下之后,若身热去,心胸和,是为欲解矣。今身热不去,邪仍在表也。心中结痛,过下里寒也,故曰未欲解也。但此表热里寒之证,欲温其里,既碍表热,欲解其表,又碍里寒,故惟以栀子之寒,干姜之热,并举而涌之,则解表温里两得之矣。岂尚有身热结痛而不尽除者哉! 此仲景立两难治法,其妙如此,余可类推矣。

[集注] 王肯堂曰:"身热不去"四字宜玩。结胸身不热,知热不在表也,今身热不去,惟宜越之而已。

程应旄曰:痛而云结,殊类结胸,但结胸身无大热,知热已尽归于里为实邪。此则身热不去,则所结者,因下而结,客邪仍在于表,故云未欲解也。

凡用栀子汤,病人旧微溏者,不可与服之。

〔注〕若汗、吐、下后,懊侬少气,呕逆烦满,心中结痛者,皆宜以栀子等汤吐之。以其邪留连于胸胃之间,或与热、与虚、与饮、与气、与寒相结而不实,则病势向上,即经所谓在上者因而越之之意也。若未经汗、吐、下,而有是证,则为实邪,非栀子汤轻剂所能治矣,又当以瓜蒂散重剂主之也。若病人旧微溏者,虽有是证,但里既久虚,不可与服;若与之,即使客邪尽去,亦必正困难支,盖病势向下,涌之必生他变也。本草不言栀子为吐剂,仲景用之以为吐者,何也?栀子本非吐药,以其味苦能吐,故用之以涌其热也。

〔按〕吐药不止栀子也,诸药皆可为之,惟要确审胸胃之邪,是寒是热?是食是水?是痰是气?因何阻滞,使胸胃阳气不伸?遂以当用之药而吐涌之,自可愈也。如欲吐寒,则以干姜、桂皮之类;吐热,则以栀子、苦茶之类;吐食,平胃、食盐之类;吐水,五苓、生姜之类;吐痰稀涎,橘皮之类;吐气流气,枳、朴之类。但形气弱者,药宜少,仍当佐以补中益气等升药为妥;形气壮者药宜多,更佐以瓜蒂、藜芦等猛药更效。凡煎吐药汤及调散,或用酸米汤,或用白汤,或用稀米粥,须备十余钟。令病者顿服一钟,即用指探吐药出,再服一钟,亦随用指探吐药出,再服再吐,以顺溜快吐为度,则头额身上自有微汗,所有病证轻减,即为中病,不必尽服余药。若过吐之,即使病尽除,恐损胸中阳气也。近世之医,以吐为古法不可用久矣。皆因仲景之道不彰,其法失传,无怪乎其不敢用也。夫不知其妙,而不敢用,犹之可也;若竟委之曰古法不可用,则不可也。盖邪之在上者,非吐不愈。若如俗工所云,使病者畏不敢服,因循生变,致轻者重,重者死,夫谁之咎与?抑知汗、吐、下三法,用之诚当,其证无不立时取效。后之业医者,又安可只言汗下两法,而置吐法于不用,致使古法沦亡也耶!

〔集注〕程知曰:此言服栀子亦有禁忌也。病人旧微溏,里虚也,又服苦寒,则不能上涌,而反下泄,故禁之。

张志聪曰:此言栀子而不言豉者,申明栀子之苦能下泄,故病人旧微溏,不可与服之也。

太阳病,脉浮紧,无汗,发热,身疼痛,八九日不解,表证仍在,此当发其汗。服药已,微除,其人发烦目瞑;剧者必衄,衄乃解。所以然者,阳气重故也。麻黄汤主之。

[按]张兼善曰:"麻黄汤主之"五字,不当在阳气重之下,岂有衄乃解之后,而用麻黄汤之理乎?其说甚是。况"服药已"之上,并无所服何药之文,宜将此五字移于其上始合。

[注]太阳病,脉浮紧无汗,发热身疼痛,八九日不解,谓伤寒表证仍在,当以麻黄汤发其汗也。服药已,微除者,谓已发汗,邪虽微除,犹未尽除也,仍当汗之,若因循失汗,则阳邪久郁营中,不得宣泄,致热并于阳而发烦,热郁于阴而目瞑。剧者,谓热极也。热极于营,势必逼脉中之血妄行为衄,衄则热随血去而解矣。所以然者,阳气重故也。

[集注]程知曰:脉见浮紧,表证仍在,虽八九日,仍当以麻黄汗解。服汤已,其病微除,至于烦瞑剧衄,乃热郁于营,阳气重盛,表散之药,与之相抟而然。然至于逼血上衄,则热随血解矣。此言发汗当主以麻黄汤,非衄解之后,仍用麻黄汤也。

张璐曰,服药已微除,复发烦者,余邪未尽也。目瞑烦剧者,热盛于经也,故迫血妄行而为衄,衄则余热随血而解也。以汗后复衄,故为阳气重也。或言汗后复衄,而热邪仍未尽,重以麻黄汤散其未尽之邪,非也。若果邪热不尽,则"衄乃解"三字从何着落?

太阳病,脉浮紧,发热身无汗,自衄者愈。

[注]太阳病脉浮紧,发热无汗,此伤寒脉证也,当发其汗。若当汗不汗,则为失汗。失汗则寒闭于卫,热郁于营,初若不从卫分汗出而解,久则必从营分衄血而愈也。故太阳病凡从外解者,惟汗与衄二者而已。今既失汗于营,则营中血

热妄行,自衄,热随衄解,必自愈矣。

[集注] 方有执曰:此承上条复以其证之较轻者言,以见亦有不治而自愈者,所以晓人勿妄治以致误之意。太阳病脉浮紧,发热身无汗,与上条同,而无疼痛,则比之上条较轻可知矣。所以不待攻治,得衄自愈也。汗本血之液,北人谓衄为"红汗",即此说耳。

程知曰:言得衄虽无汗必自愈也。人之伤于寒而为热者,得衄发越故愈。

张璐曰:衄血成流,则邪热随血而散。夺血则无汗也。设不自衄,当以麻黄汤发之。发之而邪解,则不衄矣;发之而余邪未尽,必仍衄而解。

伤寒脉浮紧,不发汗,因致衄者,麻黄汤主之。

[注] 此承上条以出其治也。伤寒脉浮紧,法当发汗,若不发汗,是失汗也。失汗则热郁于营,因而致衄者,宜麻黄汤主之。若能于未衄之先,早用麻黄汤汗之,汗出则解,必不致衄。其或如上条之自衄而解,亦无须乎药也。

[按] 凡伤寒初起,但不甚恶寒,便知夹热后多得衄。其热多寒少者,则热随衄去;继而汗出,表与热均解也。其热少寒多者,纵热随衄去,继必不汗出,表仍不解。诚能用青龙、麻黄汤于未衄之先发之,则汗衄两解矣。若已经衄后而汗不出,表不解,即用麻、桂之药,以和荣卫,亦须少兼芩、连、犀、地清阴凉血之品佐之,以护及阴血可也。然大衄之后,麻黄、青龙不可轻用,若用之不当,则犯衄家不可汗之戒矣。

[集注] 《活人书》云:衄后脉浮者,宜麻黄汤;衄后脉微者,不可行麻黄汤,宜黄芩芍药汤。盖衄后脉浮,表未解也;脉微,表已解也。于此见仲景用麻黄汤于衄后之大旨。

方有执曰:伤寒脉浮紧者,寒多风少之谓也。上二条皆风多寒少,前条以服药已微除,汗发不透而致衄,上条以较轻得自衄,此以寒多不发汗而致衄,三条之所以辨差分也。盖寒多,则于法当发汗,而不发汗,热郁血乱,所以衄也。衄则阳邪之风散。麻黄汤者,发其尚未散之寒也。

程知曰:此言寒邪不发之衄,仍宜温散也。不发汗而致衄,是入荣之寒,不得泄越而然也。寒不尽则衄不止,故仍用麻黄,不必待其衄也。此与上条有寒热之别。

程应旄曰:大抵伤寒见衄者,由其荣分素热,一被寒闭,荣不受遏,从而上升矣。

伤寒不大便六七日,头痛有热者,与承气汤。其小便清者,知不在里,仍在表也,当须发汗。若头痛者,必衄,宜桂枝汤。

[按]若头痛之"若"字,当是"苦"字。苦头痛,方为必衄之证。若是"若"字,则凡头痛皆能致衄矣。

[注]伤寒不大便六七日,里已实,似可下也。头痛热未已,表未罢,可汗也。然欲下则有头痛发热之表,欲汗则有不大便之里,值此两难之时,惟当以小便辨之。其小便浑赤,是热已在里,即有头痛发热之表,亦属里热,与承气汤下之可也;若小便清白,是热尚在表也,即有不大便之里,仍属表邪,宜以桂枝汤解之。然伤寒头痛不论表里,若苦头痛者,是热剧于荣,故必作衄,衄则荣热解矣。方其未衄之时,无汗宜麻黄汤,有汗宜桂枝汤汗之,则不衄而解矣。

[集注]汪琥曰:头痛不已者,为风寒之邪上壅,热甚于经,势必致衄。须乘其未衄之时,酌用麻黄汤或桂枝汤以汗解之。而验小便,实为仲景妙法。

魏荔彤曰:此条之衄,乃意料之辞,非已见之证也。

太阳病不解,热结膀胱,其人如狂,血自下,下者愈。其外不解者,尚未可攻,当先解其外;外解已,但少腹急结者,乃可攻之,宜桃核承气汤。

[注]太阳病不解,当传阳明,若不传阳明而邪热随经,瘀于膀胱荣分,则其人必如狂。如狂者,瘀热内结,心为所扰,有似于狂也。当此之时,血若自下,下者自愈;若不自下,或下而未尽,则热与瘀血,下蓄膀胱,必少腹急结也。设外证不

解者,尚未可攻,当先以麻黄汤解外;外解已,但少腹急结痛者,乃可攻之,宜桃核承气汤,即调胃承气加桃核,所以攻热逐血也。盖邪随太阳经来,故又加桂枝以解外而通荣也。先食服者,谓空腹则药力下行捷也。

〔按〕太阳病不解,不传阳明,邪热随经入里,谓之犯本。犯本者,谓犯膀胱之腑也。膀胱腑之卫为气分,膀胱腑之荣为血分。热入而犯气分,气化不行,热与水结者,谓之犯卫分之里,五苓散证也;热入而犯血分,血蓄不行,热与血结者,谓之犯荣分之里,桃核承气汤证也。二者虽皆为犯本之证,二方虽皆治犯本之药,而一从前利,一从后攻,水与血,主治各不同也。

〔集注〕喻昌曰:桃核承气汤用桂枝解外,与大柴胡汤解外相似,益见太阳随经之热,非桂枝不解也。

程知曰:太阳病不解,随经入腑,故热结膀胱。其人如狂者,瘀热内结,心不安宁,有似于狂也。若血自下,下则热随瘀解矣。然必外证已解,乃可直攻少腹急结之邪,于调胃承气中加桃核者,欲其直达血所也;加桂枝以通血脉,兼以解太阳随经之邪耳!

汪琥曰:膀胱乃小腹中之物。膀胱热结,在卫则尿不利,在荣则血不流,故作急结之形,为下焦蓄血之证谛也。所以用桃核承气汤,乃攻下焦蓄血,治少腹急结之药,实非通膀胱热结之药也。

桃核承气汤方

桃核(去皮、尖)五十个 桂枝三两 大黄四两 芒硝二两 甘草(炙)二两

上五味,以水七升,煮取二升半,去滓,内芒硝,更上火微沸,下火,先食温服五合,日三服,当微利。

太阳病六七日,表证仍在,脉微而沉,反不结胸,其人发狂者,以热在下焦,少腹当硬满。而小便自利者,下血乃愈。所以然者,以太阳随经瘀热在里故也,宜下之以抵当汤。

[注]太阳病六七日,表证仍在者,脉当浮大。若脉微而沉,则是外有太阳之表而内见少阴之脉,乃麻黄附子细辛汤证也。或邪入里,则为结胸、脏结之证。今既无太阳、少阴兼病之证,而又不作结胸、脏结之病,但其人发狂,是知太阳随经瘀热,不结于上焦之卫分,而结于下焦之营分也,故少腹当硬满。而小便自利者,是血蓄于下焦也。下血乃愈者,言不自下者,须当下之,非抵当汤不足以逐血下瘀,乃至当不易之法也。

[集注]喻昌曰:蓄血而至于发狂,则热势攻心,桃核承气不足以动其血,桂枝不足以散其邪,非用单刀直入之将,必不能斩关取胜也,故名其汤为抵当。抵者,至也。乃至当不易之良法也。

张璐曰:邪结于胸,则用陷胸以涤饮;邪结少腹,则用抵当以逐血。

程知曰:脉微而沉,邪结于里也。表证仍在,而反不结胸,太阳随经之邪,不结上焦,而结下焦。小便自利,血病而气不病也。

程应旄曰:热结于气分,则为溺涩;热结于血分,则为蓄血。血既蓄而不行,自非大下其血不愈。

抵当汤方

水蛭(熬)三十个　虻虫(熬,去头、足)三十个　大黄(去皮,破六片)三两　桃核(去皮、尖)二十个

上四味,以水五升,煮取三升,去滓,温服一升。不下者更服。

太阳病,身黄,脉沉结,少腹硬满,小便不利者,为无血也。小便自利,其人如狂者,血证谛,属抵当汤。

[注]此承上条详其脉证,互发其义也。太阳病,无论中风、伤寒,但身黄脉大,腹满小便不利兼头汗出者,乃湿热之黄,非瘀血也。今身黄,脉沉结,少腹硬,小便自利,其人如狂者,则是血证,非湿热也,故宜抵当汤以攻其血。

[集注] 方有执曰：谛，审也。言如此为血证审实，无复可疑，必须抵当汤，勉人勿二之意。

程知曰：身黄，脉沉结，少腹硬，三者皆下焦畜血之证。然尚与胃热发黄证相近，故当以小便辨之。其少腹满而小便不利者，则为无形之气病，属茵陈证也；其少腹硬而小便自利者，则为有形之血证，属抵当无可疑矣。

汪琥曰：按本文云"小便不利者"之下，仲景不言治法。成注云：可与茵陈汤。《补亡论》云：与五苓散。《后条辨》云：属茵陈五苓散。此三方可选而用之。

伤寒有热，少腹满，应小便不利。今反利者，为有血也，当下之，宜抵当丸。

[注] 此承上条而言证之轻者，以互发其义而酌其治也。伤寒荣病，有热不已，伏于荣中，其血不随经妄行致衄，则必随经下畜膀胱。少腹者，膀胱之室也，故少腹满。若小便不利，则为病在卫分，有停水也；今小便反利，则为病在荣分，有瘀血也，法当下之，宜以抵当汤。小其制为丸，缓缓下之，不可过用抵当汤也。

[集注] 方有执曰：上条之方，变汤而为丸。名虽丸也，而犹煮汤焉。汤者，荡也。丸者，缓也。变汤为丸，而犹不离乎汤，盖取欲缓不缓，不荡而荡之意也。

程应旄曰：夫满因热入气分，而蓄及津液者，应小便不利，今反利者，则知其所蓄非津液也，乃血也。血因热而满结，故用抵当汤，变易为丸，煮而连滓服之，使之直达血所，以下旧热，荡尽新瘀，乃除根耳！

抵当丸方

水蛭（熬）二十个　虻虫（熬，去翅、足）二十个　桃核（去皮、尖）二十五个　大黄三两

上四味，捣筛为四丸，以水一升，煮一丸，取七合，服之。晬时当下血，若不下者更服。

[集解] 柯琴曰：膀胱为水腑，血本无所容蓄者也。少腹

者,膀胱之室也。热结硬满,当小便不利,而反利者,是病不在膀胱之内,而在少腹之内也。其随经之荣血,因瘀热结于少腹之里,而非膀胱之里也。所以小便虽利,而硬满急结如故,是蓄血瘀于少腹也。热淫于内,神魂不安,故发狂;血瘀不行,则荣不运,故脉微而沉;荣不运则气不宣,故脉沉而结也;荣气不周于身,则身黄。消谷善饥者,胃火炽盛也;大便反易者,血之濡也;色黑者,蓄血之化也;善忘者,血不荣智不明也。此皆瘀血之征,非至峻之剂,不足以抵其巢穴,而当此重任,故立抵当汤。蛭、虫之善饮血者,而利于水;虻虫之善吮血者,而猛于陆。并取水陆之善取血者以攻之,同气相求。更佐以桃核之苦温,推陈致新;大黄之苦寒,荡涤邪热,故名抵当也。若热虽盛而未狂,少腹满而未硬,则宜小其制为丸,以缓治之。若外证已解,少腹急结,其人如狂者,是又为转属阳明之证,用调胃承气加桃核、桂枝之行血者于其中,以微利之,使胃和则愈矣。此桃核承气所以为治之缓也。

伤寒大下后,复发汗,心下痞,恶寒者,表未解也。不可攻痞,当先解表,表解乃可攻痞。解表宜桂枝汤,攻痞宜大黄黄连泻心汤。

[注] 伤寒大下后,复发汗,先下后汗,治失其序矣。邪热陷入,心下痞结,法当攻里。若恶寒者,为表未尽也。表既未尽,则不可攻痞,当先解表,表解乃可攻痞。解表宜桂枝汤者,以其为已汗已下之表也;攻痞以大黄黄连泻心汤者,以其为表解里热之痞也。

[集注]《活人书》云:大抵结胸、痞皆应下,然表未解者,不可攻也。

方有执曰:表非初病之表,乃下后复汗,疏缓其表之表也。解犹救也,如解渴、解急之类是也。解表与发表不同,伤寒初病之表当发,故用麻黄汤;此以汗后之表当解,故曰宜桂枝汤。

张璐曰:大下之后复发汗,先里后表,颠倒差误。究竟已陷之邪痞结心下，证兼恶寒，表邪不为汗衰，即不可更攻其痞，当先行解肌之法以治外，外解已后，乃用大黄黄连攻其邪热凝聚之痞，方为合法。

大黄黄连泻心汤方

大黄二两　黄连一两

上二味，以麻沸汤二升渍之，须臾绞去滓，分温再服。

[方解] 痞硬虚邪，而用大黄、黄连，能不起后人之疑耶？然仲景使人疑处，正是使人解处。盖因后人未能细玩，不得其法，竟煎而服之，大悖其旨矣。观其以滚沸如麻之汤，渍大黄、黄连，须臾绞去滓，仅得其无形之气，不重其有形之味，是取其气味俱薄，不大泻下。虽曰攻痞，而用攻之妙，不可思议也。

脉浮而紧，而复下之，紧反入里，则作痞，按之自濡，但气痞耳。

[注] 伤寒脉浮紧，不汗而下之，浮紧之脉，变为沉紧，是为寒邪内陷作痞之诊也。按之自濡者，谓不硬不痛，但气痞不快耳。此甘草泻心汤证也。

[集注] 程应旄曰：误下成痞，既误在证，尤误在脉，则救之之法，仍当兼凭夫脉与证而定治矣。紧反入里，则浮紧变为沉紧，表邪陷入而不散，徒怫郁于心下，故作痞。

心下痞，按之濡，其脉关上浮者，大黄黄连泻心汤主之。

[按] 濡字上当有"不"字。若按之濡，乃虚痞也。补之不暇，岂有用大黄泻之之理乎？

[注] 此承上条以互明之也。按之自濡者，但气痞耳！若心下痞，按之不濡，此为可攻之热痞也。然其脉，关上不沉紧而浮，则是所结之热亦浅，未可峻攻也，故以大黄黄连泻心汤主之。

心下痞，而复恶寒汗出者，附子泻心汤主之。

[注] 心下硬痛，结胸也。硬而不痛，心下痞也。心下痞

而复恶寒汗出者,非表不解,乃表阳虚也。故以大黄、黄连、黄芩泻痞之热,附子温表之阳,合外寒内热而兼治之。其妙尤在以麻沸汤渍三黄,须臾绞去滓,内附子别煮汁。义在泻痞之意轻,扶阳之意重也。

[集注]方有执曰:痞本阴邪内伏而虚热上凝,复恶寒汗出,则表虚而阳不为护卫可知矣。泻心汤固所以为清热倾痞之用,加附子者,盖欲敛其汗,而固其阳也。黄芩因附子而更加,表里两解具见矣。

李中梓曰:以三黄之苦寒,清中济阴;以附子之辛热,温经固阳。寒热互用,攻补并施而不悖,此仲景之妙用入神也。

程应旄曰:此条宜与伤寒大下后,复发汗,心下痞,恶寒者,表未解也,不可攻痞,当先解表,表解乃可攻痞,解表宜桂枝汤,攻痞宜大黄黄连泻心汤合看。彼条用桂枝者,缘发汗汗未出,而初时之恶寒不罢,故属表未和;此条加附子者,缘汗已出,恶寒已罢,而复恶寒汗出,故属之表阳虚,须于异同处细细参看。

附子泻心汤方

大黄二两　黄连一两　黄芩一两　附子(炮,去皮,破,别煮取汁)一枚

上四味,切三味,以麻沸汤二升渍之,须臾绞去滓,内附子汁,分温再服。

伤寒中风,医反下之,其人下利,日数十行,谷不化,腹中雷鸣,心中痞硬而满,干呕,心烦不得安。医见心下痞,谓病不尽,复下之,其痞益甚。此非结热,但以胃中虚,客气上逆,故使硬也,甘草泻心汤主之。

[注]毋论伤寒中风,表未解总不当下。医反下之,或成痞,或作利。今其人以误下之故,下利日数十行,水谷不化,腹中雷鸣,是邪乘里虚而利也。心下痞硬而满,干呕,心烦不得安,是邪陷胸虚而上逆也。似此痞、利,表里兼病,法当用

桂枝加人参汤两解之。医惟以心下痞,谓病不尽,复下之,其痞益甚,可见此痞非热结,亦非寒结,乃乘误下中虚,而邪气上逆、阳陷阴凝之痞也,故以甘草泻心汤以缓其急,而和其中也。

[集注] 沈亮宸曰:半夏泻心,甘草泻心,皆下后伤气之过也。生姜泻心,因于饮食;大黄泻心,因于内热;附子泻心,因于外寒。证既不同,药亦各异也。

喻昌曰:下利完谷,腹鸣呕烦,皆误下而胃中空虚之故也。设不知此义,以为结热而复下之,其痞必益甚,故复以胃中虚,客气上逆,昭揭病因。

程应旄曰:仲景恐结热之疑难明,故特揭出胃中空虚,客气上逆之故,以明其非。所以用辛温以调其阳,制住客气,使不得上逆;用苦寒清肃,彻去客热,使无阻留。庶两勿羁縻,阴阳相和,否转为泰矣。

汪琥曰:其人下利,日数十行,则胃中之物已尽,何得而不虚?况医复下之,而痞益甚,愈可知其非实证矣。若是实证,当必曰硬而痛,不曰硬而满矣。只此"满"字,而虚实之证了然。

魏荔彤曰:前条因恶寒汗出,阳随汗而在表,恐亡阳于外,故用附子以回阳;此条重在胃虚,阳微于中,故用甘草干姜以益阳;亦表里分治之急务也。而其固阳以为泻邪之本,则一意耳。

甘草泻心汤方

甘草(炙)四两　黄芩三两　黄连一两　干姜三两　半夏(洗)半升　大枣(擘)十二枚

上六味,以水一斗,煮取六升,去滓,再煎取三升,温服一升,日三服。

[方解] 方以甘草命名者,取和缓之意也。用甘草、大枣之甘,补中之虚,缓中之急;半夏之辛,降逆止呕;芩、连之寒,泻阳陷之痞热;干姜之热,散阴凝之痞寒。缓中降逆,泻痞除

烦，寒热并用也。

伤寒汗出，解之后，胃中不和，心下痞硬，干噫食臭，胁下有水气，腹中雷鸣下利者，生姜泻心汤主之。

[注]伤寒汗出表解之后，余邪转属阳明，心下痞满硬痛不大便者，必其人胃素燥热，因而成实，攻之可也。今其人平素胃虚，兼胁下有水气，即不误下，而余热亦乘虚入里，以致胃中不和，谷气不化，故心下痞硬，干噫食臭也。水气不行，故腹中雷鸣下利也。主之以生姜泻心汤者，其意重在散水气之虚痞耳。

[集注]喻昌曰：篇中论结胸及痞之根源，云胃中空虚。此云胃中不和，以其未经误下而致空虚耳。故但言不和也，然不和已足成痞，胃气所关之巨，固若此哉。

程知曰：此为汗后，未经误下，心中痞硬，水饮抟聚者，立治法也。外邪虽解，然必胃气通和，始得脱然无恙。汗出解后，胃中不和，饮食抟结，故心中痞硬。中焦不能消谷，故干噫食臭。土弱不能制水，故胁下有水气旁流。腹中雷鸣者，抟击有声，下利而清浊不分也。故于泻心汤内，君生姜以散之，法用再煮，取其熟而和胃也。

程应旄曰：汗多亡阳，人皆知之矣。然人身之阳，部分各有所主。有卫外之阳，为周身营卫之主，此阳虚，遂有汗漏不止，恶寒身疼痛之证；有肾中之阳，为下焦真元之主，此阳虚，遂有发热眩悸，身𥆧动，欲擗地之证；有膻中之阳，为上焦心气之主，此阳虚，遂有叉手冒心、耳聋及奔豚之证；有胃中之阳，为中焦水谷化生之主，此阳虚，遂有腹胀满，胃中不和，而成心下痞之证。虽皆从发汗后所得，然救误者，须观其脉证，知犯何逆，以法治之，不得以汗多亡阳一语，混同漫及之也。

生姜泻心汤方

甘草（炙）三两　　人参三两　　干姜一两　　半夏（洗）半升
黄芩三两　　黄连一两　　生姜（切）四两　　大枣（擘）十二枚

上八味，以水一斗，煮取六升，去滓再煎，取三升，温服一升，日三服。

[方解] 名生姜泻心汤者，其义重在散水气之痞也。生姜、半夏散胁下之水气，人参、大枣补中州之土虚，干姜、甘草以温里寒，黄芩、黄连以泻痞热，备乎虚水寒热之治，胃中不和下利之痞，焉有不愈者乎？

伤寒五六日，呕而发热者，柴胡汤证具，而以他药下之，柴胡证仍在者，复与柴胡汤。此虽已下之不为逆，必蒸蒸而振，却发热汗出而解。若心下满而硬痛者，此为结胸也，大陷胸汤主之。但满而不痛者，此为痞，柴胡不中与之，宜半夏泻心汤。

[注] 结胸兼阳明里实者，大陷胸汤证也；兼阳明不成实者，小陷胸汤证也。痞硬兼少阳里实证者，大柴胡汤证也；兼少阳里不成实者，半夏泻心汤证也。今伤寒五六日，呕而发热者，是邪传少阳之病也。既柴胡证具，乃不以柴胡和之，而以他药下之，误矣。若柴胡证仍在者，此虽已下，尚未成逆，则当复与柴胡汤，必蒸蒸而振战，然后发热汗出而解矣。盖以下后虚中、作解之状皆如是也。若下后心下满而硬痛者，此为结胸，大陷胸汤固所宜也；若但满而不痛，此为虚热气逆之痞，即有呕而发热之少阳证，柴胡汤亦不中与之。法当治痞也，宜半夏泻心汤主之。

[集注] 成无己曰：若下后阳邪传里者，则结于胸中为结胸，以胸中为阳受气之分也。阴邪传里者，则留于心下为痞，以心下为阴受气之分也。

程应旄曰：泻心虽同，而证中具呕，则功专涤饮，故以半夏名汤也。曰泻心者，言满在心下清阳之位，热邪挟饮，尚未成实，故清热涤饮，使心下之气得通，上下自无阻留，阴阳自然交互矣。然枢机全在于胃，故复补胃家之虚，以为之斡旋，与实热入胃而泻其蓄满者，大相径庭矣。痞虽虚邪，乃表气入里，寒成热矣。寒虽成热，而热非实，故用苦寒以泻其热，兼佐辛甘以补其虚,不必攻痞而痞自散。所以一方之中,寒热互用。若阴痞不关阳郁,即郁而亦未成热,泻心之法概可用也。

汪琥曰:少阳病误下,邪在半表半里,居阴阳之间,故有痞结证。夫人身,膈以下属阴,膈以上属阳,少阳居清道而介乎膈之间,亦为半表半里。此可征少阳病误下,邪气乘虚入里,而结胸痞气所由分也。

半夏泻心汤方

半夏(洗)半升　黄芩三两　干姜三两　人参三两　黄连一两　甘草(炙)三两　大枣(擘)十二枚

上七味,以水一斗,煮取六升,去滓再煮,取三升,温服一升,日三服。

本以下之,故心下痞,与泻心汤。痞不解,其人渴而口燥烦,小便不利者,五苓散主之。

[注] 本以下之早,故成心下痞。如系结热成实之痞,则宜大黄黄连泻心汤,寒攻之法也;如系外寒内热之痞,则宜附子泻心汤,温攻之法也;如系虚热水气之痞,则宜生姜泻心汤,散饮之法也;如系虚热而呕之痞,则宜半夏泻心汤,折逆之法也;如系虚热益甚之痞,则宜甘草泻心汤,缓急之法也。今以诸泻心汤,审证与之,而痞不解,则当审其人。若渴而口燥,心烦小便不利者,非辨证不明,药力之不及也,盖水饮内蓄,津液不行,故痞病不解耳。宜五苓散外发内利,汗出小便利则愈,于此可类推矣。

[集注] 方有执曰:泻心汤治痞而痞不解,则非气聚之痞可知。渴而口燥、烦、小便不利者,津液涩而不行,伏饮凝结也。五苓散利水生津,津生而渴烦止,水利而痞自除,所以又为消痞满之一法也。

程应旄曰:泻心诸方,开结、荡热、益虚,可谓备矣。然其治法实在上、中二焦。亦有痞在上而治在下焦者,斯又不同其法也。若痞之来路虽同,而其人口渴,燥烦,小便不利,则知下后胃虚,以致水饮内蓄,津液不行,痞无去路,非结热也。以五苓散主之者,使浊阴出下窍,而清阳之在上焦者,自无阻留矣。况五苓散宣通气化,兼行表里之邪,使心邪不从心泻,而从膀胱泻,又一法也。

伤寒服汤药,下利不止,心下痞硬,服泻心汤已,复以他药下之,利不止,医以理中与之,利益甚。理中者,理中焦。此利在下焦,赤石脂禹余粮汤主之;复利不止者,当利其小便。

[注] 伤寒服汤药,下利不止,心中痞硬者,误下之所致也。下利痞硬,乃虚痞也,服泻心汤已合法矣。而痞不愈,复以他药下之,痞虽去而利不止,医与理中汤温之,其利益甚。不知理中者,理中焦也,此利在下焦,属滑脱也,故用赤石脂禹余粮汤,涩滑固脱,利可止也。若止而复利,则当审其小便之利与不利。小便若利,当佐以温补之药以收全功;小便不利,是水无去路,固涩日久,所以复利不止。则又当利其小便,使水道通而利自止矣。

[集注] 郑重光曰:汤者,荡也,即下药也。误下利不止,心下痞硬,服泻心汤为合法矣。乃复以他药下之,误而又误,用理中开痞止利,原不为过,而利益甚者,以屡下伤肾,下焦失守也。故用石脂、禹粮固肠虚而收滑脱,利仍不止,当利其小便。盖膀胱者,肾之府也。肾主二便,开窍于二阴,利小便者,令脏腑各司其事,庶水谷分而下利自止也。

赤石脂禹余粮汤方

赤石脂(碎)一斤　　太乙禹余粮(碎)一斤

上二味,以水六升,煮取二升,去滓,分温三服。

[方解] 柯琴曰:甘、姜、参、术,可以补中宫元气之虚,而不足以固下焦脂膏之脱。此利在下焦,未可以理中之剂收功也。然大肠之不固,仍责在胃;关门之不紧,仍责在脾。此二味皆土之精气所结,能实胃而涩肠。盖急以治下焦之标者,实以培中宫之本也。要之,此证是土虚而非火虚,故不宜于

姜、附。若水不利而湿甚,复利不止者,则又当利其小便矣。

伤寒发汗,若吐若下,解后,心下痞硬,噫气不除者,旋覆代赭石汤主之。

[注] 伤寒发汗,若吐若下,解后,设表里俱清,自然胃和思食而愈。今邪虽解,而心下痞硬,胃虚结也;噫气不除,胃气逆也。然治痞之法,无出诸泻心汤。故于生姜泻心汤方中,去芩、连、干姜,以病解无寒热之邪也。佐旋覆、代赭石者,所以补虚宣气,涤饮镇逆也。

[集注] 方有执曰:解,谓大邪已散也。心下痞硬,噫气不除者,正气未复,胃气尚弱,而伏饮为逆也。故用旋覆代赭石汤,以养正而散余邪也。

喻昌曰:大意重在噫气不除上。既心下痞硬,更加噫气不除,则胃气上逆,全不下行,有升无降。所谓弦绝者,其声嘶;土败者,其声哕也。故用代赭石领人参下行,以镇安其逆气也。

汪琥曰:此噫气,较前生姜泻心汤之干噫不同,是虽噫而不至食臭,故知其为中气虚也。

沈明宗曰:误下成痞,观此之发汗解后,亦可成痞。盖发汗、吐、下,皆伤内气。然最虚之处,便是容邪之处,所以微邪从虚内陷,浊阴上逆冲心,则心下痞硬,而噫气不除也。

旋覆代赭石汤方

旋覆花三两　人参二两　生姜（切）五两　代赭石一两半夏（洗）半升　甘草（炙）三两　大枣（擘）十二枚

上七味,以水一斗,煮取六升,去滓再煎,取三升,温服一升,日三服。

[方解] 罗天益曰:汗、吐、下解后,邪虽去而胃气已亏矣。胃气既亏,三焦因之失职,清无所归而不升,浊无所纳而不降,是以邪气留滞,伏饮为逆,故心下痞硬,噫气不除也。方中以人参、甘草养正补虚,生姜、大枣和脾养胃,所以安定中州者至矣。更以代赭石之重,使之敛浮镇逆;旋覆花之辛,用

以宣气涤饮。佐人参以归气于下,佐半夏以蠲饮于上,浊降则痞硬可消,清升则噫气可除矣。观仲景治少阴水气上凌,用真武汤镇之;治下焦滑脱不守,用赤石脂禹余粮汤固之;此胃虚气失升降,复用此法理之,则胸中转否为泰。其为归元固下之法,各极其妙如此。

伤寒大吐大下之,极虚,复极汗出者,以其人外气怫郁,复与之水,以发其汗,因得哕。所以然者,胃中寒冷故也。

[注]伤寒大吐、大下之后,津液极虚。其人面赤,表气怫郁,渴欲引饮,复与汤水,以助发其汗,因得哕。所以然者,大吐、下已虚其中,又发其汗,阳从外亡,故曰胃中虚冷故也。宜以吴茱萸汤,温中降逆可也。

[按]胃主纳,下通地道。若胃病失职,则不下输大小肠,不纳而反出也。物出无声,谓之吐;声物并出,谓之呕;声出无物,谓之干呕;干呕者,即哕也,以其有哕哕之声,故名曰哕也。论中以呕为轻,以哕为重。盖以胃中有物,物与气并逆,所伤者轻;胃中空虚,惟气上逆,所伤者重故也。哕,与三阴证同见者,为虚为寒;与三阳证同见者,为实为热。虚寒者,四逆、理中、吴茱萸等汤;实热者,调胃、大小承气等汤,择而用之,勿谓哕者胃败不可下也。论中云,伤寒哕而腹满,视其前后,知何部不利,利之则愈是也。又世有谓哕为呃逆、吃逆、噫气者,皆非也。盖哕之声气,自胃出于口,而有哕哕之声,壮而迫急也;呃逆之声,气自脐下冲上,出口而作格儿之声,散而不续也。夫所谓呃逆者,即论中平脉篇所谓饷饷者,气噎结有声也。观呃逆之人,与冷水即时作格,哕则不然,自可知也。吃逆、噫气者,即今之所谓嗳气也,因饱食太急,比时作嗳,而不食臭,故名曰吃逆也。因过食伤食,过时作嗳有食臭气,故名曰噫气也。哕饷嗳噫,俱有声无物,虽均属气之上逆,然不无虚实寒热、轻重新久之别也。甚至以咳逆为呃逆者,殊不知咳逆即今之喘嗽也,兹乃与呃逆混而为一,皆不

考之过,而得失利害系焉,不可以不辨。干呕即哕,咳逆即喘嗽。详在《金匮要略》中。

[集注] 程应旄曰:哕之一证,有虚有实。虚自胃冷得之,缘大吐大下后,阴虚而阳无所附,因见面赤,以不能得汗,而外气怫郁也。医以面赤为热气怫郁,复与水而发汗令大出,殊不知阳从外泄而胃虚,水从内抟而邪格。胃气虚弱矣,安得不哕!

汪琥曰:伤寒既大吐、大下之后,已极虚矣!复极发其汗者何也? 以其人外气怫郁,面上之气,恰如外来之邪怫郁于表也。此系阳明胃府虚极,浮热之气上升于面,医人认以为邪热胃燥过极,不得汗,复与之水以助其汗,因而得哕。

音切

沫音末　内音纳　合音鸽　见音现　饴音怡　烊音羊　欹溪介切　眩匣绢切　振平声　窒陟力切　瞑音冥　蛆汝六切　蛭音质　虻音盲　谛音帝　当去声　瘀影据切　噫乙介切　濡音软　哕于月切

御纂医宗金鉴卷三

▌辨太阳病脉证并治下篇 ▌

太阳中风者，风伤于卫也；伤寒者，寒伤于荣也。其说已详上、中二篇。兹以风寒两伤，荣卫俱病者，疏为下篇。盖风寒二气，多相因而少相离，有寒时不皆无风，有风时不皆无寒。风寒并发，邪中于人，则荣卫兼病。惟其证均无汗，皆谓之实邪，故立大青龙汤两解之法，发其寒邪外闭，风邪内郁，不汗出而烦躁之汗也。然必审其人脉不微弱，无少阴证者，乃可与之。若误施之，则大汗淋漓，厥逆筋惕肉𥆧，必致亡阳之变，故又立真武一汤，以救青龙之误。夫表寒里热者，大青龙固所宜也。若表里俱热，则又非大青龙之所胜任。爰立白虎一汤，以辅青龙之不逮。至于寒热轻微者，则更出桂枝二越婢一汤、麻黄桂枝各半汤、桂枝二麻黄一汤，皆两解荣卫法也。合上、中二篇而熟读之，则三法了然，以之施治，庶不紊耳。

太阳中风，脉浮紧，发热恶寒，身疼痛，不汗出而烦躁者，大青龙汤主之。若脉微弱，汗出恶风者，不可服，服之则厥逆，筋惕肉𥆧。此为逆也。

〔注〕太阳中风，脉当浮缓，今脉浮紧，是中风之病而兼伤寒之脉也。中风当身不痛，汗自出，今身疼痛，不汗出，是中风之病而兼伤寒之证也。不汗出而烦躁者，太阳郁蒸之所致也。风，阳邪也。寒，阴邪也。阴寒郁于外则无汗，阳热蒸于内则烦躁，此风寒两伤，营卫同病，故合麻、桂二汤加石膏，制为大青龙汤，用以解荣卫同病之实邪也。若脉微弱，汗出恶风者，即有烦躁，乃少阴之烦躁，非太阳之烦躁也。禁不可服，服之则厥逆、筋惕肉𥆧之患生，而速其亡阳之变矣。故曰：此为逆也。

[集注]成无己曰：风并于卫者，为荣弱卫强；寒并于荣者；为荣强卫弱。今风寒两伤，故为荣卫俱实，所以宜大青龙汤主之也。

喻昌曰：大青龙汤为太阳无汗而设，与麻黄汤证何异？因有烦躁一证兼见，则非此法不解。

程应旄曰：此汤非为烦躁设，为不汗出之烦躁设。若脉微弱，汗出恶风者，虽有烦躁证，乃少阴亡阳之象，全非汗不出而郁蒸者比也。

伤寒，脉浮缓，身不疼，但重，乍有轻时，无少阴证者，大青龙汤发之。

[注]伤寒脉当浮紧，今脉浮缓，是伤寒之病而兼中风之脉也。伤寒当身疼，今身不疼，是伤寒之病而兼中风之证也。身轻，邪在阳也；身重，邪在阴也；乍有轻时，谓身重而有时轻也。若但欲寐，身重无轻时，是少阴证也。今无但欲寐，身虽重，乍有轻时，则非少阴证，乃荣卫兼病之太阳证也。脉虽浮缓，证则无汗，属实邪也，故亦以大青龙汤发之。前条以脉微汗出示禁，此条以无少阴证发明，盖详审慎重之至也。此二条，承上篇首条、次条，中篇首条、次条，再揭太阳风寒两伤，以为下篇荣卫兼病之提纲。后凡称太阳中风伤寒，涉于荣卫同病者，皆指此二条而言也。

[集注]方有执曰：大青龙汤，一则曰主之，一则曰发之，何也？主之者，以烦躁之急疾，属动而言也；发之者，以但重之沉默，属静而言也。

喻昌曰：无少阴证，"但重乍有轻时"六字早已指明。言但身重而无少阴之欲寐，其为寒因可审。况乍有轻时，不似少阴之昼夜俱重。又兼风因可审，所以力驱其在表之风寒而无疑也。若脉微弱，身重欲寐，则内顾少阴且不遑矣，敢发之乎？又曰：细玩二条文义，伤风脉本浮缓，反见浮紧；伤寒脉本浮紧，反见浮缓，是为伤风见寒，伤寒见风，两无疑矣。又当辨无少阴证相杂，则用青龙，万举万当矣。故脉见微弱，即不可用大青龙汤,以少阴病脉必微细也。方氏注,泥"弱"字牵入中风之脉,阳浮阴弱为解。不思中风之脉,以及误汗等证,太阳上篇已悉,此处但归重分别少阴,以太阳膀胱经与少阴肾经合为表里,其在阴虚之人,表邪不俟传经,早从膀胱袭入肾脏者有之。况两感夹阴等证,临病犹当细察。设少阴不亏,表邪安能飞渡而见身重欲寐等证耶! 故有少阴证者,不得已而行表散,自有温经散邪,两相缩照之法,岂可径用青龙之猛剂,立铲孤阳之根乎!

魏荔彤曰:身重一证,必须辨明,但欲寐而常重,则属少阴。误发其汗,变上厥下竭者,少阴热也;变筋惕肉瞤者,少阴寒也。其犯误汗之忌一也。

大青龙汤方

麻黄(去节)六两　桂枝二两　甘草(炙)二两　杏仁(去皮,尖)四十枚　生姜(切)三两　大枣(擘)十二枚　石膏(碎,绵裹)如鸡子大

上七味,以水九升,先煮麻黄,减二升,去上沫,内诸药,煮取三升,去滓,温服一升,取微似汗,汗出多者,温粉扑之。一服汗者,停后服。若复服,汗多亡阳,遂虚恶风,烦躁不得眠也。

[方解] 名大青龙者,取龙兴云雨之义也。治风不外乎桂枝,治寒不外乎麻黄。合桂枝、麻黄二汤以成剂,故为兼风寒中伤者之主剂也。二证俱无汗,故减芍药,不欲其收也;二证俱烦躁,故加石膏以解其热也。设无烦躁,则又当从事于麻黄桂枝各半汤矣。仲景于表剂中加大寒辛甘之品,则知麻黄证之发热,热全在表;大青龙证之烦躁,热兼肌里矣。初病太阳即用石膏者,以其辛能解肌热,寒能清胃火,甘能生津液,是预保阳明存津液之先着也。粗工疑而畏之,当用不用,必致热结阳明,斑黄狂冒,纷然变出矣。观此,则可知石膏乃中风、伤寒之要药,故得麻、桂而有青龙之名,得知、草而有白虎之号也。服后取微汗,汗出多者,温粉扑之。一服得汗,停其

后服,盖戒人即当汗之证,亦不可过汗也。所以仲景桂枝汤中不用麻黄者,是欲其不大发汗也;麻黄汤中用桂枝者,恐其过汗无制也。若不慎守其法,汗多亡阳,变生诸逆,表遂空虚,而不任风,阴盛格阳,而更烦躁不得眠也。

[集解]许叔微曰:仲景治伤寒,一则桂枝,二则麻黄,三则青龙。桂枝治风,麻黄治寒,青龙兼治风寒,不拘时候,施与脉证相对者,无不应手而愈。今人皆能言之,而未晓前人处方用药之意,多不敢用,无足怪也。

吴绶曰:大青龙汤,治伤寒发热,恶寒不得汗出,烦躁不安,脉浮紧或浮数者,急用此汤发汗则愈,乃仲景之妙法也。譬若亢热已极,一雨而凉,其理可见也。若不晓此理,见其躁热,投以寒凉之药,其害可胜言哉!若脉微弱汗出恶风者,不可用也;如误用之,其害亦不浅。所以脉证不明者,多不敢用也。

脉浮而紧,浮则为风,紧则为寒,风则伤卫,寒则伤荣。荣卫俱病,骨节烦疼,当发其汗而不可下也。

[注]此发明风寒两伤,荣卫俱病之义也。浮,风邪脉也;风,阳也;卫,阳也。紧,寒邪脉也;寒,阴也;荣,阴也。各从其类而伤之。荣卫俱病,骨节烦疼,是大青龙发汗之脉证,虽发热烦躁,其热在肌而不在胃,不可下也。

太阳病发汗,汗出不解,其人仍发热,心下悸,头眩身瞤动,振振欲擗地者,真武汤主之。

[注]此申首条,示人以救逆之法也。首条言误汗,此条言过汗,互文以明其义也。盖二证皆属亡阳,故均当以真武汤主之,扶阳抑阴以救其逆也。大汗出,仍热不解者,阳亡于外也;心下悸筑筑然动,阳虚不能内守也;头眩者,头晕眼黑,阳微气不能升也;身瞤动者,蠕蠕然瞤动,阳虚液涸,失养于经也。振,耸动也。振振欲擗地者,耸动不已,不能兴起,欲堕于地,阳虚气力不能支也。

[集注]张璐曰:此为误用大青龙因而致变者立法也。汗

出虽多而热不退,则邪未尽而正已大伤。况里虚为悸,上虚为眩,经虚为瞤,身振振摇,无往而非亡阳之象,所以用真武,把关坐镇之法也。

汪琥曰:或问治不在表,何以方中尚用生姜?盖病自过汗而来,虽无郁热可发,其内外寒邪犹在,用生姜者,乃温中有发也。

真武汤方见少阴篇

太阳病二日,反躁,反熨其背,而大汗出,大热入胃,胃中水竭,躁烦,必发谵语;十余日,振栗自下利者,此为欲解也。故其汗从腰以下不得汗,欲小便不得,反呕欲失溲,足下恶风,大便硬,小便当数而反不数,及多大便已,头卓然而痛,其人足心必热,谷气下流故也。

〔注〕太阳病中风、伤寒,二日不躁,今反躁者,是不得汗出而躁,大青龙汤证也。不以青龙汤发汗,反以火劫熨背,逼汗大出,火邪入胃,胃热水竭,则烦躁谵语所必发也。十有余日,邪正相持,持久必争,争必振栗作解,然解非汗出及下利,邪无从解也。若自下利,此为欲从里解也;若自汗出,此为欲从表解也。今十余日不自下利,而有欲小便不得,反呕欲失溲者,是里不解也;不自汗出,而下身无汗,足下恶风者,是表不解也。里不解者,大便必硬,小便当数而反不数,则知水留胃中,久必肠润,其久积之大便自应多下而解。及多大便已,虽小便不得,诸病不解,其头卓然而痛,是里解表未悉解也。表未悉解者,是因火逼汗出,而从腰以下不得汗,乃上解而下未解也。故有小便不得,诸在下之病。今虽里解,而其人头卓然而痛者,是表之余邪上逆。足心必热者,里之余热下流也。谷气者,即胃气也,言胃中热气随大便而下流也。此病皆由妄行火劫致变,难以拘定成规,当诊犯何逆,随证治之可也。

服桂枝汤,大汗出,脉洪大者,与桂枝汤如前法。若形似疟,一日再发者,汗出必解,宜桂枝二麻黄一汤。

〔注〕服桂枝汤,大汗出,病不解,脉洪大,若烦渴者,则为

表邪已入阳明，是白虎汤证也。今脉虽洪大而不烦渴，则为表邪仍在太阳，当更与桂枝汤如前法也。服汤不解，若形如疟，日再发者，虽属轻邪，然终是为风寒所持，非汗出必不得解，故宜桂枝二麻黄一汤，小发荣卫之汗。其不用麻黄桂枝各半汤者，盖因大汗已出也。

〔集注〕方有执曰：服桂枝汤，证转大汗出，脉转洪大者，乃风多寒少，风邪欲散而以微寒持之，两者皆不得解，而寒热如疟也。桂枝二麻黄一汤者，重解风而轻于散寒也。

桂枝二麻黄一汤方

桂枝一两十七铢　芍药一两六铢　麻黄（去节）十六铢
甘草一两二铢　杏仁（去皮、尖）十六枚　生姜（切）一两六铢
大枣（擘）五枚

上七味，以水五升，先煮麻黄一二沸，去上沫，内诸药，煮取二升，去滓，温服一升，日再服。

〔集解〕张璐曰：详此方药品，与各半不殊，惟铢分稍异，而证治攸分，可见仲景于差多差少之间，分毫不苟也。

太阳病，得之八九日，如疟状，发热恶寒，热多寒少，其人不呕，清便欲自可，一日二三度发，脉微缓者，为欲愈也；脉微而恶寒者，此阴阳俱虚，不可更发汗，更下更吐也；面色反有热色者，未欲解也，以其不能得小汗出，身必痒，宜桂枝麻黄各半汤。

〔注〕太阳荣卫两伤，风多寒少之病，得之八九日，有如疟状之寒热，热多寒少，其人不呕，小便清白者，此里和不受邪，虽为欲愈，然必审其人。如疟状之寒热，一日二三度，轻轻而发，诊其脉微且缓，则知邪已衰，正欲复，表里将和，始为欲愈也。若脉微不缓，是正犹未复，恶寒是邪犹未衰，尚不能自愈，但已为前之汗、吐、下，虚其表里，不可更发汗、更下、更吐也。脉微恶寒，表里俱虚，则面色当白，今色反赤，犹有余邪怫郁于表，不能得小汗出，宜发阳气，故面赤身痒，未欲解也。宜桂枝麻黄各半汤，小小汗之，以和荣卫，自可愈也。

[集注] 吴人驹曰：此不专事桂枝，而兼合乎麻黄者，谓其面热身痒，邪在轻虚浮浅之处，惟麻黄能达也。

桂枝麻黄各半汤方

桂枝一两十六铢　芍药一两　生姜一两　甘草（炙）一两　麻黄（去节）一两　大枣（擘）四枚　杏仁（去皮、尖）二十四枚

上七味，以水五升，先煮麻黄一二沸，去上沫，内诸药，煮取一升八合，去滓，温服六合。

脉浮而迟，面热赤而战惕者，六七日当汗出而解，反发热者差迟，迟为无阳，不能作汗，其身必痒也。

[注] 此承上条，发明面赤身痒之义也。表阳气虚，故脉浮迟；邪气怫郁，故面热赤；正虚邪盛相争，故战惕也。至六七日，则邪当衰，应汗出而解。若反发热，是邪未衰，故差迟也。迟者，正不胜邪也。阳微怫郁，其身必痒，以无阳气，不能宣发作汗故也。

[集注] 程知曰：此言阳虚不能作汗之脉也。浮则邪在肌表；迟则阳虚；气怫郁而不得越，则面热赤；正与邪争而不得出，则身战惕。至六七日传经尽，当汗解之时，乃不得汗，反发热者，其差必迟。盖阳虚不能领汗外出，其热邪浮于肌肤，必作身痒也。

太阳病，发热恶寒，热多寒少，脉微弱者，此无阳也，不可更汗，宜桂枝二越婢一汤。

[注] 太阳病发热恶寒，热多寒少，此为荣卫兼病，风邪多而寒邪少也。若脉浮紧，或脉浮数，是表有阳邪郁蒸，则为无汗热多之实邪，以大青龙汤汗之可也。今脉阳微阴弱，乃为虚邪之诊，即有无汗热多之实邪，亦不可用大青龙汤更汗也。盖以脉微弱，是无太阳表脉也，故不可更大汗也。然既有无汗、热多、寒少之表证，麻黄、桂枝、石膏之药，终不可无，故只宜桂枝二越婢一汤之轻剂，令微微似汗，以解肌表而和荣卫也。

[集注]喻昌曰：此亦风多寒少之证。"无阳"二字，仲景言之不一。无阳乃无表、无津液之通称也，故以不可更汗为戒。然非汗则风寒终不能解，惟取桂枝之二以治风，越婢之一以治寒，乃为合法耳。

汪琥曰："不可更汗"四字，当是不可更大发汗意，因其人脉微弱无阳也。此方比上小发汗之方更轻。

吴人驹曰：微乃微甚之微，非微细之微，但不过强耳。既曰热多，脉安得微？无阳者，谓表之阳邪微，故不可更大汗。热多者，谓肌之热邪甚，故佐以石膏。越婢者，发越之力如婢子之职，狭小其制，不似大青龙之张大也。

桂枝二越婢一汤方

桂枝十八铢　芍药十八铢　甘草（炙）十八铢　石膏（碎，绵裹）二十四铢　麻黄（去节）十八铢　大枣（擘）四枚　生姜一两二铢

上七味，以水五升，煮麻黄一二沸，去上沫，内诸药，煮取二升，去滓，温服一升。本方当裁为越婢汤、桂枝汤合之，饮一升。今合为一方，乃桂枝汤二分，越婢汤一分。

[方解]此方即大青龙汤以芍药易杏仁也。名虽越婢辅桂枝，实则大青龙汤之变制也。去杏仁，恶其从阳而辛散；用芍药，以其走阴而酸收。以此易彼，裁而用之，则主治不同矣。以桂枝二主之，则不发汗。可知越婢一者，乃麻黄、石膏二物，不过取其辛凉之性，佐桂枝二以和表而清肌热，则是寓微汗于不发之中，亦可识也。非若大青龙汤以石膏佐麻黄，而为发汗驱肌热之重剂也。

[按]桂枝二麻黄一汤，治形如疟，日再发者，汗出必解，而无热多寒少，故不用石膏之凉也。桂枝麻黄各半汤，治如疟状，热多寒少，而不用石膏，更倍麻黄者，以其面有怫郁热色，身有皮肤作痒，是知热不向里而向表，令得小汗，以顺其势，故亦不用石膏之凉里也。桂枝二越婢一汤，治发热恶寒，热多寒少。而用石膏者，以其表邪寒少，肌里热多，故用石膏

之凉,佐麻、桂以和荣卫,非发荣卫也。今人一见麻、桂,不问轻重,亦不问温覆与不温覆,取汗与不取汗,总不敢用,皆因未究仲景之旨。麻黄、桂枝只是荣卫之药,若重剂温覆取汗,则为发荣卫之药;轻剂不温覆取汗,则为和荣卫之方也。

[集解]吴人驹曰:发散表邪,皆以石膏同用者,盖石膏其性寒,寒能胜热;其味薄,薄能走表。非若芩、连之辈,性寒味若而厚,不能升达也。

伤寒,无大热,口燥渴,心烦,背微恶寒者,白虎加人参汤主之。

[注]伤寒身无大热,不烦不渴,口中和,背恶寒,附子汤主之者,属少阴病也。今伤寒身无大热,知热渐去表入里也。口燥渴心烦,知热已入阳明也。虽有背微恶寒一证,似乎少阴,但少阴证,口中和,今口燥渴,是口中不和也。背恶寒,非阳虚恶寒,乃阳明内热熏蒸于背,汗出肌疏,故微恶之也。主白虎汤,以直走阳明,大清其热;加人参者,盖有意以顾肌疏也。

[集注]喻昌曰:此条辨证最细。脉必滑而带浮,浑身无大热,又不恶寒,但背间微觉恶寒,是表邪已将罢;其人口燥渴心烦,是里热已大炽。更不可姑待,而当急为清解,恐迟则热深津竭,无济于事矣。

伤寒表不解,心下有水气,干呕发热而咳,或渴,或利,或噎,或小便不利、少腹满,或喘者,小青龙汤主之。

[注]伤寒表不解,谓脉浮紧、头痛、身痛、发热、无汗、恶寒之证仍在也。心下有水气,谓干呕而咳也。然水之为病不一,故曰或渴,或利,或噎,或小便不利、少腹满,或喘者,皆有水气之证,故均以小青龙汤,如法加减主之也。经曰:三焦者决渎之官,水道出焉;膀胱者州都之官,津液藏焉,气化则能出矣。太阳受邪,若无水气,病自在经;若有水气,病必犯腑。病腑,则膀胱之气化不行,三焦之水气失道;停上焦则或咳,或喘,或噎;停中焦则或渴,或干呕,或满;停下焦则或小便不

利、少腹满，或下利。凡水所行之处，皆得而病之也。小青龙汤外发太阳之表实，内散三焦之寒饮，亦汗法中之峻剂，与大青龙汤并得其名。一以治太阳表实之热躁，一以治太阳表实之寒饮也。

［集注］程知曰：此明伤寒表证未解，水积心下，散寒涤饮法也。

汪琥曰：《明理论》云：青龙主风寒两伤之疾固已。伤寒表不解，则麻黄可以发；中风表不解，则桂枝可以散。惟其表不解，而又加之心下有水气，则非二汤所能发散，必以小青龙汤，始可祛除表里之邪气尔。

小青龙汤方

麻黄（去节）三两　芍药三两　五味子半升　干姜二两甘草（炙）三两　半夏（洗）半升　桂枝三两　细辛三两

上八味，以水一斗，先煮麻黄，减二升，去上沫，内诸药，煮取三升，去滓，温服一升。

加减法：若渴，去半夏加栝蒌根三两。若噎者，去麻黄加附子一枚（炮）。若小便不利，少腹满，去麻黄加茯苓四两。若喘，去麻黄加杏仁半升（去皮尖）。若微利，去麻黄加荛花如一鸡子，熬令赤色。

［按］加荛花如鸡子大，熬令赤色，此必传写之误。盖《本草》荛花，即芫花类也。用之攻水，其力甚峻，五分可令人下行数十次，岂有治停饮之微利，而用鸡子大之荛花者乎？似当改加茯苓四两。

［方解］太阳停饮有二：一中风有汗为表虚，五苓散证也；一伤寒无汗为表实，小青龙汤证也。表实无汗，故合麻、桂二方以解外。去大枣者，以其性滞也；去杏仁者，以其无喘也，有喘者，仍加之；去生姜者，以有干姜也，若呕者，仍用之。佐干姜、细辛，极温极散，使寒与水俱得从汗而解；佐半夏逐痰饮，以清不尽之饮；佐五味收肺气，以敛耗伤之气。若渴者，去半夏加花粉，避燥以生津也；若微利与噎，小便不利，少腹

满,俱去麻黄,远表而就里也。加附子以散寒,则噎可止;加茯苓以利水,则微利止,少腹满可除矣。此方与越婢汤同治水饮溢于表,而为腹胀水肿,宜发汗外解者,无不随手而消。越婢治有热者,故方中君以石膏,以散阳水也;小青龙治有寒者,故方中佐以姜、桂以散阴水也。

[集解] 柯琴曰:两青龙俱治有表里证,皆用两解法。大青龙是里热,小青龙是里寒,故发表之药相同,而治里之药则殊也。此与五苓同为治表不解,而心下有水气。然五苓治水之蓄而不行,故专渗泻以利水,而微发其汗,使水从下而去也;此方治水之动而不居,故备举辛温以散水,而大发其汗,使水从外而出也。仲景发表利水诸法,精义入神矣。

赵良曰:溢饮之证,《金匮》云:当发其汗,小青龙汤治之。盖水饮溢出于表,荣卫尽为之不利,必仿伤寒荣卫两伤之法,发汗以散其水,而后荣卫行,经脉通,则周身之水可消,必以小青龙汤为第一义,于此可类推矣。

伤寒,心中有水气,咳而微喘,发热不渴,服汤已,渴者,此寒去欲解也,小青龙汤主之。

[按]"小青龙汤主之"六字,当在发热不渴之下,始与"服汤已,渴者"之文义相属。岂有寒去欲解,而更服小青龙汤之理乎?

[注] 伤寒,心下有水气,咳而微喘,发热不渴,此为外伤寒邪,内停寒饮,宜以小青龙汤两解之。服汤汗解已后渴者,乃已汗寒去内燥之渴,非未汗饮停不化之渴,故曰:寒去欲解也。当少少与水饮之,以滋其燥,令胃和自可愈也。

[集注] 成无己曰:咳而微喘者,水寒射肺也。发热不渴者,表证未罢也。与小青龙汤发表散水。服汤已,渴者,里气温,水气散,为欲解也。

方有执曰:发热不渴,寒胜也,故以服汤已而渴,为寒去欲解,大意与上条相仿,故治亦同。

程知曰:此明水寒未解,治宜小青龙也。心下有水气,寒在膈上也，故喘咳；发热不渴，服汤已而渴，则水寒解矣。此解水气之法，当用小青龙，非谓解后仍用小青龙也。

张璐曰：风寒挟水饮，为病在表者，故不渴。服汤后而渴者，是为寒去津伤欲解之征，所以虽渴而不必服药，但当静俟津回可也。咳而微喘，为水饮上逆。今水去而渴，与水逆而渴不同。世本"小青龙汤主之"在"寒去欲解也"之下，错简也。

汪琥曰：上条云渴，是未服汤而渴，乃水停津液不化而渴；此条云渴，是服汤已而渴，乃汗后津液既亡而渴。渴既不同，岂可仍用上药小青龙主之？当在"服汤已"之上可知。

下之后，复发汗，必振寒，脉微细，所以然者，以内外俱虚故也。

〔注〕发汗当于未下之先，今下之后，复发汗，必振寒。脉微细者，表里皆虚也。所以然者，以下之失宜，则内守之阳虚，故脉微细也。以汗之失宜，则外固之阳衰，故振寒也。

〔集注〕郑重光曰：治伤寒先汗后下，此定法也。若下后外邪不尽，不得已而复汗之，邪虽去而内外俱虚，是以脉细振寒，所伤滋大矣。

下之后，复发汗，昼日烦躁不得眠，夜而安静，不呕不渴，无表证，脉沉微，身无大热者，干姜附子汤主之。

〔注〕此承上条互详脉证，以出其治也。既下之以虚其里，复发汗以虚其表，阴阳两虚，阳无所附。夜而安静，不呕不渴，是内无阳证也；无表证，身无大热，脉沉微，是外无阳证也。表里无阳，内外俱阴，惟有昼日烦躁不得眠，一假阳证，则是独阴自治于阴分，孤阳自扰于阳分，非相胜乃相离也，故以干姜附子汤，助阳以配阴。盖以阴虽盛而未相格，阳气微而自不依附也。

〔集注〕喻昌曰：上条但言振寒及微细之脉，未定所主之病，以虚证不一也。然振寒脉微细，阳虚已见一班。设昼日烦躁不得眠，其为虚阳扰乱可知；夜反安静，不呕不渴，则虚阳扰乱不兼外邪可知。脉沉微，身无大热，则烦躁，为亡阳之诊，干姜、附子在所必需。由此可推，日中安静，夜而烦躁，则为阴病而阳不病，又可知矣。

程应旄曰：下之后，复发汗，昼日烦躁不得眠，虚阳扰乱，外见假热也。夜安静，不呕不渴，无表证，脉沉微，身无大热，阴气独治，内系真寒也。宜干姜附子汤，直从阴中回阳，不当于昼日烦躁，一假热证狐疑也。

干姜附子汤方

干姜一两　　附子（去皮，生用，破八片）一枚

上二味，以水三升，煮取一升，去滓，顿服。

发汗若下之，病仍不解，烦躁者，茯苓四逆汤主之。

［注］此又承上条言。先汗后下，于法不逆，病应解而仍不解，反烦躁者，以别其治也。盖汗、下俱过，表里两虚，阴盛格阳，故昼夜见此扰乱之象也。当以四逆汤，壮阳胜阴，更加茯苓以抑阴邪，佐人参以扶正气，庶阳长阴消，正回邪退，病自解而烦躁安矣。大青龙证，不汗出之烦躁，乃未经汗下之烦躁，属实；此条病不解之烦躁，乃汗下后之烦躁，属虚。然脉之浮紧沉微，自当别之，恐其误人，故谆谆言之也。

［集注］汪琥曰：伤寒汗下，则烦躁止而病解矣。若阴盛之烦躁，强发其汗，则表疏亡阳；复下之，则里虚亡阴。卫阳失护，营阴内空，邪仍不解，更生烦躁，此亦虚烦虚躁，乃假热之象也。只宜温补，不当散邪，故以茯苓四逆汤主之。

茯苓四逆汤方

茯苓六两　人参一两　甘草（炙）二两　　干姜一两半　　附子（生用，去皮，破八片）一枚

上五味，以水五升，煮取三升，去滓，温服七合，日三服。

［方解］表里之病，治不如法，先过汗后复过下，或下后复汗，误而又误，变成坏病。若其人阳盛而从热化，则转属三阳；阳衰而从寒化，则系在三阴。此二条烦躁皆坏病也。烦躁，虽六经俱有，而多见于太阳、少阴者，太阳为真阴之标，少

阴为真阳之本也。未经汗下而烦躁,多属阳,其脉实大,其证热渴,是烦为阳盛,躁为阴虚。已经汗下而烦躁,多属阴,其脉沉微,其证汗厥,是烦为阳虚,躁为阴盛也。夫先下后汗,于法为逆。外无大热,内不呕渴,似乎阴阳自和,而实阳虚阴盛。所以虚阴扰乱于阳分,故昼日烦躁不得眠;盛阴独治于阴分,故夜而安静;脉沉微,是真阳将脱而烦躁也。用干姜、附子,壮阳以配阴。姜、附者,阳中阳也,生用则力更锐,不加甘草,则势更猛,比之四逆为更峻,救其相离,故当急也。先汗后下,于法为顺,病仍不解,遽增昼夜烦躁,亦是阴盛格阳之烦躁也,用茯苓四逆,抑阴以回阳。茯苓感太和之气化,伐水邪而不伤阳,故以为君;人参生气于乌有之乡,通血脉于欲绝之际,故以为佐;人参得姜、附,补气兼以益火;姜、附得茯苓,补阳兼以泻阴;调以甘草,比之四逆为稍缓和,其相格故宜缓也。一去甘草,一加参、苓,而缓急自别,仲景用方之妙如此。

太阳病,先下而不愈,因复发汗,以此表里俱虚,其人因致冒,冒家汗出自愈。所以然者,汗出表和故也。得里未和,然后复下之。

[注] 太阳表病,当汗不汗,先下之而不愈,因复发其汗,以此表里俱虚,因虚其人致冒,理必然也。冒家者,谓凡因病而昏冒者也。然冒家或有汗出自愈,其所以然者,非表里俱虚,乃邪正皆衰,表里自和故也。得汗出而自愈者,和于表也;得下利而自愈者,和于里也。得里未和,然后下之,宜调胃承气汤和之。由此推之,得表未和,然后汗之,当以桂枝汤和之,自在言外矣。

[集注] 程知曰:冒者,神识不清,如有物为之冒蒙也。得汗出,表和而邪解矣。得表和而里未和,然后下之,明不得以其冒而认为入里之邪,遂致妄下,亦不得以其冒而认为表之未解,复妄用汗也。

汪琥曰:得里未和"里"字,诸注指二便言。窃思经文中既云然后下之,此专指大便而言。若利小便,则不言下矣。

其义可不辨而自明。

凡病，若发汗、若吐、若下、若亡血、若亡津液，阴阳自和者，必自愈。

〔注〕凡病，谓不论中风、伤寒一切病也，若发汗、若吐、若下、若亡血、若亡津液，施治得宜，自然愈矣。即或治未得宜，虽不见愈，亦不至变诸坏逆，则其邪正皆衰，可不必施治，惟当静以俟之，诊其阴阳自和，必能自愈也。

〔集注〕方有执曰：阴阳以脉言，而二便在其中。两者和，则血气无相胜负，故可必自愈。

程知曰：脉以左右三部匀停为无病。故汗、吐、下后，阴阳和者必自愈，不须过治也。

问曰：病有战而汗出，因得解者何也？答曰：脉浮而紧，按之反芤，此为本虚，故当战而汗出也。其人本虚，是以发战；以脉浮，故当汗出而解也。若脉浮而数，按之不芤，此人本不虚，若欲自解，但汗出耳，不发战也。问曰：病有不战而汗出解者何也？答曰：脉大而浮数，故知不战汗出而解也。问曰：病有不战、不汗出而解者何也？答曰：其脉自微，此以曾发汗，若吐、若下、若亡血，以内无津液，此阴阳自和，必自愈，故不战不汗出而解也。

〔注〕脉浮而紧，邪实也；按之反芤，正虚也。正虚邪实，邪与正争，故发战汗出而解也。脉浮而数，邪未实也；按之不芤，正不虚也。正不虚，邪未实，邪不能与正争，故不战汗出而解也。脉不芤，知不发战也；脉不浮，知不汗出也；脉自微，知曾经发汗。若吐、若下、若亡血，因内无津液，邪正俱衰，阴阳自和，故不发战不汗出而解也。

问曰：伤寒三日，脉浮数而微，病人身凉和者何也？答曰：此为欲解也，解以夜半。脉浮而解者，濈然汗出也；脉数而解者，必能食也；脉微而解者，必大汗出也。

〔注〕脉浮而数，按之无力，当发战，汗出而解，以其人本虚故也。脉浮而数，按之有力，当不发战，但汗出而解，以其

人本不虚故也。脉自微,曾经发汗,若吐、若下、若亡血,不发战,不汗出而解,以其人邪正皆衰,阴阳自和故也。伤寒三日,未经汗、吐、下、亡血也,脉浮数而微,病人热减身和,此谓欲解。解以夜半者,阳病至阴时则和也。盖浮、数、微三脉,虽均为可解之脉,然解之征,则不无别也。如脉浮,濈然汗出,则邪还于表而解;脉数能食,则胃和而解;脉微,必大汗出而解者,以其未经汗、吐、下,其人未虚,故均不发战;津液未伤,故汗大出而解也。

[集注]方有执曰:三日,言遍三阳也。浮数,不传阴也。微,邪气衰也。夜半,阴尽阳生之时也。濈然,和而汗出貌。能食,胃气回也。

太阳病未解,脉阴阳俱停,必先振栗,汗出而解。但阳脉微者,先汗出而解;但阴脉微者,下之而解。若欲下之,宜调胃承气汤。

[注]太阳病未解,当见未解之脉,今不见未解之脉,而阴阳脉俱停,三部沉伏不见;既三部沉伏不见,则当见可死之证;而又不见可死之证,是欲作解之兆也。作解之兆,必先见振慄汗出而始解者,乃邪正交争作汗故也。但作解之脉,不能久停,脉之将出,必有其先。先者何? 先于三部上下、阴阳、沉伏不见处求之也。若从寸脉阳部微微而见者,则知病势向外,必先汗出而解;若从尺脉阴部微微而见者,则知病势向内,必自下利而解;如不自下利,若欲下之以和里,宜调胃承气汤主之。由此推之,则可知如不自汗出,若欲汗之以和表,宜麻桂各半汤主之也。观"若欲下之,宜调胃承气汤",意甚轻活,无取于大下,俱在言外矣。

[集注]程应旄曰:振栗汗解,单指脉停者言。下边两解,不必有战汗,是指其脉渐出而言也。

伤寒,腹满谵语,寸口脉浮而紧,此肝乘脾也,名曰纵,刺期门。

[注]伤寒脉浮紧,太阳表寒证也。腹满谵语,太阴、阳明

里热也。欲从太阳而发汗,则有太阴、阳明之里;欲从太阴、阳明而下之,又有太阳之表,主治诚为两难,故不药而用刺法也。虽然,太阴论中,太阳表不解,太阴腹满痛,而用桂枝加大黄汤,亦可法也。"此肝乘脾,名曰纵,刺期门",与上文义不属,似有遗误。

伤寒发热,啬啬恶寒,大渴欲饮水,其腹必满,自汗出,小便利,其病欲解。此肝乘肺也,名曰横,刺期门。

[注] 伤寒发热,啬啬恶寒,无汗之表也。大渴欲饮水,其腹必满,停饮之满也。若自汗出,表可自解,小便利满可自除,故曰:其病欲解也。若不汗出,小便闭,以小青龙汤先解其外;外解已,其满不除,十枣汤下之,亦可愈也。"此肝乘肺,名曰横,刺期门",亦与上文义不属,似有遗误。

太阳病欲解时,从巳至未上。

[注] 凡病欲解时,必于其经气之旺。太阳,盛阳也。日中阳气盛,故从巳、午、未之旺时而病解。

音切

惕音踢　眴日轮切　擗滂吉切　慄音栗　溲所留切　谇职廉切　噎一结切　荛音饶　芄苦侯切　溅阻立切

御纂医宗金鉴卷四

辨阳明病脉证并治全篇

阳明主里，内候胃中，外候肌肉，故有病经、病腑之分。如论中身热烦渴，目痛鼻干不得眠，不恶寒，反恶热者，此阳明经病也；潮热谵语，手足腋下濈然汗出，腹满痛，大便硬者，此阳明腑病也。而其候各有三：经病则有邪已传阳明而太阳之表未罢，兼见头痛，恶寒，无汗之太阳证者；有太阳之邪已罢，悉传阳明，但见壮热有汗，心烦不眠，口渴引饮之阳明证者；有阳明之邪未已，复转少阳，兼见胸胁痛，寒热往来，口苦而呕，目眩耳聋之少阳证者。腑病则有太阳阳明，谓太阳病，或发汗，或吐，或下，或利小便，亡其津液，胃中干燥，太阳之邪，乘胃燥而转属阳明，致小便反数，大便硬者，所为脾约是也；有正阳阳明，谓阳气素盛，或有宿食，太阳之邪，一传阳明，遂入胃腑，致大便不通者，所为胃家实是也；有少阳阳明，谓病已到少阳，法当和解，而反发汗，利小便，亡其津液，胃中燥热，复转属阳明，致大便结燥者，所为大便难者是也。其治阳明经病，则以葛根汤或桂枝加葛根汤发之，或以白虎汤清之，或以柴胡白虎汤和之，随其证而施之可也。其治阳明腑病，虽均为可下，然不无轻重之分，故或以三承气汤下之，或麻仁丸通之，或蜜煎胆汁导之，量其病而治之可也。此阳明病之大略也。兹以在经、在腑二者，详疏于篇，俾读者易为分别，则临证施治，自不紊矣。

阳明之为病，胃家实是也。

[注] 阳明经，内以候胃，外以候肌。言阳明之为病，由太阳之邪，传于其经，则为阳明病外证；由太阳之邪，传入胃腑，则为胃家实也。

[集注] 方有执曰：阳明，经也；胃，腑也；实者，大便结为

硬满而不得出也。虽则迟早不同,而非日数所可拘也。

伤寒三日,阳明脉大。

[注] 伤寒一日太阳,二日阳明,三日少阳,乃《内经》言传经之次第,非必以日数拘也。此云三日阳明脉大者,谓不兼太阳阳明之浮大,亦不兼少阳阳明之弦大,而正见正阳阳明之大脉也。盖由去表传里,邪热入胃,而成内实之诊,故其脉象有如此者。

[集注] 方有执曰:伤寒三日,该中风而大约言也。脉大者,阳明气血俱多也。

沈明宗曰:此正阳明之正脉也。仲景谓三日阳明脉大,因阳明乃多气多血之腑,风寒传入,邪盛于中,故脉显大,是为阳明邪实之正脉。但病阳明务具此脉,方可下夺,或兼太阳之浮紧,少阳之弦细,或迟疾滑涩虚弱,乃属气血阴阳之虚,虽见大实大满,亦当详审顾虑,或以小承气汤试之,或用蜜煎导法,不得直施攻下也。

本太阳初得病时,发其汗,汗先出不彻,因转属阳明也。

[注] 阳明之病,本自太阳初得病时,发其汗,汗先出而不透彻,乃为汗不如法,故未尽之邪,因而转属阳明也。邪在经则为外证;邪入腑则为胃家实矣。

[集注] 方有执曰:此言由发太阳汗不如法,致病入胃之大意。

阳明病,若能食,名中风;不能食,名中寒。

[注] 太阳之邪传阳明病,有自中风传来者,有自伤寒传来者,当于食之能否辨之。若能食,名中风,是自中风传来者,以风乃阳邪,阳能化谷,故能食也。不能食,名中寒,是自伤寒传来者,以寒乃阴邪,不能化谷,故不能食也。

[集注] 方有执曰:此以食之能否,验风寒之辨。盖阳明主水谷,风能食,阳能化谷也;寒不能食,阴不杀谷也。名,犹言为也。中寒,即伤寒之互词。大意推原风寒自太阳传来,

其辨验有如此者,非谓阳明自中而然也。

汪琥曰:仲景云:中寒与伤寒同义,非真寒证也。若系真中寒,是胃家虚冷,药宜理中汤之类。今不能食,是胃气实,但邪未入腑,不作郁热耳。因名中寒,实与伤寒无异。

问曰:阳明病,外证云何? 答曰:身热汗自出,不恶寒反恶热也。

[注]阳明病有外证有内证。潮热、自汗、不大便,内证也;身热、汗自出、不恶寒、反恶热,外证也。今汗自出,是从中风传来,故与中风之外证同;而身热、不恶寒反恶热,则知为阳明外证,故不与中风外证同也。然阳明之热,发于肌肉,必蒸蒸而热,又不似太阳之阵阵发热,可知矣。

[集注]方有执曰:此以太阳中风,传入阳明之外证言。

魏荔彤曰:病有太阳中风不解,传入阳明者,何以辨之?故设问曰:阳明未知其里之何时传来? 必先验其外之何所见证? 答曰:太阳病,有身热,汗自出而恶风者,此太阳中风之本证也;若身热,汗自出,竟不恶风寒而反恶热,则病已去太阳而入阳明矣。此阳明病,由太阳中风而传入者也。

问曰:病有得之一日,不发热而恶寒者,何也? 答曰:虽得之一日,恶寒将自罢,即自汗出而恶热也。

[注]太阳病当恶寒,阳明病当恶热。今阳明病,有初得之一日,不发热而恶寒者,是太阳去表之邪未尽,故仍恶寒也。然去表未尽之邪,欲传阳明,不能久持,故恶寒必将自罢,即日当自汗出而恶热矣。

[集注]方有执曰:此以太阳伤寒,传入阳明之外证言。

程应旄曰:阳明恶寒,终是带表,至于腑病则恶热矣。表之罢否,须于此验之。

郑重光曰:此辨阳明伤寒之外证,不发热而恶寒,起自伤寒也。恶寒将自罢,邪过表也。即自汗出,邪热郁于肌肉,腠理开,汗外泄也。

魏荔彤曰:太阳伤寒亦有传入阳明者,又何以辨之? 故设问曰：病有得之一日，起初之时，不见发热，而但见恶寒者，何病也？答曰：得之一日恶寒，虽为太阳伤寒之证，而恶寒亦将自罢，即自汗出而恶热，此是阳明病由太阳伤寒而传入者也。可知太阳中风，则发热恶风，汗自出为正病；太阳伤寒，则恶寒无汗为正病。若传入阳明，则必以汗出、恶热为正病也。

问曰：恶寒何故自罢？答曰：阳明居中，主土也。万物所归，无所复传。始虽恶寒，二日即止，此为阳明病也。

[注] 此释上条阳明恶寒自罢之义。阳明属胃居中，土也。土为万物所归，故邪热归胃则无所复传，亦万物归土之义。阳明初病一日，虽仍恶寒，是太阳之表未罢也。至二日恶寒自止，则是太阳之邪已悉归并阳明，此为阳明病也。

[集注] 方有执曰：恶寒二日自止者，热入里而将恶热，此以正阳阳明言也。

程应旄曰：六经虽分阴阳，而宰之者胃，五脏六腑，皆朝宗而禀令焉。一有燥热，无论三阳传来之邪，从而化热，即三阴传来之邪，亦转属而变热。阴阳之邪，皆归胃土，故曰：万物所归无所复传也。

问曰：何缘得阳明病？答曰：太阳病，若发汗、若下、若利小便，此亡津液，胃中干燥，因转属阳明；不更衣，内实，大便难者，此名阳明也。

[注] 问曰：何缘得阳明胃实之病？答曰：由邪在太阳时，发汗，若下，若利小便，皆为去邪而设，治之诚当，则邪解而愈矣。如其不当，徒亡津液，致令胃中干燥，则未尽之表邪，乘其燥热，因而转属阳明。为胃实之病者有三：曰不更衣，即太阳阳明脾约是也；曰内实，即正阳阳明胃家实是也；曰大便难，即少阳阳明大便难是也。三者虽均为可下之证，然不无轻重之别，脾约自轻于大便难，大便难自轻于胃家实。盖病脾约大便难者，每因其人津液素亏，或因汗下利小便，施治失宜所致。若胃实者，则其人阳气素盛，胃有宿食，即未经汗下，而

亦入胃成实也。故已经汗下者,为夺血致燥之阳明,以滋燥为主;未经汗下者,为热盛致燥之阳明,以攻热为急。此三承气汤、脾约丸及蜜煎、土瓜根、猪胆汁导法之所由分也。

[集注]方有执曰:古人大便必更衣;不更衣,言不大便也。

程应旄曰:转属层次,不止有表罢、不罢之分;而表罢入里,复有燥实、燥不实之辨。所以有不更衣之阳明病,有内实之阳明病,有大便难之阳明病也。其中有属表属里,所以下法有禁有宜。受气有里实里燥,所以下法有应大应小。

汪琥曰:或问太阳病若下矣,则胃中之物已去,纵亡津液,胃中干燥,未必复成内实。答云方其太阳初病时,下之不当,徒亡津液,胃中之物去之不尽,邪传阳明而成燥粪,故有内实之证。

问曰:病有太阳阳明,有正阳阳明,有少阳阳明,何谓也?答曰:太阳阳明者,脾约是也;正阳阳明者,胃家实是也;少阳阳明者,发汗利小便已,胃中躁烦实,大便难是也。

[注]阳明可下之证,不止于胃家实也。其纲有三,故又设问答以明之也。太阳之邪,乘胃燥热,传入阳明,谓之太阳阳明,不更衣无所苦,名脾约者是也;太阳之邪,乘胃宿食与燥热结,谓之正阳阳明,不大便,内实满痛,名胃家实者是也;太阳之邪已到少阳,法当和解,而反发汗利小便,伤其津液,少阳之邪复乘胃燥,转属阳明,谓之少阳阳明,大便涩而难出,名大便难者是也。

[集注]程知曰:言三阳皆有入胃腑之证也。阳明为水谷之海,中土为万物所归,故三阳经皆能入其腑。邪自太阳传入胃腑者,谓之太阳阳明,即经所谓太阳病,若吐、若下、若发汗后,微烦,小便数,大便因硬者是也。由脾之敛约,故用小承气微下以和之。邪自阳明经传入胃腑者,谓之正阳阳明,即经所谓发热汗出,胃中燥硬谵语者是也。乃胃中邪实,故用大承气以攻下之。邪自少阳转属胃腑者,谓之少阳阳明,

即经所谓少阳不可发汗,发汗则谵语,此属胃者是也。系津液内竭,故用麻仁丸润下,以和其津液也。若三阳外证未除,则阳明正治之法,又不可用矣。

阳明病,脉浮而紧者,必潮热,发作有时;但浮者,必盗汗出。

[按]自汗是阳明证,盗汗是少阳证,盗汗当是自汗,文义始属。

[注]阳明病在经,脉当浮长;入腑,脉当实大。今脉浮而紧,潮热有时者,是阳明病而见太阳伤寒脉也,则知是从伤寒传来。太阳伤寒之邪未罢,必无汗,故虽见阳明潮热发作有时之证,仍当从太阳阳明伤寒治之,宜麻黄加葛根汤汗之。若见潮热发作有时之证,而脉但浮不紧,是阳明病而见太阳中风脉也,则知是从中风传来。太阳中风之邪未罢,必自汗出,当从太阳阳明中风治之,宜桂枝加葛根汤解之。

[集注]沈明宗曰:此阳明证而见太阳脉也。脉浮而紧,太阳表寒未罢之脉;潮热发作有时,则阳明里证已具;但浮者,太阳风伤卫脉,故必汗出也。

阳明病,脉迟,汗出多,微恶寒者,表未解也,可发汗,宜桂枝汤。

[按]“汗出多”之下,当有“发热”二字;若无此二字,脉迟,汗出多,微恶寒,乃是表阳虚,桂枝附子汤证也,岂有用桂枝汤发汗之理乎? 必是传写之遗。

[注]阳明病脉当数大,今脉迟、汗出多,设不发热恶寒,是太阳表邪已解矣。今发热微恶寒,是表犹未尽解也,故宜桂枝汤解肌以发其汗,使初入阳明之表邪,仍还表而出也。

[集注]程知曰:此言中风传阳明,表邪未解,仍宜用桂枝汤以解肌也。

汪琥曰:此太阳病初传阳明经,中有风邪也。脉迟者,太阳中风缓脉之所变,传至阳明,邪将入里,故脉变迟。汗出多者,阳明热而肌腠疏也。微恶寒者,在表风邪未尽也。故仍从太阳中风例治之。又曰：虽从太阳例治，但既云阳明病，仲景法还宜用桂枝加葛根汤为是。

阳明病，脉浮，无汗而喘者，发汗则愈，宜麻黄汤。

［注］阳明病，脉应浮大，证应汗出。今脉但浮，表病脉也；无汗而喘，表实证也。是太阳之邪，未悉入阳明，犹在表也。当仍从太阳伤寒治之，发汗则愈，宜麻黄汤。

［集注］张璐曰：阳明荣卫难辨，辨之全借于脉证。风邪之脉，传至阳明，自汗已多，则缓去而迟在；寒邪之脉，传至阳明，发热已甚，则紧去而浮在。此皆邪气在经之征。若入腑，则迟者必数，浮者必实矣。设不数不实，非胃实也，必不胜攻下矣。

汪琥曰：无汗而喘，但浮不紧，何以定其为阳明病？必其人目痛鼻干，身热不得眠，故云阳明病也。

魏荔彤曰：此太阳阳明之证，入阳明未深，故令其邪仍自表出，不至归于胃而无所复传也。

阳脉微而汗出少者，为自和也；汗出多者，为太过。阳脉实，因发其汗，出多者，亦为太过。太过者，为阳绝于里，亡津液，大便因硬也。

［注］此承上条互详其脉，以出其证也。脉阳微，谓脉浮无力而微也；阳脉实，谓脉浮有力而盛也。凡中风伤寒脉，阳微则热微，微热蒸表作汗；若汗出少者，为自和欲解，汗出多者，为太过不解也。阳脉实则热盛，因热盛而发其汗，出多者，亦为太过；汗出太过，则阳极于里，亡津液，大便因硬而成内实之证矣。势不得不用下法。故欲发其汗者，不可不早虑及此也。

［集注］喻昌曰：阳微者，中风之脉，阳微缓也；阳实者，伤寒之脉，阳紧实也；阳绝，即亡津液之互辞。仲景每于亡津液者，悉名无阳。玩本文阳绝于里，亡津液，大便因硬甚明。伤寒发太阳膀胱经之汗，即当顾虑阳气，以膀胱主气化故也。发阳明胃经之汗，即当顾虑阴津，以胃中藏津液故也。所以

阳明多有热越之证,谓胃中津液随热而尽越于外,汗出不止耳。然则阳明病,不论中风,伤寒,脉微,脉实,汗出少而邪将自解,汗出多则阴津易致竭绝也。

阳明病法多汗,反无汗,其身如虫行皮中状者,此以久虚故也。

[注] 阳明病法当汗多,反无汗,其身如虫行皮中状者,以其人胃气久虚,邪郁于太阳之表,阳明肌腠不能宣发作汗故也。宜葛根汤小剂微汗,和其肌表,自可愈也。

[集注] 汪琥曰:按此条论仲景无治法。常器之云:可用桂枝加黄芪汤。郭雍云:宜用桂枝麻黄各半汤。不知上二汤,皆太阳经药,今系阳明无汗证,仍宜用葛根汤主之。

魏荔彤曰:阳明病法应多汗,今反无汗,但见身如虫行皮中状者,此邪热欲出表作汗,而正气衰弱不能达之也。

阳明病,初欲食,小便反不利,大便自调,其人骨节疼,翕翕如有热状,奄然发狂,濈然汗出而解者,此水不胜谷气,与汗共并,脉紧则愈。

[注] 阳明病,初欲食,知其从中风热邪传来也。阳明受邪,当小便数,大便硬,今小便反不利,大便自调,知津未伤而胃自和,不成里实也。既不成实,则在经之邪本轻,可自愈也。若其人骨节疼,翕翕如有热状,是太阳之表未除也。奄,忽也。忽然发狂,濈然汗出而解者,盖以太阳传来之邪本轻,阳明所受之邪自浅,津未伤而胃自和,仍当还表作解也。然必待发狂而解者,此胃中水气不胜,初欲食之谷气,谷气长阳化热,水不胜热,酿汗共并而出,所以发狂作解也。凡将汗解,脉必先浮,今言脉紧则愈者,亦邪还于表,欲解应见之脉也。

伤寒发热无汗,呕不能食,而反汗出濈濈然者,是转属阳明也。

[注] 伤寒发热无汗,呕不能食,为太阳之邪欲传也。若无汗,为太阳阳明之表尚在,汗之可也。今反汗出濈濈然者,

是邪已转属阳明之腑,可下不可汗也。

[集注] 成无己曰:伤寒发热无汗,呕不能食者,太阳受病也。若反汗出濈濈然者,是太阳之邪转属阳明也。故经曰:阳明病法多汗。

方有执曰:呕不能食,热入胃也。反汗出者,肌肉著热,肤腠反开也。

程应旄曰:太阳本证现在,而反汗出濈濈然者,虽表证未罢,已是转属阳明也。濈濈,连绵之意,即俗云汗一身不了又一身是也。

伤寒脉浮,发热无汗,其表不解,不可与白虎汤;渴欲饮水,无表证者,白虎加人参汤主之。

[注] 伤寒之邪,传入阳明,脉浮,发热无汗,其表不解者,虽有燥渴,乃大青龙汤证,不可与白虎汤。即有阳明渴欲饮水热证,应与白虎者,亦必审其无太阳表证,始可与也。加人参者,以其脉浮不滑,非有余也;且欲于大解热中,速生其津液也。

[集注] 郑重光曰:此申明用白虎汤之法。以白虎但能解热而不解表,若稍带外感,有无汗、恶寒、身痛、头疼之表证,慎不可用也。

白虎加人参汤方

于白虎汤方内加人参三两,余依白虎汤方。

伤寒脉浮滑,此以表有热里有寒,白虎汤主之。

[按] 王三阳云:经文"寒"字,当"邪"字解,亦热也。其说甚是。若是"寒"字,非白虎汤证矣。

[注] 此言伤寒太阳证罢,邪传阳明,表里俱热,而未成胃实之病也。脉浮滑者,浮为表有热之脉,阳明表有热,当发热汗出;滑为里有热之脉,阳明里有热,当烦渴引饮。故曰:表有热里有热也。此为阳明表里俱热之证,白虎乃解阳明表里俱热之药,故主之也。不加人参者,以其未经汗、吐、下,不虚故也。

[集注]程知曰：滑则里热，云浮滑则表里俱热矣。大热之气，得辛凉而解，犹之暑暍之令，得金风而爽，故清凉之剂，以白虎名之。又曰：厥阴条中有伤寒，脉滑而厥者，里有热也，白虎汤主之，可证此条之非里有寒矣。

魏荔彤曰：此里尚为经络之里，非脏腑之里，亦如卫为表，营为里，非指脏腑而言也。

白虎汤方

知母六两　石膏（碎）一斤　甘草（炙）二两　粳米六合

上四味，以水一斗，煮米熟，汤成去滓，温服一升，日三服。

[集解]柯琴曰：阳明邪从热化，故不恶寒而恶热；热蒸外越，故热汗出；热烁胃中，故渴欲饮水；邪盛而实，故脉滑，然犹在经，故兼浮也。盖阳明属胃，外主肌肉，虽内外大热而未实，终非苦寒之味所宜也。石膏辛寒，辛能解肌热，寒能胜胃火，寒能沉内，辛能走外，此味两擅内外之能，故以为君；知母苦润，苦以泻火，润以滋燥，故用为臣；甘草、粳米调和于中宫，且能土中泻火，稼穑作甘，寒剂得之缓其寒，苦剂得之平其苦，使二味为佐，庶大寒大苦之品，无伤损脾胃之虑也。煮汤入胃，输脾归肺，水精四布，大烦大渴可除矣。白虎为西方金神，取以名汤，秋金得令，而炎暑自解。方中有更加人参者，亦补中益气而生津也。用以协和甘草、粳米之补，承制石膏、知母之寒，泻火而土不伤，乃操万全之术者也。

病人烦热，汗出则解，又如疟状，日晡所发热者，属阳明也。脉实者，宜下之；脉浮虚者，宜发汗。下之与大承气汤，发汗宜桂枝汤。

[注]病人，谓病太阳经中风、伤寒之人也。太阳病烦热，汗出则应解矣。今又寒热如疟状，每至日晡所即发潮热。日晡者，乃申酉阳明旺时，故曰属阳明也。证虽如此，当审其果尽归阳明耶，抑或尚兼太阳也？故又当以脉辨之。若脉实者，邪已入里，则汗出潮热，为阳明下证，宜与大承气汤下之；

若脉浮虚者,邪尚在表,则寒热如疟,仍属太阳当汗之证也,宜与桂枝汤汗之。

[集注]程知曰:病人得汗后,烦热解,太阳之邪,将尽未尽,其人复如疟状,日晡时发热,则邪入阳明审矣。然虽已入阳明,尚恐未离太阳,故必重辨其脉。脉实者可下;若脉浮虚者,仍是阳明兼太阳,便宜汗而不宜下也。

太阳病,若吐、若下、若发汗后,微烦小便数,大便因硬者,与小承气汤和之愈。

[注]太阳病,若吐、若下、若发汗后不解,入里微烦者,乃栀子豉汤证也。今小便数,大便因硬,是津液下夺也,当与小承气汤和之。以其结热未甚,入里未深也。

[集注]喻昌曰:微烦小便数,大便因硬,皆是邪渐入里之机,故用小承气汤和之。

程应旄曰:吐、下、汗后而见烦证,征之于大便硬,固非虚烦者比。然烦既微而小便数,当由胃家失润,燥气客之使然,胃虽实非大实也。以小承气汤取其和也,非大攻也。

小承气汤方

大黄四两　厚朴(去皮,炙)二两　枳实(大者,炙)三枚

已上三味,以水四升,煮取一升二合,去滓,分温二服。初服汤当更衣;不尔者,尽饮之。若更衣者,勿服之。

趺阳脉浮而涩,浮则胃气强,涩则小便数,浮涩相搏,大便则硬,其脾为约,麻仁丸主之。

[注]趺阳,胃经脉也。趺阳脉浮而涩,阳浮则胃气强,阴涩则小便数,阴阳相搏,则热盛而液竭矣,故大便则硬也。其名为约者,谓脾为邪所约束,不能为胃行其津液,故名脾约也。以麻仁丸主之,养液润燥,清热通幽,其不敢恣行承气者,以脉涩故也。

[集注]程知曰:言胃脉浮涩,不可大攻,宜用麻仁丸润法也。趺阳,胃脉也。在足跗上,动脉应手。浮则阳热盛而胃强,涩则阴津少而小便数。脾主为胃行其津液者也,胃阳强

则脾阴弱,不能为胃行其津液,故约其食物,如一二弹丸也。此不当下而当润之。

程应旄曰:麻仁丸润燥通幽,伤寒不可恣行大承气可知矣。所以然者,以其为太阳阳明,非正阳阳明胃家实者比也。推之少阳阳明,其不可以正阳阳明胃家实之法治之,更可知矣。

汪琥曰:以胃强脾弱为脾约作解,盖以胃中之邪热盛为阳强,故脉浮;脾家之津液少为阴弱,故脉涩。用麻仁丸者,以泻胃中之阳而扶脾之阴也。

麻仁丸方

麻仁二升　芍药半斤　枳实半斤　大黄（去皮）一斤　厚朴（去皮）一斤　杏仁（去皮,尖,熬,别作脂）一升

上六味,蜜合丸,如桐子大。饮服十丸,日三服,渐加,以和为度。

[集解] 方有执曰:麻子、杏仁能润干燥之坚,枳实、厚朴能导固结之滞,芍药敛液以辅润,大黄推陈以致新,脾虽为约,此能疏之。

伤寒吐后,腹胀满者,与调胃承气汤。

[注] 伤寒吐后,胸不胀满而腹胀满者,是表邪已尽,胃中壅热故也。宜与调胃承气汤,下其热而和之。以无硬痛,故不用大小承气也。

[集注] 程知曰:言吐后腹胀满宜调胃也,热在上焦则吐,吐后腹胀满,则邪不在胸,其为里实可知。然胀满而不硬痛,自不宜用急下之法,但与调胃承气,和其胃热可耳!《内经》云诸胀腹大,皆属于热也。

程应旄曰:吐伤津液,燥气不能下达,遂成土郁,是以腹胀满,用调胃承气,一夺其郁可耳!

调胃承气汤方

大黄（去皮,酒浸）四两　甘草（炙）二两　芒硝半升

上三味,以水三升,煮取一升,去滓,内芒硝,更煮两沸,少少温服之。

[方解] 方名调胃承气者,有调和承顺胃气之义,非若大小承气专攻下也。经曰:热淫于内,治以咸寒;火淫于内,治以苦寒。君大黄之苦寒,臣芒硝之咸寒,二味并举,攻热泻火之力备矣。恐其速下,故佐甘草之缓;又恐其过下,故少少温服之,其意在不峻而和也。

阳明病,不吐不下,心烦者,可与调胃承气汤。

[注] 阳明病,谓已传阳明,不吐、不下,心烦者,谓未经吐、下而心烦也,其为热盛实烦可知。故与调胃承气汤泻热,而烦自除也。

[集注] 成无己曰:吐后心烦谓之内烦,下后心烦谓之虚烦,今阳明病不吐不下心烦,则是胃有郁热也,与调胃承气汤以下其郁热。

喻昌曰:胃气及津液,既不由吐、下而伤,则心烦明系胃中热炽,故可与调胃承气汤。

阳明发热汗多者,急下之,宜大承气汤。

[注] 阳明病,不大便,发热汗多不止者,虽无内实,亦当急下之。盖因阳气大蒸于内,恐致阴液暴亡于外,故以全津液为急务也,宜大承气汤下之。

[集注] 喻昌曰:汗多则津液外渗,加以发热,则津液尽随热势,蒸蒸腾达于外,更无他法以止其汗,惟有急下一法,引热势从大肠而出,庶津液不致尽越于外耳。

程应旄曰:此等之下,皆为救阴而设,不在夺实。夺实之下可缓,救阴之下不可缓。

沈明宗曰:阳明里实,以潮热微汗为正。兹见发热汗多,乃里热炽盛之极,蒸腾胃中津液,尽越于外,非亟夺其邪以救津液不可,故宜大承气汤急下也。

大承气汤方

大黄(酒洗)四两　厚朴(炙,去皮)半斤　枳实(炙)五枚
芒硝三合

上四味,以水一斗,先煮二物,取五升去滓,内大黄更煮;

取二升去滓,内芒硝,更上微火一两沸,分温再服。得下,余勿服。

[方解] 诸积热结于里而成满痞燥实者,均以大承气汤下之也。满者,腹胁满急膜胀,故用厚朴以消气壅;痞者,心下痞塞硬坚,故用枳实以破气结;燥者,肠中燥屎干结,故用芒硝润燥软坚;实者,腹痛大便不通,故用大黄攻积泻热。然必审四证之轻重,四药之多少适其宜,始可与也。若邪重剂轻,则邪气不服;邪轻剂重,则正气转伤,不可不慎也。

[集解] 柯琴曰:诸病皆因于气,秽物之不去,由于气之不顺也。故攻积之剂,必用气分之药,因以承气名汤。方分大小有二义焉:厚朴倍大黄,是气药为君,名大承气;大黄倍厚朴,是气药为臣,名小承气。味多性猛,制大其服,欲令大泻下也,因名曰大;味寡性缓,制小其服,欲微和胃气也,因名曰小。且煎法更有妙义,大承气用水一斗煮朴、枳,取五升去滓,内大黄,再煮取二升,内芒硝,何哉?盖生者气锐而先行,熟者气纯而和缓,仲景欲使芒硝先化燥屎,大黄继通地道,而后枳、朴除其痞满。若小承气,以三味同煎,不分次第。同一大黄而煎法不同,此可见仲景微和之意也。

程知曰:调胃承气,大黄用酒浸;大承气,大黄用酒洗,皆为芒硝之咸寒而以酒制之。若小承气,不用芒硝,则亦不事酒浸洗矣。

阳明病,下之,心中懊侬而烦,胃中有燥屎者,可攻。腹微满,初头硬,后必溏,不可攻之。若有燥屎者,宜大承气汤。

[注] 阳明病,下之后,心中懊侬而烦者,若腹大满,不大便,小便数,知胃中未尽之燥屎复硬也,乃可攻之。若腹微满,不可攻也。误攻必变胀满不能食,饮水则哕等,逆矣。若果有燥屎,宜下者,以大承气汤下之。

[集注] 方有执曰:可攻以上,以转失气言。懊侬,悔恼痛恨之意。盖药力不足以胜病,燥硬欲行而不能,故曰:可攻。

言当更服汤以促之也。腹微满以下,以不转失气言。头硬后溏里热轻也,故曰:不可攻之。言当止汤勿服也。

程知曰:言有燥屎,即可大攻下也。下后心中懊憹而烦者,虚烦也,当与栀子豉汤。若胃有燥屎,则非虚烦,故可攻。腹不甚满,则无必攻之法,有燥屎则非先硬后溏者也,故可攻。又曰:便硬与燥屎不同。便硬者,大便实满而硬;燥屎者,胃中宿食,因胃热而结为燥丸之屎也。故便硬,犹有用小承气者;若燥屎,则无不用芒硝之咸寒也。

程应旄曰:末句乃申可攻句,以决治法。

得病二三日,脉弱,无太阳柴胡证,烦躁心下硬,至四五日,虽能食,以小承气汤,少少与微和之,令小安。至六日,与承气汤一升。若不大便六七日,小便少者,虽不能食,但初头硬,后必溏,未定成硬,攻之必溏。须小便利,屎定硬,乃可攻之,宜大承气汤。

[注] 得病二三日,无太阳、少阳证,烦躁心下硬,至四五日,不大便,若脉大,属正阳阳明,胃实之证也,下之无疑。今脉弱,虽胃和能食,不可轻下,只可与小承气汤,少少与而微和之,令其小安。次日仍不大便,继与小承气汤促之。若六七日竟不大便而小便少者,即不能食,亦属胃中尚未干燥,屎未定硬,如大攻之,初见硬复必溏也。须待小便利,知屎定硬,乃可攻之,宜大承气汤。

[集注] 方有执曰:太阳不言药,以有桂枝、麻黄之不同也;少阳言药,以专主柴胡也。凡以此为文者,皆互发也。以无太、少二经证,故知此属阳明,以脉弱,故宜微和,至六日以下,乃历叙可攻、不可攻之节度也。

程应旄曰:能食以结在肠间,而胃火自盛也。先以小承气汤少少与之,和胃中之火,令少安后,以前药增至一升,去肠中之结。既用小承气矣,而又减去分数,接续投之,以脉弱之胃,其禀素虚,而为日又未久也。

张璐曰:此段之能食、不能食,全与辨风寒强弱无涉。言能食者,不可以为胃强而轻下;不能食者,不可以为胃中有燥屎而轻下也。

阳明病,脉迟,虽汗出不恶寒者,其身必重,短气,腹满而喘,有潮热者,此外欲解,可攻里也。手足濈然汗出者,此大便已硬也,大承气汤主之。若汗多,微发热恶寒者,外未解也。其热不潮,未可与承气汤。若腹大满不通者,可与小承气汤,微和胃气,勿令大泄下。

[注] 阳明病脉迟,虽汗出不恶寒,外证欲解而脉不实,尚未可攻也。若其人身重,热困于体也;短气而喘,热壅于上也;腹满潮热,热聚于中也,手足濈然汗出,大便已硬,热结于下也,斯为外邪已解,内实已成,始可攻之,主以大承气汤可也。若汗出,微发热恶寒者,则外犹未解也,其热不潮者,里犹未实也,不可与承气汤。即有里急、腹大满、不通等证,亦只宜与小承气汤微和胃气,勿令大泄下,盖以脉迟故也。

[集注] 方有执曰:潮热,阳明旺于申酉戌,故热作于此时,如潮之有信也。手足濈然而汗出者,脾主四肢而胃为之合,胃中燥实而蒸蒸腾达于四肢,故曰:大便已硬也。

林澜曰:此节辨脉迟内结之,或宜大承气攻之,或但可以小承气微和之也。阳明病脉迟证,兼汗出不恶寒,身重短气,腹满而喘,似属可攻。然必有潮热者,为外证已解,里证已具,手足濈然汗出者,为大便已硬,主以大承气汤攻之奚疑!若汗出虽多,犹见发热恶寒,则表尚在也,其热不潮,汗亦非手足濈然之汗,安可与承气以攻之乎? 即腹大满不通,亦只可与小承气微和,勿令大泄下。此何以故? 脉迟便非必下之脉,虽内结亦岂大承气所宜哉!

阳明病,潮热,大便微硬者,可与大承气汤;不硬者,不可与之。若不大便六七日,恐有燥屎,欲知之法,少与小承气汤,汤入腹中,转失气者,此有燥屎也,乃可攻之;若不转失气者,此但初头硬,后必溏,不可攻之,攻之必胀满不能食也。欲饮水者,与水则哕,其后发热者,必大便复硬而少也，以小承气汤和之。不转失气者，慎不可攻也。

[注] 阳明病，潮热大便微硬者，可与大承气汤；不硬者，不可与之也。若不大便六七日，恐有燥屎，欲知之法，少与小承气汤，汤入腹中转失秽气，则为有燥屎，乃可攻之。若不转失秽气，此但初头硬后必溏，是尚未成硬也，不可攻之，攻之必寒气乘虚上逆，胀满不能食也。欲饮水者，得水则哕，亦由虚寒之气上逆，不能化水而下输也。若其后所发潮热不退，必是大便再硬，但已经下后，所硬者无多，只以小承气汤和之可也。故凡服承气汤不转失气者，慎不可攻也。此盖仲景戒人不可轻下之意。

[集注] 方有执曰：此以潮热、转失气次第而详言之，以决当下之候也。转失气，反屁出也。胀满，药寒之过也。哕，亦寒伤胃也。复硬而少者，重下故也。末句重致叮咛之意。

喻昌曰：若腹中气仍不转，则不但用大承气大差，即小承气亦差矣。

程知曰：上条曰：外欲解，可攻里；曰：外未解，未可与承气；曰：可与小承气，微和胃气，勿令大泄下。此条曰：可与；曰：不可与；曰：乃可攻之，不可攻之；曰：少与小承气；曰：以小承气和之，慎不可攻。多少商量慎重之意。故惟手足濈然汗出，大便燥硬者，始主之以大承气，若小承气，犹是微和胃气之法也。

汪琥曰：转失气，则知其人大便已硬，肠胃中燥热之甚，故其气不外宣，时转而下；不转失气，则肠胃中虽有热，而渗孔未至于燥，此但初头硬，后必溏也。

阳明病，谵语，发潮热，脉滑而疾者，小承气汤主之。因与承气汤一升，腹中转失气者，更服一升；若不转失气者，勿更与之。明日又不大便，脉反微涩者，里虚也，为难治，不可更与承气汤也。

[注] 阳明病，谵语，潮热，脉滑而疾者，是可攻之证脉也。然无濈濈然之汗出，与小便数、大便硬燥实等证，则不可骤然

攻之，宜先与小承气汤一升试之。若腹中转失秽气，则知肠中燥屎已硬，以药少未能遽下，所转下者，但屎之气耳！可更服一升促之，自可下也。若不转失气，则勿更与服。俟明日仍不大便，诊其脉仍滑疾，则更服之。今脉反见微涩，则是里虚无气，不能承送，故为难治，所以不可更与承气汤也。

[集注]方有执曰：滑以候食，故为大便硬之诊。疾者，属里热也。微者，阳气不充，无以运行。涩者，阴血不足，无以润送。故曰：阳微不可下，无血不可下。此之谓也。

张璐曰：此条脉滑而疾，有谵语、潮热，而无硬满实证，只宜以小承气汤下之。下之而脉反微涩，证变里虚，故为难治。

伤寒若吐、若下后不解，不大便五六日，上至十余日，日晡所发潮热，不恶寒，独语如见鬼状。若剧者，发则不识人，循衣摸床，惕而不安，微喘直视。脉弦者生，涩者死。微者，但发热、谵语者，大承气汤主之。若一服利，则止后服。

[按]赵嗣真曰：《活人书》云：弦者，阳也；涩者，阴也。阳病见阳脉者生。在仲景脉法中，弦涩属阴不属阳，得无疑乎？今观本文内，脉弦者生之"弦"字，当是"滑"字。若是"弦"字，弦为阴负之脉，岂有必生之理？惟滑脉为阳，始有生理。滑者通，涩者塞，凡物理皆以通为生，塞为死。玩上条脉滑而疾者小承气主之，脉微涩者里虚，为难治，益见其误。

[注]伤寒，若吐、若下后，津液已亡，而表不解，邪因入里，不大便五、六日，上至十余日仍不大便，日晡所发潮热，不恶寒者，此乃表邪悉罢，里热渐深也，仍宜大承气汤，荡尽余邪，以存阴液，自可愈也。若因循失下，以致独语如见鬼状，病势剧者，则不识人，循衣摸床，惊惕不安，微喘直视，见一切阳亢阴微，孤阳无依，神明扰乱之象。当此之际，惟诊其脉滑者为实，堪下则生；涩者为虚，难下则死。若病势微者，但见潮热、谵语、不大便之证，而无前神昏等剧者，宜以大承气汤下之。若一服利，即止后服，盖恐其过也。

[按] 循衣摸床,危恶之候也。一以阴气未竭为可治。如太阳中风,火劫变逆,捻衣摸床,小便利者生,不利者死是也。一以阳热之极为可攻,如阳明里热成实,循衣摸床,脉滑者生,涩者死是也。大抵此证,多生于汗、吐、下后,阳气大虚,精神失守。经曰:四肢者,诸阳之本也。阳虚,故四肢扰乱失所倚也,以独参汤救之;汗多者,以参芪汤;厥冷者,以参附汤治之。愈者不少,不可概谓阳极阴竭也。

[集注] 喻昌曰:此条举谵语之势重者为言。而势重之中,复分二等:剧者主死,微者主生,故以大承气汤下之。

程知曰:娄全善治循衣摸床,每以补益得愈,亦因其脉证之不足也。刘守真每以承气治热病,法虽祖于仲景,而辨证其未能如此详悉,故开后人卤莽之端。又曰:喘则气欲上脱。微喘者邪实于内,而又不能大喘也。不识人、循衣摸床,心欲绝也;动惕不安,肝欲绝也;微喘,肺欲绝也;直视,肾欲绝也。《内经》所谓三阴三阳,五脏六腑皆受病,荣卫不行,脏腑不通,故脉涩者死也。

汪琥曰:日晡所发潮热者,腑实燥甚,故当其经气旺时发潮热也。独语者,即谵语也。病人自言为谵。独语如见鬼状,乃阳明腑实而妄见妄闻。剧者,甚也。成注云:热甚昏冒正气,故不识人。循衣摸床者,阳热偏胜而躁动于手也。惕而不安者,胃热冲膈,心神为之不宁也。又胃热甚而气上逆则喘,直视则邪干脏矣。故其生死之机,须于脉候决之。

阳明病,本自汗出,医更重发汗,病已差,尚微烦不了了者,此大便必硬故也。以亡[1]津液,胃中干燥,故令大便硬,当问其小便日几行。若本小便日三四行,今日再行,故知大便不久出。今为小便数少,以津液当还入胃中,故知不久必大便也。

---

[1] 亡:原误作"忘",据《伤寒论·辨阳明病脉证并治》改。

[注]阳明病,本应自汗出,医误以为风邪,更重发汗,病已差,尚微烦不了了者,此大便必硬故也。然无或满、或痛之苦者,以重汗亡津,胃中干燥,故大便硬,本无宿食也。则当问其小便日几行,若本一日三四行,今日只再行,可知大便不久则出。盖小便数少,则津液当还胃中,故知不久必大便自出,不须药也。

[集注]方有执曰:水谷入胃,其精者为津液,粗者成渣滓。水精渗出肠胃之外,清者为津液,浊者外而为汗,下而为小便。故汗与小便过多者,皆能夺乎津液,所以渣滓之为大便者,干燥结硬而难出也。然二便者,水谷分行之道路,此通则彼塞,此塞则彼通。小便出少,则津液还停胃中,必大便润而自出也。

阳明病,自汗出,若发汗,小便自利者,此为津液内竭,虽硬不可攻之,当须自欲大便,宜蜜煎导而通之。若土瓜根及大猪胆汁,皆可为导。

[注]此承上条,详其义以明其治也。阳明病,自汗出,或发汗、小便自利者,此为津液内竭,虽大便硬而无满痛之苦,不可攻之。当待津液还胃,自欲大便,燥屎已至直肠,难出肛门之时,则用蜜煎润窍滋燥,导而利之。或土瓜根宣气通燥,或猪胆汁清热润燥,皆可为引导法,择而用之可也。

[集注]成无己曰:津液内竭,肠胃干燥,大便因硬,此非结热,故不可攻,宜以润药外治而导引之。

张璐曰:凡系多汗伤津,及屡经汗下不解,或尺中脉迟弱,元气素虚之人,当攻而不可攻者,并宜导法。

程应旄曰:小便自利者,津液未还入胃中,津液内竭而硬,故自欲大便,但苦不能出耳。须有此光景时,方可从外导法,溃润其肠。肠润则水流就湿,津液自归还于胃,故不但大便通,而小便亦从内转矣。

蜜煎导方

蜜七合,一味,内铜器中,微火煎之,稍凝似饴状,搅之勿令焦著,欲可丸,并手捻作挺子,令头锐大如指,长二寸许。当热时急作,冷则硬,以内谷道中,以手急抱,欲大便时乃去之。

《内台方》用蜜五合,煎凝时,加皂角末五钱,蘸捻作挺,以猪胆汁或油润谷道,内之。

猪胆汁方

大猪胆一枚,泻汁和法醋少许,以灌谷道内,如一食顷,当大便,出宿食恶物甚效。

《内台方》不用醋,以小竹管插入胆口,留一头用油润,内入谷道中,以手将胆捻之,其汁自入内,此方用之甚便。

土瓜根方缺

[按] 土瓜,即俗名赤雹也。《肘后方》治大便不通,采根捣汁,用筒吹入肛门内。此与上猪胆汁方同义。《内台方》用土瓜根削如挺,内入谷道中,误矣。盖蜜挺入谷道能烊化而润大便,土瓜根不能烊化,如削挺用之,恐失仲景制方之义。

伤寒六七日,目中不了了,睛不和,无表里证,大便难,身微热者,此为实也。急下之,宜大承气汤。

[注] 少阴病,得之二三日,口燥咽干,急下之,宜大承气汤者,乃因热势甚速,消灼肾水,津液不能到咽,故不必待其有可下之证而急下之,是下其热,以救将绝之水;缓则肾水干竭,阳必无依,躁冒自焚而死也。目中不了了而睛和者,阴证也;睛不和者,阳证也。今伤寒六七日,目中不了了,睛不和者,是肾水为胃阳所竭,水既不能制火,则火上熏于目,而眸子朦胧,为之不了了也。此热结神昏之渐,危恶之候也。虽外无阳证,惟身微热,内无满痛,只大便难,亦为热实,故曰:此为实也。急以大承气汤下之,泻阳救阴,以全未竭之水可也。睛不和者,谓睛不活动也。

[集注] 方有执曰:了了,犹瞭瞭也。《素问》曰:阳明主肉,其脉侠鼻络于目。《灵枢》曰:足阳明之正,上循咽出于

口,还系目系合于阳明也。又曰:足阳明之筋,其支者,上颈,上侠口,合于頄,下结于鼻,上合于太阳。太阳为目上纲,阳明为目下纲,所以目中不了了,睛不和,知胃实也。急下者,任脉循面入目,督脉上系两目中央,诸脉皆属于目,而人之精神注焉,是以宜急下也。

喻昌曰:少阴有急下三法以救肾水:一本经水竭,一木邪涌水,一土邪凌水。阳明亦有急下三法以救津液:一汗多津越于外,一腹满津结于内,一目睛不慧,津枯于中。合两经下法以观病情生理,如身在冰壶、腹饮上池矣。

张锡驹曰:阳火亢极,阴水欲枯,故使目中不了了而睛不和。急下之,所以抑亢极之阳火,而救垂绝之阴水也。

魏荔彤曰:阳明燥屎应下,胃实应下,俱详考其脉证矣。乃有表里无他证,独于阳明胃脉所发见端倪处,体认其证,如伤寒六七日,太阳已罢,阳明已成,其目昏暗朦昧,若隔云雾而不了了明白者,此证名为睛不和也。阳明热盛,循经络而发其昏朦之象,以致睛失其光,此内热盛而为实,其机已兆,兼以大便硬而难,身有微热者,则胃实已真,故曰:此为实也,急下之,宜大承气汤。

病人小便不利,大便乍难乍易,时有微热,喘冒不能卧者,有燥屎也,宜大承气汤。

[注] 阳明病之人,小便自利,大便当硬,小便不利,大便不硬。是知硬不硬,不在热不热,而在液之竭与不竭也。今小便不利,而大便乍难乍易者,盖热将欲作结,而液未竭也。有时微热者,热入里也;喘者,热乘肺也;冒者,热乘心也;不能卧者,热并阳也,此皆一派热结便硬之征。神昏谵狂之渐,虽无满痛,亦必有燥屎,宜大承气汤下之,自愈也。

[集注] 王三阳曰:此证不宜妄动,必以手按之脐腹有硬块,喘冒不能卧,方可攻之。何也? 乍难乍易故也。

林澜曰:既微热时作,喘冒不能卧,则有燥屎已的。自宜下逐里实为急,安可复以小便利、屎定硬,始可攻之常法拘哉！

汪琥曰：此条病未经下而有燥屎，乃医人不易识之证。成无己云：小便利则大便硬，此有燥屎乃理之常。今病人小便不利，大便乍难乍易，何以知其有燥屎耶？盖大实、大满之证，则前后便皆不通。大便为燥屎壅塞，其未坚结者，或有时而并出，故乍易；其极坚结者，终著于大肠之中，故乍难。燥屎结积于下，浊气攻冲于上，以故时有微热；微热者，热伏于内不得发泄也。后条辨云：浊气乘于心肺，故既冒且喘也；不得卧者，胃有燥屎所扰，即胃不和则卧不安也。凡此者，皆是有燥屎之征，故云：宜大承气汤。

病人不大便五六日，绕脐痛，烦躁，发作有时者，此有燥屎，故使不大便也。

[注] 病人不大便五六日，绕脐痛者，是肠胃中燥屎结无去路，故绕脐痛也。烦躁发作有时者，是燥屎秽热上攻则烦躁，不攻则不烦躁，故发作有时也。不须以小承气汤试之，直以大承气汤下其燥屎，大便利自可愈也。

[集注] 方有执曰：病人，谓凡有病之人。而证犯如此者，则皆当如此治之。此示人辨凡百胃实之大旨也。

程应旄曰：攻法，必待有燥屎，方不为误攻。所以验燥屎之法，不可不备，无恃转失气之一端也。病人虽不大便五六日，屎之燥与不燥未可知也。但绕脐痛，则知肠胃干，屎无去路，滞涩在一处而作痛；烦躁发作有时者，因屎气攻动，则烦躁发作；又有时伏而不动，亦不烦躁，而有绕脐痛者，断其不大便当无差矣，何大承气汤之不可攻耶！

大下后，六七日不大便，烦不解，腹满痛者，此有燥屎也。所以然者，本有宿食故也，宜大承气汤。

[注] 此承上条以明其治也。下之未尽，仍当下之。乃大下之后，六七日后不大便，烦亦不解，腹仍满痛者，此有燥屎下之未尽也。所以然者，本有宿食故也，宜大承气汤复下之自愈也。

[集注] 程知曰：大下之后，宜乎病解矣，乃复六七日不大便，烦不解而腹满痛，此必有燥屎未尽而然。盖宿食因热复为之结硬也。

阳明病，下之，其外有热，手足温，不结胸，心中懊恼，饥不能食，但头汗出者，栀子豉汤主之。

[注] 阳明经病下之，身热未除，手足温，不结胸者，是所陷之邪浅也。心中懊恼，饥不能食，但头汗出者，是阳邪蒸郁于胸膈间也，故宜栀子豉汤涌其热也。

[集注] 程知曰：其外有热者，经邪未解也；手足温者，热入未深也。

程应旄曰：懊恼扰胃，故饥不能食。热郁气蒸，故但头汗出。

魏荔彤曰：表邪未全入里，乃即以为胃实而遽下之，则其外仍有热，究不能随下药而荡涤也。于是虽热而不潮，手足虽温而无濈然之汗出，则是在表者，仍在表而下之，徒伤其里耳！即不至于全在太阳者，误下成结胸，而心下懊恼，饥不能食，但头汗出，其阳明蒸蒸之热，为阴寒之药所郁，俱凝塞于胸膈之上，其证已昭然矣。但病仍带表，既不可再下，且已入里，又不可复发汗，惟有主以栀子豉汤，仍从太阳治也。

伤寒呕多，虽有阳明证，不可攻之。

[注] 伤寒三阳多有呕证，以其风寒之表未除，胸中阳气为寒所郁，故皆不可攻下也。其干呕而恶寒发热者，属太阳也；喜呕而寒热往来者，属少阳也。今虽只有恶热、不恶寒、大便硬之阳明证，而呕多亦不可攻之，其气逆在上而未敛，为实也。

[集注] 沈明宗曰：恶寒发热之呕属太阳，寒热往来之呕属少阳，但恶热不恶寒之呕属阳明。然呕多则气已上逆，邪气偏侵上脘，或带少阳，故虽有阳明证，慎不可攻也。

阳明中风，口苦咽干，腹满微喘，发热恶寒，脉浮而紧，若下之，则腹满小便难也。

[注] 阳明,谓阳明里证。中风,谓太阳表证也。口苦咽干,少阳热证也。腹满,阳明热证也。微喘,发热恶寒,太阳伤寒证也。脉浮而紧,伤寒脉也。此为风寒兼伤表里同病之证,当审表里施治。太阳、阳明病多,则以桂枝加大黄汤两解之;少阳、阳明病多,则以大柴胡汤和而下之。若惟从里治,而遽以腹满一证,为热入阳明而下之,则表邪乘虚复陷,故腹更满也;里热愈竭其液,故小便难也。

[集注] 程知曰:此言阳明兼有太阳、少阳表邪,即不可攻也。阳明中风,热邪也。腹满而喘,热入里矣。然喘而微,则未全入里也。发热恶寒,脉浮而紧,皆太阳未除之证,口苦咽干,为有少阳之半表半里,若误下之,则表邪乘虚内陷,而腹益满矣。兼以重亡津液,故小便难也。

程应旄曰:此条与太阳大青龙证同。太阳以风寒持其营卫,故有烦躁证而无腹满证;此以风寒持住阳明,故有腹满证而无烦躁证。然口苦、咽干,实与烦躁同其机兆也。

阳明病,脉浮而紧,咽燥口苦,腹满而喘,发热汗出,不恶寒反恶热,身重,若发汗则躁,心愦愦反谵语;若加温针,必怵惕烦躁不得眠;若下之,则胃中空虚,客气动膈,心中懊恼,舌上胎者,栀子豉汤主之。若渴欲饮水,口干舌燥者,白虎加人参汤主之。若脉浮发热,渴欲饮水,小便不利者,猪苓汤主之。阳明病,汗出多而渴者,不可与猪苓汤,以汗多胃中燥,猪苓汤复利其小便故也。

[注] 此承前条互发其义,以明其治也。前条表证居多,戒不可误下;此条表里混淆,脉证错杂,不但不可误下,亦不可误汗也。若以脉浮而紧,误发其汗,则夺液伤阴;或加烧针,必益助阳邪,故谵语烦躁,怵惕愦乱不眠也;或以证之腹满、恶热而误下之,则胃中空虚,客气邪热,扰动胸膈,心中懊恼,舌上生胎,是皆误下之过,宜以栀子豉汤一涌而可安也。若脉浮不紧,证无懊恼,惟发热,渴欲饮水,口干舌燥者,为太阳表邪已衰,阳明燥热正甚,宜白虎加人参汤,滋液以生津。

若发热渴欲饮水，小便不利者，是阳明饮热并盛，宜猪苓汤利水以滋干。然阳明病，法当多汗，因汗出多，致小便少而渴者，不可与猪苓汤。盖以汗多胃燥，无水不能下行，乃水涸之小便少，非水蓄之小便不利也。恐猪苓汤更利其小便，则益竭津液而助燥矣。

[按]太阳病，烦热无汗而渴，小便利者，大青龙汤证也；小便不利者，小青龙汤去半夏加花粉、茯苓证也。太阳病，烦热有汗而渴，小便利者，桂枝合白虎汤证也；小便不利者，五苓散证。阳明病，烦热无汗而渴，小便利者，宜葛根汤加石膏主之；小便不利者，以五苓散加石膏、寒水石、滑石主之。阳明病，烦热有汗而渴，小便利者，宜白虎汤；小便不利者，以猪苓汤。少阳病寒热无汗而渴，小便利者，当以小柴胡汤去半夏加花粉；小便不利者，当以小柴胡汤加茯苓。太阴无渴。少阴阳邪，烦呕小便赤而渴者，以猪苓汤；少阴阴邪下利，小便白而渴者，以真武汤。厥阴阳邪消渴者，白虎加人参汤；厥阴阴邪，转属阳明，渴欲饮水者，少少与之则愈。证既不同，法亦各异，当详审而明辨之。

[集注]喻昌曰：发热以上与前条同，而汗出，不恶寒，反恶热，身重，四者皆阳明之见证，所以汗、下、烧针俱不可用。舌上胎，则膈热甚，故涌以栀子豉而彻去其膈热，斯治太阳而无碍阳明矣。若前证更加口干舌燥，则宜用白虎汤以解热生津；更加小便不利，则宜以猪苓汤，以导热滋干也。其汗多而渴，不可与猪苓汤者，以热邪传入阳明，必先耗其津液；加以汗多复夺之于外，又利小便更夺之于下，则津液有立亡之患，故示戒也。

程应旄曰：热在上焦，故用栀子豉汤；热在中焦，故用白虎加人参汤；热在下焦，故用猪苓汤。

猪苓汤方

猪苓（去皮）　茯苓　阿胶　泽泻　滑石（碎）各一两

上五味，以水四升，先煮四味，取二升，去滓，内阿胶烊消,温服七合,日三服。

[集解]赵羽皇曰:仲景制猪苓一汤,以行阳明、少阴二经水热。然其旨全在益阴,不专利水。盖伤寒表虚,最忌亡阳,而里虚又患亡阴。亡阴者,亡肾中之阴,与胃家之津液也。故阴虚之人,不但大便不可轻动,即小水亦忌下通,倘阴虚过于渗利,则津液反致耗竭。方中阿胶质膏,养阴而滋燥;滑石性滑,去热而利水;佐以二苓之渗泻,既疏浊热而不留其壅瘀,亦润真阴而不苦其枯燥,是利水而不伤阴之善剂也。故利水之法,于太阳用五苓者,以太阳职司寒水,故加桂以温之,是煖肾以行水也;于阳明、少阴用猪苓者,以二经两关津液,特用阿胶、滑石以润之,是滋养无形以行有形也。利水虽同,寒温迥别,惟明者知之。

脉浮而大,心下反硬,有热。属脏者攻之,不令发汗;属腑者不令溲数。溲数则大便硬,汗多则热愈,汗少则便难,脉迟尚未可攻。

[注]属脏,谓属里也;属腑,谓属表也。溲,谓小便也。脉浮而大,太阳、阳明脉也。浮属表,大属里。今太阳脉浮之表未解,而心下反硬,阳明之里又急,权乎汗、下可也。设里有热实,攻之无疑,不须先汗以解外也。如无热实,而有脉浮之表,不但不令攻之,即小便不利,亦不令利小便,仍当解外也。盖恐溲数汗多,亡其津液,致大便硬,则热愈实也。若汗少脉迟,即有便硬,里尚未实,亦未可攻也。

[集注]王肯堂曰:论言脉浮大,反发汗反下之为逆。此以心下硬有热,知传邪入里,故舍脉而从证也。大便则许攻之,小便则不许利何也?曰:攻大便则内热除,利小便则津液伤也。

林澜曰:心下硬与腹硬满不同。腹硬邪已结聚成实,此但在心下,自与非下不可者异矣。腑与脏对举而言,见一为入里,一犹属表之义也。

阳明病,脉迟,食难用饱,饱则微烦头眩,必小便难,此

欲作谷疸。虽下之，腹满如故，所以然者，脉迟故也。

[注] 阳明病不更衣，已食如饥，食辄腹满脉数者，则为胃热，可下证也。今脉迟，迟为中寒，中寒不能化谷，所以虽饥欲食，食难用饱，饱则烦闷，是健运失度也。清者阻于上升，故头眩；浊者阻于下降，故小便难。食郁湿瘀，此欲作谷疸之征，非阳明热湿，腹满发黄者比。虽下之腹满暂减，顷复如故，所以然者，脉迟中寒故也。

[集注] 方有执曰：迟为寒不化谷，故食难用饱。湿郁而蒸，气逆而不下行，故微烦头眩，小便难也。疸，黄病也。谷疸，水谷之湿蒸发而身黄也。

张璐曰：下之腹满如故，盖腹满已是邪陷，脉迟则胃不实，徒下其糟粕，病既不除，而反害之耳！夫阳明证本当下，阳明而至腹痛，尤当急下。独此一证下之，腹满必如故者，缘脉迟则胃气空虚，津液不充，其满不过虚热内壅，非结热当下之比也。可见脉迟胃虚，不但下之无益，即发汗利小便之法，亦不可用，惟当用和法，如甘草干姜汤，先温其中，然后少与调胃微和胃气可也。

程应旄曰：热蓄成黄之腹满，下之可去。此则谷气不得宣泄，属胃气虚寒使然，下之益虚其虚矣。故腹满如故。

阳明病，若中寒者，不能食，小便不利，手足濈然汗出，此欲作固瘕，必大便初硬后溏。所以然者，以胃中冷，水谷不别故也。

[注] 阳明病内热，则不大便，能食，小便利，手足濈然汗出，是可下之证也。今中寒不能食，小便不利，虽手足濈然汗出，不可下也，此为中寒欲作固瘕。何以知之？以大便必初硬而后溏也。所以然者，胃中虚冷，水谷不分，故小便不利而大便必溏也。

[按] 不能食与上条食难用饱，同一不能腐熟水谷也。小便不利与上条小便难，同一不能下输膀胱也。惟手足濈然汗出，与上条饱则微烦、头眩不同，彼欲作谷疸，此欲作固瘕，皆

胃中寒冷。一以微烦头眩，阳在中上，故不病泻而病疸；一以手足汗出，阳在四肢，故不病疸而病泻也。再上条中寒食难用饱，无汗小便难，欲作谷疸，以其尚能少食微烦，犹有阳气故也。此条中寒不能食，手足冷汗，小便不利，欲作固瘕，则是寒湿不化，纯阴故也。固瘕者，大瘕泻也，俗谓之溏泻。固者，久而不止之谓也。

［按］人之汗以天地之雨名之，阴阳和而后有雨，阳亢则热而雨少，阴盛则寒而雨多，人之汗亦若是也。四肢手足属土，土主脾胃，若脉大，其汗蒸蒸而热，则为阳盛可下之证也；若脉迟，其汗漐漐而寒，则为阴盛可温之证也。

［集注］程应旄曰：水谷不别，属湿热偏渗者多。此点出胃中冷，欲人知病本于寒，宜从寒治，不在小便也。

太阳病，寸缓关浮尺弱，其人发热汗出，复恶寒不呕，但心下痞者，此以医下之也；如其不下者，病人不恶寒而渴者，此转属阳明也。小便数者，大便必硬，不更衣十日，无所苦也，渴欲饮水，少少与之，但以法救之，渴者，宜五苓散。

［按］"但以法救之"五字，当是"若小便不利"，方与上文"小便数"，下文"渴者"之义相合。此条病势不急救之之文，殊觉无谓，必有遗误。王三阳亦云：此处五苓散难用，不然经文"渴者"之下，当有阙文也。

［注］太阳病脉浮缓而弱，中风脉也；发热汗出恶寒，中风证也。不呕则里气和，缘何而有心下痞证？此必以医下之故也。如其不经医下，邪热自传于里，病人不恶寒而渴者，此邪去太阳，已转属阳明也。若小便数者，大便必硬，然使不更衣十余日，而无或满或痛之苦，是仍属虚燥不实之硬，不可议下，俟之可也。如或渴欲饮水，必是胃中干燥，当少少与之以滋其胃可耳。其或小便不利而渴者，是又为水停不化，宜五苓散以导其所停之水矣。盖病在膀胱，故仍治太阳而不治阳明也。

[集注] 张兼善曰：十日不更衣，而不用攻伐何也？曰：此非结热，虽不大便，而无潮热、谵语可下之证，当须审慎，勿以日数久而辄为攻下也。

喻昌曰：寸缓、关浮、尺弱，发热汗出恶寒，纯是太阳中风未罢之证，设非误下，何得心下痞结耶？如不误下，而太阳证必渐传经，乃至不恶寒而渴，邪入阳明审矣。然阳明津液既偏渗于小便，则大肠失其润而大便硬，与肠中热结自是不同，所以旬日不更衣无所苦也。

汪琥曰：小便数大便硬，仲景论中何以无治法耶？盖此正是仲景不须用药处，俟其阴阳自和，则小便渐少，大便必自出也。

阳明病，心下硬满者，不可攻之；攻之利遂不止者死，利止者愈。

[注] 此申上条痞硬不更衣十日无所苦，误攻之变也。阳明病非胃家实，而心下硬满者，不可攻之。若攻之，其人利不止者，则正脱而死。其人利自止者，邪退则犹可愈也。

[集注] 汪琥曰：或问结胸证同是心下硬满，又属可下何也？盖结胸证，心下硬满而痛者，为胃中实，故可下；此证不痛，当是虚硬虚满，与半夏泻心汤之心下痞硬略同，故云不可攻也。

诸虚者，不可下，下之则大渴。求水者易愈，恶水者剧。

[注] 虚者下之，是为重虚，阴津消亡，自然大渴。其求水者，阳气犹存，故易愈；若恶水者，阳气已绝，则难愈矣。

[集注] 程应旄曰：诸虚者，阳津阴液，必有所亡，故下之则大渴；求水者亡阴，恶水者亡阳，故有愈剧之分。观此知仲景虑误下之助阴，甚于虑误下之亡阴矣。

大下之后，复发汗，小便不利者，亡津液故也。勿治之，得小便利，必自愈。

[注] 大下之后，复发其汗，重亡津液，小便当少，以水液

内竭故也。勿治之,言勿利其小便也。须俟津液回而小便利,必自愈矣。

[集注] 程知曰:言下后复发汗,有俟津液自回之法。若强责其小便,则膀胱之气化不行,有增硬满喘胀者矣。故宜以不治治之。

阳明病,下血谵语者,此为热入血室。但头汗出者,刺期门,随其实而泻之,濈然汗出则愈。

[注] 妇人病伤寒,经血适至,则有热入血室之证,宜刺期门;男子病伤寒,有下血谵语者,亦为热入血室也。若热随血去,必通身汗出而解矣。若血已止,其热不去,蓄于阳明,不得外越而上蒸,但头汗出而不解者,亦当刺期门,随其实而泻之,则亦必通身濈然汗出而愈也。

[集注] 方有执曰:血室、头汗、期门,注皆见太阳篇中。阳明之脉,其直者,从缺盆下乳内廉下,侠脐入气街中。血室之脉,起于气街,上行至胸中而散。所以妇人经来,热入血室,则似结胸而谵语,从阳明里也。男子下血,热入血室,但头汗出亦谵语,从阳明外也,故并宜刺期门。

程应旄曰:下血则经脉空虚,热得乘虚而入血室,谵语以血室虽冲脉所属,而心经实血室之主,室被热扰,故心神不清也。但头汗出者,血下夺则无汗,热上扰则汗蒸也。刺期门者,热入阴分,实在阴,随其实而泻之,则荣气和而心气下通,故濈然汗出而解。

阳明病,口燥,但欲漱水不欲咽者,此必衄。

[注] 阳明属胃,开窍于口。阳明有热,故口燥也。但欲漱水不欲咽者,虽燥而不渴,知热在经而不在腑,在血而不在气也。热在经血,迫血妄行,必致衄也。

[集注] 喻昌曰:口中干燥与渴异,漱水不欲咽,知不渴也。阳明病,口燥但漱水不欲咽,知邪入血分。阳明之脉起于鼻,故知血得热而妄行,必由鼻而出也。

沈明宗曰:阳明病,口燥漱水而不欲咽,乃邪郁于经,未入于腑也。

脉浮发热，口干鼻燥，能食者，则衄。

[注] 此承上条详出脉证，以互发其义也。阳明病，脉浮发热，口鼻干燥，热在经也。若其人能食，则为胃和，胃和则邪当还表作解也。然还表作解，不解于卫，则解于营，汗出而解者，从卫解也；衄血而解者，从营解也。今既能食、衄血，则知欲从营解也。

[集注] 张锡驹曰：此论阳明经脉燥热也。夫热在经脉，故脉浮发热，热循阳明经脉而上，故口干鼻燥，不伤胃气，故能食。能食者则衄，言病不在胃腑，非因能食而致衄也。

阳明证，其人喜忘者，必有蓄血。所以然者，本有久瘀血，故令喜忘。屎虽硬，大便反易，其色必黑者，宜抵当汤下之。

[注] 经曰：血并于下，乱而喜忘。喜忘者，好忘前言往事也。今阳明病，其人喜忘者，本有久瘀之血，与热上并于心，故令喜忘也。蓄血之屎虽硬，然大便反易，其色必黑，盖以血与糟粕共并，故反易而色黑也。不用桃仁承气汤，而用抵当汤大下之者，以其人本有久瘀之血故也。

[集注] 张志聪曰：太阳蓄血在膀胱，故验其小便之利与不利；阳明蓄血在肠胃，故验其大便之黑与不黑。

张璐曰：大便色黑，虽曰瘀血，而燥结亦黑。但瘀血则粘如漆，燥结则晦如煤，此为明辨也。

郑重光曰：太阳热结膀胱证，轻者如狂，重者发狂。如狂者血自下，故用桃仁承气汤，因势而利导之；发狂者血不下，须用抵当汤。此条喜忘差减于狂，乃用发狂之重剂，何也？盖太阳经少血，阳明经多血，所以宜用抵当汤峻攻。太阳云"主之"，乃确然不易之法，此云"宜用"，则证有轻重，在于临时酌量耳。

病人无表里证，发热七八日，虽脉浮数者，可下之。假令已下，脉数不解，合热则消谷善饥，至六七日，不大便者，

有瘀血,宜抵当汤。若脉数不解,而下不止,必协热便脓血也。

[注]此承上条言蓄血喜忘,热结而无表里证者,当下之义也。病人无表里证,是无太阳表、阳明里证也。但发热而无恶寒,七八日,虽脉浮数不可汗也。若屎硬可下之,假令已下,脉不浮而数不解,是表热去里热未去也。至六七日又不大便,若不能消谷善饥,是胃实热也,以大承气汤下之。今既能消谷善饥,是胃和合热,非胃邪合热,故屎虽硬色必黑,乃有瘀血热结之不大便也,宜用抵当汤下之。若脉数不解,不大便硬而下利不止,必有久瘀,协热腐化而便脓血也,则不宜用抵当汤下之矣。

[集注]张璐曰:病虽七八日,尚发热脉浮数,仍属太阳表证。因误下引邪内入,所以脉数不解,内外合邪而见消谷善饥。谷入既多,反至六七日不大便,且不烦渴,是知其证非热结在胃,乃热结在血。以其表证误下,尚兼太阳随经之热未尽,故以抵当为至当也。若脉数不解而下利不止,又当随其下血与不下血而异治之,倘血分之热邪不除,必协热而便脓血也。

伤寒发汗已,身目为黄。所以然者,以寒湿在里不解故也,以为不可下也,于寒湿中求之。

[注]伤寒发汗已,身目为黄。所以然者,以表有寒里有湿未解也。夫表寒里湿,郁而发黄,自非热湿内瘀,郁而成黄者比,故不可下。惟当于表寒里湿中求其治法,宜发其表寒,利其里湿可也。

[集注]喻昌曰:伤寒发汗已,热邪解矣,何由反蒸身目为黄?所以然者,寒湿抟聚,适在躯壳之里,故尔发黄也。里者,在内之通称,非谓寒湿深入在里,盖身目正属躯壳,与脏腑无关也。于寒湿中求之,求其寒湿中之治法也。

程应旄曰:其人素有湿邪在里,表寒虽经发汗,而其为里湿所持者,终在里而无从解散也。发汗后之寒,与湿郁蒸为热，非实热也，故不可下。仍当于寒湿中，责其或浅或深而治之可也。

伤寒瘀热在里，身必发黄，麻黄连轺赤小豆汤主之。

[注] 伤寒表邪未解，适遇其人阳明素有湿邪，热入里而与湿合，湿热蒸瘀，外薄肌表，身必发黄也。若其人头有汗，小便不利，大便硬，则或清、或下、或利小便，自可愈也。今乃无汗小便利，是里之瘀热未深，表之郁遏犹甚，故用麻黄连轺赤小豆汤，外发其表，内逐其湿也。

[集注] 喻昌曰：伤寒之邪，得湿而不行，所以热瘀身中而发黄，设泥"里"字，岂有邪在里而反治其表之理哉！

程应旄曰：凡伤寒瘀热在里者，由湿蒸而来，故身必发黄。此之瘀热未深，只从表一边开其郁滞，而散除湿热，麻黄连轺赤小豆汤是其主也。

林澜曰：麻黄连轺一证，虽曰在里，必因邪气在表之时，有失解散。今虽发黄，犹宜兼汗解以治之也。

汪琥曰：夫寒邪自外而来，若挟内湿瘀于经络之中，则郁而变热，故令其人身目发黄也。此条乃是太阳经传来者，太阳伤寒，理宜用麻黄汤，只因邪传阳明，热瘀于里。里非胃腑，以阳明经居太阳之里，即《尚论篇》所云躯壳之里是也。惟其里有热，所以方中用麻黄汤而去桂枝之辛热，更加赤小豆、姜、枣之甘辛，以祛散在表之寒湿，复加连轺、生梓白皮之苦寒，以清解肌里之瘀热也。

麻黄连轺赤小豆汤方

麻黄（去节）二两　赤小豆一升　杏仁（去皮、尖）四十枚　生姜（切）二两　大枣（擘）十二枚　甘草（炙）二两　生梓白皮（切）一升　连轺二两

已上八味，以潦水一斗，先煮麻黄，再沸去上沫，内诸药，煮取三升，分温三服，半日则尽。

[方解] 湿热发黄无表里证，热盛者清之，小便不利者利之，里实者下之，表实者汗之，皆无非为病求去路也。用麻黄

汤以开其表,使黄从外而散。去桂枝者,避其热也;佐姜、枣者,和其营卫也;加连轺、梓皮以泻其热,赤小豆以利其湿,共成治表实发黄之效也。连轺,即连翘根。无梓皮以茵陈代之。

[集解] 周扬俊曰:此亦两解表里法也,故用外汗之药,必兼渗湿之味。伤寒发黄者,必其人太阴素有湿热,更兼寒邪未散,两邪相合,因而蒸郁为黄也。

伤寒七八日,身黄如橘子色,小便不利,腹微满者,茵陈蒿汤主之。

[注] 身黄湿热之为病也,湿盛于热,则黄色晦;热盛于湿,则黄色明。如橘子色者,谓黄色明也。伤寒七八日,身黄色明,小便不利,其腹微满,此里热深也。故以茵陈蒿治疸病者为君,佐以大黄,使以栀子,令湿热从大小二便泻出,则身黄腹满自可除矣。

[集注] 唐不岩曰:熏黄,阴黄也;橘子黄,阳黄也。

程知曰:此驱湿除热法也。伤寒七八日,可下之时;小便不利,腹微满,可下之证。兼以黄色鲜明,则为三阳入里之邪无疑,故以茵陈除湿,栀子清热,用大黄以助其驱除。此证之可下者,犹必以除湿为主,而不专取乎攻下有如此者。

茵陈蒿汤方

茵陈蒿六两　栀子(擘)十四枚　大黄(去皮)二两

上三味,以水一斗二升,先煮茵陈,减六升,内二味,煮取三升,去滓,分三服,小便当利,尿如皂荚汁状,色正赤,一宿腹减,黄从小便出也。

伤寒身黄发热,栀子柏皮汤主之。

[注] 伤寒身黄发热者,设有无汗之表,宜用麻黄连轺赤小豆汗之可也;若有成实之里,宜用茵陈蒿汤下之亦可也。今外无可汗之表证,内无可下之里证,故惟宜以栀子柏皮汤清之也。

[集注] 林澜曰:伤寒身黄,胃有瘀热,须当下之,此以发热而热未实,故宜栀子柏皮汤解之。

汪琥曰：身黄兼发热者，乃黄证中之发热，而非麻黄、桂枝证之发热也。热既郁而发黄，虽表而非纯乎表证，但当清其郁，以退其黄，则发热自愈。

魏荔彤曰：此三条虽皆外寒挟湿之邪，瘀而成热之证。然在表、在里，湿胜、热胜，尤当加意也，岂可概以为里证而混下耶！

栀子柏皮汤方

栀子（擘）十五枚　甘草（炙）一两　黄柏二两

上三味，以水四升，煮取一升半，去滓，分温再服。

〔按〕此方之甘草，当是茵陈蒿，必传写之误也。

阳明病被火，额上微汗出，而小便不利者，必发黄。

〔注〕阳明病无汗，不以葛根汤发其汗，而以火劫取汗，致热盛津干，引饮水停，为热上蒸，故额上微汗出，而周身反不得汗也。若小便利，则从燥化，必烦渴，宜白虎汤；小便不利，则从湿化，必发黄，宜茵陈蒿汤。

〔集注〕喻昌曰：阳明病，湿停热郁而烦渴有加，势必发黄，然汗出热从外越，则黄可免；小便多，热从下泄，则黄可免。若误攻之，其热邪愈陷，津液愈伤，而汗与小便愈不可得矣。误火之，则热邪愈炽，津液上奔，额虽微汗，而周身之汗与小便愈不可得矣。发黄之变，安能免乎？

程知曰：太阳发黄，由寒郁湿，湿不得解；阳明发黄，由湿瘀热，热不得越，故宜分经论治。

阳明病，无汗，小便不利，心中懊憹者，身必发黄。

〔注〕阳明病无汗，以热无从外越也。小便不利，湿不能下泄也。心中懊憹，湿瘀热郁于里也。故身必发黄，宜麻黄连轺赤小豆汤，外发内利可也。若经汗吐下后，或小便利，而心中懊憹者，乃热郁也，非湿瘀也。便硬者，宜调胃承气汤下之；便软者，宜栀子豉汤涌之可也。

〔集注〕方有执曰：无汗小便不利，则湿停懊憹，湿停热郁，所以知必发黄也。

张璐曰:外不得汗,下不得溺,而湿热郁于胸中不得泄,势必蒸身为黄也。

阳明病,面合色赤,不可攻之,必发热色黄,小便不利也。

[注]阳明经病,面合当色赤,是热邪犹怫郁在经,尚未入里而成实也,故虽不大便,不可攻之。若攻之,则怫郁在经之邪不解,必令发热色黄。若其人里燥,小便利则同燥化,当不发黄,而必大便硬矣。

[集注]方有执曰:合,应也。赤,热色也。胃热上行,面应赤色,攻则亡津液,故发热色黄,因小便不利也。

程知曰:言热在阳明之经,不可攻也。热在于经,阳气怫郁在表也,攻之则经中之热,未得表散,必发热色黄,因小便不利也。

程应旄曰:热阻于肌肤之间,故发热而小便为之不利,郁而成黄也。

阳明病,发热汗出,此为热越,不能发黄也。但头汗出,身无汗,剂颈而还,小便不利,渴饮水浆者,此为瘀热在里,身必发黄,茵陈蒿汤主之。

[注]阳明病发热汗出者,此为热越,小便若利,大便因硬,不能发黄也。但头汗出身无汗,是阳明之热不得外越,而上蒸也;小便不利,湿蓄膀胱也;渴饮水浆,热灼胃腑也。此为湿热瘀蓄在里,外薄肌肤,故身必发黄也。茵陈蒿汤主之者,通利大小二便,使湿热从下窍而出也。

[集注]方有执曰:越,散也。头汗瘀热发黄注皆见太阳篇中。茵陈逐湿瘀之黄,栀子除胃家之热,大黄推壅塞之瘀。三物者,苦以泄热,泄热则黄散矣。

程应旄曰:头汗出,身无汗,剂颈而还,足征阳热之气,郁结于内而不得越,故但上蒸于头,头为诸阳之首故也。气不下达,故小便不利;腑气过燥,故渴饮水浆。瘀热在里,指无汗言。无汗而小便利者属寒,无汗而小便不利者属湿热。两邪交郁,不能宣泄,故盦而发黄。解热除湿,无如茵陈。栀子清上,大黄涤下,通身之热得泄,又何黄之不散耶?

伤寒脉浮而缓,手足自温者,是为系在太阴。太阴者,身当发黄;若小便自利者,不能发黄。至七八日大便硬者,为阳明病也。

[注] 此太阴转属阳明证也。伤寒脉浮缓,手足热者,太阳也。今手足自温,非太阳证,是为系在太阴也。然太阴脉当沉缓,今脉浮缓,乃太阳脉也。证太阴而脉太阳,是邪由太阳传太阴也,故曰:系在太阴也。若小便自利者,则不从太阴湿化而发黄,至七八日大便硬者,则是从燥化,此为阳明也。

[集注] 程应旄曰:阳明为病,本于胃家实。胃家之实,不特三阳受邪,能致其转属阳明,即三阴受邪,亦能致其转属阳明。聊举太阴一经例之:脉浮而缓,是为表脉,然无发热、头痛、恶寒等外证,而手足只温,是邪不在表而在里。但入里有阴阳之分,须以小便别之,小便不利,湿蒸热瘀而发黄,以其人胃中原无燥气也;小便自利者,胃干便硬而成实,以其胃中本有燥气也。病虽成于七八日,而其始证却脉浮而缓,手足自温,实是太阴转属而来也。即太阴、阳明推之,少阴三大承气证,厥阴一小承气证,何非转属阳明之病哉!

魏荔彤曰:病在太阳,热为湿郁,团聚于里,必有归著。既不能发黄,小便自利,则邪何归乎?不得不归之于万物所归之胃。至于七八日,小便自多,大便自硬,而为阳明病矣。

伤寒转系阳明者,其人濈然微汗出也。

[注] 凡伤寒,无论三阴、三阳,若转系阳明,其人必有濈濈然微汗出之证,始为转属阳明也。

太阳病吐之,但太阳病当恶寒,今反不恶寒,不欲近衣,此为吐之内烦也。

[注] 太阳病吐之表解者,当不恶寒;里解者,亦不恶热。

今反不恶寒,不欲近衣者,是恶热也。此由吐之后,表解里不解,内生烦热也。盖无汗烦热,热在表,大青龙证也;有汗烦热,热在里,白虎汤证也;吐下后心中懊侬,无汗烦热,大便虽硬,热犹在内,栀子豉汤证也;有汗烦热,大便已硬,热悉入腑,调胃承气汤证也。今因吐后,内生烦热,是为气液已伤之虚烦,非未经汗下之实烦也。已上之法,皆不可施,惟宜用竹叶石膏汤,于益气生津中,清热宁烦可也。

[集注]张璐曰:此以吐而伤胃中之液,故内烦不欲近衣。虽显虚烦之证,较关上脉细数而成虚热,脾胃两伤者稍轻,虽不致逆,亦误吐之过也。

太阳病,当恶寒发热。今自汗出,反不恶寒发热,关上脉细数者,以医吐之过也。一二日吐之者,腹中饥,口不能食;三四日吐之者,不喜糜粥,欲食冷食;朝食暮吐。以医吐之所致也,此为小逆。

[按]"欲食冷食"之下,当有"五六日吐之者"六字。若无此一句,则不喜糜粥欲食冷食,与朝食暮吐之文,不相联属。且以上文一二日、三四日之文细玩之,则可知必有"五六日吐之"一句,由浅及深之谓也。

[注]太阳病不解,当恶寒发热。今自汗出,不恶寒发热,是表已解也。关上脉细数,胃不和也。细者,胃气虚。数者,胃气热。证脉不和,询其故,知以医吐之过也。一二日病在太阳,正气未衰,吐之者,伤胃未深,故腹中知饥,口不能食也;三四日病在阳明,胃中有热,吐之者,复伤津液,故不喜糜粥,欲食冷食也;五六日病将转入阴经,正气已衰。吐之者,胃中虚冷,故朝食暮吐也。此皆医吐之所致,尚在可治。故曰:此为小逆也。

[集注]程知曰:本太阳病,医吐之,则表邪乘虚传入阳明,伤动胃气,而关脉细数矣。

程应旄曰:阳明之气,下行为顺,上行为逆。以医吐之所致,则非脾胃本来之病,此为小逆。更勿误治,使小逆变成大逆也。

食谷欲呕,属阳明也,吴茱萸汤主之。得汤反剧者,属上焦也。

[注] 食谷欲呕,属阳明者,以胃主受纳也。今胃中寒,不能纳谷,故欲呕也。以吴茱萸汤温中降逆,而止其呕可也。若得汤反剧者,此必非中焦阳明之里寒,乃上焦太阳之表热也。吴茱萸气味俱热,药病不合,故反剧也。法当从太阳、阳明合病,不下利但呕之例治之,宜葛根加半夏汤。

[集注] 方有执曰:食谷欲呕,胃寒也,故曰属阳明,言与恶寒呕逆不同也。上焦,以膈言也。

病人脉数,数为热,当消谷引食,而反吐者,此以发汗令阳气微,膈气虚,脉乃数也,数为客热,不能消谷,以胃中虚冷,故吐也。

[注] 病人脉数,数为有热,则当消谷引食。今食而反吐者,盖以身热脉数,误为表热而发其汗,因使其人阳气微,膈气虚也。不知此脉之数,乃外邪客热之数,非胃中实热之数也,其不能消谷食而反吐者,乃胃中本虚冷故耳。

[集注] 程知曰:此言汗后脉数吐食,当责胃之阳虚也。阳受气于胸中,发汗过多,令阳气微,膈气虚,客热外越,故脉数也。客热不能消谷而吐者,当责其胃之虚冷,若因其数而投以清胃之药,则左矣。

程应旄曰:见数脉而反吐者,数为热脉,无力则为虚脉。膈虚阳客于上,不能下温,故令胃中虚冷。热为客热,寒为真寒。究其根由,只由发汗令阳气微。然则阳气之珍重,何如而可误汗乎?

阳明病,不能食,攻其热必哕。所以然者,胃中虚冷故也。以其人本虚,攻其热必哕。

[注] 阳明病不能食者,为中寒,即有脉数客热,上条既戒以不可汗,此又言亦不可攻。若攻其热,则寒其胃阳,亦必作哕矣。所以然者,客热虽除,胃亦虚冷故也。以其人本来胃

虚,故攻其热必哕。哕,即干呕也。

[集注] 方有执曰:攻热皆寒药,故知必哕。胃中虚以不能食言,此亦戒谨之意。

林澜曰:阳明谵语潮热,不能食者,可攻,由燥屎在内也。乃亦有胃中虚冷不能食者,须详别之,未可便以不能食为实证也。若误攻之,热去哕作矣。然则安得以阳明概为宜下哉!

若胃中虚冷,不能食者,饮水则哕。

[注] 此承上条不攻亦哕之义也。若其人胃中虚冷,不能食者,虽不攻其热,饮水则哕。盖以胃既虚冷,复得水寒,故哕也,宜理中汤加丁香、吴茱萸,温而降之可也。

[集注] 喻昌曰:表热里寒,法当先救其里。太阳经中亦用四逆汤,其在阳明更可知矣。此条比前条虚寒更甚,故不但攻其热必哕,即饮水亦哕也。

汪琥曰:若胃中虚冷不能食,饮水则水寒相抟,气逆而亦为哕矣,法当大温。

趺阳脉浮,浮则为虚,浮虚相抟,故令气饱,言胃气虚竭也。脉滑则为哕,此为医咎,责虚取实,守空迫血。脉浮。鼻中燥者,必衄血也。

[注] 误攻饮冷,皆可致饱,固矣。今趺阳胃脉浮而不大,无力而虚,则是胃虚与邪相抟,即不误下饮冷,亦令饱也。若趺阳胃脉滑则为哕者,乃热气拥郁之饱,非胃气虚竭之饱,医何可取实责虚,以自取其咎耶!若趺阳胃脉浮而鼻中燥者,此热据营分,营热迫血妄行,必作衄也。世有以哕为呃逆者,不知哕即干呕也,以其有哕哕之声,故又名哕也。观今病呃逆之人,与饮冷水则气自脐下冲上,出口而作格儿格儿之声,声长时止者为实;可治;声短不已者,为虚,难治。

[集注] 方有执曰:此又出趺阳脉,而以哕与衄言,皆逼汗而不得汗之所致也。咎,过愆也。责虚,言求病于虚。取实,言反以虚为实而攻取之也。血属阴而为内守,故曰守空。迫

血,言劫汗也。

寸口脉浮大,而医反下之,此为大逆。浮则无血,大则为寒。寒气相抟,则为肠鸣。医乃不知,而反饮冷水,令汗大出,水得寒气,冷必相抟,其人必哕。

[按]"令汗大出"四字,当是衍文。

[注]寸口脉浮大,指六脉皆浮大也。六脉皆浮大,则非阳明。按之大脉,乃太阳不按之大脉也。医反下之,此为大逆,则从前浮脉变而为无血之虚,大脉变而为胃冷之迟。虚寒相抟,则为肠鸣。医乃不知,而反与饮冷水。其人得水寒之气,冷与虚相抟于胃中,故必哕也。哕者,气馇结有声,即今之呃逆也。

[集注]程知曰:言邪气在表妄下之变也。寸口浮大,而无硬满藏热之证,法应发汗,若反下之,此为大逆。既经妄下,则所谓浮者,至于内空而无血;所谓大者,变为里虚而有寒。虚寒相抟,则为肠鸣。医见脉大,以为有热,饮以冷水,欲以水寒胜热而作汗。里先虚寒,又得冷水与之相抟,则冷结上焦,必至咽噎塞而气逆矣。

伤寒哕而腹满,视其前后,知何部不利,利之则愈。

[注]伤寒哕而不腹满者,为正气虚,吴茱萸汤证也。哕而腹满者,为邪气实,视其二便何部不利,利之则愈也。

[集注]成无己曰:哕而腹满,气上而不下也。视其前后有不利者,即利之以降其气。前部小便也,后部大便也。

程知曰:前部不利,后人治以五苓;后部不利,后人治以承气是也。

沈明宗曰:邪传于胃,胃气壅遏,两气相抟,气逆上冲,则为哕矣。

张锡驹曰:伤寒至哕,非胃气败,即胃中寒。然亦有里实不通,气不得下泄,反上逆而为哕者,当详辨之。

夫实则谵语,虚则郑声。郑声者,重语也。

[注]谵语一证,有虚有实。实则谵语,阳明热甚,上乘于

心,乱言无次,其声高朗,邪气实也。虚则郑声,精神衰乏,不能自主,语言重复,其声微短,正气虚也。

[集注] 戴元礼曰:谵语属阳,郑声属阴。经曰:实则谵语,虚则郑声。谵语者,颠倒错乱,言出无伦,常对空独语,如见鬼状。郑声者,郑重频烦,语虽谬而谆谆不已。老年人遇事则谆语不休,以阳气虚不精明也。此谵语、郑声,虚实之所以不同也。二者本不难辨,但阳盛里实,与阴盛格阳,皆能错语,须以他证别之,随证施治可也。

娄全善曰:余用参、芪、归、术等剂治谵语,得愈者甚多,岂可不分虚实,一概用黄连解毒、大小承气等汤以治之乎?

按:其所云亦郑声也。

张锡驹曰:实则谵语者,阳明燥热甚而神昏气乱,故不避亲疏,妄言骂詈也。虚则郑声者,神气虚而不能自主,故声音不正,而语言重复也。

伤寒四五日,脉沉而喘满。沉为在里,而反发其汗,津液越出,大便为难。表虚里实,久则谵语。

[注] 伤寒四五日,入里之时也。脉沉而喘满,乃为在里之喘满,而反发其汗,津液越出,则表虚也;汗出胃干,大便为难,则里实也。久则胃热炽盛,必发谵语也。

[集注] 方有执曰:越出,谓枉道而出也。

张璐曰:伤寒四五日,正邪热传里之时,况见脉沉在里之喘满,而反汗之,必致燥结谵语矣。盖燥结谵语,颇似大承气证。此以过汗伤津,而不致大实大满腹痛,只宜小承气为允当耳!

阳明病,其人多汗,以津液外出,胃中燥,大便必硬,硬则谵语,小承气汤主之。若一服谵语止者,更莫复服。

[注] 此详上条以明其治也。阳明病其人多汗,以津液外出,胃中干燥,大便必硬,久则谵语,宜以小承气汤主之。若一服利,谵语止,慎不可更服也。

[集注] 张璐曰:多汗谵语,下证急矣。以其人汗出既多,

津液外耗,故不宜大下。但当略与小承气汤,和其胃气,谵语自止。若过服反伤津液也。

沈明宗曰:此汗多胃燥,非同实治也。

汗出谵语者,以有燥屎在胃中,此为风也。须下者,过经乃可下之。下之若早,语言必乱,以表虚里实故也。下之愈,宜大承气汤。

〔注〕病自汗出而谵语者,以素有燥屎在胃中,此为太阳风邪之所传也,须当下之。然必须太阳之邪,已过阳明之经,而入阳明之腑,乃可下之。若下之早,则里热未结,不但热去不尽,且虚其中。热乘虚而上干于心,语言必乱。此表虚汗出,里实谵语,所以必待过经入腑,而后下之则愈,宜大承气汤。

〔集注〕方有执曰:过经,谓宁迟迟,非谓必待十三日后也。

程知曰:此言谵语不当下早也。既出汗矣而谵语,则必有燥屎在胃,此当属风。风为阳邪,阳邪入里,故谵语。然须六七日乃可下之,下之早,则风邪未解于表,尽入于里,里邪燥实,语言更乱也。

阳明病,谵语有潮热,反不能食者,胃中必有燥屎五六枚也;若能食者,但硬尔。宜大承气汤下之。

〔按〕"宜大承气汤下"之句,应在"必有燥屎五、六枚"之下,始合当用大承气汤下之之义。若但便硬而用大承气汤下之,殊失仲景顾虑误下、慎下之旨。

〔注〕阳明病谵语有潮热,反不能食者,知胃中必有燥屎已结实也,宜大承气汤下之。若能食者,知胃将和,但大便硬耳!当导之,不可下也。

〔集注〕张璐曰:此以能食、不能食辨燥结之微、甚也。潮热谵语,皆胃中热甚所致。胃热则能消谷,今反不能食,此必热伤胃中津液,气化不能下行,燥屎逆攻于胃之故。宜大承气汤,急祛亢极之阳,以救垂绝之阴。若能食者,胃中气化自行,热邪不盛,津液不致大伤,大便虽硬,不久自行,不必用药,反伤其气也。

下利谵语者,有燥屎也,宜小承气汤。

[注]下利里虚,谵语里实,若脉滑大,证兼里急,知其中必有宿食也。其下利之物,又必稠粘臭秽,知热与宿食合而为之也,此可决其有燥屎也,宜以小承气汤下之。于此推之,可知燥屎不在大便硬与不硬,而在里之急与不急,便之臭与不臭也。

[集注]汪琥曰:下利者,肠胃之疾也。若谵语,则胃家实,与厥阴无与,乃肠中有燥屎不得下也。治宜小承气汤者,此半利半结,只须缓以攻之也。又曰:或问既下利矣,则热气得以下泄,何由而致谵语有燥屎也?答曰:此系阳明腑实大热之证,胃中糟粕为邪所壅,留着于内,其未成硬者,或时得下,其已成硬者,终不得出,则燥屎为下利之根。燥屎不得出,则邪热上乘于心,所以谵语。要之此证,须以手按脐腹,当必坚痛,方为有燥屎之征。

直视谵语,喘满者死,下利者亦死。

[注]上条下利谵语为可治,此条下利谵语者死。要知谵语不死于下利,而死于直视也。直视者,精不注乎目也;谵语者,神不守乎心也,已属恶候。加之喘满,阳上脱也,故曰死。下利阴下脱也,故曰亦死也。

[集注]方有执曰:直视,精不荣于目也;谵语,神不主乎心也。喘则阳争于上,利则阴争于下。胃,中土也,阴阳争夺于上下,而中气不守,故无法可治,而皆主死也。

发汗多,若重发汗者,亡其阳。谵语,脉短者死;脉自和者不死。

[注]太阳病,发汗过多,不解,又复重发其汗,以致气液两亡,热邪乘燥传入阳明而生谵语。谵语者,胃热阳也;脉短者,气衰阴也。阳病见阴脉,为阴胜于阳,故死也。若脉不短,为阴阳自和,故不死也。

[集注] 喻昌曰：方注以此为太阳经脱简，不知太阳经无谵语之例，必日久而兼阳明、少阳，方有谵语。故此言太阳经得病时，发汗过多，及传阳明时，重发其汗，因有亡阳而谵语之一证也。亡阳之人，所存者阴气耳，故神魂不定，而妄见妄闻，与热邪乘心之候不同。脉短则阴阳不附，脉和则阴阳未离，其生死但从脉定耳。

汪琥曰：谵语者，脉当大实或洪滑，为自和。自和者，言脉与病不相背也，病虽甚不死。若谵语脉短，为邪热盛，正气衰，乃阳证见阴脉也，无法可施。

发汗多，亡阳谵语者，不可下，与柴胡桂枝汤和其营卫，以通津液后自愈。

[注] 此又承上条以出其治也。谵语者，属阳明热实，可下之证也。若发汗过多，大亡气液而发谵语者，乃津枯致燥之谵语，非热甚内实之谵语，不可下也。里有热，宜白虎加人参汤。表不解，与柴胡桂枝汤和其营卫，以通津液后自愈也。

[按] 发汗过多，亡阳谵语，以无大便硬满痛，故不可下；以无身寒汗出恶寒，故不可温。于此可知发太阳汗出过多致谵语者，必无发热汗出恶寒也。发阳明汗出过多致谵语者，必有潮热恶热不大便也。此则发少阳汗多致谵语者，即论中少阳不可发汗，发汗则谵语是也。然舍小柴胡汤别无治法，若只用柴胡又恐升散，非亡阳所宜，故合桂枝和其营卫，通其津液自可愈也。

阳明中风，脉弦浮大而短气，腹都满，胁下及心痛，久按之，气不通，鼻干，不得汗，嗜卧，一身及目悉黄，小便难，有潮热，时时哕，耳前后肿。刺之小差，外不解，病过十日，脉续浮者，与小柴胡汤。脉但浮，无余证者，与麻黄汤。若不尿，腹满加哕者，不治。

[按] 续浮之"浮"字，当是"弦"字，始与文义相属，则可与小柴胡汤。若俱是"浮"字，则上之浮，既宜用小柴胡汤，下之浮又如何用麻黄汤耶？

[注] 中风传阳明,病太阳未罢,脉当浮缓。今脉弦浮大,弦,少阳脉也;浮,太阳脉也;大,阳明脉也。脉既兼见,证亦如之。腹满,太阳阳明证也;胁下及心痛,久按之气不通快,少阳证也;鼻干,阳明证也;不得汗,太阳证也;嗜卧,少阴证也;面目悉黄,太阴证也;小便难,太阳腑证也;潮热,阳明里证也;哕逆,胃败证也;耳前后肿,少阳证也;短气,气衰证也。凡仲景立法无方之条,皆是此等阴阳错杂,表里混淆之证,但教人俟其病势所向,乘机而施治也。故用刺法,待其小差,若外病不解,已成危候。如过十日,脉续弦不浮者,则邪机已向少阳,可与小柴胡汤和之,使阳明之邪从少阳而解。若脉但浮不大,而无余证者,则邪机已向太阳,当与麻黄汤汗之,使阳明之邪从太阳而解。若已过十余日,病势不减,又不归于胃而成实,更加不尿腹满哕甚等逆,即有一二可下之证,胃气已败,不可治也。

[集注] 程知曰:此条全是表证未解,而无汗出燥渴之证,故不可用白虎。虽有潮热,而无硬满谵语濈濈汗出之证,故不可用承气。不如俟气之自回,犹可渐引其邪从外出也。

程应旄曰:此条证以"不得汗"三字为主,故酌量于柴胡、麻黄二汤间,以通其久闭,总是要得汗耳!

脉浮而芤,浮为阳,芤为阴,浮芤相搏,胃气生热,其阳则绝。

[注] 脉浮而芤,浮为阳盛,芤为阴虚。阳盛则发热,阴虚则汗出。二者相搏,则胃气生热愈盛,胃中津液立亡。其阳则绝者,言阳亡津液绝也。

[集注] 方有执曰:浮为气上行,故曰阳;芤为血内损,故曰阴。胃中生热者,阴不足以和阳,津液干而成枯燥也。

张璐曰:此言脾约当下不下,则浮涩转为浮芤,津液竭而难下矣。其阳则绝,即阳绝于里,亡津液之互辞也。

赵良曰:胃中阳热亢甚,脾无阴气以和之,孤阳无偶,不至燔灼竭绝不止耳。

沈明宗曰：此辨阳明津竭之脉也。浮为邪气强，芤为阴血虚，阳邪盛而阴血虚，为浮芤相搏，胃气生热，故曰：其阳则绝。即亡津液之互词也。若见此脉，当养津液，不可便攻也。

阳明病，反无汗，而小便利，二三日呕而咳，手足厥者，必苦头痛。若不咳不呕，手足不厥者，头不痛。

〔注〕阳明病，法多汗，反无汗而小便利，是寒气内攻也；至二三日呕而咳，寒邪上逆也；手足厥者，寒气见于四肢也；气上逆，则咳而苦头痛矣。若不咳、干呕、不厥，则头不痛。此证之头痛者标也，咳逆、手足厥者本也。

〔集注〕程知曰：无汗小便利，呕咳肢厥头痛，曷不谓太阳病？盖初起无头痛诸表证也。此头痛是二三日后呕咳而厥所致，非因头痛致呕咳而厥也。呕、咳二证，太阳、少阳俱有之，其表证未解，则属太阳病；其寒热往来者，则谓之少阳病也。厥，则厥阴有之，但无呕与咳也。

张璐曰：阳明无汗，呕咳手足厥者，得之荣卫俱伤而邪入深也。然小便利，则邪不在内而在外，不在下而在上，故知必苦头痛，仍宜小青龙主之。若不呕、不咳、不厥而小便利者，邪必顺水道而出，岂有逆攻巅顶之理哉！

林澜曰：须识阳明亦有手足厥证，胃主四肢，中虚气寒所致也。然头苦痛而咳，自与阴寒但厥者异矣。此类数条最为难解。

吴人驹曰：呕咳手足厥头痛，皆由反无汗之故也。

阳明病，但头眩，不恶寒，故能食而咳，其人咽必痛；若不咳者，咽不痛。

〔注〕阳明病，当恶热不恶寒。若从伤寒传来，则不能食。今从中风传来，故能食也。伤寒挟寒邪，则有头痛证，今中风挟风邪，则有头眩证，理固然也。寒邪属阴，若兼饮则咳而呕，今不呕而咽痛，则以风属阳邪，风病则兼火，故咳而咽痛，以类相从也。

〔集注〕方有执曰：眩，风旋而目运也，风，故不恶寒能食。

咳,逆气也。咽门,胃之系也。胃热而气逆攻咽,则咳而咽伤也。

程知曰:阴邪下行,故无汗而小便利;阳邪上行,故不恶寒而头眩。寒则呕不能食,风则能食;寒则头痛,风则咽痛,是风寒入胃之辨也。

程应旄曰:阳明以下行为顺,逆则上行,故中寒则有头痛证,中风则有头眩证。以不恶寒而能食,知其郁热在里也。寒上攻能令咳,其咳兼呕,故不能食而手足厥;热上攻亦令咳,其咳不呕,故能食而咽痛,以胃气上通于肺,而咽为胃腑之门也。夫咽痛惟少阴有之,今以咳伤致痛,若不咳则咽不痛,况更有头眩不恶寒之证,益可辨其为阳明之郁热也。

病人有寒,复发汗,胃中冷,必吐蛔。

[注] 病人有寒,谓胃中寒也。复发汗,谓汗而复汗也。胃寒复汗,阳气愈微,胃中冷甚,蛔不能安,故必吐蛔也,宜理中汤送乌梅丸可也。

[集注] 程应旄曰:汗生于谷精,胃中阳气所酿也。有寒复发汗,知胃阳不复存于内矣,蛔何能安?

发汗后,水药不得入口为逆。若更发汗,必吐下不止。

[按] 必吐下不止之"下"字,当是衍文。

[注] 此承上条误而又误,必变而成逆也。胃中虚冷,本因误汗,水药不得入口,入口即吐而为逆也。若更发其汗,则胃逆益甚,不能司纳,不特水药入口方吐,且必无时而不吐逆也。

[集注] 成无己曰:汗后水药不得入口,为之吐逆。发汗亡阳,胃中虚冷也;若更发汗,则愈损阳气,胃气大虚,故吐不止。

程应旄曰:发汗后见此者,由未汗之先,其人已是中虚而寒,故一误不堪再误也。

脉浮而迟,表热里寒,下利清谷者,四逆汤主之。

[注] 阳明病,脉浮而迟,浮主表热,迟主里寒。今其证下

利清谷,则为里寒太甚,法当温之,宜四逆汤主之。

[集注]汪琥曰:阳明经病,脉当从长,今脉但浮,此在表之热凝也。腑病脉当从数,今脉过迟,此在里之寒甚也,故见下利清谷。其所利之谷食,色不变气不臭,即完谷不化也。此里寒已极,故与四逆汤也。

阳明病,欲解时,从申至戌上。

[注]凡阳明病,无论在经在腑,必乘其旺时而解。申、酉、戌,阳明旺时也。经气旺,则邪气自退,故解也。

[集注]张志聪曰:经云:日西而阳气衰,阳明之所主也。从申至戌上,乃阳明主气之时,表里之邪欲出,必随旺时而解。

音切

奄音厌　跌音夫　抟音团　屎音豕　摸音莫　捻音聂　蘸庄陷切　挺庭上声　绕音扰　惯古对切　怵勑律切　疸音旦　瘕匣牙切　潄音瘦　韬时饶切　蘗音伯　潦郎到切　沸音芾　尿同溺　转株恋切　饷音噎　蚘音回

御纂医宗金鉴卷五

▌ 辨少阳病脉证并治全篇 ▐

少阳主春,其气半出地外,半在地中。人身之气亦如之,故主半表半里也。半表者,谓在外之太阳也;半里者,谓在内之太阴也。邪入其间,阴阳相移,寒热交作,邪正相持,进退互拒,此际汗、吐、下三法俱在所禁,故立小柴胡汤和解法,加减施治。然小柴胡加减法中,又有口不渴身有微热者,加桂枝以取汗;及下后胸胁满微结,小便不利,渴而不呕,头汗出,往来寒热者,用柴胡桂枝干姜汤汗之。又有柴胡证具,而反下之,心下满而硬痛者,此为结胸也,大陷胸汤主之;及柴胡证仍在者,先与小柴胡汤。呕不止心下急,郁郁微烦者,为未解也,与大柴胡汤下之。更有本柴胡证,医以丸药,下之微利,胸胁满而呕,日晡潮热者,小柴胡加芒硝汤下之等法。是仲景亦有汗、下之法,惟在临证详察,因病施治,不可执一也。

少阳之为病,口苦,咽干,目眩也。

[注] 少阳者,胆经也。其脉起于目锐眦,从耳后入耳中,挟咽出颐颌中。邪伤其经,故口苦、咽干、目眩也。口苦者,热蒸胆气上溢也;咽干者,热耗其津液也;目眩者,热熏眼发黑也。此揭中风、伤寒邪传少阳之总纲,凡篇中称少阳中风、伤寒者,即具此证之谓也。

[集注] 林澜曰:论中言少阳病,胸胁痛耳聋,往来寒热,心烦喜呕,胸胁痞硬,半表半里之证详矣。此何以曰口苦咽干目眩也? 大抵病于经络者,此篇诸条已悉之矣,若胆热腑自病,则又必有此证也。

沈明宗曰:此虽少阳总证,然偏里矣。少阳主胆,其脉循胁络于耳,故胸胁痛而耳聋。仲景另出手眼,以补口苦、咽干、目眩之里证,乃括少阳风伤卫、寒伤荣、风寒两伤而言也。

吴人驹曰：少阳者，一阳也。少阳之上，相火主之。若从火化，火盛则干，故口苦咽干也。少阳属木，木主肝，肝主目，故病则目眩也。

魏荔彤曰：胆腑与少阳经为表里，而非半表半里之谓。半表者，对太阳之全表言；半里者，对太阴之全里言。故少阳在半表半里之间，总以经络之界为言。又曰：经中所谓不必悉具者，指或中余证，而少阳经胆腑之主病，未有不悉具而遽可指为少阳病成者。

少阳中风，两耳无所闻，目赤，胸中满而烦者，不可吐下，吐下则悸而惊。

〔注〕少阳，即首条口苦、咽干、目眩之谓也。中风，谓此少阳病，是从中风之邪传来也。少阳之脉，起目锐眦，从耳后入耳中；其支者，会缺盆，下胸中，循胁。表邪传其经，故目赤耳聋，胸中满而烦也。然此乃少阳半表半里之胸满而烦，非太阳证具之邪陷胸满而烦者比，故不可吐、下，若吐、下则虚其中，神志虚怯，则悸而惊也。此揭中风邪传少阳之大纲也。

〔集注〕程知曰：少阳惟宜和解，若吐之则虚其阳而悸，下之则虚其阴而惊。

汪琥曰：少阳有吐下之禁，只因烦满，故误行吐下之法。成注谓：吐则伤气，气虚者悸；下则亡血，血虚者惊。不知惊悸，皆主于心，误吐且下，则津液衰耗，神志虚怯，故悸而惊也。

沈明宗曰：胸中烦满似乎可吐，但在少阳，其邪已下胸循胁，吐之徒伤胸中之气，使邪内并逼迫神明，则悸而惊也。

魏荔彤曰：此条论仲景不出方。小柴胡条中有心烦心下悸之证，想可无事他求也。汗、吐、下三法既不可行，则当和解之。小柴胡为少阳对证之药，斯用之宜决耳！

伤寒，脉弦细，头痛发热者，属少阳。少阳不可发汗，发汗则谵语。此属胃，胃和则愈，胃不和，则烦而悸。

〔注〕不曰少阳伤寒，而曰伤寒，略言之也。谓此少阳病

是从伤寒之邪传来也。脉弦细,少阳之脉也。上条不言脉,此言脉者,补言之也。头痛发热无汗,伤寒之证也。又兼见口苦、咽干、目眩少阳之证,故曰属少阳也。盖少阳之病已属半里,故不可发汗,若发汗,则益伤其津,而助其热,必发谵语。既发谵语,则是转属胃矣。若其人津液素充,胃能自和,则或可愈;否则津干热结,胃不能和,不但谵语,且更烦而悸矣。此揭伤寒邪传少阳之大纲也。

[集注] 王肯堂曰:凡头痛、发热俱为在表,惟此头痛、发热为少阳者何也? 以其脉弦细,故知邪入少阳之界也。

喻昌曰:少阳伤寒禁发汗,少阳中风禁吐、下,二义互举,其旨益严。盖伤寒之头痛发热,宜于发汗者,尚不可汗,则伤风之不可汗,更不待言矣。伤风之胸满而烦,似可吐、下者,尚不可吐、下,则伤寒之不可吐、下,更不待言矣。脉弦细者,邪欲入里,其在胃之津液已为热耗,重复发汗,而驱其津液外出,安得不谵语乎?

汪琥曰:误发其汗,谵语者,夺其津液而胃干,故言乱也。此少阳之邪,已转属胃。胃和则愈者,言当用药以下胃中之热,而使之和平也。胃不和,不但谵语,更加烦扰忪悸,此言胃热上犯于心,故藏神不自宁也。

伤寒五六日,中风,往来寒热,胸胁苦满,默默不欲饮食,心烦,喜呕,或胸中烦而不呕,或渴,或腹中痛,或胁下痞硬,或心下悸,小便不利,或不渴,身有微热,或咳者,小柴胡汤主之。

[注] 此承上三条,互详其证,以明其治也。伤寒中风三四日,见口苦、咽干、目眩之证,与弦细之脉,知邪已传少阳矣。若兼见耳聋目赤,胸满而烦者,则知是从中风传来也;若兼见头痛发热无汗者,则知是从伤寒传来也。今五六日,更见往来寒热,胸胁苦满,默默不欲饮食,心烦喜呕,则知是中风、伤寒兼见俱有之证也。少阳之邪,进可传太阴之里,退可还太阳之表,中处于半表半里之间。其邪外并于表,半表不

解则作寒；内并于里，半里不和则作热。或表或里无常，故往来寒热不定也。少阳之脉，下胸循胁，邪凑其经，故胸胁苦满也；少阳邪近乎阴，故默默也；少阳木邪病则妨土，故不欲饮食也；邪在胸胁，火无从泄，上逼于心，故心烦也；邪欲入里，里气外拒，故呕；呕则木气舒，故喜之也。此皆柴胡应有之证也。其余诸证，时或有之，总宜以小柴胡汤主之，各随见证以加减治之可耳！然既分中风、伤寒之传，而不分其治者何也？盖以太阳有营卫之分，故风寒之辨宜严，及传阳明、少阳，则无营卫之分，且其邪皆化热，故同归一致也。

[集注] 成无己曰：邪在表里之间，谓之半表半里。伤寒中风者，是或伤寒或中风，非伤寒再中风，中风复伤寒也。五六日，邪自表传里之时，邪在表则寒，在里则热，今在半表半里之间，未有定处，故往来寒热也。邪在表心腹不满，邪在里则心腹胀满，今言胸胁苦满，亦是在表里之间也。邪在表呻吟不安，邪在里则内烦。经云：阳入之阴，则静默默，由邪方自表之里，在表里之间也。邪在表则能食，邪在里不能食。不欲食者，未至于必不能食，故亦为在表里之间也。邪在表则不烦、不呕，邪在里则烦满而呕，烦而喜呕者，邪在表方传里也。邪初入里，未有定处，所传不一，故有或见之证也。

方有执曰：五六日，大约言也。往来寒热者，邪入躯壳之里，脏腑之外，两界之隙地，所谓半表半里，乃少阳所主之部位也。故入而并于阴则寒，出而并于阳则热。出入无常，故寒热间作也。太阳一经，有营卫之不同，所以风寒异治。阳明切近太阳，营卫之道在迩，风寒之辨尚严。少阳一经，越阳明去太阳远矣，风寒无异治。经以伤寒、中风五六日，往来寒热，交互为文者，发明风寒至此，同归于一致也。

小柴胡汤方

柴胡半斤　黄芩三两　人参三两　半夏（洗）半升　甘草（炙）三两　生姜（切）三两　大枣（擘）十二枚

上七味，以水一斗二升，煮取六升，去滓再煎，取三升，温服一升,日三服。

加减法:

若胸中烦而不呕,去半夏、人参,加栝蒌实一枚。

若渴,去半夏,加人参合前成四两半,栝蒌根四两。

若腹中痛者,去黄芩加芍药三两。

若胁下痞硬,去大枣加牡蛎四两。

若心下悸,小便不利者,去黄芩加茯苓四两。

若不渴,外有微热者,去人参加桂枝三两,温服微汗愈。

若咳者,去人参、大枣、生姜,加五味子半升,干姜二两。

[方解]邪传太阳、阳明,曰汗、曰吐、曰下。邪传少阳惟宜和解,汗、吐、下三法皆在所禁,以其邪在半表半里,而角于躯壳之内界。在半表者,是客邪为病也;在半里者,是主气受病也。邪正在两界之间,各无进退而相持,故立和解一法。既以柴胡解少阳在经之表寒,黄芩解少阳在腑之里热,犹恐在里之太阴,正气一虚,在经之少阳,邪气乘之,故以姜、枣、人参和中而预壮里气,使里不受邪而和,还表以作解也。世俗不审邪之所据,果在半表半里之间,与所以应否和解之宜,及阴阳疑似之辨,总以小柴胡为套剂。医家幸其自处无过,病者喜其药味平和,殊不知因循误人,实为不浅。故凡治病者,当识其未然,图机于早也。

[集解]程应旄曰:方以小柴胡名者,取配乎少阳之义也。至于制方之旨及加减法,则所云上焦得通,津液得下,胃气因和尽之矣。方中以柴胡疏木,使半表之邪得从外宣;黄芩清火,使半里之邪得从内彻;半夏豁痰饮,降里气之逆;人参补内虚,助生发之气;甘草佐柴、芩,调和内外;姜、枣佐参、夏,通达营卫。相须相济,使邪不至内向而外解也。至若烦而不呕者,火气燥实逼胸也,故去人参、半夏,加栝蒌实也。渴者,燥已耗液逼肺也,故去半夏加栝蒌根也。腹中痛者,木气散入土中,胃阳受困,故去黄芩以安土,加芍药以戕木也。胁下痞硬者,邪既留则木气实,故去大枣之甘而缓,加牡蛎之咸而

软也。心下悸,小便不利者,水邪侵乎心,故去黄芩之苦寒,加茯苓之淡渗也。不渴身有微热者,半表之寒,尚滞于肌,故去人参加桂枝以解之也。咳者,半表之寒,凑入于肺,故去参、枣,加五味子,易生姜为干姜以温之,虽肺寒不减黄芩,恐干姜助热也。总之邪在少阳,是半表半里之热,郁而不升,故以小柴胡治之,所谓升、降、浮、沉则顺之也。

伤寒中风,有柴胡证,但见一证便是,不必悉具。

[注] 此承上而言,无论伤寒中风,邪传少阳,病在半表半里,有柴胡证,但见一证,便以小柴胡随证加减治之,不必待其悉具也。

[集注] 方有执曰:此承上条辨认少阳一经为病之大旨。

郑重光曰:有柴胡证,但见一证便是,不必悉具者,言往来寒热是柴胡证,此外兼见胸胁满硬,心烦喜呕,及诸证中凡有一证者,即是半表半里,故曰呕而发热者,小柴胡汤主之。因柴胡为枢机之剂,风寒不全在表未全入里者,皆可用,故证不必悉具,而方有加减法也。至若柴胡有疑似证,不可不审者,如胁下满痛,本渴而饮水呕者,柴胡不中与也;及但欲呕,胸中痛微溏者,亦非柴胡证,此等又当细为详辨者也。

伤寒三日,少阳脉小者,欲已也。

[注] 伤寒该中风而言也。其邪三日,少阳受之。脉若大者,为邪盛欲传,今脉小,为邪衰欲自已也。

[集注] 程应旄曰:脉小则阳得阴以和,是邪尽退而正来复矣。

张锡驹曰:三日乃少阳主气之期,脉小则病退也。

伤寒四五日,身热恶风,颈项强,胁下满,手足温而渴者,小柴胡汤主之。

[注] 伤寒四五日,邪在三阳之时。身热恶风,太阳证也;颈项强,太阳阳明证也;胁下满,手足温而渴,阳明少阳证也。此为三阳合病之始,固当权其孰缓孰急,以施其治。然其人胁下满,手足温而渴,是已露去表入里、归并少阳之机,故独

4

从少阳以为治也。主以小柴胡汤者,和解其表里也。此三阳合病不必悉具柴胡证,而当用柴胡之一法也。

〔集注〕方有执曰:三阳俱见病,而独从少阳小柴胡以为治者,太阳、阳明之邪微,少阳近里而里证见,故从少阳一于和而三善备也。

喻昌曰:本当从三阳合并病之例而用表法,但手足温而加渴,是外邪逼凑于少阳,向里之机已著,更用辛甘发散,则重增其热而大耗其津矣。故从小柴胡之和法,使阳邪罢而阴津不伤,一举而两得也。小柴胡汤当从加减法,不呕而渴者,去半夏加栝蒌根为是。

张志聪曰:手足温者,手足不冷也。非病人自觉其温,乃诊者按之而得也。不然何以既曰身热,而复云手足温耶?

汪琥曰:此条系三阳经齐病,而少阳之邪居多也。太阳伤寒已至四五日之时,不曰发热恶风,只曰身热者,此太阳之邪渐衰也。其兼阳明证不曰鼻干不得卧,而只曰颈项强者,此阳明之邪,亦将衰也。惟胁下满为少阳经之专证,况兼手足温而又渴,此为邪将传里之机已著也。

阳明病,发潮热,大便溏,小便自可,胸胁满不去者,与小柴胡汤。

〔注〕阳明病发潮热,当大便硬、小便数也,今大便溏、小便如常,非阳明入腑之潮热可知矣。况有胸胁满不去之少阳证乎?故不从阳明治,而从少阳与小柴胡汤主之也。

〔集注〕王肯堂曰:阳明为病,胃家实也。今便溏而言阳明病者,谓有阳明外证,身热汗出,不恶寒反恶热也。

程应旄曰:如得阳明病而发潮热,似乎胃实之征矣。但胃实必大便硬而小便数,今大便溏小便自可,是热非入腑之热也,再以胸胁征之,则主以小柴胡汤无疑矣。

阳明病,胁下硬满,不大便而呕,舌上白胎者,可与小柴胡汤,上焦得通,津液得下,胃气因和,身濈然汗出而解。

〔注〕阳明病,不大便,胁下硬满而呕,是阳明传少阳病

也。若舌上黄胎涩者，为阳明之热未尽，则当与大柴胡汤两解之。今舌上白胎滑者，是已传少阳，故可与小柴胡汤和解之。俾上焦得通，则呕可止，津液得下，则便可通，胃气因和而硬满除，则身必濈然汗出而解矣。

[集注] 程知曰：此言阳明兼少阳，宜用小柴胡也。不但大便溏为胃未实，即使不大便而呕，亦为邪未入里。硬满在胁而不在腹，舌胎白而不黄，皆少阳之见证多。故当从小柴胡分解阴阳，则上下通和，濈然汗出，而表里之邪为之一撤矣。

程应旄曰：胁下硬满，不大便而呕，是大柴胡汤证也。其用小柴胡汤者，以舌上白胎，犹带表寒故也。若胎不滑而涩，则所谓舌上干燥而烦，欲饮水数升，谓里热已耗及津液，此汤不可主矣。又曰：上焦得通，照胁下硬满言；津液得下，照舌胎与呕言；胃气因和，照不大便言。上条阳明病，从潮热上见；此条阳明病，从不大便上见。

凡柴胡汤病证而下之，若柴胡证不罢者，复与柴胡汤，必蒸蒸而振，却发热汗出而解。

[注] 凡柴胡汤病证，不与柴胡汤而反下之，不变他病，柴胡证仍在者，可复与柴胡汤则解。但以误下，其证必虚，故解必蒸蒸而热，振振而寒，邪正交争，然后汗出而解也。

[集注] 方有执曰：蒸蒸而振，作战汗也，必如此而后解者，以下后里虚故也。

程知曰：邪气还表，故蒸蒸而热；下后正虚，故振振而动。

得病六七日，脉迟浮弱，恶风寒，手足温，医二、三下之，不能食，而胁下满痛，面目及身黄，颈项强，小便难者，与柴胡汤，后必下重。本渴而饮水呕者，柴胡汤不中与也，食谷者哕。

[按] "食谷者哕"四字，衍文。食谷呕者有之，从无哕者。

[注] 得病六七日，少阳入太阴之时也。脉迟太阴脉也，

浮弱太阳脉也,恶风寒太阳证也,手足温太阴证也,医不以柴胡桂枝汤解而和之,反二、三下之,表里两失矣。今不能食,胁下满痛,虽似少阳之证,而实非少阳也。面目及身发黄,太阴之证已具也;颈项强,则阳明之邪未已也。小便难者,数下夺津之候也。此皆由医之误下,以致表里杂揉,阴阳同病。若更以有少阳胁下满痛之一证不必悉具,而又误与柴胡汤,则后必下重,是使邪更进于太阴也。虽有渴证,乃系数下夺津之渴。其饮水即呕,亦非少阳本证之呕,缘误下所致,故柴胡汤不中与也。

[集注]程知曰:前言柴胡证,但见一证便是。此更言胁下满痛,亦有不宜柴胡者,以为戒也。

程应旄曰:以一渴证辨之,前条之手足温而渴者,热在里,未经数下,自能消水。今本渴而饮水则呕,知其渴为膈燥津亡之渴,数下中虚,不能消水,究于胃阳无涉。然则柴胡汤之于少阳,岂可云但见一证便是乎?又岂可云下之而柴胡证不罢者复与柴胡汤乎?

伤寒六七日,发热微恶寒,支节烦疼,微呕,心下支结,外证未去者,柴胡桂枝汤主之。

[注]伤寒六七日,发热微恶寒,支节烦疼,微呕,心下支结者,是太阳之邪传少阳也。故取桂枝之半,以散太阳未尽之邪;取柴胡之半,以散少阳呕结之病。而不名桂枝柴胡汤者,以太阳外证虽未去,而病机已见于少阳里也。故以柴胡冠桂枝之上,意在解少阳为主而散太阳为兼也。支者,侧也,小也。支结者,即心下侧之小结也。

[集注]方有执曰:支节,四肢骨节也。支结,言支饮抟聚而结也。发热至微呕,太阳之表也,故曰:外证未去。

程知曰:此邪入少阳,而太阳证未去者也。发热恶寒,支节烦疼,太阳证也;乃恶寒而微,但支节烦痛,而不头项强痛,则太阳证亦稍减矣。呕而支结,少阳证也;乃呕逆而微,但结于心下之偏旁,而不结于两胁之间,则少阳亦尚浅也。若此者,惟当以柴胡汤和解少阳,而加以桂枝汤发散太阳,此不易之法也。

柴胡桂枝汤方

柴胡 四两　桂枝 一两半　人参 一两半　甘草（炙）一两　半夏（洗）二合半　黄芩一两半　芍药一两半　大枣（擘）六枚　生姜（切）一两半

上九味,以水七升,煮取三升,去滓,温服一升。

[集解] 柯琴曰: 仲景书中最重柴、桂二方。以桂枝解太阳肌表,又可以调诸经之肌表;小柴胡解少阳半表,亦可以和三阳之半表。故于六经病外,独有桂枝证、柴胡证之称,见二方之任重不拘于经也。如阳浮阴弱条,是仲景自为桂枝证之注释;血弱气尽条,是仲景自为柴胡证之注释。桂枝有坏病,柴胡亦有坏病;桂枝有疑似证,柴胡亦有疑似证。如病似桂枝证,脚挛急与胸中痞硬者,及病似柴胡证,本渴而饮水呕者,与但欲呕胸中痛者是已。此条言伤寒六七日,寒热当退之时,反见发热恶寒诸表证,更见心下支结诸里证,表里不解,法当表里双解之矣。然恶寒微,则发热亦微,可知支节烦疼,则一身骨节不疼;可知微呕心下亦微结,故谓之支结,是表证虽不去而已轻,里证虽已见而未甚。故取桂枝之半以散太阳未尽之邪,取柴胡之半以解少阳微结之证。口不渴身有微热者,法当去人参,以六七日邪虽未解,而正已虚,故仍用之。外证虽在,而病机已见于里,故方以柴胡冠桂枝之上,为双解两阳之轻剂也。

伤寒五六日,已发汗而复下之,胸胁满微结,小便不利,渴而不呕,但头汗出,往来寒热,心烦者,此为未解也,柴胡桂枝干姜汤主之。

[注] 伤寒五六日,已发其汗,表未解而复下之,若邪陷入阳明之里,则必作结胸痞硬,协热下利等证。今邪陷入少阳之里,故令胸胁满微结也。小便不利渴而不呕者,非停水之故,乃汗下损其津液也。论中有身无汗,独头汗出,发热不恶

寒心烦者,乃阳明表热,郁而不得外越之头汗也。今但头汗出,往来寒热,心烦者,无阳明证,知为少阳表热,郁而不和,上蒸之头汗也。此为少阳表里未解之证,故主柴胡桂枝干姜汤,以专解半表之邪,兼散半里之结也。

[集注] 林澜曰:五六日,已经汗下之后,则邪当解。今胸胁满微结,寒热心烦者,是邪犹在半表半里之间也。小便不利而渴,乃汗下后亡津液内燥也。若有热饮,其人必呕,今渴而不呕,知非饮热也。伤寒汗出则和,今但头汗出,余处无汗者,津液不足而未和也,与柴胡桂枝干姜汤,以解表里而复津液也。

汪琥曰:伤寒头汗出者,乃阳郁于表,非阳虚于上也。

柴胡桂枝干姜汤方

柴胡半斤　桂枝三两　干姜二两　栝蒌根四两　黄芩三两　牡蛎二两　甘草(炙)二两

上七味,以水一斗二升,煮取六升,去滓,再煎,取三升,温服一升,日三服,初服微烦,复服汗出便愈。

[方解] 少阳表里未解,故以柴胡桂枝合剂而主之,即小柴胡汤之变法也。去人参者,因其正气不虚;减半夏者,以其不呕,恐助燥也。加栝蒌根,以其能止渴兼生津液也;倍柴胡加桂枝,以主少阳之表;加牡蛎,以软少阳之结。干姜佐桂枝,以散往来之寒;黄芩佐柴胡,以除往来之热,且可制干姜不益心烦也。诸药寒温不一,必需甘草以和之。初服微烦,药力未及;复服汗出即愈者,可知此证非汗出不解也。

服柴胡汤已,渴者,属阳明,以法治之。

[注] 风寒之邪从阳明而传少阳,起初不渴,今服柴胡汤已,反渴者,是少阳转属阳明也。以法治之,谓当分其经腑见证而治之也。葛根、白虎、调胃间,各从其宜而用之可耳!

[集注] 方有执曰:已,毕也。服柴胡汤已毕而渴,则非暂渴,其为热已入胃亡津液而渴可知,故曰:属阳明也。

沈明宗曰:服柴胡汤已渴者,乃少阳之邪不传三阴,而转入阳明矣,即当随阳明现证而治,故谓以法治之。

郑重光曰:少阳、阳明之病机,在呕、渴中分,渴则转属阳明,呕则仍在少阳。如呕多虽有阳明证,不可攻之,因病未离少阳也,服柴胡汤渴当止。若服柴胡汤已加渴者,是热入胃腑。耗津消水,此属阳明胃病也。

伤寒五六日,头汗出,微恶寒,手足冷,心下满,口不欲食,大便硬,脉细者,此为阳微结,必有表复有里也,脉沉亦在里也。汗出为阳微,假令纯阴结,不得复有外证,悉入在里,此为半在里半在外也。脉虽沉紧,不得为少阴病。所以然者,阴不得有汗,今头汗出,故知非少阴也,可与小柴胡汤。设不了了者,得屎而解。

[按]脉细,当是"脉沉细",观本条下文,脉沉亦在里也之"亦"字,自知。脉虽沉紧之"紧"字,当是"细"字。本条上文并无"紧"字,如何说脉虽沉紧,"虽"字何所谓耶?必是传写之误。

[注]伤寒五六日,虽表有头汗出,微恶寒之阳邪未罢,里有心下满,口不欲食,大便硬之阳结已形,但手足冷脉沉细,则阳邪所结殊微也,故曰:此为阳微结,必有表复有里也。然脉沉细,似乎里阴盛,而头汗出,则为表阳郁也。假令纯阴结,则不得复有头汗出之外证,始合悉入在里之纯阴结矣。夫既非悉入在里之纯阴结,此必为半在里、半在表之阳微结也,故脉虽沉细,不得为少阴病。所以然者,三阴不得有汗,今头汗出,故知非少阴也。可与小柴胡汤者,和其不通,身汗出微恶寒也。设不了了者,必大便之硬未除,自宜利其大便使得屎而解也。

[集注]喻昌曰:阳微结者,阳邪微结未尽散也。旧注作阳气衰微,故邪气结聚,大差。果尔,则头汗出为亡阳之证,非半表半里之证矣;果尔,则阴结又是阴气衰微矣。玩本文假令纯阴结,及阳邪若不微结,是纯阴邪内结,则不得复有外

证等语,其义甚明。

程知曰:此言少阳病有似少阴者,当细辨其脉证也。

程应旄曰:凡脉细、脉沉,皆阴脉也。今与阳证同见,则为阳热郁结之诊,无关少阴也。可见阳气一经郁结,不但阳证似阴,并阳脉亦似阴矣。

沈明宗曰:得屎而解,当用大柴胡之法也。

吴人驹曰:此证尝见有误作阴寒而施温热以致大逆者,盖因其恶寒,手足冷,脉细而沉,不究其证之始末由来也。

周扬俊曰:此条恶寒肢冷不欲食,脉细或沉,有似乎阴,最难辨晰,仲景特出"阳微结"三字,昭示千古。以头汗出为阳,阴不得有汗也。至五六日头痛发热,证原属阳也,故纵见少阴之脉,不得为少阴之病。然独未见少阳一证,何遽得为少阳病耶?此仲景所以又明言半在表半在里也。尔时里证既多,不得纯以表药汗之;外证似阴,不得复以里药温之,故取小柴胡提出其邪于表里之半,而大便硬不了了者,则当下之得屎无疑也。仲景恐人未明,自为详辨,然后知手足冷微恶寒者,正因阳邪郁结,不外通于肢体,故独头汗出也。

伤寒阳脉涩,阴脉弦,法当腹中急痛者,先与小建中汤。不差者,与小柴胡汤主之。

[注] 伤寒脉得浮涩,营卫不足也;脉得沉弦,木入土中也。营卫不足则表虚,木入土中则里急。惟表虚里急,腹中急痛,所以先用小建中汤,以其能补营卫兼缓中急,则痛可差也。或不差,必邪尚滞于表。知涩为营卫不通,弦为少阳本脉,故与小柴胡汤,按法施治也。成无己去黄芩加芍药,疏外调中,其说亦是。

[集注] 汪琥曰:弦脉不除,痛犹未止者,为不差,此为少阳经有留邪也。

伤寒胸中有热,胃中有邪气,腹中痛,欲呕吐者,黄连汤主之。

[注] 伤寒未解欲呕吐者,胸中有热邪上逆也;腹中痛者,

胃中有寒邪内攻也。此热邪在胸,寒邪在胃,阴阳之气不和,失其升降之常,故用黄连汤,寒温互用,甘苦并施,以调理阴阳而和解之也。然此属外因上下寒热之邪,故有如是之证;若内因杂病,呕吐而腹痛者,多因宿食。由此推之,外因、内因,证同而情异,概可知矣。

[集注]程知曰:阴邪在腹,则阳不得入而和阴,为腹痛;阳邪在上,则阴不得入而和阳,为欲呕逆。

汪琥曰:《尚论篇》皆以风寒二邪,分阴阳寒热。殊不知风之初来未必非寒,寒之既入亦能化热,不可拘也。

郑重光曰:此热邪中于上焦,寒邪中于下焦,阴阳不相入,失其上下升降之常也。

黄连汤方

黄连三两　甘草(炙)三两　干姜三两　人参二两　桂枝三两　半夏(洗)半升　大枣(擘)十二枚

上七味,以水一斗,煮取六升,去滓,温服,昼三夜二。

[方解]伤寒邪气入里,因人脏气素有之寒热而化病。如阳明病,硬满不大便而呕,舌上白胎者,以小柴胡汤,及太阳病下之里虚懊忱,舌上如胎者,以栀子豉汤之类,是随胸中有寒,丹田有热化者也。此则随胃中有寒,胸中有热而化,腹中痛欲呕吐,故以是方主之。君黄连以清胃中之热,臣干姜以温胃中之寒,半夏降逆,佐黄连呕吐可止,人参补中,佐干姜腹痛可除,桂枝所以安外,大枣所以培中也。然此汤寒温不一,甘苦并投,故必加甘草协和诸药。此为阴阳相格,寒热并施之治法也。

太阳病,十日以去,脉浮细而嗜卧者,外已解也。设胸满胁痛者,与小柴胡汤;脉但浮者,与麻黄汤。

[注]太阳病十日以上无他证,脉浮细而嗜卧者,外邪已解,不须药也。设有胸满胁痛等证,则知少阳之外邪未解,故与小柴胡汤和之。若脉但浮不细,而有头痛发热恶寒无汗等证,则仍是太阳之外邪未解,当与麻黄汤汗之。

[按]论中脉浮细,太阳少阳脉也;脉弦细,少阳脉也;脉沉细,少阴脉也。脉浮细,身热嗜卧者,阳也;脉沉细,身无热嗜卧者,阴也;脉缓细,身和嗜卧者,已解也。是皆不可不察也。

[集注]王肯堂曰:此条当是太阳、少阳合病。胸满虽同,而脉浮细嗜卧,则为表邪已解,胁痛为少阳有邪,故与小柴胡汤。若脉但浮者,又当先治太阳也,故与麻黄汤。此是设为变通之言,非为服柴胡而脉浮也。

伤寒发热,汗出不解,心中痞硬,呕吐而下利者,大柴胡汤主之。

[按]下利之"下"字,当是"不"字,若是"下"字,岂有上吐下利,而以大柴胡汤下之之理乎?

[注]伤寒发热汗出不解,表尚未已也;心中痞硬大便不利,里病又急矣。呕吐,少阳、阳明兼有之证也。少阳、阳明两急,心中热结成痞,故以大柴胡汤,外解少阳发热未尽之表,内攻阳明成实痞硬之里也。

[按]太阳病发热汗出不解,心下痞硬,下利不呕吐者,此表里俱虚,桂枝人参汤证也。若呕吐不利者,此表里俱实,大柴胡汤证也。彼则脉微弱,此则脉必有力也。

太阳病,过经十余日,反二、三下之,后四五日,柴胡证仍在者,先与小柴胡汤。呕不止,心下急,郁郁微烦者,为未解也,与大柴胡汤下之则愈。

[注]太阳病传过三阳之经十余日,医不随经施治,反二、三下之,未致变逆,后四五日,惟见少阳寒热往来之柴胡证仍在者,宜先与小柴胡汤解表和里。如或不愈,其呕不止,心下满急,郁郁微烦,此为少阳表里均未解也,与大柴胡汤下之,攻里和表,自可愈也。

[集注]方有执曰:过经与坏病同,不知何逆,而二、三下之,适所以致逆,故曰:反也。下而又下,阳明虽未伤,而少阳亦未除,故曰:柴胡证仍在也。呕不止,郁郁微烦,乃邪扰二

阳,故曰:未解也。

程知曰:此言过经误下,有用大小柴胡两解法也。盖其人之邪,因屡下而深入,若表证未罢,必先用小柴胡和其半表,而后可兼攻其里也。

程应旄曰:此条与阳明经呕多,虽有阳明证不可下之条,细细酌量,阳明证呕在上,而邪亦在膈之上,未入腑,故不可下;此条呕不止,心下急,乃邪在膈之下,已属胃,乃可下也。可下不可下,此等处最不容误也。

林澜曰:呕不止,则半表里证犹在,然心下急,郁郁微烦,必中有燥屎也,非下除之不可,故以大柴胡兼而行之。

大柴胡汤方

柴胡半斤　黄芩三两　半夏(洗)半升　芍药三两　枳实(炙)四枚　大黄二两　生姜(切)五两　大枣(擘)十二枚

上八味,以水一斗二升,煮取六升,去滓再煎,温服一升,日三服。

[按]许叔微曰:大柴胡汤一方无大黄,一方有大黄。此方用大黄者,以大黄有荡涤蕴热之功,为伤寒中要药。王叔和云:若不用大黄,恐不名大柴胡汤。且经文明言下之则愈,若无大黄,将何以下心下之急乎?应从叔微为是。

[方解]柴胡证在,又复有里,故立少阳两解之法。以小柴胡汤加枳实、芍药者,解其外以和其内也。去参、草者,以里不虚也;少加大黄,所以泻结热也;倍生姜者,因呕不止也。

太阳病,过经十余日,心中温温欲吐,而胸中痛,大便反溏,腹微满,郁郁微烦。先此时,自极吐下者,与调胃承气汤;若不尔者,不可与。但欲呕,胸中痛,微溏者,此非柴胡证,以呕,故知极吐下也。

[按]王肯堂曰:"温温"当是"嗢嗢"。又云"以呕"之下,当有阙文。

[注]太阳病过经十余日,曾经吐、下不解者,以极吐则

虚其胸,邪热乘虚入胸,故心下嗢嗢欲吐,而胸中痛也。极下则虚其里,邪热乘虚入里,故大便反溏腹微满,郁郁微烦也。询知先时若果经极吐下,则为在表之邪热,悉陷胸腹,而所见者,皆是里证未和,故宜与调胃承气汤下而和之。若不尔者,谓不因极吐、极下而有斯证,则又不可与是汤也。夫但欲呕者,少阳也;胸中痛者,太阳也;微溏者,太阳少阳合病之利也,并无心中嗢嗢郁郁,腹满烦热等证,固不可与承气汤矣。然此亦非柴胡证,故柴胡汤亦不可与也。须从太阳、少阳合病,下利,若呕者,与黄芩加半夏生姜汤可也。

[集注]方有执曰:胸中痛,邪在膈也。若曾极吐,则应有心下嗢嗢欲吐之状,何也?以胃口已被吐伤,邪热上抟于膈,故欲吐而不得吐也。腹微满、郁郁微烦,邪在胃也。若曾极下,则应大便微溏,何也?以下则胃虚,邪虽实于胃,大便反不能结硬也。故曰:先此时自极吐下者,与调胃承气汤。言当荡其热以和其胃也,不尔,言未经极吐下也。但欲呕至末,申明上文之意。

喻昌曰:太阳病过经十余日,心下嗢嗢,欲吐而不吐,其人胸中痛,大便反溏,腹微满,郁郁微烦者,此有二辨:若曾经大吐、大下者,表邪从吐解,且已入里,可用调胃承气之法;若未经极吐、下,但欲呕不呕,胸中痛微溏者,是痛非吐所伤,溏非下所致,调胃之法不可用矣。

程知曰:过经者,谓病过七八日至十三日,经气已周犹不解也。岂惟十三日,且有二十余日者矣。盖过经不解,病必皆在阳经留连;若在阴经,则又岂能若是之持久耶!久持且不能,安望其生乎?

程应旄曰:大便溏则气得下泄,腹不应满,烦不应郁郁,今仍腹微满,郁郁微烦,必胃有阻留,而下后仍不快畅也。病属阳明证,反无阳明,而只有少阳,其中必有所误,故直穷其所以致证之由,而后可从证上认病。

伤寒十三日不解，胸胁满而呕，日晡所发潮热，已而微利，此本柴胡证，下之而不得利。今反利者，知医以丸药下之，非其治也。潮热者，实也，先宜小柴胡汤以解外，后以柴胡加芒硝汤主之。

[注] 凡伤寒过经不解，热邪转属胃腑者多，皆当下之。今伤寒十三日不解过经，胸胁满而呕，日晡所发潮热，已而微利，此本大柴胡证也。下之而不通利，今反利者，询知为医以丸药迅下之，非其治也。迅下则水虽去，而燥者仍存，恐医以下后之利为虚，故复指曰潮热者实也，是可再下者也。但胸胁之邪未已，故先宜小柴胡汤以解少阳之外，复以小柴胡汤加芒硝，以下少阳之里。不用大黄而加芒硝者，因里不急且经迅下，惟欲其软坚润燥耳！是又下中兼和之意也。

[集注]《内台方议》曰：潮热者，实也。何不用大柴胡、大小承气下之，却用芒硝何也？盖潮热虽属实，然已先用丸药，伤动脏腑，若再用大黄下之，则脾气伤而成坏证矣，只用芒硝润燥以取利也。

方有执曰：十三日，过经也。不解，坏证也，非其治也。以上乃原其坏，由于医之误。以下至末，救误之治也。

柴胡加芒硝汤方

于小柴胡汤方内，加芒硝六两，余依前法服，不解更服。

伤寒十三日不解，过经谵语者，以有热也，当以汤下之。若小便利者，大便当硬，而反下利，脉调和者，知医以丸药下之，非其治也。若自下利者，脉当微厥，今反和者，此为内实也，调胃承气汤主之。

[注] 此承上条互发其义，以详其治也。伤寒十三日不解，过经，谵语者，以有热也，当以汤药下其热。但上条潮热之热，热在表里，当大便不硬；此条谵语之热，热归胃腑，法当大便硬。若小便利者，大便当硬，今大便不硬而反下利，脉调和者，知为医以丸药下之之利，非其治也。如未经丸药下之，自下利者，则为内虚，内虚之利，脉当微弱而厥，今反和而不

微厥,此为内实有热,非内虚有寒也,虽下利乃热利也。仍当下其热,故以调胃承气汤主之。

伤寒三日,三阳为尽,三阴当受邪,其人反能食而不呕,此为三阴不受邪也。

〔注〕伤寒之邪,一日太阳受之,二日阳明受之,三日少阳受之,四日太阴受之,五日少阴受之,六日厥阴受之,此传经之次第也。今伤寒三日,三阳表邪为尽,三阴当受邪,其人当不能食而呕,今反能食而不呕者,此为里和,三阴不受邪也。然此乃《内经》以其大概而言,究不可以日数拘也。

〔集注〕成无己曰:表邪传里,里不和则不能食而呕,今反能食而不呕,是邪不传阴,但在阳也。

方有执曰:阳以表言,阴以里言,能食不呕,里气和而胃气回,阴不受邪可知矣。

汪琥曰:邪在少阳,原呕不能食,今反能食而不呕,可征里气之和,而少阳之邪自解也。里既和而少阳之邪解,则其不传三阴,断断可必,故云:三阴不受邪也。

伤寒六七日,无大热,其人躁烦者,此为阳去入阴故也。

〔注〕伤寒六七日,邪欲入里之时也。无大热,表热微也。躁烦者,里热盛也。此为阳去入阴也。阳去入阴者,谓阳邪去表入里,传于三阴也。

〔集注〕成无己曰:内热为烦,谓心中郁烦也;外热为躁,谓身外热躁也。内热为有根之火,故但烦不躁,及先烦后躁者,皆可治;外热为无根之火,故但躁不烦,及先躁后烦者,皆不可治。

方有执曰:去,往也。言表邪去而入于里,所以外无他热,而内则烦躁也。

妇人中风,发热恶寒,经水适来,得之七八日,热除而脉迟身凉,胸胁下满,如结胸状,谵语者,此为热入血室也,当刺期门,随其实而泻之。

[注] 妇人中风，发热恶寒，表病也。若经水不来，热必无由传于血室。今经水适来，得之七八日后，脉迟热除，身凉，似乎表欲解矣。若复见胸胁下满，如结胸状，谵语之证，则知非表解入里，乃表邪之热因经水适来，乘虚而入于血室也，法当刺期门。期门为肝之穴，肝为藏血之所，今邪入血室，故刺期门，随其血分实热而泻之也。

[集注] 方有执曰：血室为营血停留之所，经血集会之处，即冲脉，所谓血海是也。其脉起于气冲，并少阴之经，夹脐上行至胸中而散，故热入而病作，其证则如是也。期门二穴在不容两傍，各去同身寸之一寸五分，肝之募也。肝纳血，故刺期门，所以泻血分之实热也。

汪琥曰：邪传少阳，热入血室，故作谵语等证。仲景恐人误认为阳明腑实证，轻用三承气以伐胃气，故特出一刺期门法以疗之。

妇人中风七八日，续得寒热，发作有时，经水适断者，此为热入血室，其血必结，故使如疟状，发作有时，小柴胡汤主之。

[注] 妇人中风七八日，续得寒热，发作有时，经水适断者，此为热入血室。血与热抟，其血必结。然虽结而无胸胁满如结胸谵语等证，是为结而未实也。尚有如疟状之寒热，发作有时，乃为邪在少阳，半表半里也。故用小柴胡汤以和表里，热自解也。

[集注] 方有执曰：前经水适来者，因热入血室，血出而热遂遗也。此适断者，热乘血来而遂入之，与后血相抟，俱留而不出，故曰其血必结也。

程知曰：前证经水来，而胸胁满结谵语，是邪实于脏也，故用刺以泻之。此证因血结而寒热如疟，是邪发于经也，故用小柴胡汤和之。

妇人伤寒，发热，经水适来，昼日明了，暮则谵语，如见鬼状者，此为热入血室，无犯胃气及上二焦，必自愈。

[注] 上二条,发明风邪热入血室之证,此条发明寒邪热入血室之证。妇人伤寒,发热无汗,经水适来,则必热入血室。故昼则明了,知邪不在阳也;暮则谵语,如见鬼状者,是为邪在阴也。无犯胃气及上二焦者,通谓三焦也。盖禁人汗、吐、下三法,皆不可轻用,当俟其经行,必然随血去而愈也。

[集注] 方有执曰:必自愈者,言俟其经行血下,则邪热得以随血而俱出,犹之鼻衄红汗,故自愈也。盖警人勿妄攻,以致变乱之意。

林澜曰:伤寒发热者,寒已成热也。经水适来,则血室空虚,邪热乘虚入于血室。若昼日谵语,为邪客于腑与阳争也。此昼日明了,暮则谵语如见鬼状者,是邪不入腑,而入于血室与阴争也。阳盛谵语宜下,此不可下者,犯胃气也。彼热入血结寒热者,与小柴胡汤散邪发汗;此虽热入血室,而不留结,不可与发汗药犯其上焦也。若热入胸胁满如结胸者,可刺期门;此虽热入血室而无满结,不可刺期门,以犯其中焦也。必自愈者,以经行则热随血去,血下则邪热悉除而愈矣。

血弱气尽,腠理开,邪气因入,与正气相抟,结于胁下。正邪分争,往来寒热,休作有时,默默不欲饮食,脏腑相连,其痛必下,邪高痛下,故使呕也,一云:脏腑相连,其病必下,胁膈中痛**小柴胡汤主之。**

[注] 此详申上三条,妇人中风、伤寒,经水适来过多,以致血弱气尽,腠理不密,邪热之气乘虚入于血室,邪与正相抟,结于少阳之界,故邪结于胁下也。邪正相争,争于阳则热,争于阴则寒,故往来寒热也;争已必衰,衰则止,故休作有时也;少阳病已入半里,将近厥阴,故默默不欲饮食也;少阳胆与厥阴肝相为表里,故曰脏腑相连也。少阳之脉,下胸中,循胁表;厥阴之脉,抵少腹,循胁里,故其痛必及于胁下也。少阳之邪,从胸而下胁,因胸而病及于胁,故曰邪高痛下也。邪从胸循胁入里,里气上拒,故使呕也。仲景重出此条,仍主

[集注]喻昌曰:四条皆互文见意也。一云经水适来,一云经水适断。一云七八日热除,而脉迟身凉,一云七八日续得寒热,发作有时。一云胸胁下满,一云邪气因入与正气相抟,结于胁下。一云:如结胸状,一云邪高痛下。一云谵语,一云昼日明了,暮则谵语如见鬼状。一云如疟状,一云往来寒热休作有时。一云刺期门,一云用小柴胡汤。一云毋犯胃气及上二焦。皆互文以明大意,而自为注脚也。学者试因此而细绎全书,思过半矣。"如结胸状"四字,仲景尚恐形容不尽,重以脏腑相连,邪高痛下之语,畅发病情。盖血室者冲脉也,下居腹内,厥阴肝之所主也。而少阳之胆与肝相连,腑邪在上,脏邪在下,胃口逼处二邪之界,所以默默不欲饮食,而但喜呕耳。期门者,肝之募也,随其实而泻之,泻肝之实也,又刺期门之注脚也。小柴胡汤,治少阳之正法也。毋犯胃气及上二焦,则舍期门、小柴胡汤,更无他法矣。

呕而发热者,小柴胡汤主之。衍文。已见太阳中篇半夏泻心汤条上**少阳病,欲解时,从寅至辰上。**

[注]寅、卯、辰,木旺之时也。经云:阳中之少阳,通于春气。故少阳之病,每乘气旺之时而解。经气之复,理固然也。

[集注]魏荔彤曰:病在少阳,乘其正旺,如法治之,何病不已。

音切

少去声　涩音色　喎乙骨切　腠音凑

御纂医宗金鉴卷六

辨太阴病脉证并治全篇

六气之邪,感人虽同,人受之而生病各异者,何也?盖以人之形有厚薄,气有盛衰,脏有寒热,所受之邪,每从其人之脏气而化,故生病各异也。是以或从虚化,或从实化,或从寒化,或从热化。譬诸水火,水盛则火灭,火盛则水耗,物盛从化,理固然也。诚知乎此,又何疑乎?阳邪传阴,变寒化热,而遂以为奇耶!自后汉迄今,千载以来,皆谓三阴寒邪不传,且以伤寒传经阴邪,谓为直中,抑知直中乃中寒之证,非传经之邪耶!是皆未曾熟读仲景之书,故有此误耳!如论中下利腹胀满,身体疼痛者,先温其里,乃攻其表。温里宜四逆汤,攻表宜桂枝汤。此三阳阳邪,传入太阴,邪从阴化之寒证也。如少阴病下利,白通汤主之,此太阴寒邪,传少阴之寒证也。如下利清谷,里寒外热,汗出而厥者,通脉四逆汤主之,此少阴寒邪传厥阴之寒证也。皆历历可据,岂得谓伤寒阴不相传,无阳从阴化之理乎?夫太阴湿土,纯阴之脏也,故病一入太阴,则邪从阴化者多,从阳化者少。从阴化者,如论中腹满,吐食,自利,不渴,手足自温,时腹自痛,宜服理中、四逆辈者是也。从阳化者,如论中发汗后不解,腹满痛者,急下之,宜大承气汤;腹满大实痛者,宜桂枝加大黄汤主之者是也。盖脾与胃同处腹中,故腹满、腹痛两皆有之。然腹满为太阴主病,心下满为阳明主病,其阳明亦有腹满者,以阳明腹满与热同化,故必有潮热、自汗、不大便之证,而不似太阴与湿同化,有发黄、暴烦、下利秽腐之证也。诚能更于腹之时痛,大实痛,腹满痛处,详审虚实,斟酌温下,则了无余义矣。故以此括之,自知太阴之要法也。

太阴之为病，腹满而吐食不下，自利益甚，时腹自痛，若下之，必胸下结硬。

[按] 吴人驹曰："自利益甚"四字，当在"必胸下结硬"句之下，其说甚是。若在"吐食不下"句之下，则是已吐食不下，而自利益甚矣。仲景复曰"若下之"无所谓也。

[注] 太阴，脾经也，其脉布胃中，络于嗌。寒邪传于太阴，故腹满时腹自痛；寒邪循脉犯胃，故吐食不下。此太阴里虚，邪从寒化之证也，当以理中、四逆辈温之。若腹满嗌干，不大便，大实痛，始为太阴里实，邪从热化之证，当以桂枝加大黄汤下之矣。若以太阴虚寒之满痛，而误认为太阴实热之满痛而下之，则寒虚相抟，必变为脏结痞硬，及自利益甚矣。此太阴病全篇之提纲，后凡称太阴病者，皆指此证而言也。

[集注] 程应旄曰：阳邪亦有腹满，得吐则满去而食可下者，今腹满而吐，食不下，则满为寒胀，吐为寒格也。阳邪亦有下利腹痛，得利则痛随利减者，今下利而时腹自痛，则利为寒利，痛为寒痛也。曰胸下阴邪结于胸下之阴分，异于阳邪结胸之在胸，且按之而痛也。曰结硬，无阳以化气则为坚阴，异于痞之濡而软也。彼皆阳从上陷而阻留，此则阴从下逆而不归，寒热大别也。

吴人驹曰：自利有时，而腹自痛，非若积蓄而常痛者。若以诸痛为实，从而下之，其满益甚，必令胸下皆为结硬，而自利益甚矣。

伤寒四五日，腹中痛，若转气下趋少腹者，此欲自利也。

[注] 伤寒四五日，邪入太阴之时也。腹中痛，若不转气下趋者，属阳明也。今腹中痛，转气下趋少腹者，乃太阴欲作自利之候也。此仲景示人不可以诸痛为实，而妄议下之意也。

[集注] 方有执曰：腹中痛转气下趋者，里虚不能守，而寒邪下迫也。

张璐曰：腹痛亦有属火者，其痛必自下而上攻。若痛自上而下趋者，定属寒痛无疑。

魏荔彤曰：此重在预防下利，而非辨寒热也。玩"若"字、"欲"字，可见其辨寒邪者，自有别法。

自利不渴者，属太阴，以其脏有寒故也，当温之，宜服四逆辈。

〔注〕凡自利而渴者，里有热，属阳也。若自利不渴，则为里有寒，属阴也。今自利不渴，知为太阴本脏有寒也，故当温之。四逆辈者，指四逆、理中、附子等汤而言也。

〔集注〕程知曰：言太阴自利为寒，宜温者也。少阴属肾水，热入而耗其水，故自利而渴。太阴属脾土，寒入而从其湿，则不渴而利，故太阴自利当温也。

程应旄曰：三阴同属脏寒，少阴、厥阴有渴证，太阴独无渴证者，以其寒在中焦，总与龙雷之火无涉。少阴中有龙火，底寒甚则龙升，故自利而渴；厥阴中有雷火，故有消渴。太阳一照，雷雨收声，故发热则利止，见厥而复利也。

魏荔彤曰："自利"二字，乃未经误下、误汗、误吐而成者，故知其脏本有寒也。

理中丸方

人参　白术　甘草（炙）　干姜各三两

上四味，捣筛，蜜和为丸，如鸡子黄许大，以沸汤数合，和一丸，研碎温服之，日三、四、夜二服。腹中未热，益至三、四丸，然不及汤。汤法以四物，依两数切，用水八升，煮取三升，去滓，温服一升，日三服。

加减法：

若脐上筑者，肾气动也，去术加桂四两。

吐多者，去术加生姜三两。

下多者，还用术；悸者，加茯苓二两。

渴欲得水者，加术，足前成四两半。

腹中痛者，加人参，足前成四两半。

寒者,加干姜,足前成四两半。

腹满者,去术加附子一枚。服汤后,如食顷,饮热粥一升许,微自温,勿发揭衣被。

[集解]程应旄曰:阳之动,始于温,温气得而谷精运,谷气升而中气赡,故名曰理中,实以燮理之功,予中焦之阳也。盖谓阳虚即中气失守,膻中无发宣之用,六腑无洒陈之功,犹如釜薪失焰,故下至清谷,上失滋味,五脏凌夺,诸证所由来也。参、术、炙草,所以守中州,干姜辛以温中,必假之以燃釜薪而腾阳气,是以谷入于阴,长气于阳,上输华盖,下摄州都,五脏六腑皆受气矣,此理中之旨也。若水寒互胜,即当脾肾双温,加之以附子,则命门益而土母温矣。白术补脾,得人参则壅气,故脐下动气,吐多腹满,皆去术也。加桂以伐肾邪,加生姜以止呕也,加附子以消阴也。下多者,湿胜也,还用术燥湿也。渴欲饮水,饮渴也,加术使饮化津生也。心下悸,停水也,加茯苓导水也。腹中痛,倍人参,虚痛也。寒者,加干姜,寒甚也。

伤寒,本自寒下,医复吐下之,寒格更逆吐下,若食入口即吐,干姜黄连黄芩人参汤主之。

[按]经论中并无寒下之病,亦无寒下之文。玩本条下文,寒格更逆吐下,可知寒下之"下"字,当是"格"字,文义始相属。注家皆释胃寒下利,不但文义不属,且与芩、连之药不合。

[注]经曰:格则吐逆。格者,吐逆之病名也。朝食暮吐,脾寒格也;食入即吐,胃热格也。本自寒格,谓其人本自有朝食暮吐寒格之病也。今病伤寒,医见可吐、可下之证,遂执成法,复行吐、下,是寒格更逆于吐下也,当以理中汤温其太阴,加丁香降其寒逆可也。若食入口即吐,则非寒格乃热格也,当用干姜、人参安胃,黄连、黄芩降胃火也。

干姜黄连黄芩人参汤方

干姜　黄连　黄芩　人参各三两

上四味,以水六升,煮取二升,去滓,分温再服。

伤寒,医下之,续得下利清谷不止,身疼痛者,急当救里;后身疼痛,清便自调者,急当救表。救里宜四逆汤,救表宜桂枝汤。

〔注〕伤寒,医不分表里、寒热、虚实而误下之,续得下利清谷不止者,寒其里也。虽有通身疼痛之表未除,但下利清谷不止,里寒已盛,法当急救其里;俟便利自调,仍身疼痛不止,再救其表可也。救里宜四逆汤,温中胜寒;救表宜桂枝汤,调营和卫也。

〔集注〕王三阳曰:此证当照顾协热利,须审其利之色何如? 与势之缓急,不可轻投四逆、桂枝也。

喻昌曰:攻里必须先表后里,始无倒行逆施之患。惟在里之阴寒极盛,不得不急救其里,俟里证稍定,仍救其表,盖谓救里后再行救表也。

下利清谷,不可攻表,汗出必胀满。

〔注〕此详上条不先救里而发其表,以明太阴、少阴同病之证也。下利清谷,太阴寒邪已传少阴,即有身痛不可攻表。若误攻其表,即使汗出,太阳表解而太阴寒凝,必胀满矣。

下利,腹胀满,身体疼痛者,先温其里,乃攻其表,温里宜四逆汤,攻表宜桂枝汤。

〔注〕此承上条互发其证,以明先里后表之治也。下利腹胀满者,里寒邪也;身体疼痛者,表寒邪也。凡表里寒邪之证同见,总以温里为急。故当先温其里,后攻其表,温里宜四逆汤,攻表宜桂枝汤。

〔集注〕方有执曰:里虚表实,惟其虚也,故必先之;惟其实也,故可后焉。

发汗后,腹胀满者,厚朴生姜半夏甘草人参汤主之。

〔注〕发汗后表已解而腹满者,太阴里虚之胀满也。故以厚朴生姜甘草半夏人参汤主之。消胀散满,补中降逆也。

〔集注〕成无己曰:吐后胀满,与下后胀满,皆为实者,言邪气乘虚入里而为实也。发汗后则外已解,腹胀满知非里实,由太阴不足,脾气不通,故壅而为满也。与此汤和脾胃而降逆气宜矣。

汪琥曰:此条乃汗后气虚腹胀满,其人虽作胀满而内无实形,所以用人参、炙甘草等甘温补药无疑也。

张锡驹曰:此言发汗而伤其脾气也。脾主腹,故腹满为太阴主病。发汗后而腹胀满,则知其人脾气素虚,今脾气愈虚,则不能转输,浊气不降,清气不升,而胀满作矣。

厚朴生姜半夏甘草人参汤方

厚朴(炙,去皮)半斤　生姜(切)半斤　半夏(洗)半升　甘草(炙)二两　人参一两

上五味,以水一斗,煮取三升,去滓,温服一升,日三服。

发汗不解,腹满痛者,急下之,宜大承气汤。腹满不减,减不足言,当下之,宜大承气汤。

[注]此详申上条,互发其义,以别其治也。发汗后表已解,腹满不痛者,乃腹满时减,减复如故之虚满也,当温之,厚朴生姜半夏甘草人参汤证也。今发汗后表不解,腹满大痛者,乃腹满不减,减不足言之实满也,当下之,宜大承气汤,盖以里急,先攻里后和表也。

[集注]喻昌曰:"减不足言"四字,形容腹满如绘。见满至十分,即减去一二分,不足杀其势也。此所以纵有外邪未解,而当下无疑耳!

程应旄曰:下之而腹满如故,即减去一二分,算不得减。下之不妨再下,必当以减尽为度也。

刘宏璧曰:太阴无可下之法也,设在经则各经已无可下之理,在脏则太阴尤无受下之处,桂枝加大黄汤安能无疑乎? 不知脾与胃相表里也,太阳误下,太阴受邪,适胃有宿食,则脾因胃之实而实,亦即因太阳之邪而痛矣。既大满大痛,已成胃实,又非此汤之所能治,故宜大承气汤也。

太阴病,脉浮者,可发汗,宜桂枝汤。

[注] 太阴经病，脉当浮缓；太阴脏病，脉当沉缓。今邪至太阴，脉浮不缓者，知太阳表邪犹未全罢也。故即有吐利不食，腹满时痛一二证，其脉不沉而浮，便可以桂枝发汗，先解其外，俟外解已再调其内可也。于此又可知论中身痛腹满下利，急先救里者，脉必不浮矣。

[集注] 王肯堂曰：病在太阳脉浮无汗，宜麻黄汤。此脉浮当亦无汗，而不言者，谓阴不得有汗，不必言也，不用麻黄汤而用桂枝汤。盖以三阴兼表病者，俱不当大发汗也，须识无汗亦有用桂枝者。

程知曰：此言太阴宜散者也。太阴病，谓有腹痛下利证也，太阳脉，尺寸俱浮，今脉浮则邪还于表可知矣，故宜用桂枝解散。不用麻黄者，阴病不得大发其汗也，桂枝汤有和里之意焉。

程应旄曰：此太阴中之太阳也，虽有里病，仍从太阳表治，方不引邪入藏。

本太阳病，医反下之，因而腹满时痛者，属太阴也，桂枝加芍药汤主之。大实痛者，桂枝加大黄汤主之。

[注] 本太阳中风病，医不以桂枝汤发之而反下之，因而邪陷入里，余无他证，惟腹满时痛者，此属太阴里虚痛也，故宜桂枝加芍药汤以外解太阳之表，而内调太阴之里虚也。若大满实痛，则属太阴热化，胃实痛也，故宜桂枝加大黄汤以外解太阳之表，而内攻太阴之里实也。

[集注] 赵嗣真曰：太阴腹满证有三：有次第传经之邪，有直入中寒之邪，有下后内陷之邪，不可不辨。

喻昌曰：太阳病之误下，其变皆在胸胁以上。此之误下而腹满时痛，无胸胁等证，则其邪已入阴位，所以属在太阴也。仍用桂枝解肌之法，以升发太阳之邪，倍芍药者以调太阴之气，本方不增一药，斯为神耳！大实、大满宜从急下，然阳分之邪初陷太阴，未可峻攻，但于桂枝汤中少加大黄，七表三里，以分杀其邪，与大柴胡汤同其义也。

程应旄曰：误下太阳而成腹满时痛，太阴之证见矣。然表邪内陷，留滞于太阴，非脏寒病也。仍用桂枝汤升发阳邪，但倍芍药以调和之。倘大实而痛，于证似可急下，然阴实而非阳实，仍从桂枝例升发阳邪，但加大黄以破结滞之物，使表里两邪各有去路，则寒随实去，不温而自温矣。然此二证虽属之太阴，实从太阳传来，则脉必尚浮可知。

桂枝加芍药汤方

于桂枝汤方内，更加芍药三两，随前共六两，余依桂枝汤法。

桂枝加大黄汤方

桂枝三两　大黄二两　芍药六两　甘草（炙）二两　生姜（切）三两　大枣（擘）十二枚

上六味，以水七升，煮取三升，去滓，温服一升，日三服。

[集解] 柯琴曰：腹满为太阴、阳明俱有之证，然位同而职异。太阴主出，太阴病则腐秽气凝不利，故满而时痛；阳明主内，阳明病则腐秽燥结不行，故大实而痛，是知大实痛是阳明病，而非太阴病矣。仲景因表证未解，阳邪已陷入太阴，故倍芍药以益脾调中，而除腹满之时痛，此用阴和阳法也。若表邪未解，而阳邪陷入阳明，则加大黄以润胃通结，而除其大实之痛，此双解表里法也。凡妄下必伤胃之气液，胃气虚则阳邪袭阴，故转属太阴；胃液涸则两阳相抟，故转属阳明。属太阴则腹满时痛而不实，阴道虚也；属阳明则腹满大实而痛，阳道实也。满而时痛，是下利之兆；大实而痛，是燥屎之征。故倍加芍药，小变建中之剂，少加大黄，微示调胃之方也。

太阴为病，脉弱，其人续自便利，设当行大黄、芍药者，宜减之，以其人胃气弱，易动故也。

[注] 太阴为病，必腹满而痛，治之之法，当以脉消息之。若其人脉弱，则其中不实，虽不转气下趋少腹，然必续自便利。设当行大黄、芍药者，宜减之，以胃气弱难堪峻攻，其便易动故也。由此推之，可知大便硬者，不论在阴在阳，凡脉弱

皆不可轻下也。

〔集注〕程知曰：此言太阴脉弱，恐续自利，虽有腹痛，不宜用攻，与建中汤相发明也。

喻昌曰：此段叮咛与阳明篇中互相发明。阳明曰"不转失气"，曰"先硬后溏"，曰"未定成硬"，皆是恐伤太阴脾气。此太阴证而脉弱，恐续自利，虽有腹痛，减用大黄、芍药，又是恐伤阳明胃气也。

汪琥曰：或问大黄能伤胃气，故宜减；芍药能调脾阴，何以亦减之？答曰：脉弱则气馁不充，仲景以温甘之药能生气；芍药之味酸寒，虽不若大黄之峻，要非气弱者所宜多用，故亦减之。

伤寒脉浮而缓，手足自温者，系在太阴。太阴当发身黄，若小便自利者，不能发黄，至七八日，虽暴烦，下利日十余行，必自止，以脾家实，腐秽当去故也。

〔注〕伤寒脉浮而缓，手足热者，为系在太阳，今手足温，故知系在太阴也。太阴属湿，湿与热瘀，当发身黄，小便自利者，则湿不蓄，热不瘀，故不能发黄也。若至七八日，大便硬，则为转属阳明，今既不硬，虽暴烦下利日十余行，必当自止，何也？以脉浮缓手足温，知太阴脾家素实，邪不自容，腐秽当去故也。

〔集注〕程知曰：言自利之证，脉浮缓，手足温，则为脾实也。太阴脉本缓，故浮缓虽类太阳中风，而手足自温，则不似太阳之发热，更不似少阴、厥阴之厥逆，所以为系在太阴也。太阴湿热相蒸，势必发黄，然小便利，则湿下泄而不发黄矣。此虽暴烦频利，有似少阴之证，然其利当自止。所以然者，以脉浮缓，手足温，知其人脾气实，而非虚寒之比，其湿热所积之腐秽，自当逐之而下也。若不辨晰而以四逆法治之，则误矣。

程应旄曰：太阴得浮缓、手足温之脉证，则胃阳用事，自无脏寒之痛，阴郁或有之。小便不利必发黄，虽发黄不为阴黄。若小便自利者,不能发黄,阴欲郁而阳必驱,至七八日,虽暴烦下利日十余行,必自止。所以然者,脉不沉且弱而浮缓,手足不凉而自温,阴得阳以周护则不寒,不寒则不虚,是为脾家实也。经曰:阳道实阴道虚,阴行阳道,岂肯容邪久住,此则腐秽当去故耳。

汪琥曰:下利烦躁者死,此为先利而后烦,是正气脱而邪气扰也。兹则先烦后利,是脾家之正气实,故不受邪而与之争,因暴发烦热也。

太阴中风,四肢烦痛,阳微阴涩而长者,为欲愈。

[注] 太阴中风者,谓此太阴病是从太阳中风传来者,故有四肢烦疼之证也。阴阳以浮沉言,夫以浮微沉涩之太阴脉,而兼见阳明之长脉,则为阴病阳脉,脏邪传腑,故为欲愈也。

[集注] 程知曰:伤寒,阴邪也,故自利,宜用四逆。伤风,阳邪也,故烦痛见于四肢。凡太阴病脉浮者,多是太阴中风。

喻昌曰:微涩之中,更察其脉之长而不短,知元气未漓,其病当自愈也。

太阴病,欲解时,从亥至丑上。

[注] 邪之解也,必于所旺之时,亥、子、丑乃太阴所旺之时也。当此旺时,故邪不能胜而自解矣。

音切

趋七句切　揭音讦　腐音府　秽於废切

御纂医宗金鉴卷七

辨少阴病脉证并治全篇

少阴肾经,水火之脏,邪伤其经,随人虚实。或从水化以为寒,或从火化以为热。水化为阴寒之邪,是其本也;火化为阳热之邪,是其标也。阴邪其脉沉细而微,阳邪其脉沉细而数。至其见证,亦各有别。阴邪但欲寐身无热,阳邪虽欲寐则多心烦。阴邪背恶寒口中和,阳邪背恶寒则口中燥。阴邪咽痛不肿,阳邪咽痛则肿。阴邪腹痛下利清谷,阳邪腹痛下利清水,或便脓血也。阴邪外热面色赤,里寒大便利,小便白;阳邪外寒手足厥,里热大便秘,小便赤。此少阴标本寒热之脉证也。凡从本之治,均宜温寒回阳;从标之治,均宜攻热救阴。回阳救阴,其机甚微,总在临证详究,辨别标本寒热,以急施其治,庶克有济,稍缓则不及矣。

少阴之为病,脉微细,但欲寐也。

〔注〕少阴肾经,阴盛之脏也。少阴受邪,则阳气微,故脉微细也。卫气行阳则寤,行阴则寐。少阴受邪,则阴盛而行阴者多,故但欲寐也。此少阴病之提纲,后凡称少阴病者,皆指此脉证而言也。

〔集注〕方有执曰:少阴肾经也,居于极下,其脉起于小趾之下。《灵枢》曰:是主所生病者,嗜卧但欲寐。盖人肖天地,天地之气行于阳则辟而晓,行于阴则阖而夜,故人之气行于阳则动而寤,行于阴则静而寐。凡病人但欲寐者,邪客于阴故也。

张璐曰:此言少阴之总脉总证也。盖少阴属水主静,即使热邪传至其经,在先之脉虽浮大,此时亦必变为沉细;在先之证虽烦热不宁,此时亦必变为昏沉嗜卧。但须辨出脉细沉数、口中燥为热证;脉沉微细、口中和为寒证,以此明辨,万无差误矣。

程应旄曰：凡阴脉皆沉，异乎太阳之浮，不必言矣。阳明脉大，微者大之反；少阳脉弦，细者弦之反，沉兼微细，阴证定矣。

少阴病，始得之，反发热，脉沉者，麻黄附子细辛汤主之。

[注] 少阴病，谓但欲寐也。脉沉者，谓脉不微细而沉也。今始得之，当不发热而反发热者，是为少阴之里寒，兼有太阳之表热也。故宜麻黄附子细辛汤，温中发汗，顾及其阳，则两感之寒邪，均得而解之矣。

[集注] 方有执曰：发热，邪在表也；脉沉，少阴位北而居里也。以其居里，邪在表而发热，故曰反也。以邪在表不在里，故用麻黄以发之；以其本阴而标寒，故用附子以温之。细辛辛温通于少阴，用之以佐主治者，以其专经而为向导也。

程知曰：三阴表法与三阳不同，三阴必以温经之药为表，而少阴尤为紧关，故用散邪温经之剂，俾外邪之深入者可出，而内阳亦不因之外越也。

程应旄曰：一起病便发热，兼以阴经无汗，世有计日按证者，类能用麻黄而忌在附子。不知脉沉者，由其人肾经素寒，里阳不能协应，故沉而不能浮也。沉属少阴，不可发汗，而始得病时即发热，则兼太阳，又不得不发汗。须以附子温经助阳，托住其里，使阳不至随汗而越，其麻黄始可合细辛用耳！

林澜曰：传邪与阴寒皆有沉脉，沉但可为病之在里，而未可专以沉为寒也。夫少阴证中，微细而沉，与细数而沉，其为寒热之殊，盖大有别矣。

麻黄附子细辛汤方

麻黄（去节）二两　细辛二两　附子（炮去皮，破八片）一枚

上三味，以水一斗，先煮麻黄，减二升，去上沫，内诸药，

煮取三升,去滓,温服一升,日三服。

少阴病,得之二三日,麻黄附子甘草汤微发汗。以二三日无里证,故微发汗也。

[注]此详上条少阴病得之二三日,仍脉沉发热不解者,宜麻黄附子甘草汤微发其汗也。盖谓二三日不见吐利里寒之证,知邪已衰。然热仍在外,尚当汗之,但不可过耳!故不用细辛而用甘草,盖于温散之中有和意也。此二证,皆未曰无汗,非仲景略之也,以阴不得有汗,不须言也。

[集注]张璐曰:少阴无发汗之法,汗之必至亡阳。惟此一证,其外有太阳发热无汗,其内不吐利躁烦呕渴,乃可温经散寒,取其微似之汗也。

程应旄曰:既云微发汗矣,仍用"以"字、"故"字推原之,足见郑重之意。按此二条,与太阳篇发热头痛脉沉用四逆者同一证。彼以不差,则期过三日,可知病已入里,虽尚冒太阳头痛,直以少阴法律之。此少阴病在初得二三日,虽无头痛证,不容竟作少阴治之,故仍兼太阳之法以律之。一出一入,不啻爰书。假令前条得之二三日,后二条过二三日不差,则四逆之与麻黄,易地皆然矣。

汪琥曰:上条反发热脉沉,此亦反发热脉沉,但上言始得之为急,此言得之二三日为缓。病势稍缓,治法亦缓。

麻黄附子甘草汤方

麻黄(去节)二两　附子(炮去皮,破八片)一枚　甘草(炙)二两

上三味,以水七升,先煮麻黄一两沸,去上沫,内诸药,煮取三升,去滓,温服一升,日三服。

[集解]柯琴曰:彼太阳病而脉反沉,便用四逆以急救其里,是里寒阴盛也。此少阴脉而表反热,便于表剂中加附子以预固其阳,是表热阳衰也。夫以发热无汗,太阳之表脉沉,但欲寐,少阴之里,设用麻黄开腠理,细辛散浮热,而无附子以固元阳,则太阳之微阳外亡。惟附子与麻黄并用,则寒邪

散而阳不亡。此里病及表,脉沉而当发汗者,与病在表、脉浮
而发汗者径庭也。若表微热,则受寒亦轻,故以甘草易细辛
而微发其汗。甘以缓之,与辛以散之者,又少间矣。

**少阴病,脉微,不可发汗,亡阳故也。阳已虚,尺脉弱
涩者,复不可下之。**

[注] 少阴病,脉微,虽有发热,亦为少阴里寒外热,非太
阳发热者可比,故不可发汗,发汗则亡阳。然阳已虚,津液已
涸,即见少阴口燥咽干可下之证。若尺脉弱涩者,复不可下
之,又恐亡阴也。

[集注] 方有执曰:微者,阳气不充,故曰无阳,无阳则化
不行,故汗不可发也。尺以候阴,弱涩者,阴血不足也,故谓
复不可下,其当亟行温补,又可知矣。

程应旄曰:少阴多自利证,人固无肯轻下者。但拈出"尺
脉弱涩"字,则少阴之有大承气汤证,其尺脉必强而滑,已伏
见于此处矣。

**病人脉阴阳俱紧,反汗出者,亡阳也。此属少阴,法当
咽痛,而复吐利。**

[注] 病人脉阴阳俱紧,发热无汗者,太阳伤寒证也;发热
汗出不止者,太阳亡阳证也。今脉紧无热而反汗出,此属少
阴。然少阴证,法当咽痛而复吐利也。上条脉微无汗,不可
发汗者,是以脉为主也;此条有汗脉紧,不可发汗者,是以证
为主也。从脉从证,不可不察。

[集注] 程知曰:阴阳俱紧,伤寒之脉也,法当无汗,而
反汗出,太阳之阳外亡也。若以少阴亡阳之证,而认为太阳
中风之证,则误矣。少阴之寒上逼,则咽痛而吐,下逼则下
利也。

**少阴病,脉紧,至七八日,自下利,脉暴微,手足反温,
脉紧反去者,为欲解也,虽烦下利,必自愈。**

[注] 此承上条互发其义,以别阴阳寒热也。少阴病,脉
沉微细,寒邪脉也;脉沉数细,热邪脉也。若脉紧汗出,是少

阴寒虚证也；今脉紧无汗，乃少阴寒实证也。因循至七八日之久，而自下利，若寒实解，则脉必紧去而暴微，其证必手足由冷而反温，是知邪随利去，为欲解也。故此时虽烦下利，乃阴退阳回，故知其必自愈也。

[集注]方有执曰：紧，寒邪也。自下利、脉暴微者，阴寒内泻也。故谓手足为反温，言阳回也。阳回则阴退，故谓紧反去，为欲解也。夫寒邪在阴而脉紧，得自利脉暴微，手足温，紧去为欲解者，犹之邪在阳脉数而热，得汗出脉和身凉数去，为欲愈之意，同阴阳胜复之机也。

程应旄曰：脉于利后顿变紧而为微，手足于利后变不温而为温，则微非诸微亡阳之微，乃紧去人安之微。盖以从前之寒，已从下利而去，故阳气得回而欲解也，虽烦下利必自愈。

少阴病，得之一二日，口中和，其背恶寒者，当灸之，附子汤主之。

[注]背恶寒为阴阳俱有之证，如阳明病无大热，口燥渴，心烦背微恶寒者，乃白虎加人参汤证也。今少阴病但欲寐，得之二三日，口中不燥而和，其背恶寒者，乃少阴阳虚之背恶寒，非阳明热蒸之背恶寒也，故当灸之。更主以附子汤，以助阳消阴也。口燥、口和，诚二者之确征矣。

[集注]程知曰：言初得之证，口中和，不渴、不燥，全无里热也。《内经》曰：背为阳，背恶寒则阳虚阴盛，寒深可知。若风寒在表而恶寒，则一身尽寒矣。灸之以助阳消阴，与附子汤以温经散寒。论中云：伤寒无大热口燥渴，心烦背微恶寒者，白虎汤加人参主之。彼是阳热乘阴虚而内陷之恶寒，与此之阴寒盛者不同。阳入阴者，则口燥心烦，阴寒盛者，则不能销铄津液，故口中和。

张璐曰：太阳表气大虚，邪气得入犯少阴，故得之一二日，尚背恶寒不发热，此阴阳两亏，较之两感，更自不同。两感表里皆属热邪，犹堪发表攻里，此则内外皆属虚寒，无邪热可以攻击。惟当温经补阳,以温补其不足,更灸关元以协助之。虽其证似缓于发热脉沉,而危殆尤甚焉。

汪琥曰:此条论仲景不言当灸何穴。常器之云:当灸膈俞、关元穴,背俞第三行。郭雍云:此有错字,当是灸膈俞、关元穴也。膈俞是背俞第二行穴。按膈俞实系背俞部第二行穴,然常器之所云第三行穴者,当是膈关,非膈俞也。《图经》云:膈关二穴在第七椎下,两旁相去各三寸陷中,正坐取之,足太阳气脉所发,专治背恶寒,脊强,俯仰难,可灸五壮。盖少阴中寒,必由太阳而入,故宜灸其穴。又关元一穴在腹部中行脐下三寸,足三阴、任脉之会,可灸百壮。常器之所谓灸膈关者,是温其表以散外邪;灸关元者,是温其里以助其元气也。

少阴病,身体痛,手足寒,骨节痛,脉沉者,附子汤主之。

[注] 此承上条详举其证,互发其义,以出其治也。身体痛,表里俱有之证也,如太阳病脉浮发热,恶寒身痛,手足热,骨节痛,是为表寒,当主麻黄汤,发表以散其寒。今少阴病,脉沉无热,恶寒身痛,手足寒,骨节痛,乃是里寒,故主附子汤,温里以散寒也。

[集注] 方有执曰:少阴肾也,肾主骨,寒淫则痛。

程应旄曰:身体痛,手足寒,骨节痛,太阳伤寒同有此证也。以脉沉辨之,沉属阴寒重著所致,里阴有余,表阳不足,故以附子汤主之。

附子汤方

附子(去皮,生破八片)二枚　茯苓三两　人参二两　白术四两　芍药三两

上五味,以水八升,煮取三升,去滓,温服一升,日三服。

[方解] 少阴为寒水之脏,故寒伤之重者,多入少阴,所以少阴一经,最多死证。方中君以附子二枚者,取其力之锐,且以重其任也;生用者,一以壮少火之阳,一以散中外之寒,则

身痛自止,恶寒自除,手足自温矣。以人参为臣者,所以固生气之原,令五脏六腑有本,十二经脉有根,脉自不沉,骨节可和矣。更佐白术以培土,芍药以平木,茯苓以伐水,水伐火自旺,旺则阴翳消;木平土益安,安则水有制,制则生化,此诚万全之术也。其有畏而不敢用,以致因循有误者,不诚可惜哉!

少阴病,脉沉者,急温之,宜四逆汤。

[注]少阴病,但欲寐,脉沉者,若无发热、口燥之证,则寒邪已入其脏,不须迟疑,急温之以四逆汤,消阴助阳可也。

[集注]吴人驹曰:脉沉须别虚实及得病新久,若得之多日及沉而实者,须从别论。

四逆汤方

甘草(炙)二两　干姜一两半　附子(生用,去皮,破八片)一枚

上三味,以水三升,煮取一升二合,去滓,分温再服。强人可大附子一枚,干姜三两。

[方解]方名四逆者,主治少阴中外皆寒,四肢厥逆也。君以甘草之甘温,温养阳气;臣以姜、附之辛温,助阳胜寒;甘草得姜、附,鼓肾阳温中寒,有水中暖土之功;姜、附得甘草,通关节走四肢,有逐阴回阳之力。肾阳鼓,寒阴消,则阳气外达而脉自升,手足自温矣。

[集解]汪琥曰:少阴病,本脉微细,但欲寐。今轻取之,微脉不见;重取之,细脉几亡,伏匿而至于沉。此寒邪深入于里,殆将入脏,温之不容以不急也。稍迟则恶寒身踡,吐利烦躁,不得卧寐,手足逆冷,脉不至,诸死证立至矣,四逆汤之用可稍缓乎?

少阴病,下利,白通汤主之。

[注]少阴病但欲寐,脉微细,已属阳为阴困矣。更加以下利,恐阴降极、阳下脱也。故君以葱白,大通其阳而上升;佐以姜、附,急胜其阴而缓降,则未脱之阳可复矣。

[集注]方有执曰:少阴病而加下利者,不独在经,而亦

在脏,寒甚而阴盛也。治之以干姜、附子者,胜其阴则寒自散也。用葱白而曰白通者,通其阳则阴自消也。

程知曰:此言下利宜通其阳也。少阴病,谓有脉微细、欲寐证也。少阴下利,阴盛之极,恐致格阳,故用姜、附以消阴,葱白以升阳。通云者,一以温之,而令阳气得入;一以发之,而令阴气易散也。

汪琥曰:肾虚无火不能主水,故下利用白通汤者,温里以散寒也。

白通汤方

葱白四茎　干姜一两　附子(生,去皮,破八片)一枚

上三味,以水三升,煮取一升,去滓,分温再服。

[集解] 汪琥曰:此方与四逆汤相类,独去甘草,盖驱寒欲其速,辛烈之性取其骤发,直达下焦,故不欲甘以缓之也。而犹重在葱白。少阴之阴,天之寒气亦为阴,两阴相合而偏于下利,则与阳气隔绝不通。姜、附之力,虽能益阳,不能使真阳之气必入于阴中,惟葱白味辛,能通阳气,令阴得阳而利,庶可愈矣。盖大辛、大热之药,不过借以益人阳气,非有以通之,令真阳和会,而何以有济也耶?

少阴病,下利脉微者,与白通汤。利不止,厥逆无脉,干呕烦者,白通加猪胆汁汤主之。服汤脉暴出者死,微续者生。

[注] 此承上条详申其脉,以明病进之义也。少阴病下利脉微者,与白通汤,下利当止。今利不止,而转见厥逆无脉,更增干呕而烦者,此阴寒盛极,格阳欲脱之候也。若专以热药治寒,寒既甚,必反格拒而不入,故于前方中加人尿、猪胆之阴,以引阳药入阴。经曰:逆者从之。此之谓也。无脉者,言诊之而欲绝也。服汤后,更诊其脉,若暴出者,如烛烬焰高,故主死。若其脉徐徐微续而出,则是真阳渐回,故可生也。故上条所以才见下利,即用白通以治于未形,诚善法也。

[集注] 程知曰:此言阴盛格阳,用胆汁通阴法也。以白

通与之,宜乎阳可救。今乃利不止,反至厥逆无脉,则阴邪愈无忌矣。干呕而烦,则阳药在膈而不入阴矣。此非药不胜病,乃无向导之力也。加人尿、猪胆之阴寒,则可引姜、附之温,入格拒之寒而调其逆。此《内经》从治之法也。

程应旄曰:脉暴出者死,无根之阳骤进诸外也。微续者生,阳气渐交,阴肯纳也。

白通加猪胆汁汤方

葱白四茎　干姜一两　附子(生,去皮,破八片)一枚　人尿五合　猪胆汁一合

已上三味,以水三升,煮取一升,去滓;内胆汁、人尿,和令相得,分温再服。若无胆,亦可用。

[方解]是方即前白通汤加人尿、猪胆汁也。加尿、胆者,从其类也。下咽之后,冷体既消,热性便发,情且不违而致大益,则二气之格拒可调,上下之阴阳可通矣。

少阴病,欲吐不吐,心烦,但欲寐,五六日,自利而渴者,属少阴也。虚故引水自救,若小便色白者,少阴病形悉具。小便白者,以下焦虚,有寒,不能制水,故令色白也。

[注]少阴病欲吐不吐,心中烦,但欲寐,五六日,自利而渴者,此属少阴传邪,寒热俱有之证也。若是少阴热而燥干,引水之渴,小便必色赤,乃少阴燥不能生津,下焦有热也。今为少阴虚,而引水自救之渴,故小便则色白,是少阴虚冷,不能化液,下焦有寒也。于此可知少阴病形悉具,而渴者有寒热二端之别也。

[集注]成无己曰:欲吐不吐,心烦者,表邪传里也。若腹满痛,则属太阴。此但欲寐,则知属少阴。五六日邪传少阴之时,若自利不渴,寒在中焦,属太阴也;此自利而渴,为寒在下焦,属少阴也。肾虚水燥,故渴欲引水自救。下焦虚寒,故小便色白。下利而渴,小便色白,非里热可知矣。

方有执曰:此反复申明,晓人勿认烦渴均为热证,以致误之意。

程应旄曰：烦证不尽属少阴，故指出但欲寐来；渴证不尽属少阴，故指出小便白来。结以下焦虚有寒，教人上病治在下也。盖上虚而无阴以济，总由下虚而无阳以温也。二"虚"字皆由"寒"字得来。又曰：吐利而渴，与猪苓汤证同，其别在但欲寐。且猪苓证，小便必不利而色赤饮水，与白头翁证同。彼曰"以有热故也"，小便亦必不白。

林澜曰：欲吐不吐，心烦，阳虚格越于上。但欲寐，自利，小便白，里之真寒已深。要知此渴，与口燥舌干之渴不同。若兼腹满、便闭、谵语诸证，自当作阳邪传里治之。既里虚自利小便白，其为虚寒明甚。特曰下焦者，足见阴既盛于下，阳必格于上，岂可以烦渴而误攻其热哉！

汪琥曰：以全文观之大似热证，惟小便色白，知为真寒之证。此但欲寐与热邪不同，其寐必不昏浊，其呼吸必促而细。曰属少阴者，以别其非阳邪之渴，乃内无津液引水自救之渴。试以冷水饮之，必不多也。细察其小便，若色白者，此少阴虚寒之证悉具也，非热邪可知矣。

沈明宗曰：此少阴虚寒，似乎热证之辨也。世但知四肢厥逆为虚寒证，讵知小便色白，乃为的验乎？

吴人驹曰：阳明之欲吐则不得寐，在少阴则但欲寐，引此以为盛虚之别。

少阴病，饮食入口则吐，心中温温欲吐复不能吐。始得之，手足寒，脉弦迟者，此胸中实，不可下也，当吐之。若膈上有寒饮，干呕者，不可吐也，当温之，宜四逆汤。

〔按〕温温，当是"嗢嗢"。嗢嗢者，乃吐饮之状也。

〔注〕此承上条欲吐不吐详别脉证，以明其治也。饮食入口即吐，且心中嗢嗢欲吐复不能吐，恶心不已，非少阴寒虚吐也，乃胸中寒实吐也。故始得之脉弦迟。弦者饮也，迟者寒也。而手足寒者，乃胸中阳气为寒饮所阻，不能通于四肢也。寒实在胸，当因而越之，故不可下也。若膈上有寒饮，但干呕有声而无物出，此为少阴寒虚之饮，非胸中寒实

之饮也,故不可吐,惟急温之,宜四逆汤或理中汤加丁香、吴茱萸亦可也。

[集注]程知曰:此言少阴饮吐,为肾邪上逆,当温不当吐也。欲吐不吐,阴邪上逆之证也。若始得病时,邪未深入,其手足但寒而不厥,脉但弦迟而不沉细,则为邪实胸中,寒尚在表,属于阳分,当吐而不当下。吐者有物,呕则无物,两者须辨。若膈上有寒饮,但见干呕而不能吐出,则是阴寒上逆,当温而不当吐也。曰急温者,明不温则见厥逆无脉诸变证也。

程应旄曰:寒在胸中,法不可下,而属实邪,但从吐法一吐,而阳气得通,吐法便是温法。若膈上有寒饮干呕者,虚寒从下而上,阻留其饮于胸中,究非胸中之病也,直从四逆汤,急温其下可矣。

少阴病,脉微细沉,但欲卧,汗出不烦,自欲吐,至五六日,自利,复烦躁不得卧寐者,死。

[注]此发明上条,互详脉证,失于急温致变之义也。脉微细沉、但欲卧,少阴寒也。当无汗,今反汗出不烦,乃少阴亡阳也。且自欲吐,阴寒之邪上逆,正当急温。失此不治,因循至五六日,加之自利,复烦躁不得卧寐者,此少阴肾中真阳扰乱,外越欲绝之死证。此时即温之,亦无及矣。

[集注]方有执曰:脉微沉细,但欲卧,少阴本病也。汗出而不作烦热,无阳也。欲吐,经中之邪不退也。自利,脏病进也。更复烦躁不得卧寐者,阳欲绝而扰乱不宁也。

程应旄曰:今时论治者,不至于恶寒蜷卧、四肢逆冷等证叠见,则不敢温。不知证已到此,温之何及?况诸证有至死不一见者,则盍于本论中之要旨,一一申详之:少阴病,脉必沉而微细,论中首揭此,盖已示人以可温之脉矣。少阴病,但欲卧,论中又已示人以可温之证矣。汗出,在阳经不可温,在少阴宜急温,论中又切示人以亡阳之故矣。况复有不烦、自欲吐,阴邪上逆之证乎?则真武、四逆,诚不啻三年之艾矣。

乃不知预为绸缪,延缓至五六日,前欲吐,今且利矣;前不烦,今烦且躁矣;前欲卧,今不得卧矣。阳虚扰乱,阴盛转加,焉有不死者乎?

少阴病,二三日不已,至四五日,腹痛,小便不利,四肢沉重疼痛,自下利者,此为有水气。其人或咳,或小便不利,或下利,或呕者,真武汤主之。

[注]论中心下有水气,发热有汗,烦渴引饮,小便不利者,属太阳中风,五苓散证也。发热无汗,干呕不渴,小便不利者,属太阳伤寒,小青龙汤证也。今少阴病,二三日不已,至四五日腹痛下利,阴寒深矣。设小便利,是纯寒而无水,乃附子汤证也。今小便不利,或咳或呕,此为阴寒兼有水气之证。故水寒之气,外攻于表,则四肢沉重疼痛;内盛于里,则腹痛自利也;水气停于上焦胸肺,则咳喘而不能卧;停于中焦胃腑,则呕而或下利;停于下焦膀胱,则小便不利,而或少腹满。种种诸证,总不外乎阴寒之水。而不用五苓者,以非表热之饮也;不用小青龙者,以非表寒之饮也。故惟主以真武汤,温寒以制水也。

[集注]喻昌曰:太阳篇中,厥逆、筋惕肉瞤而亡阳,用真武矣。兹少阴之水湿上逆,仍用真武以镇摄之,可见太阳膀胱与少阴肾,一脏一腑,同为寒水。腑邪为阳邪,借用麻、桂为青龙;脏邪为阴邪,借用附子为真武。

真武汤方

茯苓三两　芍药三两　生姜(切)三两　白术二两　附子(炮,去皮,破八片)一枚

上五味,以水八升,煮取三升,去滓,温服七合,日三服。

若咳者,加五味子半升,细辛、干姜各一两。若小便利者,去茯苓。若下利者,去芍药,加干姜二两。若呕者,去附子加生姜,足前成半斤。

[方解]小青龙汤,治表不解,有水气,中外皆寒实之病也;真武汤,治表已解,有水气,中外皆寒虚之病也。真武者,

北方司水之神也,以之名汤者,赖以镇水之义也。夫人一身制水者,脾也;主水者,肾也;肾为胃关,聚水而从其类者。倘肾中无阳,则脾之枢机虽运,而肾之关门不开,水虽欲行,孰为之主?故水无主制,泛溢妄行而有是证也。用附子之辛热,壮肾之元阳,而水有所主矣;白术之苦燥,建立中土,而水有所制矣;生姜之辛散,佐附子以补阳,温中有散水之意;茯苓之淡渗,佐白术以健土,制水之中有利水之道焉。而尤妙在芍药之酸敛,加于制水、主水药中,一以泻水,使子盗母虚,得免妄行之患;一以敛阳,使归根于阴,更无飞越之虞。孰谓寒阴之品,无益于阳乎?而昧者不知承制之理,论中误服青龙发汗亡阳,用此汤者,亦此义也。然下利减芍药者,以其阳不外散也;加干姜者,以其温中胜寒也。水寒伤肺则咳,加细辛、干姜者,散水寒也。加五味子者,收肺气也。小便利者去茯苓,以其虽寒而水不能停也。呕者,去附子倍生姜,以其病非下焦,水停于胃也。所以不须温肾以行水,只当温胃以散水。佐生姜者,功能止呕也。

[集解] 程知曰:白通、通脉、真武,皆为少阴下利而设。白通四证,附子皆生用,惟真武一证熟用者,盖附子生用则温经散寒,炮熟则温中去饮。白通诸汤以通阳为重,真武汤以益阳为先,故用药有轻重之殊。干姜能佐生附以温经,生姜能资熟附以散饮也。

张璐曰:按真武汤方本治少阴病,水饮内结,所以首推术、附,兼茯苓、生姜之运脾渗水为务,此人所易明也。至用芍药之微旨,非仲景不能。盖此证虽曰少阴本病,而实缘水饮内蓄,所以腹痛自利,四肢疼重,而小便反不利也。若极虚极寒,则小便必清白无禁矣,安有反不利之理哉!此证不但真阳不足,真阴亦必素亏,或阴中伏有阳邪所致,若不用芍药固护其阴,岂能胜附子之雄烈乎?

病人身大热,反欲得衣者,热在皮肤,寒在骨髓也;身大寒,反不欲近衣者,寒在皮肤,热在骨髓也。

[注]身体为表,脏腑为里,此以内外分表里也。皮肤为表,骨髓为里;六腑为表,五脏为里,此以身体之浅深,脏腑之阴阳分表里也。病人,已病之人也。身大热,谓通身内外皆热,三阳证也。反欲得近衣者,乃是假热,虽在皮肤之浅,而真寒实在骨髓之深,阴极似阳证也。身大寒,谓通身内外皆寒,三阴证也。反不欲近衣者,乃是假寒,虽在皮肤之浅,而真热实在骨髓之深,阳极似阴证也。

[按]此以人之苦欲,测其寒热真假,而定阴阳之证也。当与少阴、厥阴病论中表热里寒、里热表寒、脉滑而厥、恶寒不欲近衣、口燥咽干等条参看。

[集注]成无己曰:皮肤言浅,骨髓言深;皮肤言外,骨髓言内。身热欲近衣,表热里寒也;身寒不欲近衣,表寒里热也。大抵表热里寒,脉必沉迟;里热表寒,脉必滑数。须当辨之。

郑重光曰:皮肤者,骨髓之外,浮浅之分也;骨髓者,皮肤之内,沉深之分也。欲得近衣,借外以御内,此真寒也;体有著而成忤,不在衣之厚薄,此假寒也。不察人之苦欲,何以测其真寒、真热而定标本乎?

少阴病,下利清谷,里寒外热,手足厥逆,脉微欲绝,身反不恶寒,其人面色赤,或腹痛,或干呕,或咽痛,或利止脉不出者,通脉四逆汤主之。

[注]少阴肾也,肾象乎坎。一阳陷于二阴之中,二阴若盛,则一阳必衰,阴邪始得内侵,孤阳因之而外越也。下利清谷,手足厥冷,脉微欲绝,里阴盛极也;身反不恶寒,面色反赤,其外反热,格阳于外也。故虽有腹痛、干呕、咽痛等证,亦当仿白通汤之法,加葱于四逆汤中,以消其阴,而复其阳可也。

[集注]程应旄曰:热因寒格,无论腹痛、干呕、咽痛,皆下利中格阳之证。即使利止,而脉仍前,欲绝不出,亦不得谓里寒已退,辄妄治其外热也。须循四逆汤例,消阴翳于下部,但

加葱白，宣阳气于下焦，使阳气通而脉亦出，始为真愈。林澜曰：格，拒格也。亦曰"隔阳"，阴阳隔离也。又曰"戴阳"，浮于上如戴也。夫真寒入里，阴气未有不盛者。然其剧，不过阳愈微阴愈盛耳！

通脉四逆汤方

甘草（炙）二两　干姜三两　强人可四两　附子（生用，去皮，破八片）大者一枚

上三味，以水三升，煮取一升二合，去滓，分温再服，其脉即出者愈。

面色赤者，加葱九茎。腹中痛者，去葱加芍药二两。呕者，加生姜二两。咽痛者，去芍药加桔梗一两。利止脉不出者，去桔梗加人参二两。病皆与方相应者，乃服之。

［方解］论中扶阳抑阴之剂，中寒阳微不能外达，主以四逆；中外俱寒，阳气虚甚，主以附子；阴盛于下，格阳于上，主以白通；阴盛于内，格阳于外，主以通脉。是则可知四逆运行阳气者也，附子温补阳气者也，白通宣通上下之阳者也，通脉通达内外之阳者也。今脉微欲绝，里寒外热，是肾中阴盛，格阳于外，故主之也。倍干姜，加甘草佐附子，易名通脉四逆汤者，以其能大壮元阳，主持中外，共招外热返之于内。盖此时生气已离，亡在俄顷，若以柔缓之甘草为君，何能疾呼外阳？故易以干姜。然必加甘草与干姜等分者，恐涣漫之余，姜、附之猛，不能安养元气，所谓有制之师也。若面赤者，加葱以通格上之阳。腹痛者，加芍药以和在里之阴。呕逆者，加生姜以止呕。咽痛者，加桔梗以利咽。利止脉不出气少者，俱倍人参，以生元气而复脉也。

少阴病，吐利，手足不逆冷，反发热者，不死。脉不至者，灸少阴七壮。

［注］少阴吐利，法当逆冷，今不逆冷反发热者，是阳未衰，故曰不死。若脉不至，虽有外热，恐是假热，须防阳脱，宜

急灸少阴,速通其阳,则脉可复也。

[集注]程知曰:前条通脉四逆汤是里寒外热,手足逆冷,而脉不至者也。此条用灸法是里寒外热,手足不逆冷,而脉不至者也。少阴动脉,在足内踝。

喻昌曰:前条背恶寒之证,灸后用附子汤,阴寒内凝,非一灸所能胜也。此条手足反热,只是阴内阳外,故但灸本经,引之内入,不必更用温药也。

汪琥曰:经云:肾之原出于太溪,灸少阴七壮,当灸太溪。二穴在内踝后跟骨动脉陷中。

少阴病,吐利,手足逆冷,烦躁欲死者,吴茱萸汤主之。

[注]名曰少阴病,主厥阴药者,以少阴、厥阴多合病,证同情异,而治别也。少阴有吐利,厥阴亦有吐利;少阴有厥逆,厥阴亦有厥逆;少阴有烦躁,厥阴亦有烦躁。此合病而证同者也。少阴之厥有微甚,厥阴之厥有寒热;少阴之烦躁则多躁,厥阴之烦躁则多烦。盖少阴之病,多阴盛格阳,故主以四逆之姜、附,逐阴以回阳也;厥阴之病,多阴盛郁阳,故主以吴茱萸之辛烈,迅散以通阳也。此情异而治别者也。今吐而不吐蛔,手足厥冷,故以少阴病名之也。盖厥冷不过肘膝,多烦而躁欲死,故属厥阴病主治也。所以不用四逆汤,而用吴茱萸汤也。

[集注]程知曰:吐利,阴邪在里,上干脾胃也;厥冷,阳不温于四肢也;烦而躁,则阴盛之极,至于阳气暴露扰乱不宁也。证至此,几濒危矣。非茱萸之辛温,无以降阴气之上逆;非人参、姜、枣之甘温,无以培中土而制肾邪也。躁烦与烦躁亦有别,躁者阴躁,烦者阳烦。躁烦者,言自躁而烦,是阴邪已外逼也;烦躁者,言自烦而躁,是阳气犹内争也。其轻重浅深之别,学者宜详审之。

程应旄曰:温法原为阴寒而设。故真寒类多假热,凡阴盛格阳,阴证似阳等,皆少阴蛊惑人耳目处。须从假处勘出真来,方不为之牵制。如吐利而见厥冷,是胃阳衰而肾阴并入也。谁不知为寒者,顾反见烦躁欲死之证以逛之,是皆阳被阴拒而置身无地,故有此象。吴茱萸汤挟木力以益火势,则土得温而水寒却矣。

吴茱萸汤方

吴茱萸一升　人参三两　生姜一两　大枣十二枚

上四味,以水七升,煮取二升,温服七合,日三服。

[集解] 罗天益曰:仲景之法,于少阴则重固元阳,于厥阴则重固生气。厥阴肝木虽为两阴交尽,而一阳之真气,实起其中。此之生气一虚,则三阴浊气直逼中上,不惟本经诸证悉具,将阳明之健运失职,以致少阴之真阳浮露,而吐利厥逆,烦躁欲死,食谷欲呕,种种丛生矣。吴茱萸得东方震气,辛苦大热,能达木郁,直入厥阴,降其阴盛之浊气,用以为君;人参秉中和正气,甘温大补,能接天真,挽回性命,升其垂绝之生气,用以为臣;佐姜、枣和胃而行四末。斯则震坤合德,木土不害,一阳之妙用成,而三阴之间无非生生之气矣。诸证有不退者乎?

方有执曰:吐则伤阳,利则损阴。厥冷者,阴损而逆也;烦躁者,阳伤而乱也。茱萸辛温,散寒暖胃而止呕;人参甘温,益阳固本而补中;大枣助胃益脾;生姜呕家圣药。故四物者,为温中降逆之所须也。

少阴病,吐利,躁烦,四逆者,死。

[注] 此承上条互明其义,以别可治不可治也。此条吐利、烦躁、厥逆,皆与上条同,一用吴茱萸汤治之,一曰死不治者,何也? 盖以少阴烦躁,多躁少烦,躁者阴也;厥阴烦躁,多烦少躁,烦者阳也。厥阴手足厥冷,不过肘膝,微阳未绝,故可治也;少阴四肢逆冷,不能回温,独阴不化,故曰死也。

[集注] 程应旄曰:由吐利而躁烦,阴阳离脱而扰乱可知。加之四逆,其阳绝矣,不死何待? 使早知温中,宁有此乎?

张璐曰:此条与上条不殊,何彼可治,而此不可治耶? 必是已用温中不愈,转加躁烦,故主死耳。

少阴病,恶寒身踡而利,手足厥冷者,不治。

[注] 此互详上条手足逆冷不治之义也。恶寒身踡而卧,虽系少阴证,而不至于死。若下利不止,手足逆冷不回,是有阴无阳,即不吐利躁烦,亦不可治也。

[集注] 喻昌曰:阴盛无阳,即用四逆等法,回阳气于无何有之乡,其不能回者多矣,故曰不治。

少阴病,四逆,恶寒而身踡,脉不至,不烦而躁者,死。

[注] 此总承上三条,以明不治之死证也。四逆,谓四肢逆冷,过肘膝而不回也。表阳虚,故恶寒也。阴主屈,故踡卧不伸也。脉不至,则生气已绝,若有烦无躁,是尚有可回之阳,今不烦而躁,则是有阴无阳,故曰死也。

[集注] 程应旄曰:诸阴邪具见,而脉又不至,阳先绝矣。不烦而躁,孤阴无附,将自尽也。经曰:阴气者,静则神藏,躁则消亡。盖躁则阴藏之神外亡也,亡则死矣。使早知复脉以通阳,宁有此乎?

少阴病,下利,脉微涩,呕而汗出,必数更衣,反少者,当温其上,灸之。

[注] 脉微,阳虚也。涩,血少也。必数更衣者,下利勤也。反少者,欲下而反少也,即今之阳虚血少,里急后重,下利病也。呕而汗出者,阴盛于内,上逆而作呕也。阳虚失护,故汗出也。当温其上,宜灸之。

[集注] 程应旄曰:少阴病下利,阳微可知,乃其脉微而且涩,则不但阳微而阴且竭矣。阳微故阴邪逆上而呕,阴竭故汗出而勤。努责一法之中,既欲助阳,兼欲护阴,则四逆、附子辈,俱难用矣。惟灸顶上百会穴以温之,既可代姜、附辈之助阳而行上,更可避姜、附辈之辛窜而燥下,故下利可止,究于阴血无伤。可见病在少阴,不可以难用温者,遂弃夫温也。

汪琥曰:按此条论,仲景不言当灸何穴。《脉经》云:灸厥阴俞。常器之曰:灸太冲。皆误。郭雍曰:灸太溪。虽系少阴经穴,亦误。仲景曰:宜温其上。方有执曰:上,谓顶,百会穴是也。《图经》云：一名三阳五会，在前顶后一寸五分，顶中央。原治小儿脱肛久不差，可灸七壮。此条亦灸之者，升举其阳以调夫阴也。

少阴病，下利止而头眩，时时自冒者，死。

〔注〕少阴病利止，若胃和能食，神清气爽，是为欲愈也。今利止头眩，时时昏冒不省，是气脱神去，故下利虽止，仍主死也。

〔集注〕方有执曰：头眩，俗谓昏晕也。诸阳在头，下利止而头眩者，阳无依附，浮越于外，神气散乱，故时时自冒也，死可知矣。

张锡驹曰：此条死证，全在头眩、自冒上看出，若利止而头不眩不冒，此中已和矣，安能死乎？

张璐曰：人身阴阳相为依附者也。阴亡于下，则诸阳之上聚于头者，纷然而动，所以头眩时时自冒，阳脱于上而主死也。可见阳回利止则生，阴尽利止则死矣。

汪琥曰：下利止，则病当愈，今者反为死候，非阳回而利止，乃阳脱而利尽也。

少阴病六七日，息高者，死。

〔注〕少阴病但欲寐，息平气和，顺也。今息高气促，逆也。凡病卧而息高气促者，多死。

〔集注〕喻昌曰："六七日"字，辨证最细。盖经传少阴而息高，与二三日太阳作喘之表证迥殊也。

程知曰：肾为生气之源，息高则真气散走于胸中，不能复归于气海，故主死也。

程应旄曰：夫肺主气，而肾为生气之源，盖呼吸之门也，关系人之死生者最巨。息高者，生气已绝于下，而不复纳，故游息仅呼于上，而无所吸也。死虽成于六七日之后，而机自兆于六七日之前。既值少阴受病，何不预为固护，预为提防，致令真阳涣散而无可复返乎？凡条中首既谆谆禁汗，继即急急重温，无非见及此耳！

魏荔彤曰：七日之久，息高气逆者，与时时自冒，同一上脱也。一眩冒而阳升不返，一息高而气根已铲，同一理而分见其证者也，故仲景俱以死期之。

少阴病，脉细沉数，病为在里，不可发汗。

[注] 少阴病但欲寐，若脉细沉微，是邪从寒化也。今脉细沉数，乃邪从热化也。即有发热，亦是将转属阳明，非若前所言少阴病，始得之，反发热、脉沉不数，宜麻黄附子细辛汤发汗者可比也。故曰：病为在里，不可发汗。

[集注] 程知曰：言热邪在里，有发汗之禁也。少阴之脉微细，其常也。乃沉而加之以数，正为热邪在里之征。发汗则动经而增燥热，有夺血之变矣。

郑重光曰：脉细沉而数，里有伏阳矣，故曰病为在里。乃热邪传里之证，断不可发汗，发汗则动经气，而有亡血之变。少阴发热脉沉，是病为在表，以无里证，故可发汗。若脉浮而迟，表热里寒，下利清谷，是迟为无阳，病为在里，又不得以浮为在表而发汗也。要知，阴中有阳，沉亦可汗；阳中有阴，浮亦当温。此条脉细沉数，数则为热，沉为在里，此阳邪入里，故以发汗而示戒也。

少阴病，但厥无汗，而强发之，必动其血。未知从何道出，或从口鼻，或从目出者，是名下厥上竭，为难治。

[注] 此条申明强发少阴热邪之汗，则有动血之变也。少阴病脉细沉数，加之以厥，亦为热厥。阴本无汗，即使无汗，亦不宜发汗。若发其汗，是为强发少阴热邪之汗也。不当发而强发之，益助少阴之热，炎炎沸腾，必动其本经之血。或从口鼻，或从目出，是名下厥上竭。下厥者，少阴热厥于下也；上竭者，少阴血竭于上也，故为难治。

[集注] 张璐曰：强责少阴汗，而动其血，势必逆行而上，出阳窍，以发汗皆阳药故也。

程应旄曰：五液皆主于肾，强发少阴之汗，周身之气皆逆，血随奔气之促逼而见，故不知从何道而出也。

沈明宗曰：少阴病但厥无汗，其病在里，当以四逆散，和阴散邪，其病自退，而厥自愈矣。岂可强发其汗耶！

魏荔彤曰：厥而有汗，乃内寒迫阳外亡之象，故为寒化。阴邪无汗而厥，则热邪伏于里而不外越，邪热内耗也，斯可议为热化阳邪无疑矣。

少阴病，咳而下利，谵语者，被火气劫故也，小便必难，以强责少阴汗也。

[注]少阴属肾，主水者也。少阴受邪，不能主水，上攻则咳，下攻则利。邪从寒化，真武汤证也；邪从热化，猪苓汤证也。今被火气劫汗，则从热化而转属于胃，故发谵语；津液内竭，故小便难，是皆由强发少阴之汗故也。欲救其阴，白虎、猪苓二汤，择而用之可耳！

[集注]方有执曰：强责，谓过求也。小便与汗，皆血液也。少阴少血，劫汗夺血，则小便为之涸竭，故难也。

少阴病，下利六七日，咳而呕渴，心烦不得眠者，猪苓汤主之。

[注]凡少阴下利清谷，咳呕不渴，属寒饮也。今少阴病六七日，下利粘秽，咳而呕，渴烦不得眠，是少阴热饮为病也。饮热相抟，上攻则咳，中攻则呕，下攻则利；热耗津液，故渴；热扰于心，故烦不得眠。宜猪苓汤利水滋燥，饮热之证，皆可愈矣。

[集注]赵嗣真曰：少阴咳而下利，呕渴心烦不眠，及厥阴下利欲饮水者，是皆传邪之热，脉必沉细数，故以黄连、滑石等清利之。其少阴自利而渴，欲吐不吐，心中烦，但欲寐，小便色白者，是本经阴邪之寒也，脉必沉微，故以附子、干姜温之。

汪琥曰：下利咳而呕渴，心烦不得眠，焉知非少阳、阳明之病？然少阳、阳明若见此证，为里实，脉必弦大而长，此病脉必微细，故知其为少阴之病无疑也。

林澜曰：下利则邪并于下矣。其呕而且咳何也？盖至六七日,渴而心烦不眠,则传邪之上客者又盛,渴则必恣饮,多饮必停水,是邪热既不能解,而水蓄之证复作也。热邪传陷之下利,非阴寒吐利并作之可比。呕而渴者,盖先呕后渴,为邪欲解;先渴后呕,多为水停,况又有水寒射肺为咳之可兼察乎?以是知必有挟饮于内耳。

沈明宗曰:黄连阿胶汤之心烦不得眠,较此条颇同而治异,何也?盖此条乃少阴风热,转入阳明而致下利,故以猪苓汤驱导水邪,还从膀胱而去,急救胃中津液为主;彼条之心烦不得眠而无下利,乃肾水枯少,故用黄连阿胶汤滋阴清火,急救肾阴为主也。

魏荔彤曰:咳而咽不痛,渴而口不干,则知邪虽为传经而入之热,惟其有水饮相混,故热势不能甚肆。其猛烈虽上冲为咳呕,而不致咽痛,隔阻正津为口渴,而不致干燥,兼以心烦不得眠,于少阴但欲寐,阴证中见阳证,岂非传经之热兼水湿者乎?其所以不发黄者,以少阴病原有下利,湿不能留,热不能蓄故也。由此观之,热邪兼水饮昭然矣。

少阴病,四逆,其人或咳,或悸,或小便不利,或腹中痛,或泄利下重者,四逆散主之。

[注]凡少阴四逆,虽属阴盛不能外温,然亦有阳为阴郁,不得宣达而令四肢逆冷者,故有或咳、或悸、或小便不利,或腹中痛、泄利下重诸证也。今但四逆而无诸寒热证,是既无可温之寒,又无可下之热,惟宜疏畅其阳,故用四逆散主之。

[集注]李中梓曰:按少阴用药,有阴阳之分,如阴寒而四逆者,非姜、附不能疗。此证虽云四逆,必不甚冷,或指头微温,或脉不沉微,乃阴中涵阳之证。惟气不宣通,是以逆冷,故以柴胡凉表,芍药清中。此本肝胆之剂,而少阴用之者,为水木同源也。以枳实利七冲之门,以甘草和三焦之气,气机宣通,而四逆可痊矣。

程知曰:盖伤寒以阳为主,四逆有阴进之象,下之则阳益亏陷而不出。故经谓诸热邪传经至于手足逆冷最难辨认,谓为寒深于里,则无脉微欲绝之象;谓为热深于里,则无烦渴之证。盖只是热邪入结于里,而阳气不得顺行于四肢也。此证当用和解,不当用寒下,故经中用剂之轻少者,无如此方,则其轻缓解散之义可见矣。

程应旄曰:初得之四逆,固非热证,亦非深寒。咳悸而或小便不利,既似乎水蓄,腹痛泄利,又似乎寒凝。其中更兼下重一证,得毋气滞在跗阳,而经络失宣通也耶!

汪琥曰:四逆散,乃阳邪传变而入阴经,是解传经之邪,非治阴寒也。凡阳热之极,六脉细弱,语言轻微,神色懒静,手足清温,有似阴证。而大便结小便数,齿燥舌胎,其热已伏于内,必发热也。若用热药,则内热愈炽;用凉药,则热被寒束而不得散。法惟宜和表解肌,疏通气血,而里热自除。此仲景四逆散所由设也。

四逆散方

甘草(炙)　枳实(破,水渍,炙干)　柴胡　芍药

上四味,各十分,捣筛,白饮和服方寸匕,日三服。

咳者,加五味子、干姜各五分,并主下利。悸者,加桂枝五分。小便不利者,加茯苓五分。腹中痛者,加附子一枚,炮令坼。泻利下重者,先以水五升,煮薤白三升,煮取三升,去滓,以散三方寸匕,内汤中,煮取一升半,分温再服。

[方解]方名四逆散,与四逆汤均治手足逆冷,但四逆汤治阴邪寒厥,此则治阳邪热厥。热厥者,三阳传厥阴合病也。太阳厥阴,麻黄升麻汤、甘草干姜汤证也;阳明厥阴,白虎汤、大承气汤证也。此则少阳厥阴,故君柴胡以疏肝之阳,臣芍药以泻肝之阴,佐甘草以缓肝之气,使枳实以破肝之逆。三物得柴胡,能外走少阳之阳,内走厥阴之阴,则肝胆疏泄之性遂,而厥可通也。或咳或下利者,邪饮上下为病,加五味子、干姜,温中以散饮也。或悸者,饮停侮心,加桂枝通阳以益心也。或小便不利者,饮蓄膀胱,加茯苓利水以导饮也。或腹中痛者,寒凝于里,加附子温中以定痛也。或泻利下重者,寒

热郁结,加薤白开结以疏寒热也。

[集解] 方有执曰:人之四肢,温和为顺,故以不温和为逆。但不温和而未至于厥冷,则热犹未深入也,故用柴胡以解之,枳实以泻之,芍药以收之,甘草以和之也。

少阴病,下利,若利自止,恶寒而踡卧,手足温者,可治。

[注] 少阴病,恶寒厥冷下利不止者,阴寒盛也。今下利能自止,手足能自温,虽见恶寒踡卧,乃阴退阳回之兆,故曰可治。

[集注] 程应旄曰:少阴病,下利而利自止,则阴寒亦得下祛,而又不致于脱,虽有恶寒踡卧不善之证,但使手足温者,阳气有挽回之机,故可温而救之也。

沈明宗曰:手足温者,乃真阳未离,急用白通、四逆之类,温经散寒,则邪退而真阳复矣,故曰可治。

少阴病,恶寒而踡,时自烦,欲去衣被者,可治。

[注] 少阴病,恶寒而踡,阴寒证也。若时自烦欲去衣被者,此阳回阴退之征,故曰可治。

少阴病,得之二三日以上,心中烦,不得卧,黄连阿胶汤主之。

[注] 此承上条以出其治也。少阴病,得之二三日以上,谓或四五日也。言以二三日,少阴之但欲寐,至四五日,反变为心中烦不得卧,且无下利清谷咳而呕之证,知非寒也,是以不用白通汤;非饮也,亦不用猪苓汤;乃热也,故主以黄连阿胶汤,使少阴不受燔灼,自可愈也。

[集注] 程知曰:二三日邪在少阴,四五日已转属阳明,故无呕利厥逆诸证。而心烦不得卧者,是阳明之热内扰少阴,故不欲寐也,当以解热滋阴为主治也。

黄连阿胶汤方

黄连四两　　黄芩二两　　芍药二两　　鸡子黄二枚　　阿胶

三两

上五味,以水六升,先煮三物,取二升,去滓,内胶烊尽,小冷,内鸡子黄,搅令相得,温服七合,日三服。

[集解]柯琴曰:此少阴之泻心汤也。凡泻心必借连、芩,而导引有阴阳之别。病在三阳,胃中不和,而心下痞硬者,虚则加参、甘补之,实则加大黄下之。病在少阴,而心中烦不得卧者,既不得用参、甘以助阳,亦不得用大黄以伤胃也。故用芩、连以直折心火;用阿胶以补肾阴;鸡子黄佐芩、连,于泻心中补心血;芍药佐阿胶,于补阴中敛阴气。斯则心肾交合,水升火降,是以扶阴泻阳之方,而变为滋阴和阳之剂也。是则少阴之火,各归其部,心中之烦、不得眠可除矣。经曰:阴平阳秘,精神乃治。斯方之谓欤!

少阴病,下利咽痛,胸满心烦,猪肤汤主之。

[注]身温腹满下利,太阴证也;身寒欲寐下利,少阴证也。身热不眠咽痛,热邪也;身寒欲寐咽痛,寒邪也。今身寒欲寐,下利咽痛,与胸满心烦之证并见,是少阴热邪也。少阴之脉,循喉咙;其支者,从肺出络心,注胸中,是以少阴之热邪上逆,则所过之处无不病也。以猪肤汤主之,解少阴上焦之热,兼止下焦之利也。

[集注]喻昌曰:下利咽痛,胸满心烦,此少阴热邪充斥上下中间,无所不到。寒下之药,不可用矣,故立猪肤汤一法也。盖阳微者,用附子温经;阴竭者,用猪肤润燥。温经润燥中,同具散邪之义也。

猪肤汤方

猪肤一斤

上一味,以水一斗,煮取五升,去滓,加白蜜一升,白粉五合,熬香,和令相得,温分六服。

[方解]猪肤者,乃革外之肤皮也。其体轻,其味咸,轻则能散,咸则入肾,故治少阴咽痛,是于解热中寓散之意也。

[集解]成无己曰:猪,水畜也。其气先入肾,解少阴之客热。加蜜以润燥除烦,白粉以益气断利也。

少阴病二三日,咽痛者,可与甘草汤;不差,与桔梗汤。

[注] 少阴病二三日,咽痛无他证者,乃少阴经客热之微邪,可与甘草汤缓泻其少阴之热也。若不愈者,与桔梗汤,即甘草汤加桔梗以开郁热。不用苦寒者,恐其热郁于阴经也。

[集注] 喻昌曰:用甘草者,和缓其势;用桔梗者,开提其邪也。此在二三日,他证未具,故可用之。若五六日,则少阴之下利、呕逆诸证皆起,此法又未可用矣。

甘草汤方

甘草二两

上一味,以水三升,煮取一升半,去滓,温服七合,日二服。

桔梗汤方

桔梗一两　甘草二两

上二味,以水三升,煮取一升,去滓,温分再服。

少阴病,咽中痛,半夏散及汤主之。

[注] 少阴病咽痛者,谓或左或右,一处痛也。咽中痛者,谓咽中皆痛也,较之咽痛而有甚焉。甚则涎缠于咽中,故主以半夏散,散风邪以逐涎也。

[集注] 方有执曰:此以风邪热甚,痰上壅而痹痛者言也。故主之以桂枝祛风也,佐之以半夏消痰也,和之以甘草除热也。三物者,是又为咽痛之一治法也。

半夏散及汤方

半夏(洗)　桂枝　甘草(炙)各等分

上三味,各别捣筛已,合治之,白饮和服方寸匕,日三服。若不能散服者,以水一升,煎七沸,内散两方寸匕,更煮三沸,下火令小冷,少少咽之。半夏有毒,似不当散服。

少阴病,咽中伤生疮,不能语言,声不出者,苦酒汤主之。

[注] 少阴病,咽痛不愈,若剧者,咽中为痛所伤,渐乃生

疮,不能言语,声音不出,所必然也。以苦酒汤主之,用半夏涤涎,蛋清敛疮,苦酒消肿,则咽清而声出也。

[集注]程知曰:咽痛忌汗、忌寒下,故甘草、桔梗、苦酒三方,皆用和解之法。惟半夏散及汤,在前条为辛散温解之法也。

苦酒汤方

半夏(洗,破如枣核大)十四枚 鸡子(去黄,内上苦酒,著鸡子壳中)一枚

上二味,内半夏,著苦酒中,以鸡子壳置刀环中,安火上,令三沸,去滓,少少含咽之,不差,更作三剂。

[集解]李杲曰:大抵少阴多咽伤、咽痛之证,古方用醋煮鸡子,主咽喉失音,取其酸收,固所宜也。半夏辛燥,何为用之? 盖少阴多寒证,取其辛能发散,一发一敛,遂有理咽之功也。

程知曰:按卵白象天,卵黄象地。前黄连阿胶汤用鸡子黄,义取入肾滋阴;此苦酒汤用鸡子白,义取入肺润疮也。

少阴病八九日,一身手足尽热者,以热在膀胱,必便血也。

[注]邪传少阴,不从阴化而见寒证,亦不从阳化而见热证,是其人肾气素充,所以脏虽受邪,留连八九日,仍复传腑外散也。太阳主表,故一身手足尽热。若热还卫分,非汗不解;热还营分,非衄不解。热甚于上,则头痛、目瞑、衄血;热甚于下,则腹痛、尿难、便血,理必然也。凡热少血多,瘀成血蓄;热多血少,热迫其血,血不得蓄。今为少阴邪热,复转膀胱而伤营分,追走下窍,故便血也。

[集注]程知曰:前少阴病,手足不逆冷,反发热者不死,阳未全亏也;此八九日,一身及手足尽热,阴盛于里也。

张璐曰:少阴病,难于得热,热则阴尽阳复,故少阴篇中谓手足不逆冷,反发热者不死。然病至八九日,阴邪内解之时,反一身手足尽热,少阴必无此证,当是脏邪转腑,肾移热于膀胱,以膀胱主表,故一身及手足尽热。膀胱之血,为少阴之热所逼,其趋必出阴窍,以阴主降故也。

少阴病,二三日至四五日,腹痛,小便不利,下利不止,便脓血者,桃花汤主之。

[注]少阴病二三日无阴邪之证,至四五日始腹痛、小便不利,乃少阴阳邪攻里也。若腹痛、口燥、咽干而从燥化,则为可下之证矣。今腹痛、小便不利,是热瘀于里,水无出路,势必下迫大肠而作利也。倘利久热伤其营,营为火化,血腐为脓,则为可清之证也。今下利昼夜不止,而便脓血,则其热已随利减,而下焦滑脱可知矣,故以桃花汤主之,益中以固脱也。

[集注]成无己曰:《要略》云:阳证内热,则溢出鲜血;阴证内寒,则下紫黑如豚肝也。

喻昌曰:治下必先固中,中气不下坠,则滑脱无源,而自止。注家见用干姜,谓是寒邪伤胃,不知热邪挟少阴之气填塞胃中,故少佐干姜之辛以散之也。

程知曰:此下利脓血之治法也。腹痛、小便不利,少阴热邪也,而下利不止,便脓血,则证为伤血,且有中气下脱之虞矣,故用桃花汤固肠止利也。

魏荔彤曰:此证乃热在下焦,而熏蒸中焦,使气化因热郁而不行,大便因热盛而自利也。久而下利不止,将肠胃秽浊之物,如脓带血,尽随大便而下。热一日不消,利一日不止也。

沈明宗曰:此邪挟内湿凝滞血分,则便脓血也。

桃花汤方

赤石脂(一半全用,一半筛末)一斤　干姜一两　糯米一升

上三味,以水七升,煮米令熟,去滓,温服七合,内赤石脂末方寸匕,日三服。若一服愈,余勿服。

[方解]少阴寒邪,多利清谷;少阴热邪,多便脓血,日久不止,关门不固,下焦滑脱矣。此方君以体膏性涩之石脂,养肠以固脱;佐以味甘多液之糯米,益气以滋中。则虽下利日久,中虚液枯,未有不愈者也。其妙尤在用干姜少许,其意不

在温而在散火郁,借此以开脓血无由而化也。若一服愈,余勿服,以其粘涩之性甚也。

少阴病,下利便脓血者,桃花汤主之。

[注] 少阴病,诸下利用温者,以其证属虚寒也。此少阴下利便脓血者,是热伤营也。而不径用苦寒者,盖以日久热随血去,肾受其邪,关门不固也,故以桃花汤主之。

少阴病,下利便脓血者,可刺。

[注] 少阴病下利,便脓血用桃花汤不止者,热瘀于阴分也,则可刺本经之穴,以泄其热,热去则脓血自止矣。

[集注] 张璐曰:先下利日久,而后便脓血,则用桃花汤;若不先下利,而下利便脓血,则可刺经穴。若刺经穴不愈,则当从事白头翁汤。设更咽干、心烦不得眠,则又须黄连阿胶汤为合法也。

林澜曰:刺者,泻其经气而宣通之也。下利便脓血,既主桃花汤矣,此复云可刺者,如痞证利不止,复利其小便,与五苓散以救石脂禹余粮之穷。故此一刺,亦以辅桃花汤之所不逮也。

少阴病,得之二三日,口燥咽干者,急下之,宜大承气汤。

[注] 邪至少阴二三日,即口燥咽干者,必其人胃火素盛,肾水素亏,当以大承气汤,急泻胃火以救肾水。若复迁延时日,肾水告竭,其阴必亡,虽下无及矣。

[集注] 成无己曰:与大承气汤急下之以全肾,何也? 经云:三阴经受病已入于腑者,可下而已,则是上条少阴病,乃入腑证也。少阴邪热已转属于腑,胃腑实热消灼肾水,故口燥咽干,用大承气以泻腑,而实热自除。且少阴之脏本肾属水,胃腑属土,泻土所以救水也。

方有执曰:口燥咽干者,少阴之脉,循喉咙挟舌本,邪热客于其经,而肾水为之枯竭也。然水干则土燥,土燥则水愈干,所以急于下也。

张璐曰:按少阴急下三证,一属传经热邪亢极,一属热邪转入胃腑,一属温热发自少阴,皆刻不容缓之证。故当急救欲绝之肾水,与阳明急下三法,同源异派。

汪琥曰:少阴病得之二三日者,非才得病二三日即口燥咽干,谓少阴口燥咽干之病,已得之二三日也。

少阴病,自利清水,色纯青,心下必痛,口干燥者,急下之,宜大承气汤。

[注] 少阴病自利清水,谓下利无糟粕也。色纯青,谓所下者皆污水也。下无糟粕,纯是污水,此属少阴实热,所以心下必痛,口燥咽干,其为少阴急下之证无疑矣。故当急下之,宜大承气汤。

[集注] 程知曰:阳邪热结,口必干燥,设系阴邪,口中和而不燥矣,故宜急下之以救阴也。

沈明宗曰:邪传阳明,必俟大便坚硬而攻下者,乃未伤胃中津液之谓。此利清水,因少阴邪热炽盛,乘逼胃中津液,顷刻势已濒危,不得不以通因通用急夺,而救胃、肾将绝之阴也。

少阴病六七日,腹胀不大便者,急下之,宜大承气汤。

[注] 少阴病六七日,腹胀不大便者,盖因其人阳气素盛,胃有宿食故也。所以传邪已入少阴,复转属阳明,而成胃实,故宜大承气汤急下之也。

[集注] 张璐曰:少阴之证,自利者最多,虚寒则下利清谷,虚热则下利脓血,故多用温补。传经阳邪内结,则自利纯青水,温热病,则自利烦渴,并宜下夺清热。此以六七日不大便而腹胀,可见邪热转归阳明,而为胃实之证,所以宜急下也。

少阴中风,脉阳微阴浮者,为欲愈。

[注] 少阴中风,脉若见阳浮阴弱,乃风邪传入少阴,则是其势方盛,未易言愈。今阳脉反微,阴脉反浮,阳微则外邪散而表气和,阴浮则里气胜而邪外出,故为欲愈也。

少阴病欲解时,从子至寅上。

〔注〕子、丑、寅阳生渐长之候也。病在少阴而解于阳生之际,所谓阳进则阴退,阴得阳而邪自解也。少阴所重在真阳,从可见矣。

音切

跷音拳

御纂医宗金鉴卷八

▎辨厥阴病脉证并治全篇 ▎

　　厥阴者,阴尽阳生之脏,与少阳为表里者也。故其为病,阴阳错杂,寒热混淆,邪至其经,从化各异。若其人素偏于热,则邪从阳化,故消渴,气上撞心,心中疼热,蛔厥,口烂,咽痛,喉痹,痈脓,便血等阳证见矣。若其人素偏于寒,则邪从阴化,故手足厥冷,脉微欲绝,肤冷,脏厥,下利,除中等阴证见矣。所以少阳不解,传变厥阴而病危;厥阴病衰,转属少阳为欲愈。阴阳消长,大伏危机。兹以阴阳从化,厥热胜复之微旨,详发于篇中,俾临证者,诊治有要道焉。

　　厥阴之为病,消渴,气上撞心,心中疼热,饥而不欲食,食则吐蛔,下之利不止。

　　[注] 此条总言厥阴为病之大纲也。厥阴者,为阴尽阳生之脏,邪至其经,从阴化寒,从阳化热,故其为病,阴阳错杂,寒热混淆也。消渴者,饮水多而小便少,乃厥阴热化而耗水也。厥阴之脉,起足大指,循股内入阴中,环阴器抵少腹,贯心膈。其注肺热邪,循经上逆膈中,故气上撞心,心中疼热也。饥而不欲食者,非不食也,因食则动蛔而吐,故虽饥而不欲食,食则吐蛔也。夫消渴多饮,饥不能食,则胃中所有者,但水与热耳! 若更以厥阴热气,挟蛔撞疼,误认为转属阳明之实痛而下之,则胃愈虚,必下利不止矣。

　　[集注] 成无己曰:邪自太阳传至太阴,则腹满而嗌干,未成渴也;至少阴则口燥舌干而渴,未成消也;至厥阴则成消渴者,以势甚能消水故也。又张卿子云:尝见厥阴消渴数证,舌尽红赤,厥冷脉微,渴甚,服白虎、黄连等汤,皆不能救,盖厥阴消渴,皆寒热错杂之邪,非纯阳亢热之证可比也。

　　魏荔彤曰:此申解厥阴传经热邪为患,历举其证,以禁误下也。伤寒之邪,传入少阴,为里中之里,及自少阴传厥阴,又为三阴之极尽处矣。阴尽处受邪,无所复传,却同少阳为升降之出路。少阳无下法,厥阴阴邪亦无下法,下之为误可知矣。首标"消渴"二字,凡热必渴,而寒湿隔阻正气,亦有渴者,然其渴虽欲饮水,必不能多,未有渴而饮,饮而仍渴,随饮随消随渴。若是者则消渴为传经之热邪,传入厥阴无疑也。

厥阴病,渴欲饮水者,少少与之,愈。

〔注〕厥阴病,渴欲饮水者,乃阳回欲和,求水自滋,作解之兆,当少少与之,以和其胃,胃和汗出,自可愈也。若多与之,则水反停渍入胃,必致厥利矣。

〔集注〕张璐曰:阳气将复,故欲饮水。而少少与之者,盖阴邪方欲解散,阳气尚未归复,若恣饮不消,反有停蓄之患矣。

汪琥曰:厥阴有消渴一证,不言自愈者,盖热甚而津液消烁,虽饮水不能胜其燥烈,乃邪气深入未愈之征也。而此条之渴欲饮水与之愈者,盖其热非消渴之比,乃邪气向外欲解之机也,两者自是不同。

伤寒,厥而心下悸,宜先治水,当服茯苓甘草汤,却治其厥。不尔,水渍入胃,必作利也。

〔按〕"厥而心下悸者"之下,当有"以饮水多"四字,若无此四字,乃阴盛之厥悸,非停水之厥悸矣,何以即知是水而曰宜先治水耶?

〔注〕伤寒厥而心下悸者,不渴引饮,乃阴盛之厥悸也。若以饮水多,乃停水之厥悸也。故宜先治水,却治其厥,当与茯苓甘草汤,即桂枝甘草汤、加茯苓、生姜也。桂枝、甘草补阳虚也,佐生姜外散寒邪,则厥可回矣,君茯苓内输水道,则悸可安矣。此先水后厥之治也。盖停水者,必小便不利,若不如是治之,则所停之水渍入胃中,必作利也。

〔按〕伤寒太阳篇,汗出表未和,小便不利,此条伤寒表未解，厥而心下悸，二证皆用茯苓甘草汤者，盖因二者见证虽不同，而里无热、表未和、停水则同也。故一用之谐和荣卫以利水，一用之解表通阳以利水，无不可也。此证虽不曰小便不利，而小便不利之意自在。若小便利则水不停，而厥悸属阴寒矣，岂宜发表利水耶！

[集注]方有执曰：《金匮》云：水停心下，甚则悸者，是悸为水甚，而厥则寒甚也。寒无象而水有形，水去则寒消，而厥亦愈。入胃者，水能渗土也。

喻昌曰：太阳篇中饮水多者，心下必悸，故此厥而心下悸者，明系饮水所致。所以乘其水未渍胃，先用茯苓甘草汤治水，以清下利之源，后乃治厥，庶不致厥与利相因耳！

程应旄曰：寒因水停而作厥者，其证以心下悸为验。厥阴有此，多因消渴得之。水其本也，寒其标也，不先水而先厥，且防水渍入胃，敢下之乎？

汪琥曰：厥而心下悸者，明系饮水多，寒饮留于心下，胸中之阳，不能四布，故见厥。此非外来之寒比也，故法宜先治水，须与茯苓甘草汤。而治厥之法，即在其中矣，盖水去则厥自除也。不尔者，谓不治其水，则水渍下入于胃，必作利也。

吴人驹曰：气脉流行，不循常道，是为悖逆，名之曰厥。但厥有痰、实、寒、热、气、水之不同，此因于水者也。水气不循故道，则水之寒气上乘于心而为悸，故治水即所以去悸，而厥亦回。设或不然，则水之甚者，其土沮洳，因为之利矣。

伤寒脉微而厥，至七八日肤冷，其人躁无暂安时者，此为脏厥，非蛔厥也。蛔厥者，其人当吐蛔。今病者静，而复时烦者，此为脏寒，蛔上入其膈，故烦，须臾复止。得食而呕，又烦者，蛔闻食臭出，其人当自吐蛔。蛔厥者，乌梅丸主之，又主久利。

[按]"此为脏寒"之"此"字，当是"非"字，若是"此"字，即是脏厥，与辨蛔厥之义不属。

[注]首条总论厥阴阳邪化热，此条详辨厥阴阴邪化寒，

以明脏厥、蛔厥之不同,而出其治也。伤寒脉微而厥,厥阴脉证也。至七八日不回,手足厥冷,而更通身肤冷,躁无暂安之时者,此为厥阴阳虚阴盛之脏厥,非阴阳错杂之蛔厥也。若蛔厥者,其人当吐蛔,今病者静而复时烦,不似脏厥之躁无暂安时,知非脏寒之躁,乃蛔上膈之上也,故其烦须臾复止也。得食而吐又烦者,是蛔闻食臭而出,故又烦也。得食,蛔动而呕,蛔因呕吐而出,故曰:其人当自吐蛔也。蛔厥主以乌梅丸,又主久利者,以此药性味酸苦辛温,寒热并用,能解阴阳错杂,寒热混淆之邪也。脏厥者,宜吴茱萸汤;兼少阴者,宜四逆、通脉、附子等汤。临证者酌而用之可也。

[集注] 方有执曰:脉微而厥,统言之也。肤冷,言不独手足,以见阳气内陷也。脏厥,言非在经也。

喻昌曰:脉微而厥,则阳气衰微可知,然未定其为脏厥、蛔厥也。惟肤冷而躁,无暂安时,乃为脏厥。脏厥用四逆及灸法,其厥不回者死。若蛔厥则时厥时烦,未为死候,但因此而驯至胃中,无阳则死矣。

程知曰:言厥有脏与蛔之别也。脏厥者,肾脏之阳不行也;蛔厥者,手足冷而吐蛔,胃腑之阳不行也。蛔厥者,蛔动则烦而有静时,非若脏厥之躁无暂安时也。此胃阳病而无关于肾阳,故厥虽同,而证则异也。

程应旄曰:脉微而厥,纯阴之象,征于脉矣;七八日肤冷,无阳之象,征于形矣。阴极则发躁,无暂安时。此自是少阴脏厥,为不治之证,厥阴中无此也。至于吐蛔,为厥阴本证,则蛔厥可与阴阳不相顺接者,连类而明之也。用乌梅丸名曰安蛔,实是安胃,并主久利。见阴阳不相顺接,厥而下利之证,皆可以此方括之也。

林澜曰:阳烦阴躁,烦轻躁重。于脏厥言躁,于蛔厥言烦,已具安危之异矣。脏厥者,阳气将脱,脏气欲绝而争,故脏厥为死证;若蛔厥者,脏气虚寒,而未至于绝。脏气寒,则蛔不安其宫而动,脏气虚则蛔求食而出,是以其证必吐蛔。

乌梅丸方

乌梅三百枚　细辛六两　干姜十两　黄连十六两　当归四两　附子（去皮,炮）六两,蜀椒（出汗）四两　桂枝六两　人参六两　黄柏六两

上十味,异捣筛,合治之。以苦酒渍乌梅一宿,去核,蒸之五升米下。饭熟捣成泥,和药令相得,内臼中,与蜜,杵二千下,丸如梧桐子大。先食饮服十丸,日三服,稍加至二十丸。禁生冷、滑物、臭食等。

[集解] 柯琴曰:六经惟厥阴为难治。其本阴,其标热;其体木,其用火。必伏其所主,而先其所因,或收、或散、或逆、或从,随所利而行之,调其中气,使之和平,是治厥阴之法也。厥阴当两阴交尽,又名阴之绝阳,宜无热矣。第其合晦朔之理,阴之初尽,即阳之初生,所以厥阴病热,是少阳使然也。火旺则水亏,故消渴,气上撞心,心中疼热。气有余便是火也。木盛则生风,虫为风化。饥则胃中空虚,蛔闻食臭而出,故吐蛔,虽饥不欲食也。仲景立方,皆以辛甘苦味为君,不用酸收之品,而此用之者,以厥阴主肝木耳!《洪范》曰:木曰曲直,作酸。《内经》曰:木生酸。酸入肝。君乌梅之大酸,是伏其所主也。配黄连泻心而除疼,佐黄柏滋肾以除渴,先其所因也。连、柏治厥阴,阳邪则有余,不足以治阴邪也。椒、附、辛、姜大辛之品并举,不但治厥阴阴邪,且肝欲散,以辛散之也。又加桂枝、当归,是肝藏血,求其所属也。寒热杂用,则气味不和,佐以人参,调其中气。以苦酒渍乌梅,同气相求;蒸之米下,资其谷气。加蜜为丸,少与而渐加之,缓则治其本也。蛔,昆虫也。生冷之物与湿热之气相成,故药亦寒热互用。且胸中烦而吐蛔,则连、柏是寒因热用也。蛔得酸则静,得辛则伏,得苦则下,信为治虫佳剂。久利则虚,调其寒热,酸以收之,下利自止。

伤寒六七日,脉微,手足厥冷,烦躁,灸厥阴。厥不还者,死。

[注] 此详申厥阴脏厥之重证也。伤寒六七日,脉微,手足厥冷,烦躁者,是厥阴阴邪之重病也。若不图之于早,为阴消阳长之计,必至于阴气寖寖而盛,厥冷日深,烦躁日甚,虽用茱萸、附子、四逆等汤,恐缓不及事,惟当灸厥阴以通其阳。如手足厥冷,过时不还,是阳已亡也,故死。

[集注] 方有执曰:灸所以通阳,阳不回,故主死也。

程知曰:六七日,为邪传厥阴之时。脉微而厥,未是危证,危在烦躁,为微阳外露耳!

程应旄曰:脉微、厥冷而烦躁,是即前条中所引脏厥之证,六七日前无是也。

汪琥曰:烦躁者,阳虚而争,乃脏中之真阳欲脱,而神气为之浮越,故作烦躁。可灸太冲穴,以太冲二穴,为足厥阴脉之所注。穴在足大指下后二寸,或一寸半陷中,可灸三壮。

手足厥寒,脉细欲绝者,当归四逆汤主之。若其人内有久寒者,宜当归四逆加吴茱萸生姜汤。

[注] 此详申厥阴脏厥之轻证也。手足厥寒,脉细欲绝者,厥阴阴邪寒化之脉证也。然不通身肤冷,亦不躁无暂安时者,则非阳虚阴盛之比,故不用姜、附等辈,而用当归四逆汤,和厥阴以散寒邪,调营卫以通阳气也。若其人内有久寒者,宜当归四逆汤,加吴茱萸、生姜,以直走厥阴,温而散之也。

[集注] 程知曰:不用姜、附者,以证无下利,不属纯阴也。盖脉细欲绝之人,姜、附亦足以劫其阴。故不惟不轻用下,且亦不轻用温也。

郑重光曰:手足厥冷,脉细欲绝,是厥阴伤寒之外证;当归四逆,是厥阴伤寒之表药也。

当归四逆汤方

当归三两　桂枝三两　芍药三两　细辛三两　通草二两　甘草(炙)二两　大枣(擘)二十五枚

上七味,以水八升,煮取三升,去滓,温服一升,日三服。

当归四逆加吴茱萸生姜汤方

于前方内加吴茱萸半升、生姜三两。

上九味,以水六升、清酒六升和,煮取五升,去滓,温分五服。一方水酒各四升。

〔方解〕凡厥阴病,必脉细而厥。以厥阴为三阴之尽,阴尽阳生,若受邪则阴阳之气不相顺接,故脉细而厥也。然相火寄居于厥阴之脏,经虽寒而脏不寒,故先厥者后必发热也。故伤寒初起,见手足厥冷,脉细欲绝者,皆不得遽认为虚寒而用姜、附也。此方取桂枝汤君以当归者,厥阴主肝为血室也;佐细辛味极辛,能达三阴,外温经而内温脏;通草性极通,能利关节,内通窍而外通营;倍加大枣,即建中加饴用甘之法;减去生姜,恐辛过甚而迅散也。肝之志苦急,肝之神欲散,甘辛并举,则志遂而神悦。未有厥阴神志遂悦,而脉细不出,手足不温者也。不须参、苓之补,不用姜、附之峻者,厥阴厥逆与太阴、少阴不同治也。若其人内有久寒,非辛温甘缓之品所能兼治,则加吴茱萸、生姜之辛热,更用酒煎,佐细辛直通厥阴之脏,迅散内外之寒,是又救厥阴内外两伤于寒之法也。

病者手足厥冷,言我不结胸,小腹满,按之痛者,此冷结在膀胱关元也。

〔注〕此申上条详出其证也。经曰:六日厥阴受之。厥阴循阴器,络于肝,故烦满而囊缩。邪传厥阴,其人本自有热,必从阳化,则烦渴,少腹满而囊缩,乃四逆散、承气汤证也。若其人本自有寒,必从阴化,则手足厥冷,少腹满而囊缩,乃当归四逆加吴茱萸汤证也。今病者手足厥冷,言我不结胸,是谓大腹不满,而惟小腹满,按之痛也。论中有少腹满,按之痛,小便自利者,是血结膀胱证;小便不利者,是水结膀胱证;手足热,小便赤涩者,是热结膀胱证。此则手足冷,小便数而白,知是冷结膀胱证也。

〔集注〕成无己曰:手足厥,不结胸者,无热也。小腹满,按之痛,下焦冷结也。

程知曰：阳邪结于上，阴邪结于下。手足厥冷，小腹满，按之痛，其为阴邪下结可知。此当用温、用灸。关元，穴名，在脐下三寸，为极阴之位，足三阴、任脉之会，膀胱所居也。

程应旄曰：发厥，虽不结胸，而小腹满实作痛结，则似乎可下。然下焦之结多冷，不比上焦之结多热也。况手足厥，上焦不结，惟结膀胱关元之处，故曰：冷结也。

凡厥者，阴阳气不相顺接，便为厥。厥者，手足逆冷者是也。诸四逆厥者，不可下之。虚家亦然。

[注] 此详诸条致厥之由，慎不可下也。盖厥虽阴经俱有，然所属者厥阴也，故厥阴一病，不问寒热皆有厥。若无厥，则非厥阴也。太阴寒微，故手足温而无厥冷；少阴寒甚，故有寒厥而无热厥；厥阴阴极生阳，故寒厥热厥均有之也。凡厥者，谓阴阳寒热之厥也。阴阳不相顺接者，谓阴阳之气不相顺接交通也。不相顺接交通，则阳自阳而为热，阴自阴而为寒，即为厥病也。厥者之证，手足逆冷是也。诸四逆厥者，谓诸病四逆厥冷者也。然厥病阴阳已不相顺接交通，慎不可下，虚家见厥，尤不可下，故曰：虚家亦然也。

[集注] 成无己曰：手之三阴三阳，相接于手之十指；足之三阴三阳，相接于足之十指。阳气内陷，不与阴阳顺接，故手足为之厥冷也。

喻昌曰：厥阴证，仲景总不欲下，无非欲邪还于表，使阴从阳解也。此但举最不可下之二端，以严其戒。

伤寒五六日，不结胸，腹濡，脉虚，复厥者，不可下。此亡血，下之死。

[按] "结胸"二字，当是"大便"二字。不结胸，腹濡，脉虚，复厥，皆无可下之理，而曰不可下，何所谓耶？

[注] 此承上条详申不可下之义也。伤寒五六日，邪至厥阴之时，不大便似可下也。若腹濡、脉虚、复厥者，此为亡血虚躁，更不可下也，下之则蹈虚虚之戒而死矣。大病汗后，产妇亡血之家，多有此证。

[集注] 张璐曰：伤寒五六日，邪入厥阴，其热深矣。今脉虚而复厥，则非热深当下之可比。以其亡血伤津，大便枯涩，恐人误认五六日热入阳明之燥结，故有不可下之之戒。盖脉虚、腹濡，知内外无热。厥则阴气用事，即当同亡血例治。若其人阴血更亏于阳，或阴中稍挟阳邪，不能胜辛热者，又属当归四逆证矣。

伤寒病，厥五日，热亦五日，设六日当复厥，不厥者，自愈。厥终不过五日，以热五日，故知自愈。

[注] 伤寒邪传厥阴，阴阳错杂为病。若阳交于阴，是阴中有阳，则不厥冷；阴交于阳，是阳中有阴，则不发热。惟阴盛不交于阳，阴自为阴，则厥冷也；阳亢不交于阴，阳自为阳，则发热也。盖厥热相胜则逆，逆则病进；厥热相平则顺，顺则病愈。今厥与热日相等，气自平，故知阴阳和而病自愈也。

[集注] 方有执曰：厥五日，热亦五日，阴阳胜复无偏也，当复厥不厥，阳气胜也。阳主生，故自愈可知也。

张璐曰：此云厥终不过五日，言厥之常；后云厥反九日而利，言厥之变。盖常则易治，变则难复也。

林澜曰：三阴经伤寒，太阴为始，则手足温，少阴则手足冷，厥阴则手足厥逆。然病至厥阴，阴之极也，反有发热之理？盖阳极而生阴，故阳病有厥冷之证；阴极而生阳，故厥逆有发热之条。

伤寒热少厥微，指头寒，默默不欲食，烦躁数日，小便利，色白者，此热除也。欲得食，其病为愈。若厥而呕，胸胁烦满者，其后必便血。

[注] 伤寒热少厥微，所以手足不冷，而但指头寒，寒邪浅也。默默，阴也。烦躁，阳也。不欲食，胃不和也。此厥阴阴阳错杂之轻病，即论中热微厥亦微之证也。若数日小便利，其色白者，此邪热已去也；欲得食，其胃已和也；热去胃和，阴阳自平，所以其病为愈也。若小便不利而色赤，厥不微而甚，不惟默默而且烦，不但不欲食，更呕而胸胁满，此热未除而且

深也,即论中厥深热亦深之证也。热深不除,久持阴分,后必便血也。所谓数日者,犹曰连日也。

[集注]王肯堂曰:设未欲食,宜干姜甘草汤。呕而胸胁烦满者,少阳证也。少阳与厥阴为表里,邪干其腑,故呕而胸胁烦满。肝主血,故后必便血。

方有执曰:热少厥微,邪浅也,所以手足不冷,而但指头寒。默默,谓无言也。不欲食,厥阴之脉挟胃也。烦躁则内热,故以小便辨之。欲食,邪退而胃回也。厥而呕、胸胁烦满者,厥阴脉挟胃贯膈布胁肋也。便血,阴邪必走下窍也。

林澜曰:于热厥言指头寒。于寒厥微者,言手足寒。甚者,言四逆。厥逆轻重浅深,当细味之。

汪琥曰:按此条论,仲景无治法。郭雍云:热不除而便血,可用犀角地黄汤。

伤寒一二日至四五日而厥者,必发热。前热者后必厥,厥深者热亦深,厥微者热亦微。厥应下之,而反发汗者,必口伤烂赤。

[注]伤寒一二日即厥,四五日仍厥不已者,是阴盛阳衰之寒厥也。寒厥者,即脏厥也。若一二日厥,至四五日而热;或一二日热,至四五日而厥,前厥后热,前热后厥,是阴阳互为胜复之热厥也。热厥者,即阳厥也。厥深者,热亦深;厥微者,热亦微,此厥乃应下之热厥,非当温散之寒厥也。若误为寒厥而反温散之,则助其热上攻,必口伤烂赤也。

[集注]成无己曰:经云:诸四逆者不可下之。至此又云"应下",最宜详审。先贤谓热厥手足虽厥冷,而或有温时,手足虽逆冷,而手足掌心必暖。戴元礼又以指甲之暖冷、红青,别厥证之寒热,皆慎之至也。

汪琥曰:此条乃传经邪热,阳极似阴之证。伤寒一二日至四五日而厥者,言伤寒在一二日之时本发热,至四五日后而厥者,乃邪传厥阴之候也。必发热者,言病人四肢及肌表虽厥,而躯壳以内必发热也。前热者后必厥,乃申明一二日为前，四五日为后，以见热极必发厥也。阳邪深伏，应须以苦寒之药下去其热，使阴气得伸，则阴阳平，四肢和顺而不厥矣。粗工见厥，认以为寒，而反用辛温之药。辛温皆升，引热上行，必口伤烂赤，以厥阴之脉循颊里、环唇内故也。

病人手足厥冷，脉乍紧者，邪结在胸中。心下满而烦，饥不能食者，病在胸中，当须吐之，宜瓜蒂散。

[注] 病人手足厥冷，若脉微而细，是寒虚也。寒虚者可温可补。今脉乍紧劲，是寒实也。寒实者宜温宜吐也。时烦吐蛔，饥不能食，乃病在胃中也；今心中烦满，饥不能食，是病在胸中也。寒饮实邪壅塞胸中，则胸中阳气为邪所遏，不能外达四肢，是以手足厥冷，胸满而烦，饥不能食也。当吐之，宜瓜蒂散涌其在上之邪，则满可消，而厥可回矣。

[集注] 喻昌曰：此与太阳之结胸迥殊。其脉乍紧，其邪亦必乍结，故用瓜蒂散涌载其邪而出，斯阳邪仍从阳解耳！

程应旄曰：手足厥冷，邪气内阻。脉乍紧，紧而不常，往来中倏忽一见也。

伤寒脉滑而厥者，里有热，白虎汤主之。

[注] 伤寒脉微细，身无热，小便清白而厥者，是寒虚厥也，当温之。脉乍紧，身无热，胸满而烦厥者，是寒实厥也，当吐之。脉实，大小便闭，腹满硬痛而厥者，热实厥也，当下之。今脉滑而厥，滑为阳脉，里热可知，是热厥也。然内无腹满痛不大便之证，是虽有热而里未实，不可下而可清，故以白虎汤主之。

[集注] 程应旄曰：脉滑而厥，乃阳实拒阴之厥，白虎汤凉能清里，而辛可解表，故当舍证而从脉也。

林澜曰：热厥亦有不同，如传邪入腑，秘结不通，燥矢在内，非下不可者，以承气治之之证是也。若火极似水，里有大热，而大便不闭，无燥粪可除者，滑则里热已深，厥则邪陷已极，非以白虎涤其极热，则亢甚之阳，何以清耶！

吴人驹曰：厥，因阳气不相顺接，其脉当见阴象。脉滑为气有余，是阳盛于内，格阴于外，内则实热，外而假寒者也。白虎以清解实热，则厥自解矣。辨之之法：冷必不甚，浮而近之则冷，按之肌骨之下，则反热矣。

伤寒脉促，手足厥逆，可灸之。

[注]伤寒阴证见阳脉者，虽困无害，无宁俟之也。今伤寒脉促，手足厥逆，而曰可灸之者，盖以欲温则有阳脉之疑，欲清则有阴厥之碍也。夫证脉无寒热之确据，设以促之一阳脉清之，惟恐有误于脉；或以厥之一阴证温之，又恐有误于证，故设两可之灸法，斯通阳而不助热，回厥而不伤阴也。

[集注]喻昌曰：伤寒脉促，则阳气蹐蹐可知。更加手足厥逆，其阳必为阴所格拒而不能返，故宜灸以通阳也。

张璐曰：手足厥逆，本当用四逆汤，以其脉促，知为阳气内阻，而非阳虚，故但用灸以通其阳，不用温经以助阳也。

伤寒发热四日，厥反三日，复热四日，厥少热多者，其病当愈。四日至七日热不除者，必便脓血。伤寒厥四日，热反三日，复厥五日，其病为进。寒多热少，阳气退，故为进也。

[注]伤寒邪在厥阴，阳邪则发热，阴邪则厥寒，阴阳错杂，互相胜复，故或厥或热也。伤寒发热四日，厥亦四日，是相胜也。今厥反三日，复热四日，是热多厥少，阳胜阴退，故其病当愈也。当愈不愈，热仍不止，则热郁于阴，其后必便脓血也。若厥九日，热反三日，则厥多热少，阴胜阳退，故为病进也。

[集注]程知曰：此即厥热往复之机。知阴阳进退之义，明厥证所重在阳，则厥阴之大旨昭然矣。

张璐曰：太阳以恶寒发热为病进，恐其邪气传里也；厥阴以厥少热多为病退，喜其阴尽阳复也。

程应旄曰：厥阴、少阳，一脏一腑。少阳在三阳为尽，阳尽则阴生,故有寒热之往来;厥阴在三阴为尽,阴尽则阳生,故有厥热之胜复。凡遇此证,不必论其来自三阳、起自三阴,只论厥与热之多少。热多厥少,知为阳胜,阳胜病当愈;厥多热少,知为阴胜,阴胜病日进。热在后而不退,则为阳过胜,过胜而阴不能复,遂有便血诸热证;厥在后而不退,则为阴过胜,过胜而阳不能复,遂有亡阳诸死证。所以调停二者治法,须合乎阴阳进退之机,阳胜宜下,阴胜宜温。若不图之于早,坐令阴竭阳亡,其死必矣。

吴人驹曰:《内经》言:人之伤于寒也,则为病热。热虽甚不死,是伤寒以热为贵也。然热不及者病,太过者亦病。故此二节,论寒热之多少,以明不可太过与不及也。

伤寒始发热六日,厥反九日而利。凡厥利者,当不能食,今反能食者,恐为除中。食以索饼,不发热者,知胃气尚在,必愈。恐暴热来出而复去也。后三日脉之,其热续在者,期之旦日夜半愈。所以然者,本发热六日,厥反九日,复发热三日,并前六日,亦为九日,与厥相应,故期之旦日夜半愈。后三日脉之而脉数,其热不罢者,此为热气有余,必发痈脓也。

[按]"不发热者"之"不"字,当是"若"字。若是"不"字,即是除中,何以下接恐暴热来出而复去之文也?

[注]热而不厥为阳,厥而不热为阴。伤寒始发热六日,厥亦六日,至七日仍发热而不厥者,是阳来复,当自愈也。今厥九日,较热多三日,是阴胜阳,故下利也。凡厥利者,中必寒,当不能食,今反能食,恐是阴邪除去胃中阳气,而为除中之病也。恐者,疑而未定之辞也。故以索饼试之:食后不发热,则为除中;若发热,知胃气尚在,则非除中,可必愈也。若食后虽暴发热,恐热暂出而复去,仍是除中,故必俟之三日,其热续在不去,与厥相应,始可期之旦日夜半愈也。若俟之三日后,虽热不罢而亦不愈,且脉犹数者,此为热气有余,留连营卫,必发痈脓也。

[集注] 方有执曰：食，饲也。索，常也。谓以素常所食之饼饲之也。一说无肉曰索，谓不令犯食禁也。旦日，明日平旦，朝而阳长之时也；夜半，阴尽阳生之时也。数以候热。痈脓者，厥阴主血，血热持久则壅瘀，壅瘀则腐化，故可必也。

吴人驹曰：除者，去也；中者，中气也。乃中气除去，欲引外食以自救也。

伤寒脉迟，六七日，而反与黄芩汤彻其热。脉迟为寒，今与黄芩汤复除其热，腹中应冷，当不能食，今反能食，此名除中，必死。

[按] "伤寒脉迟，六七日"之下，当有"厥而下利"四字。若无此四字，则非除中证矣。有此四字，始与下文反与黄芩汤之义相属。

[注] 伤寒脉数，六七日，厥而下利，热厥下利也，当与黄芩汤彻其热。今伤寒脉迟，六七日，厥而下利，寒厥下利也，当与理中汤温其寒。而反与黄芩汤复除其热，腹中应冷，当不能食，今反能食，此名除中。乃胃气将绝，求食以救，终无补于胃也，故曰必死。

[集注] 方有执曰：反者，言不顺于道也。黄芩汤，寒药也。彻，亦除也。应，亦当也。反能食者，胃欲绝，引食以自救也。中，以胃言。死，谓万物无土不生也。

程知曰：言脉迟为寒，不宜更用寒药，以致有除中之变也。中气为阴寒革除，则胃中无根之阳气将欲尽除，而求救于食，故为死证。

伤寒，先厥后发热而利者，必自止，见厥复利。

[注] 厥逆，阴也。发热，阳也。先厥后发热，而利必自止者，是阴退而阳进也。见厥复利者，是阳退而阴进也。热多厥少，病虽甚者亦可愈；厥多热少，病虽微者亦转甚。可知厥、热，乃阴阳进退生死之机也。

[集注] 汪琥曰：厥阴者，阴之尽。厥阴之经，阳气甚微，故不论阴阳二证，寒热之邪，但至其经，无有不发厥者。盖厥

即为逆,起于手足。今日先厥者,此初起便厥。厥即下利发热者,则阳气复而利必自止也。

伤寒先厥后发热,下利必自止。而反汗出,咽中痛者,其喉为痹。发热无汗,而利必自止;若不止,必便脓血。便脓血者,其喉不痹。

[注] 此承上条而详辨之,以出其证也。先厥后发热,下利必自止,厥回利止,其热若退,为欲愈也。若厥回利止,其热不退,而反汗出者,是厥阴病从阳化热,其邪上循本经之脉,故咽喉痛痹也。若厥回发热无汗,利不止者,是厥阴邪热因利下迫,伤及脉中之血,故必便脓血也。便脓血者,其喉不痹,谓热邪下利,而不复上病咽痛也。可知下利止,其喉为痹者,谓热邪已上,病咽痛,即不复病下利也。

[集注] 喻昌曰:先厥后热、下利止,其病为欲愈矣。乃反汗出、咽中痛,是热邪有余,上攻咽喉而为痹也。既发热虽无汗,为其阳已回,所以利亦必自止。若不止,则无汗,明系邪不外出,热郁在里,必主便脓血也。便脓血者,其喉不痹,见热邪在里,即不复在表,在下,即不复在上也。

汪琥曰:咽中痛者,此热伤上焦气分也。痹者,闭也。咽中痛甚,其喉必闭而不通,以厥阴经循喉咙之后,上入颃颡故也。无汗利不止,便脓血者,此热伤下焦血分也。热邪注下,则不干上,故曰:其喉不痹。

下利脉数,有微热,汗出,令自愈。设复紧,为未解。

[注] 厥阴下利脉数,热利也。若热微汗出,知邪微欲解,下利必自止,故令自愈也。设脉复紧,为表邪犹盛,未能解也。

[集注] 成无己曰:下利,阴病也。脉数,阳脉也。阴病见阳脉者生。微热汗出,阳气得通也,利必自愈。诸紧为寒,设复脉紧,寒邪犹盛,故云:未解。

沈明宗曰:数条乃指厥而下利便脓血者。或见实大、浮数、微弱、沉涩、弦紧、洪长诸脉,当分虚、实、寒、热,即知欲愈未愈,真为察病之微旨也。

下利有微热而渴,脉弱者,令自愈。

[注]厥阴下利,有大热而渴,脉强者,乃邪热俱盛也。今下利有微热而渴,脉弱者,是邪热衰也。邪热既衰,故可令自愈也。

[集注]方有执曰:微热,阳渐回也。渴,内燥未复也。脉弱,邪退也。令自愈,言不须治也。

程知曰:下利以阳复邪微为愈。微热而渴,证已转阳,脉弱则邪气已退,故不治自愈。若下利大热脉盛,又是逆候矣。

下利脉数而渴者,令自愈。设不差,必圊脓血,以有热故也。

[注]此承上条互言,以详其变也。下利脉数而渴者,是内有热也,若身无热,其邪已衰,亦可令自愈也。设下利脉数而渴,日久不差,虽无身热,必圊脓血,以内热伤阴故也。

[集注]方有执曰:脉数与上文微热互相发明。

程应旄曰:脉数而渴,阳胜阴矣,故亦令自愈。若不差,则阴虚热入,经所云脉数不解而下利不止,必协热而便脓血是也。

下利,寸脉反浮数,尺中自涩者,必圊脓血。

[注]厥阴热利,寸脉当沉数,今寸脉反浮数,是热在外而不在内也。尺中自涩者,是在外之热不解,乘下利入里,伤及其阴,热与血瘀,必圊脓血也。

[集注]喻昌曰:脉见浮数,若是邪还于表,则尺脉自和,今尺中自涩,乃热邪抟结于阴分,虽寸口得阳脉,究竟阴邪必走下窍,而便脓血也。

汪琥曰:此条乃下利变脓血之候也。热利而得数脉非反也,得浮脉则为反矣。此条论无治法,宜以仲景黄芩汤代之。

下利脉沉弦者,下重也。脉大者,为未止;脉微弱数者,为欲自止,虽发热,不死。

[注] 此详申上条下利圊脓血之证脉也。脉沉，主里。脉弦，主急。下重，后重也。下利、脉沉弦，故里急后重也。凡下利之证，发热脉大者，是邪盛，为未止也。脉微弱数者，是邪衰，为欲自止，虽发热不死也。由此可知滞下脉大身热者，必死也。

[集注] 喻昌曰：下利而脉沉弦，主里急后重，成滞下之证，即今所称痢证也。脉大者，即沉弦中之大，脉微弱数者，即沉弦中之微弱数也。

下利欲饮水者，以有热故也，白头翁汤主之。热利下重者，白头翁汤主之。

[注] 此承上条以出其治也。下利欲饮水者，热利下夺津液，求水以济干也。热利下重者，热伤气滞，里急后重，便脓血也。二者皆以白头翁汤主之者，以其大苦大寒，寒能胜热，苦能燥湿也。

[集注] 程知曰：按少阴自利而渴，亦有虚而引水自救者。犹当以小便之赤白，脉之迟数辨之。此言热邪内结者也。热邪内结而致下重，故纯用苦寒以胜热而厚肠也。

白头翁汤方

白头翁三两　黄连（去须）三两　黄柏（去皮）三两　秦皮三两

上四味，以水七升，煮取三升，去滓，温服一升，不愈，更服一升。

[方解] 三阴俱有下利证。自利不渴者，属太阴也；自利而渴者，属少阴也。惟厥阴下利，属于寒者，厥而不渴，下利清谷；属于热者，消渴下利，下重便脓血也。此热利下重，乃火郁湿蒸，秽气奔逼广肠，魄门重滞而难出，即《内经》所云：暴注下迫者是也。君白头翁，寒而苦辛；臣秦皮，寒而苦涩。寒能胜热，苦能燥湿，辛以散火之郁，涩以收下重之利也。佐黄连清上焦之火，则渴可止；使黄柏泻下焦之热，则利自除也。治厥阴热利有二：初利用此方之苦以泻火，以苦燥之，以

辛散之，以涩固之，是谓以寒治热之法；久利则用乌梅丸之酸以收火，佐以苦寒，杂以温补，是谓逆之从之，随所利而行之，调其气使之平也。

伤寒下利，日十余行，脉反实者，死。

［注］伤寒下利，日十余行，正气虚也，其脉当虚，今反实者，邪气盛也。正虚邪盛，故主死也。

［集注］成无己曰：下利里虚也，脉当微弱，反实者，病胜脏也，故死。脉不应病，此之谓也。

郑重光曰：脉实则胃气失和缓之状，而真脏之脉独见，邪盛正脱矣。

伤寒六七日不利，便发热而利，其人汗出不止者，死，有阴无阳故也。

［注］伤寒六七日，邪传厥阴之时也。厥而不利，是阴邪未盛，若便发热，尚在不死。今六七日不利，忽而下利，发热汗出不止者，是阴盛于中，而阳亡于外，故为有阴无阳也，其死可知矣。

［集注］方有执曰：发热而利，里阴内盛也，故曰有阴。汗出不止，表阳外绝也，故曰无阳。

程知曰：言暴下利汗出，为亡阳死证也。六七日不利，忽发热而利下，至于汗出不止，浑是外阳内阴，真阳顷刻无存矣。

汪琥曰：寒中厥阴至六七日，当亦厥六七日矣。不言厥者，省文也。厥则当利不利者，阳气未败，犹能与邪相支吾也；若至发热，即利者亦当止。今则发热与利，骤然并至，加之汗出不止，则知其热非阳回而热，乃阳脱而热，故兼下利而汗出不止也。

张令韶曰：厥阴病发热不死。发热亦死者有三证：一在躁不得卧，一在厥不止，一在汗出不止。

发热而厥，七日下利者，为难治。

［注］此详申上条，发热而厥之义也。发热而厥至七日，

若厥回利止,则可以自解矣。今发热而厥至七日,下利不止者,为难治也。盖上条有阴无阳故主死,此条阴盛而阳不复,故为难治也。

[集注] 方有执曰:厥七日而下利,阴盛而阳不复也。

张璐曰:厥利与热不两存之势也。发热而厥七日,是热者自热,厥利者自厥利,阴阳两造其偏,漫无相协之期。故虽未见烦躁,已为难治。盖治其热则愈厥愈利,治其厥利则愈热,不至阴阳两绝不止耳。

下利脉沉而迟,其人面少赤,身有微热,下利清谷者,必郁冒汗出而解,病人必微厥。所以然者,其面戴阳,下虚故也。

[注] 脉沉而迟,下利清谷,是里有阴寒也。若其人面有少赤色,身有微热,又属表有阳热也。夫内有里阴之寒,外有表阳之热,则阴得阳化而解者有之,但其未解之先,病人必郁冒汗出而后解。所以然者,面戴之虚阳,与下利之虚阴,两相和顺,故作解也。此非在下之阴,格在上之阳,所以病人虽冒而厥必微,必不似不解之冒厥而甚也。

[集注] 喻昌曰:下利脉沉迟,里寒也。面少赤有微热,是仍兼外邪,必从汗解。但戴阳之证,必见微厥,此中大伏危机,其用法当迥异常法矣。六经皆有下利之证,惟少阴、厥阴为难治。盖邪气入里,利深则必致厥,厥深亦必致利,故下利一证,终于少阴、厥阴,皆详言之。盖以伤寒下利,则无论少阴、厥阴,其治法皆可会通也。

汪琥曰:郁冒者,头目之际郁然昏冒,乃阳气能胜寒邪,里阳回而表和顺,故解。汗出而解,是阳回里寒散而营卫和,故汗出,非攻表而使之汗出也。

下利清谷,里寒外热,汗出而厥者,通脉四逆汤主之。

[注] 此承上条互详其义,以出其治也。下利清谷,里寒也;身有微热,外热也。上条有无汗怫郁面赤之表,尚可期其冒汗而解;此条汗出而厥,则已露亡阳之变矣。故主以通脉

四逆汤,救阳以胜阴也。

〔集注〕方有执曰:下利故曰里寒,阴不守也;外热故汗出,阳不固也。通脉四逆救表里、通血气而复阴阳者也。

喻昌曰:上条辨证,此条用药,互相发明。然不但此也,少阴病下利清谷,面色赤者,已用此法矣。

吴人驹曰:有协热下利者,亦完谷不化,乃邪热不杀谷,其别在脉之阴阳、虚实之不同。

大汗出,热不去,内拘急,四肢疼,又下利厥逆而恶寒者,四逆汤主之。

〔注〕通身大汗出,热当去矣。热仍不去,而无他证,则为邪未尽而不解也。今大汗出,热不去,而更见拘急肢疼,且下利厥逆而恶寒,是阳亡于表,寒盛于里也。故主四逆汤,温经以胜寒,回阳而敛汗也。

〔集注〕方有执曰:大汗出,阳虚而表不固也;热不去,言邪不除也;内拘急四肢疼者,亡津液而骨气不利也;下利厥逆,恶寒亡阳,而阴寒内甚也。

程知曰:言大汗后下利厥逆,急宜回阳也。大汗出而热不去,正恐真阳飞越。若内拘急,四肢痛,更加下利,厥逆,恶寒,则在里,纯是阴寒矣。

程应旄曰:此证大汗出热不去,何为不在亡阳死证之列? 不知亡阳由于汗不止而阳亡,此证内拘急,四肢疼,是汗已止,阳未亡而恶寒,故可行温法也。

大汗,若大下利而厥冷者,四逆汤主之。

〔注〕大汗出汗不收者,桂枝加附子汤证也。大下利,利不止者,理中加附子汤证也。今大汗出,又大下利不止,而更见厥冷,乃阳亡于外,寒盛于中,非桂枝、理中之所能治矣,当与四逆汤急回其阳,以胜其阴,使汗利止而厥冷还,则犹可生也。已上三条,皆厥阴、少阴同病,因少阴寒甚,故俱从少阴主治也。

〔集注〕喻昌曰:此证无外热相错,其为阴寒易明。然既云大汗大下,则阴津亦亡,但此际不得不以救阳为急,阳回方可徐救其阴也。

下利,手足厥冷,无脉者,灸之不温,若脉不还,反微喘者,死。下利后脉绝,手足厥冷,晬时脉还,手足温者,生;脉不还者死。

[注]下利手足厥冷无脉者,有阴无阳也。虽用附子四逆辈,恐阳不能急回,宜急灸厥阴以通其阳。若脉还、手足温者生;脉不还、手足不温反微喘者,乃无气以续之喘,是阳气上脱也,故主死。

[集注]方有执曰:其喘必息短而声不续,乃阳气衰绝也。

程知曰:少阴下利,厥逆无脉,服白通汤,脉暴出者死,微续者生。厥阴下利,厥逆脉绝,用灸法,晬时脉还者生,不还者死。可见求阳气者,非泛然求之于无何有之乡也,必两肾之中有几微可续,然后可借温灸为鸢胶耳!

伤寒发热,下利厥逆,躁不得卧者,死。伤寒发热,下利至甚,厥不止者,死。

[注]伤寒发热下利而厥,反烦躁不得卧者,乃寒盛于中,孤阳扰乱也。或发热下利至甚,厥逆不止,即不烦躁,亦为表阳外散,里阳内脱,故均死也。

[集注]成无己曰:伤寒发热,邪在表也;下利厥逆,阳气虚也;躁不卧,病胜脏也,故死。《金匮要略》云:六腑气绝于外者,手足寒;五脏气绝于内者,下利不禁。伤寒发热,为邪独甚,下利至甚,厥不止,为腑脏气绝,故死。

程知曰:厥阴病,但发热即不死,以发热则邪出于表,而里证自除。若外发热而内厥逆,下利不止,且至烦躁不解,则发热又为阳气外散之候,而主死矣。

张璐曰:躁不得卧,肾中阳气越绝之象也。大抵下利而手足厥冷者,皆为危候,以四肢为诸阳之本故也。加以发热躁不得卧,不但虚阳发露,而真阴亦已消尽无余矣,安得不死乎?

呕而脉弱,小便复利,身有微热,见厥者,难治,四逆汤

主之。

[注] 厥阴呕而脉弱,大便多利,今小便复利,虽身有微热,而又见厥冷,是邪既上逆,而下焦虚寒不固,为阴进阳退之象,故为难治。以四逆汤主之者,急壮其阳也,阳回则可望生矣。

[集注] 方有执曰:脉弱虽似邪衰,而小便复利,则是里属虚寒也。故曰:见厥者难治。以身之有微热,故虽厥犹可以四逆汤救其阳,使之复也。

程知曰:言呕而厥者,宜温其下也。呕者,邪气上逆也。脉弱小便利,虚寒见于下也。身有微热,当为阳邪在表,然见厥逆,则为阴盛于里,而微阳有不能自存之忧也。

汪琥曰:按诸条厥利证,皆大便利。此条以呕为主病,独小便利而见厥,前后不能关锁,用四逆汤以附子散寒,下逆气,助命门之火,上以除呕,下以止小便,外以回厥逆也。

干呕吐涎沫,头痛者,吴茱萸汤主之。

[注] 太阴有吐食而无呕也;少阴有欲吐不吐,咳而呕也;厥阴之厥而呕,呕而吐蛔也。今干呕者,有声无物之谓也;吐涎沫者,清涎冷沫随呕而出也。此由厥阴之寒,上干于胃也。三阳有头痛,必兼身热,至于太阴、少阴二经,皆无头痛。惟厥阴与督脉会于颠,故有头痛而无身热也。此少阳不解,传入厥阴,阴邪上逆,故呕而头痛也。以吴茱萸汤主之,从厥阴本治也。

[集注] 程知曰:此言呕而头痛者,宜温中而降逆也。

张锡驹曰:呕者,有声有物者也;吐者,吐出其物者也。故有干呕,而无干吐。今干呕、吐涎沫者,涎沫随呕而吐出也。

呕家有痈脓者,不可治呕,脓尽自愈。

[注] 心烦而呕者,内热之呕也;渴而饮水呕者,停水之呕也。今呕而有脓者,此必内有痈脓,故曰不可治。但俟脓尽自愈也。盖痈脓腐秽欲去而呕,故不当治。若治其呕,反逆其机,热邪内壅,阻其出路,使无所泄,必致他变,故不可治

呕。脓尽则热随脓去,而呕自止矣。

[集注]汪琥曰:肺胃成痈,由风寒蕴于经络,邪郁于肺,或入胃腑,变而为热,热甚则气瘀血积而为痈。痈者,壅也,言热毒壅聚而成脓也。

郑重光曰:邪热上逆,结为内痈,肺胃之痈是也。

厥阴中风,脉微浮,为欲愈,不浮为未愈。

[注]厥阴中风,该伤寒而言也。脉微,厥阴脉也。浮,表阳脉也。厥阴之病,既得阳浮之脉,是其邪已还于表,故为欲愈也。不浮则沉。沉,里阴脉也。是其邪仍在于里,故为未愈也。

[集注]成无己曰:脉浮,为邪气还表作汗之兆,故云:欲愈。不浮则邪气深入,正多变证,故云:未愈。

方有执曰:风脉当浮,以厥阴本微缓不浮,故微浮则邪见还表,为欲愈也。

厥阴病欲解时,从丑至卯上。

[注]丑、寅、卯三时,厥阴风木乘旺之时也。正气得其旺,则邪自退,故病解。

[集注]方有执曰:厥阴之解,自寅卯而终;少阳之解,自寅卯而始。盖寅为阳初动,阴尚强;卯为天地辟,阴阳分,所以二经同旺。其病之解,由此而终始也。

音切

撞宅江切　渍疾智切　蒂音帝　食与饲同　索当作素　痈於容切　痹音畀　清与圊同　圊七情切　晬祖对切

御纂医宗金鉴卷九

▌辨合病并病脉证并治篇 ▌

伤寒有六经之证，有六经之脉，证脉井然不杂，则可直指为某经之病。若两经、三经，阴阳混淆，不可以一经名者；或一经未罢又传一经，二经、三经同病，不归并一经者，则名曰合病。或二经、三经同病，其后归并一经自病者，则名曰并病。论中所著合病、并病，虽单举阳经，未及阴经，然阳经既有合病、并病，则阴经亦必有之可知矣。如太阳病脉反沉，少阴病反发热，是少阴、太阳合病也；阳明病脉迟，太阴病大实痛，是太阴、阳明合病也；少阳病脉细而厥，厥阴病呕而发热，是厥阴、少阳合病也。是虽无合病之名，而确有合病之实。且三阳皆有发热证，三阴皆有下利证，如发热而下利，是阴阳合病也。阴阳合病，若阳盛者属阳经，则下利为实热，即论中所谓太阳、阳明，阳明、少阳，太阳、少阳合病者是也。阴盛者属阴经，则下利为虚寒，即论中所谓少阴下利反发热不死，少阴下利清谷，里寒外热，不恶寒而面赤者是也。盖阳与阳合，不合于阴，为三阳合病，则不下利而自汗出，乃白虎汤证也；阴与阴合，不合于阳，为三阴合病，则不发热而吐利厥逆，乃四逆汤证也。诚以人之脏腑互根，阴阳相合，三阳既有合并之病，则三阴亦有合并之病，不待言矣。

太阳与阳明合病者，必自下利，葛根汤主之。太阳与阳明合病，不下利，但呕者，葛根加半夏汤主之。

[注] 一经未罢，又传一经，二经、三经同病，而不归并一经者，谓之合病。太阳与阳明合病者，谓太阳之发热，恶寒无汗与阳明之烦热不得眠等证，同时均病，表里之气，升降失常，故不下利，则上呕也。治法只须先解太阳之表，表解而阳明之里自和矣。若利，则宜葛根汤，表而升之，利自可止；呕

则加半夏,表而降之,呕自可除也。

[集注]成无己曰:邪气外盛,阳不主里,则里气不和。里气下而不上者,但利而不呕;里气上逆而不下者,但呕而不利,故以葛根汤以散表邪,加半夏以下逆气也。

葛根汤方

葛根四两 麻黄(去节)三两 桂枝二两 芍药二两 甘草(炙)二两 生姜(切)三两 大枣(擘)十二枚

上七味,㕮咀,以水一斗,先煮麻黄葛根,减二升,去沫,内诸药,煮取三升,温服一升,复取微似汗,不须歠粥。余如桂枝法将息及禁忌。

葛根加半夏汤方

于葛根汤内,加半夏半升,余依葛根汤法。

[方解]是方即桂枝汤加麻黄、葛根也。麻黄佐桂枝,发太阳荣卫之汗;葛根君桂枝,解阳明肌表之邪。不曰桂枝汤加麻黄葛根,而以葛根命名者,其意重在阳明,以呕利多属阳明也。二阳表急,非温服覆而取汗,其表未易解也。或呕,或利,里已失和,虽歠粥而胃亦不能输精于皮毛,故不须歠粥也。

[集解]柯琴曰:李杲定为阳明经药,洁古云:未入阳明者,不可便服。岂二子未读仲景书耶? 要之葛根、桂枝,俱是解肌和里之剂,故有汗、无汗,下利、不下利,俱可用,与麻黄之专于发表者不同也。

汪琥曰:《外台方议》问曰:经云下利不可发汗,发汗则胀满。今此下利又发汗者,何也? 答曰:少阴病下利清谷者,为里虚,若更发汗,则脾虚而胀。今太阳病未罢,或有头痛、恶风寒等证,尚在于表,其脉尚带浮,便传入阳明而有口渴、身热等证,又自下利,必须此方发散太阳之表,以中有葛根能除阳明之邪也。故诸证但发热,兼有里而脉浮者,此方最善。

太阳与阳明合病,喘而胸满者,不可下,宜麻黄汤。

[注]太阳阳明合病,不利不呕者,是里气实不受邪也。若喘而胸满,是表邪盛,气壅于胸肺间也。邪在高分之表,非

结胸也,故不可下,以麻黄汤发表通肺,喘满自愈矣。

[集注] 喻昌曰:两经合病,当用两经之药,何得专用麻黄汤耶?盖太阳、阳明两邪相合,邪攻其胃,不呕则利,故用葛根汤。今邪攻其肺,所以喘而胸满,麻黄、杏仁者,肺气喘逆之专药也。

魏荔彤曰:二经合病,独见证于胸肺之间。喘而作满,此正二经之表邪为患,不可误认胸膈属里,妄施攻下,如大、小陷胸之类也。

太阳与少阳合病,自下利者,与黄芩汤;若呕者,黄芩加半夏生姜汤主之。

[注] 太阳与少阳合病,谓太阳发热、恶寒,与少阳寒热往来等证并见也。若表邪盛,肢节烦疼,则宜与柴胡桂枝汤,两解其表矣。今里热盛而自下利,则当与黄芩汤清之,以和其里也。若呕者,更加半夏、生姜,是清和之中兼降法也。

[集注] 程知曰:言太阳、少阳合病下利,宜用和法也。曰太阳则尚有表证也。然已见下利,则入里之热已明,故不解外而清内。成无己云:太阳阳明合病,下利为在表,当与葛根汤;阳明少阳合病,下利为在里,可与承气汤。此太阳、少阳合病,下利为在半表半里,非汗下所宜,故与黄芩、芍药以和解之。呕者,邪上逆也,故加半夏、生姜以散逆气。

汪琥曰:太、少合病而至下利,则在表之寒邪,悉入而为里热矣。里热不实,故与黄芩汤以清里热,使里热清而在表之邪自和矣。所以此条病,不但太阳桂枝在所当禁,并少阳柴胡亦不须用也。

黄芩汤方

黄芩三两　甘草(炙)二两　芍药二两　大枣(擘)十二枚

上四味,以水一斗,煮取三升,去滓,温服一升,日再服,夜一服。

黄芩加半夏生姜汤方

于黄芩汤方内,加半夏半升,生姜三两,余依黄芩汤法。

〔方解〕里热不和,故自下利,用黄芩清热,甘草和中,得芍药、大枣其功倍焉,热清里和,而利可止。

〔集解〕柯琴云:因热不在半表,故不用柴胡;热已入半里,故主黄芩加芍药也。非微弱胃虚,不须人参。若兼呕者,仍加半夏、生姜可也。

阳明、少阳合病,必下利。其脉不负者为顺也;负者失也。互相克贼,名为负也。脉滑而数者,有宿食也,当下之,宜大承气汤。

〔注〕阳明属土,少阳属木,二经偏里,故合病必下利也。阳明脉大,少阳脉弦,脉得大弦,是为本脉,宜黄芩汤清热和土,兼泻木邪,利自止矣。若脉单大不弦,则为土不受邪,其病易愈,名为顺也;单弦不大,则为木来克土,其病难治,名为负也。今脉不大,弦而滑数,则知非木土为害,乃宿食为病之热利也,故不用黄芩汤,而以大承气汤下之也。太阳、阳明合病下利,表证居多,故以葛根汤发之;阳明、少阳合病下利,里证居多,故以大承气汤攻之;太阳、少阳合病下利,半表半里居多,故以黄芩汤和之。若非合病,则桂枝汤、麻黄汤分主太阳之表,五苓散、抵当汤分主太阳之里;葛根汤主阳明之表,三承气汤主阳明之里;小柴胡汤主少阳之表,大柴胡汤主少阳之里。是各有专司也。

〔集注〕张兼善曰:凡合病皆下利,各从外证以别焉。夫太阳病,头项痛,腰脊强;阳明病,目痛鼻干,不得卧;少阳病,胸胁痛,耳聋。凡遇两经病证齐见而下利者,曰合病也。然两经但各见一二证便是,不必悉具。

林澜曰:此节是三证在内,大承气只治得脉滑而数有宿食之证,非并治上两证也。其脉不负者,虽下利而脉未至纯弦也,不言治法。陶华谓尝以小柴胡加葛根白芍治之,取效如拾芥是也。负者,脉纯弦也。土败但见鬼贼之脉,不必治矣。盖虽同是阳明之合病,而有入经在腑之殊,安可以在经之际,概归之承气乎?

三阳合病,脉浮大上关上,但欲眠睡,目合则汗。

[按]"浮大上"之"上"字,当是"弦"字,始合论中三阳合病之脉。若是"上"字,则经论中从无两寸脉主三阳病之理。

[注]脉浮大弦,三阳合病之脉也。浮大弦皆见于关上,知三阳之热邪,皆聚于阳明也。热聚阳明,则当烦不得眠,今但欲眠睡,是热盛神昏之昏睡也。昏睡自然目合,热蒸则汗自出也。若施治得宜,使邪还于表而解,否则未可卜也,宜以柴胡、桂枝、白虎三汤,酌其所当,合而用之可也。

[集注]方有执曰:太阳脉浮,阳明脉大,关上乃少阳之部位,故曰:三阳合病。

魏荔彤曰:诊其脉浮为太阳,大为阳明,其长上于关上,则弦可知矣。弦又为少阳,是三阳之经同受邪,所以三阳之脉同见病。如此再谛之于证,但欲眠睡非少阴也,乃阳盛神昏之睡也。及目合则汗出,是阳胜争于阴中之汗出也。

三阳合病,腹满身重,难以转侧,口不仁,面垢,谵语,遗尿。发汗则谵语;下之则额上生汗,手足逆冷。若自汗出者,白虎汤主之。

[注]此承上条复详其证,以明其治也。三阳合病者,太阳、阳明、少阳合而为病也。必太阳之头痛、发热,阳明之恶热、不眠,少阳之耳聋、寒热等证皆具也。太阳主背,阳明主腹,少阳主侧。今一身尽为三阳热邪所困,故身重难以转侧也。胃之窍出于口,热邪上攻,故口不仁也。阳明主面,热邪蒸越,故面垢也。热结于里则腹满;热盛于胃,故谵语也。热迫膀胱则遗尿;热蒸肌腠,故自汗也。证虽属于三阳,而热皆聚胃中,故当从阳明热证主治也。若从太阳之表发汗,则津液愈竭,而胃热愈深,必更增谵语;若从阳明之里下之,则阴益伤而阳无依则散,故额汗肢冷也。要当审其未经汗下,而身热自汗出者,始为阳明的证,宜主以白虎汤,大清胃热,急

救津液,以存其阴可也。

[集注] 汪琥曰:或问白虎汤何以能解三阳之热? 答云:病至自汗出,则太少之邪总归阳明矣,安得不从阳明而专治之耶?

郑重光曰:三阳合病,表里俱伤也。发汗偏攻太阳,则邪并于阳明而谵语益甚。攻下偏治阳明,则额上生汗,汗出不流,手足厥冷,必成亡阳之证。然则既不宜于汗下,惟有白虎一汤,两解阳明表里之热。若无自汗,表犹未解,尚不可用此条,当与暍证参治也。

二阳并病,太阳初得病时,发其汗,汗先出不彻,因转属阳明,续自微汗出、不恶寒。若太阳证不罢者,不可下,下之为逆,如此可小发汗。设面色缘缘正赤者,阳气怫郁在表,当解之、熏之。若发汗不彻,不足言,阳气怫郁不得越,当汗不汗,其人躁烦,不知痛处,乍在腹中,乍在四肢,按之不可得,其人短气,但坐,以汗出不彻故也,更发汗则愈。何以知汗出不彻? 以脉涩故知也。

[按]“当解之”下“熏之”二字,当是“以汗”二字,始与上下文义相属。

[注] 一经未罢,又传一经,同病而后归并一经自病者,名曰并病。二阳者,太阳、阳明也。太阳初得病时发汗,汗出不彻,未尽之邪,因而转属阳明。若续自微微汗出,不恶寒反恶热,始为阳明可下之证。若不微微汗出,而恶寒者,则是太阳之表犹未罢,不可下也,下之为逆矣。如已经发汗,尚有未尽之表,宜仍与麻桂各半汤,或桂枝二越婢一汤,小小发汗,以和其表,自可解也。缘缘,接连不已也。正赤,不杂他色也,谓满面接连赤色不已也。此由于汗出不彻,故阳气怫郁不得宣越,所以其人烦躁短气,脉涩,不知痛处,乍在腹中,乍在四肢,求之而不可得也。是皆邪气壅甚于经,漫无出路,但坐以汗出不彻之故耳。当更用大青龙汤或葛根汤,发其汗则愈矣。

[按] 面赤一证,劳损颧红,发于午后者,骨蒸阴虚也。格阳浮赤,兼厥利脉微者,阳虚也。赤色深重,潮热便硬,里实也。赤色浅淡,恶寒无汗,表实也。短气脉涩,内因多气血虚,若外因短气,必气粗,是汗出不彻,邪气壅促胸中,不能布息之短气,非过汗伤气,气乏不足续息之短气也。外因脉涩必有力,是汗出不彻,邪气壅滞,荣卫不能流通之脉涩,非过汗伤液,液少不滋脉道之脉涩也。

[集注] 王肯堂曰:因病太阳,故当汗;因病阳明,故当小汗。先字最有次第,乃仲景之枢机也。下之以大、小承气,汗之以麻黄等汤。

程应旄曰:太阳既转属阳明,宜从阳明治矣。然恐转递之处,表邪去尚未尽,里邪乘其未深,两邪相持,而前后互见,是曰并病。纵使表少里多,终是带表之阳明也。太阳不应有腹痛,以邪无出路,意欲内攻,故乍在仍不知其处。

林澜曰:汗不彻者,脉必涩,非再汗,邪奚自去乎?是知未汗则为并病,已汗即为转属阳明。未汗则为阳气怫郁在表,已汗则为汗出不彻。汗不彻者,必更汗之;转属者,必下除之;未汗者,可小发汗;怫郁者,可解之以汗。邪由不同,为病自不同,故施治亦不同耳。

二阳并病,太阳证罢,但发潮热,手足漐漐汗出,大便难而谵语者,下之则愈,宜大承气汤。

[注] 二阳并病,太阳、阳明同病也。太阳证罢,尽归并于阳明,所以但发潮热,手足漐漐汗出,大便难而谵语也,是皆阳明胃实之证,故下之则愈,宜大承气汤。

[集注] 喻昌曰:并病二条,皆是太阳、阳明。上条初入阳明,太阳之邪未彻,故仍宜汗之;此条已入阳明,太阳证罢,而尽归并阳明,故宜下之。

程知曰:并病者,一经证多,一经证少,有归并之势也。太阳证罢,而归并阳明,但手足漐漐汗出,是大便已硬也,与大承气汤以下胃热可也。

太阳与少阳并病，头项强痛，或眩冒，时如结胸，心下痞硬者，当刺大椎、第一间、肺俞、肝俞。慎不可发汗，发汗则谵语。脉弦，五六日谵语不止，当刺期门。

[注] 太阳与少阳并病，故见头项强痛，或眩冒，时如结胸，心下痞硬之证。而曰或、曰时如者，谓两阳归并未定之病状也。病状未定，不可以药，当刺肺俞，以泻太阳，以太阳与肺通也；当刺肝俞，以泻少阳，以肝与胆合也。故刺而俟之，以待其机也。苟不知此，而以头项强痛为太阳之邪，目眩胸满为少阳之邪，发其汗，两阳之邪乘燥入胃，则发谵语。设脉长大，则犹为顺，可以下之，今脉不大而弦，五六日谵语不止，是土病而见木脉也，名曰负。负者，克贼也。慎不可下，当刺期门，以直泻其肝可也。

[集注] 方有执曰：并，犹合也。彼此相兼合，而有轻重多寡之不同，谓之并。盖少阳间隔阳明，去太阳远，故但兼并也。

喻昌曰：少阳之脉，络胁肋间，并入太阳之邪，则与结胸证似是而实非也。肝与胆合，刺肝俞所以泻胆也。膀胱不与肺合，然肺主气，刺肺俞以通其气，斯膀胱之气化行，而邪自不能留矣。发汗则谵语，与合病木盛克土之意同。脉弦亦即合病内少阳胜而阳明负之互词，刺期门以泻木邪之盛也。

林澜曰：大椎即百劳穴，一椎上陷中，主泻胸中诸热气。第一间疑即商阳，在手食指内侧，主胸中气满，热病汗不出。肝俞在九椎下，肺俞在三椎下，各去脊中二寸，二穴并主泻五脏之热。期门在乳根二肋端，主伤寒，胸中烦热，过经汗不出。

太阳少阳并病，心下硬，颈项强而眩者，当刺大椎、肺俞、肝俞，慎勿下之。

[注] 此承上条，戒不可下之义也。太阳、少阳并病，心下硬而眩者，少阳也；颈项强者，太阳也。当刺肺俞、肝俞，以泻太阳、少阳之邪，慎不可下也。若以心下硬，而误下之，必变

逆候矣。

[集注] 成无己曰：慎勿下之。攻少阳之邪，太阳之邪乘虚入里，必作结胸。经曰：太阳、少阳并病，而反下之，成结胸。

程知曰：上言不可汗，此言不可下也。不可汗，恐其谵语；不可下，恐其结胸也。

程应旄曰：此并病心下硬居首，颈项强而眩次之，似尚可下，不知少阳三法有禁，只可刺而慎勿下也。

汪琥曰：大椎一穴，实合太、少而齐泻。诸家注皆不明用针之理，竟置大椎而不论，大误之极。

太阳少阳并病，而反下之，成结胸，心下硬，下利不止，水浆不下，其人心烦。

[注] 此承上条，而言误下之变也。太阳、少阳并病，不刺肺俞、肝俞，而反下之，两阳之邪，乘虚陷里，则时如结胸，竟成结胸矣。心下硬，变为下利不止，水浆不入矣。上不入而下常出，则中空无物，其人心烦忙乱，而变成坏证，虽有前条刺法，亦无所用矣。

[集注] 程知曰：此二阳并病，误下之变也。太阳表邪乘虚入里，则为结胸，心下硬；少阳半里之邪，乘虚入里，则为下利不止。上下俱病，而阳明之居中者，遂至水浆不入，而心烦也。

喻昌曰：并病即不误用汗、下，已如结胸，心下痞硬矣，况又误下乎？故比太阳一经，误下之变殆有甚焉。其人心烦似不了之语，然经谓结胸证具，躁烦者死，意此亦谓其人心烦者死乎？

汪琥曰：太阳病在经者，不可下，少阳病，下亦在所当禁，故以下之为反也。

御纂医宗金鉴卷十

▌辨差后劳复食复阴阳易病脉证并治篇 ▌

伤寒新愈,起居作劳,因而复病,谓之劳复。强食谷食,因而复病,谓之食复。男女交接,复而自病,谓之房劳复。男女交接,相易为病,谓之阴阳易,谓男传不病之女,女传不病之男,有如交易也。盖因其人新差,余邪伏于脏腑,未经悉解,故犯之辄复也。学者于临证时,审其脉证而详辨之,则施治自无误矣。

大病差后,劳复者,枳实栀子豉汤主之。若有宿食者,加大黄,如博棋子五六枚。

[注]大病差后,谓伤寒病新差后也。劳复者,谓起居作劳复病,非房劳复也,宜枳实栀子豉汤主之。温覆,令微似汗自愈,不取其涌者,以热不在胸而在经也。若因过食复病者,谓之食复,以有宿食也,宜枳实栀子豉汤加大黄下之。

[集注]成无己曰:劳复则热气浮越,与枳实栀子豉汤以解之。食复则胃有宿积,加大黄以下之。

王肯堂曰:伤寒之邪自外入,劳复之邪自内发。

枳实栀子豉汤方

枳实(炙)三枚　栀子(擘)十四枚　豉(绵裹)一升

上三味,以清浆水七升,空煮取四升,内枳实、栀子,煮取二升,下豉更煮五、六沸,去滓,温分再服,复令微似汗。

[方解]是方也,用清浆水七升,空煮至四升者,是欲水之熟而趋下,不欲上涌作吐也。下豉煮五六沸即去滓者,取其清腐之气走表,易于取汗也。太阳用之以作吐,劳复用之以作汗。仲景用方之妙,药品虽同,煎法各异,故施用不同也,于此可类推矣。

[集解]方有执曰:大邪初退,血气新虚,起居作劳,复生

余热,乃用苦寒以发其微汗者,以劳伤之复热,与初病之实热不同伦也。方中用清浆水七升,空煮至四升,全是欲水之熟而趋下,不至上涌作吐,与太阳中篇下后身热取吐之法不同,所以复令微似汗也。

伤寒差已后,更发热,小柴胡汤主之。脉浮者,以汗解之,脉沉实者,以下解之。

[注]此承上条详言证脉,以别其治也。伤寒差已后,更复发热者,虽有劳复、食复之别,然须分或宜和、或宜汗、或宜下之不同。如脉浮有表,当以汗解者,用枳实栀子豉汤汗之;脉沉有里者,当以下解者,用枳实栀子豉加大黄汤下之;若无表里证,当和解之者,用小柴胡汤和之。对证施治,斯为合法。

[集注]方有执曰:此示病后不谨调理,致复之大法。脉浮,有所重感者也。脉沉,饮食失节也。

魏荔彤曰:大病后不宜大汗,喻注谓用枳实栀豉汤以微汗是也。大病后不宜大下,喻注谓枳实栀豉汤加大黄以微下是也。然亦有不能尽该者,凡于汗下之中,留心其为大病之后,庶治复病,而不碍于大病后也。

大病差后,从腰以下有水气者,牡蛎泽泻散主之。

[注]伤寒病差后,从腰以下肿者,是有水气也,宜牡蛎泽泻散,峻逐水气。恐缓则水盛,必上犯阳部也。

[集注]成无己曰:大病差后,脾胃气虚,不能制约肾水,水溢下焦,故腰以下为肿也。《金匮要略》云:腰以下肿,当利小便,与牡蛎泽泻散,利小便而散水可也。

牡蛎泽泻散方

牡蛎(熬) 泽泻 栝蒌根 蜀漆(暖水洗去腥) 商陆根(熬) 海藻(洗去咸) 苦葶苈(熬)各等分

上七味,异捣下筛为散,更入臼中治之。白饮和服方寸匕,日三服。小便利,止后服。

[方解]水停于内,外泛作肿,腰以上者,当汗之,小青

龙、越婢是也；腰以下者,当利小便,此方是也。以牡蛎破水之坚,泽泻利水之蓄,海藻散水之泛,栝蒌根消水之肿,又以蜀漆、苦葶苈、商陆根辛苦有毒之品,直捣其巢,峻逐水气,使从大、小二便而出。然此方施之于形气实者,其肿可随愈也,若病后土虚,不能制水,肾虚不能行水,则又当别论,慎不可服也。

大病差后,喜唾,久不了了,胸上有寒,当以丸药温之,宜理中丸。

〔注〕大病差后,喜唾,久不了了者,胃中虚寒,不能运化津液,聚而成唾,故唾日久无已时也,宜理中丸以温补其胃,自可已也。

〔集注〕程知曰:病后阳气不足,胃中虚寒,不内津液,故喜唾不了了。前牡蛎泽泻用散者,欲其恋肺而下水也;此理中用丸者,欲其温胃而收唾也。

喻昌曰:身中津液,因胃寒凝结而成浊唾,久而不清,其人必消瘦索泽,故不用汤药荡涤,而用圆药缓图也。

张璐曰:伤寒差后体虚,每有遗热,故禁温补,即间有素禀虚寒者,只宜理中圆调理,未尝轻用桂、附也。

伤寒解后,虚羸少气,气逆欲吐,竹叶石膏汤主之。

〔注〕伤寒解后,虚羸,寒伤形也;少气,热伤气也;气逆欲吐,余邪挟饮犯胃也。故宜竹叶石膏汤,益虚清热,以降逆气也。

〔集注〕方有执曰:病后虚羸少气,脾胃未强,饮食难化,则痰饮易生,饮停气逆,故欲吐也。

程知曰:伤寒解后,津液不足,则虚羸;余热不尽,则伤气。与竹叶石膏汤,以调胃而去虚热。盖前条是治病后虚寒,此条是治病后虚热也。

竹叶石膏汤方

竹叶二把　石膏一斤　半夏(洗)半升　人参二两　甘草(炙)二两　粳米半升　麦冬(去心)一升

上七味,以水一斗,煮取六升,去滓,内粳米,煮米熟汤成,去米,温服一升,日三服。

[方解] 是方也,即白虎汤去知母,加人参、麦冬、半夏、竹叶也。以大寒之剂,易为清补之方,此仲景白虎变方也。经曰:形不足者,温之以气;精不足者,补之以味。故用人参、粳米,补形气也。佐竹叶、石膏,清胃热也。加麦冬生津;半夏降逆,更逐痰饮;甘草补中,且以调和诸药也。

病人脉已解,而日暮微烦,以病新差,人强与谷,脾胃气尚弱,不能消谷,故令微烦,损谷则愈。

[注] 病人脉已解,谓病脉悉解也。惟日西微烦者,以病新差,强食谷早,胃气尚弱,不能消谷,故令微烦,不须药也,损谷自愈。

[集注] 方有执曰:强与谷,谓强其进食也。损者,言当节减之也。

喻昌曰:注家牵引日暮为阳明之旺时,故以损谷为当小下。不知此论差后之证,非论六经转阳明之证也。日暮,即《内经》日西而阳气已衰之意,所以不能消谷也。不可引前条宿食,轻用大黄,重伤脾胃也。

王鹤田曰:此言差后强食,而为虚中之实证也。病后起居坐卧,俱宜听其自然,不可勉强,强则非其所欲,反逆其性而不安矣,不特一食也。

伤寒,阴阳易之为病,其人身体重,少气,少腹里急,或引阴中拘挛,热上冲胸,头重不欲举,眼中生花,膝胫拘急者,烧裈散主之。

[注] 伤寒新愈之后,男女不谨,偶犯余事,发热复病者,谓之房劳复。男以六味地黄汤主之,女以四物汤主之,随证加减治之可也。若犯余事,男病传女,女病传男,相易为病,谓之阴阳易。其证身重少气,少腹急痛,牵引阴中,膝胫拘急,或热气冲胸,头重不欲举,眼中生花等证,皆余毒乘虚传易也,当以烧裈散主之。

[集注]王肯堂曰:房劳复病,谓新差之后,或尚未愈,而男妇相交接复病者,若同阴阳易证,则从阴阳易治。亦有寒热多汗,头重目眩,腹中拘急,百节解离,经脉缓弱,筋骨痿软,不能动移,精髓空虚,心神恍惚,迁延岁月方死者,宜当归四逆汤。厥者加附子,寒者加吴茱萸、生姜以治之。按:差后男女交合而病者,若无阴阳易证,而有表证,则不可从阴阳易治,当从房事后犯风寒治,汗、吐、下法,皆不可轻用。即有应汗、应吐之证,汗则以补中益气汤加麻、桂微汗之,厥者加炮附子,吐则以补中益气汤加淡豆豉探吐之。适可即止,总当识此为新病之后也。

方有执曰:伤寒,包中风而言也。易,犹交易变易之易,言大病新差,血气未复,强合阴阳,则二气交感,互相换易而为病也。身体重少气,真元亏竭而困倦也。少腹里急,或引阴中拘挛者,所易之气内攻也。热上冲胸,头不欲举,眼中生花者,虚阳生热而上蒸也。膝胫拘急者,脉乱而筋伤也。裩裆近阴处,阴阳二气之所聚也。男女易用,物各归本也。

喻昌曰:病伤寒之人,热毒藏于气血中者,渐从表里解散,惟热毒藏于骨髓之中者,无繇发泄。故差后与不病之体交接,男病传不病之女,女病传不病之男,所以名为阴阳易,即交易之义也。

烧裩散方

妇人中裩近隐处,取烧作灰。

上一味,水服方寸匕,日三服,小便即利,阴头微肿,此为愈矣。妇人病,取男子裩烧服。

[方解]男女裩裆,浊败之物也。烧灰用者,取其通散,亦同气相求之义耳。服后或汗出,或小便利则愈。阴头微肿者,是所易之毒从阴窍而出,故肿也。

音切

垢音苟　佛音佛　郁音熨　挛力全切　胫胡定切　裩音昆,同裈

御纂医宗金鉴卷十一

辨坏病脉证并治篇

坏病者,谓不当汗而汗,不当吐而吐,不当下而下,即当汗、吐、下而过甚,或当汗、吐、下而失时,皆为施治失宜,所以成坏病也。凡三阴三阳,若汗、若吐、若下,若温针、火熏、火熨、火灸、火劫等法,致诸坏病者,有汗后亡阳,眩冒振惕,魄汗不收;有下后虚中,结胸痞硬,下利不止;有吐后烦乱腹满;有温针失血惊狂,甚至阳毒斑狂,阴躁欲死,神昏谵语,循衣摸床之类是也。其论散见诸篇,今合为一集,以便后学。其中或有挂漏,是在能三反者。

太阳病三日,已发汗,若吐、若下、若温针仍不解者,此为坏病,桂枝不中与也。观其脉证,知犯何逆,随证治之。

[注]太阳病三日,邪在三阳时也。若已经发汗,若吐、若下、若温针,其法备施,病仍不解者,此为坏病,由施治失宜也。此时即有表证,桂枝亦不中与,当观其脉证,知所误犯者何逆,而随证治之,不可以成法拘也。

[集注]方有执曰:既不可定以正名,则亦难以出其正治,故但示人以随机应变之微旨,一以贯之,斯言尽之矣。

程知曰:病在太阳,治之不当,即成坏病,故初治不可不慎。桂枝不可与,以桂枝证罢也,若桂枝证仍在,则不谓之坏病矣。

程应旄曰:如汗后亡阳动经、渴躁谵语,下后虚烦、结胸痞气,吐后内烦腹胀满,温针后吐衄惊狂之类,纷纭错出者,俱是为前治所坏,后人切不得执成法以救逆。所以前证虽属桂枝,若坏则桂枝亦不中与也。观其脉证,知犯何逆,随证治之。盖欲反逆为顺也,非从望、闻、问、切上,探出前后根因,无从随证用法,非头痛医头之为随证治之也。

吴人驹曰：不得拘三日为表病而与桂枝，当依现在之变坏者而为救治。

本太阳病不解，转入少阳者，胁下硬满，干呕，不能食，往来寒热，尚未吐下，脉沉紧者，与小柴胡汤。若已吐、下、发汗、温针，谵语，柴胡汤证罢，此为坏病。知犯何逆，以法治之。

〔按〕"脉沉紧"，当是"脉沉弦"。若是沉紧，是寒实在胸，当吐之诊也。惟"脉沉弦"，始与上文之义相属，故可与小柴胡汤。

〔注〕本太阳病不解，而见胁下硬满，干呕不能食，往来寒热等证。脉沉弦，是邪转入少阳也，若未经吐下者，当与小柴胡汤，解其半表半里之邪可也。其已经吐下、发汗、温针者，则表里俱虚，更加谵语，柴胡证罢，此为坏病，即小柴胡汤亦不中与也。当审其所犯何逆，随证以法治之可也。

〔集注〕成无己曰：转入少阳，柴胡证也。若已吐、下、发汗、温针，不惟犯少阳三禁，更加温针以迫劫之，损耗津液，胃中干燥，必发谵语。柴胡证罢者，谓无胁下硬满，干呕不能食，往来寒热等证也，此为坏病。

沈明宗曰：太阳不解而传少阳，当与小柴胡和解，乃为定法。反以吐下、发汗、温针，以犯少阳之戒，而邪热陷入阳明，故发谵语，已为坏证。要知谵语乃阳明受病，即当知犯阳明之逆而治之；若无谵语，而见他经坏证，须凭证凭脉，另以活法治之也。

太阳病中风，以火劫发汗，邪风被火热，血气流溢，失其常度。两阳相熏灼，其身发黄。阳盛则欲衄，阴虚则小便难。阴阳俱虚竭，身体则枯燥，但头汗出，剂颈而还，腹满微喘，口干咽烂，或不大便。久则谵语，甚者至哕，手足躁扰，捻衣摸床。小便利者，其人可治。

〔注〕太阳病中风，不以桂枝汤汗之，而以火劫发汗，故致生诸逆也。风属阳邪，被火益热，故血气流溢，失其常度也。

以风火俱阳,故曰两阳熏灼。热蒸血瘀达于肌表,故其身发黄也。血为热迫,故上逆欲衄;阴虚液竭,故小便难;阴阳虚竭,故身体枯燥;阳热熏灼,阴液上越,故头汗出剂颈而还也。热传太阴,故腹满口燥;热传少阴,故口干咽烂;热壅于胸,故肺燥微喘;热结于胃,故不大便。愈久则热益深,故哕逆谵语,神明昏乱,手足躁扰,捻衣摸床之证见矣。凡此诸坏证,推求其源,皆由邪火逆乱,真阴立亡,多不可治。然或小便利者,则阴气尚在,故犹为可治也,可不慎之于始哉!

[集注]成无己曰:《内经》云:诸胀腹大,皆属于热。腹满微喘者,热气内郁也。经云:火气内发,上为口干咽烂者,火热上熏也。热气上而不下,则大便不硬,若热气下入胃中,消耗津液,则大便硬,故云:或不大便,久则胃中燥热,必发谵语。经云:病深者,其声哕,火气太甚,正气逆乱,故哕。经云:四肢者,诸阳之本也。阳盛则动,故手足躁扰,捻衣摸床也。小便利者,是阴未竭,犹可治也。

喻昌曰:此证阳邪挟火,扰乱阴分,而亡其阴,与前二条亡阳证,天渊悬绝。观阳盛欲衄,身体枯燥诸句,则知此证宜急驱其阳,以存一线之阴,不得泥"阴阳俱虚竭"一语,而补其阳、劫其阴也。且头汗为阳邪上壅,不下通于阴,所以剂颈以下不能得汗。设见衄血,则邪从衄解,头间且无汗矣。设有汗,则邪从汗解,又不衄矣。后条火邪深入,必圊血,亦身体枯燥而不得汗。设有汗,便不圊血矣。读古人书,全要会意,岂有得汗仍衄血、圊血之理哉! 又曰:仲景以小便利一端,辨真阴之亡与未亡最细。盖水出高源,小便利则津液不枯,肺气不绝可知也;肾以膀胱为腑,小便利则膀胱之气化行,肾水未绝可知也。

程应旄曰:已上诸证,莫非邪火逆乱,真阴立亡之象。推求其原,一皆血气流溢,失其常度,至于如此,邪风被火热之害,可胜言哉! 此际,欲治风而火势沸腾,欲治火而风邪壅遏,何从治之? 惟利小便一法。如猪苓汤类,可以导热滋干,使小便得利,则太阳之邪亦从膀胱为去路,尚可治也。倘利之而不利,火无从出,危矣。

太阳病,医发汗,遂发热恶寒;因复下之,心下痞;表里俱虚,阴阳气并竭,无阳则阴独,复加烧针。因胸烦,面色青黄,肤𥆧者,难治;今色微黄,手足温者,易愈。

[注] 太阳表病,医过发汗,已虚其表,因复下之,又虚其里,虽有未尽之表邪,陷里成痞,但表里俱虚,阴阳并竭,已成坏证矣。况无阳则阴不生,阴独则阳不化,而复加烧针,火气内攻,阴阳皆病,故胸满而烦,面色青黄,肌肤𥆧动也。见证如此错杂,故为难治。若面色微黄不青,手足不厥而温,则为阴阳之气未竭,故曰易治也。

[集注] 方有执曰:表以误汗言,里以误下言,故曰俱虚。阴指里,阳指表,无阳谓阳竭也,阴独谓痞也。青黄,脾受克贼之色。微黄,土见回生之色。手足温,阳气回于四末也。言既经反复之误,又见克贼之色,肌肤𥆧动而不宁,则脾家之真阴败,为难治也。今则土见回生之色,四末得温,胃家之阳复,故为易愈也。

伤寒脉浮,自汗出,小便数,心烦,微恶寒,脚挛急,反与桂枝汤,欲攻其表,此误也。得之便厥,咽中干,烦躁,吐逆者,作甘草干姜汤与之,以复其阳;若厥愈足温者,更作芍药甘草汤与之,其脚即伸;若胃气不和,谵语者,少与调胃承气汤;若重发汗,复加烧针者,四逆汤主之。

[注] 伤寒脉浮,自汗出,中风证也;小便数,心烦,里无热之虚烦也;微恶寒者,表阳虚不能御也;脚挛急者,表寒收引拘急也。是当与桂枝增桂加附子汤,以温经止汗,今反与桂枝汤攻发其表,此大误也。服后便厥者,阳因汗亡也;咽干者,阴因汗竭也;烦躁者,阳失藏也;吐逆者,阴拒格也。故作甘草干姜汤与之,以缓其阴,而复其阳。若厥愈足温,则是阳已复,宜更作芍药甘草汤与之,以调其阴,而和其阳,则脚即伸也。若胃不和而谵语,知为邪已转属阳明,当少少与调胃

承气汤,令其微溏,胃和自可愈也。若重发汗者,谓不止误服桂枝汤,而更误服麻黄汤也。或复加烧针劫取其汗,以致亡阳证具,则又非甘草干姜汤所能治,故又当与四逆汤,以急救其阳也。

[集注] 程应旄曰:脉浮自汗,虽似桂枝证,而头项不痛,知阳神自歉于上部;恶寒脚挛急,知阴邪更袭于下焦。阳虚阴盛,而里气上逆,故有心烦证,里阴攻及表阳,差讹只在"烦"字上。观结句若重发汗,复加烧针者,四逆汤主之。可见阴证不必真直中也,治之一误,寒即中于治法中矣。

问曰:证象阳旦,按法治之而增剧,厥逆,咽中干,两胫拘急而谵语。师言夜半手足当温,两脚当伸。后如师言。何以知此? 答曰:寸口脉浮而大,浮为风,大为虚,风则生微热,虚则两胫挛,病形象桂枝,因加附子参其间,增桂令汗出,附子温经,亡阳故也。厥逆,咽中干,烦躁,阳明内结,谵语烦乱,更饮甘草干姜汤,夜半阳气还,两足当热,胫尚微拘急,重与芍药甘草汤,尔乃胫伸,以承气汤微溏,则止其谵语,故知病可愈。

[注] 此设问答,申明上条之义也。桂枝证当用桂枝,值时令温热,或其人有热,用阳旦汤,即桂枝汤加黄芩也。值时令寒冷,或其人有寒,用阴旦汤,即桂枝汤加干姜也。证象阳旦,谓心烦似乎有热也。按法治之,谓按法用阳旦汤也。盖心烦小便数,咽中干,似乎阳旦,而不审脚挛急,微恶寒之证,是阴寒也,即以阳旦汤攻其表误也。所以增剧,厥逆,咽中干,两胫拘急,谵语等坏证作也。师言夜半手足当温,两脚当伸,如其言者何也? 答曰:诊脉浮大,则为风虚,非寒虚也,故此知用桂枝不足以治其寒,而加附子温经。即有阳明内结,谵语烦乱等证,浑不为意,且更与甘草干姜汤,至夜半阳回足热,胫尚微拘急,即与芍药甘草汤以和其阴,尔乃胫伸。继以承气治其阳明内结,故微溏而谵语止,其病可愈矣。是皆由于救之得法耳!

阳旦汤方补

桂枝三钱　芍药(酒焙)二钱　甘草(炙)二钱　黄芩(酒炒)三钱　生姜三片　大枣(擘)二枚

上水煎,去滓温服,无时,日二三服。本方加干姜,名阴旦汤。

甘草干姜汤方

甘草(炙)四两　干姜(炮)二两

上二味,以水三升,煮取一升五合,去滓,分温再服。

芍药甘草汤方

芍药四两　甘草(炙)四两

上二味,以水三升,煮取一升五合,去滓,分温再服。

伤寒吐、下后,发汗,虚烦,脉甚微,八九日心下痞硬,胁下痛,气上冲咽喉,眩冒,经脉动惕者,久而成痿。

[按]"八九日心下痞硬,胁下痛,气上冲咽喉"三句,与上下文义不属,必是错简。注家因此三句,皆蔓衍支离,牵强注释。不知此证,总因汗出过多,大伤津液而成,当用补气补血益筋壮骨之药,经年始可愈也。

[注]伤寒吐下后,复发其汗,治失其宜矣,故令阳气阴液两虚也。阴液虚,故虚烦;阳气虚,故脉微;阳气微而不升,故目眩冒;阴液虚而不濡,故经脉动惕也。阳气阴液亏损,久则百体失所滋养,故力乏筋软而成痿矣。

伤寒六七日,大下后,寸脉沉而迟,手足厥逆,下部脉不至,咽喉不利,唾脓血,泄利不止者,为难治,麻黄升麻汤主之。

[注]伤寒六七日,邪传厥阴,厥热胜复之时,医不详审阴阳,而大下之,致变中寒下竭之坏证。中寒故寸脉沉迟,手足厥逆;下竭故尺脉不至,泄利不止也。盖未下之前,阳经尚伏表热,大下之后,则其热乘虚下陷,内犯厥阴。厥阴经循喉咙,贯膈注肺,故咽喉不利,唾脓血也。此为阴阳错杂,表里混淆之证,若温其下,恐助上热;欲清其上,愈益中寒。仲景

故以此汤主之,正示人以阴阳错杂为难治,当于表里上下求治法也。盖下寒上热,固为难温,里寒无汗,还宜解表,故用麻黄升麻汤,以解表和里,清上温下,随证治之也。

[集注]程知曰:言厥逆有因于误下致变者也。凡伤寒热炽者,其阴必虚,六七日虽当传里之时,设表证仍在而大下之,则阴伤而阳亦陷。寸脉沉迟,手足厥冷,下利不止,伤其阳而气内陷也;下部脉不至,咽喉不利吐脓血,伤其阴而热内逼也。一下之误,既伤其阳,复伤其阴,故难治。与麻黄升麻汤,以升阳调下,清热滋阴。盖传经热邪,从外入于内者,仍当从内出于外也,故曰:汗出愈。

喻昌曰:寸脉沉而迟,明是阳去入阴之故,非阳气衰微可拟。故虽手足厥冷,下部脉不至,泄利不止,其不得为纯阴无阳可知。况咽喉不利,唾脓血,又阳邪搏阴上逆之征验,所以仲景特于阴中提出其阳,得汗出而错杂之邪尽解矣。

麻黄升麻汤方

麻黄(去节)二两半　升麻一两一分　当归一两一分　知母十八铢　黄芩十八铢　萎蕤十八铢　石膏(碎绵裹)六铢　白术六铢　干姜六铢　芍药六铢　天冬(去心)六铢　桂枝六铢　茯苓六铢　甘草(炙)六铢

上十四味,以水一斗,先煮麻黄一二沸,去上沫,内诸药,煮取三升,去滓,分温三服,相去如炊三升米顷,令尽。汗出愈。

[方解]下寒上热若无表证,当以黄连汤为法,今有表证,故复立此方,以示随证消息之治也。升麻、萎蕤、黄芩、石膏、知母、天冬,乃升举走上清热之品,用以避下寒,且以滋上也;麻黄、桂枝、干姜、当归、白芍、白术、茯苓、甘草,乃辛甘走外温散之品,用以远上热,且以和内也。分温三服令尽,汗出愈,其意在缓而正不伤,彻邪而尽除也。脉虽寸脉沉迟、尺脉不至,证虽手足厥逆、下利不止,究之原非纯阴寒邪,故兼咽喉痛、唾脓血之证,是寒热混淆阴阳错杂之病,皆因大下夺中

所变。故仲景用此汤，以去邪为主，邪去而正自安也。

伤寒八九日，下之，胸满烦惊，小便不利，谵语，一身尽重，不可转侧者，柴胡加龙骨牡蛎汤主之。

[注] 伤寒八九日，邪不解，表不尽，不可下也。若下之，其邪乘虚内陷。在上者，轻则胸满，重则结胸。胸满者，热入于胸，气壅塞也。在中者，轻则烦惊，重则昏狂。烦惊谵语者，热乘于心，神不宁也。在下者，轻则小便不利，重则少腹满痛。小便不利者，热客下焦，水道阻也。邪壅三焦，则荣卫不行，水无去路，则外渗肌体，故一身尽重，不可转侧也。以柴胡加龙骨牡蛎汤主之，其大意在和解镇固，攻补兼施也。

[按] 此条乃阳经湿热之身重，若以为津亡血涩，阳气不能宣布，阴经湿寒之身重则误矣。寒湿身重，用真武汤、桂枝附子汤，以不渴里无热也；热湿身重，用白虎汤、柴胡加龙骨牡蛎汤，以谵烦胃有热也。其风湿、风温身重，亦不外乎兼寒兼热，故此汤中用苓、半、大黄为佐也。

[集注] 方有执曰：胸满者，下后里虚，外热入里，挟饮上搏于膈，所以烦也。惊伤心，心藏神而居膈，正虚邪胜所以不宁。一身尽重，不可转侧者，伤寒本一身疼痛，亡津液而血涩不利，故变为沉滞而重甚也。

程知曰：下而心烦腹满，治以栀、朴，为邪入腹也。下而胸满烦惊，治以龙、牡，为邪入心也。因火劫而致烦惊，治以桂枝龙牡，挽心阳之外越也。因下而致烦惊，治以柴胡龙骨牡蛎，解心阳之内塞也。大、小陷胸，以高下缓急别之；诸泻心汤，以寒热虚实辨之。半、苓治痰，苓、连降逆，栀、豉涌虚烦，参、附回阳虚。下后大法，备于斯矣。

喻昌曰：八九日过经乃下之，可谓慎矣！孰知外邪未尽，乘虚而陷，邪方在表里，其患已及于神明，于此而补天浴日，岂复易易。

张璐曰：此系少阳之里证，诸家注作心经病，误也。盖少阳有三禁，不可妄犯。虽八九日过经，下之尚且邪气内犯，胃

258

土受伤,胆木失荣,痰聚膈上,有如是之变,故主以小柴胡和解内外,逐饮通津,加龙骨、牡蛎,以镇肝胆之惊也。

柴胡加龙骨牡蛎汤方

柴胡四两　半夏(洗)二合　龙骨一两半　人参一两半　大黄二两　牡蛎一两半　茯苓一两半　铅丹一两半　桂枝一两半　生姜一两半　大枣(擘)二枚

上十一味,以水八升,煮取四升,内大黄切如棋子,更煮一二沸,去滓,温服一升。

[方解] 是证也,为阴阳错杂之邪;是方也,亦攻补错杂之药。柴、桂解未尽之表邪,大黄攻已陷之里热,人参、姜、枣补虚而和胃,茯苓、半夏利水而降逆,龙骨、牡蛎、铅丹之涩重,镇惊收心而安神明,斯为以错杂之药,而治错杂之病也。

汗家重发汗,必恍惚心乱,小便已,阴痛,与禹余粮丸。

[按] 禹余粮丸为涩痢之药,与此证不合。"与禹余粮丸"五字,衍文也。

[注] 汗家,谓平素好出汗之人也。重发汗,谓大发汗也。心主血,汗乃心之液,重发其汗,血液大伤,心失所恃,故神情恍惚,心志不宁也。液竭于下,宗筋失养,故小便已阴茎疼也。

[集注] 方有执曰:心主血而藏神,汗多则血虚而舍空。恍惚心乱者,以舍空神纷散也。阴,宗筋也。痛者,液竭而失其所荣养也。

程应旄曰:心主血,汗者心之液,平素多汗之家,心虚血少可知。重发其汗,遂至心失所养,神恍惚而多忡憧之象,此之谓乱。小肠与心为表里,心液虚而小肠之水亦竭,故小便已而阴疼也。

衄家不可发汗,汗出必额上陷脉紧急,目直视,不能眴,不得眠。

[注] 衄家者,该吐血而言也。谓凡衄血、吐血之人,阴气暴亡,若再发其汗,汗出液竭,诸脉失养,则额角上陷中之脉,

为热所灼，故紧且急也。目直视，目瞪不转睛也。不能眴，目睫不合也。亦皆由热灼其脉，引缩使然。不得眠者，阳气不能行于阴也。凡此所见之病，皆阳盛阴微之危证。谁谓衄家可轻发其汗耶！

〔集注〕喻昌曰：目得血而能视，汗为血液，衄血之人清阳之气素伤，更发其汗，则额上必陷，乃上焦枯竭之应也。诸脉皆属于目筋，脉紧急，则目上瞪而不能合，目不合，则不得眠也。伤寒发烦目瞑者，必衄，宜麻黄汤发其汗。此言素常失血之人，戒发其汗，以重虚其虚故也。

亡血家不可发汗，发汗则寒栗而振。

〔注〕凡失血之后，血气未复，为亡血虚家，皆不可发汗也。盖失血之初，固属阳热，然亡血之后，热随血去，热固消矣，而气随血亡，阳亦危矣。若再发汗，则阳气衰微，力不能支，故身寒噤栗，振振耸动，所必然也。盖发阴虚之汗，汗出则亡阴，即发暴吐衄血之汗也，故见不能眴、不得眠亡阴等病也。发阳虚之汗，汗出则亡阳，即发亡血虚家之汗也，故见寒栗而振、亡阳等病也。

〔集注〕方有执曰：亡血阴已虚矣，发汗复亡其阳，故寒栗而振也。

程应旄曰：亡血阴虚，阳已失依，若发其汗，阳从外脱，故寒栗而振，是为阴阳两竭。凡遇当汗证，便当顾虑阴经之荣血，有如此者。

魏荔彤曰：与其汗出亡阳方救阳，何如汗未出先救阴以维阳，不令汗出亡阳之为愈也。

咽喉干燥者，不可发汗。

〔注〕咽喉干燥，津液不足也，更发其汗，则津液益枯，故戒。人虽有可汗之证，亦不可发汗也。

〔集注〕方有执曰：咽喉干燥，津液素亏，本于肾水不足，盖少阴之脉循喉咙也，发汗则津液愈亡。

程应旄曰：凡遇可汗之证，必当顾虑上焦之津液，又有如此者。

张璐曰：此条与咽中闭塞，似同实异。此戒发汗以夺阳明之津，彼戒发汗以夺少阴之血也。

淋家不可发汗，发汗则便血。

〔注〕淋家者，湿热蓄于膀胱，水道涩痛之病也。若发其汗，湿随汗去，热必独留，水府告匮，迫其本经之血，从小便而出矣。

〔集注〕程知曰：膀胱里热则淋，更发其汗则膀胱愈燥，而小便血矣。

疮家虽身疼痛，不可发汗，发汗则痓。

〔注〕疮家初起毒热未成，法当汗散，已经溃后，血气被伤，虽有身痛应汗表证，亦不可发汗。恐汗出荣卫愈虚，外风乘袭，即不受外风，筋失液养，亦必致项强反张，而成痓病也。

〔集注〕喻昌曰：身疼痛为寒伤荣之证，本当发汗，疮疡之人，肌表素虚，荣血暗耗，更发其汗，则外风袭虚，内血不荣，必致颈项强，身反张而成痓。痓亦膀胱之病也。

太阳伤寒者，加温针必惊也。烧针令其汗，针处被寒，核起而赤者，必发奔豚。气从少腹上冲心者，先灸核上各一壮，与桂枝加桂汤，更加桂。

〔注〕太阳伤寒，加温针必惊者，谓病伤寒之人，卒然加以温针，其心畏而必惊也，非温针之后，必生惊病也。烧针即温针也，烧针取汗，亦是汗法，但针处宜当避寒。若不谨慎，外被寒袭，火郁脉中，血不流行，必结肿核赤起矣。且温针之火，发为赤核，又被寒侵，故不但不解，反召阴邪。盖加针之时，心既被惊，所以肾阴乘心之虚，上凌心阳而发奔豚也。奔豚者，肾阴邪也，其状气从少腹上冲于心也。先灸核上各一壮者，外去寒邪；继与桂枝加桂汤，更加桂者，内伐肾邪也。

桂枝加桂汤方

于桂枝汤方内，更加桂二两，成五两，余依桂枝汤法。

〔集解〕徐彬曰：此乃太阳风邪，因烧针令汗，复感于寒，邪从太阳之腑膀胱袭入相合之肾脏,而作奔豚。故仍从太阳之例,用桂枝全方。倍加桂者,以内泻阴气,兼驱外邪也。

太阳病,以火熏之,不得汗,其人必躁。到经不解,必圊血,名为火邪。

[注]火熏,古劫汗法也,即今火炕温覆取汗之法。太阳病,以火熏之不得汗,其人必内热躁甚,阴液愈伤。阳不得阴,无从化汗,故反致不解也。其火袭入阴中,伤其阴络,迫血下行,故必圊血也。命名火邪,示人以当治火邪,不必治圊血也。

[集注]方有执曰:躁,手足疾动也;到,犹言反也,谓徒躁扰而反不得解也。汗为血之液,血得热则行,火性大热,既不得汗,则血必横溢,所以必圊血也。

程应旄曰:太阳病以火熏之,取汗竟不得汗,其液之素少可知。盖阳不得阴,则无从化汗也。阴虚被火,热无从出,故其人躁扰不宁也。

脉浮热甚,反灸之,此为实。实以虚治,因火而动,故咽燥而吐血。

[注]脉浮热甚,实热在表也,无灸之之理,而反灸之,此为实实,谓其误以实为虚也。故热因火动,其势炎炎,致咽燥而吐血必矣。盖上条火伤阴分,迫血下行,故令圊血;此条火伤阳分,迫血上行,故吐血也。

[集注]程应旄曰:表实有热,误认虚寒,而用灸法,热无从泄,因火而动,自然内攻。邪束于外,火攻于内,肺金被伤,故咽燥而吐血。

汪琥曰:表有风热而反灸,是以实作虚治也。

微数之脉,慎不可灸。因火为邪,则为烦逆,追虚逐实;血散脉中,火气虽微,内攻有力,焦骨伤筋,血难复也。

[注]微数之脉,乃阴虚血少之诊,断不可灸。若误灸之,艾火内攻,为烦为逆。烦者,阴为阳扰也。逆者,追虚逐实也。阴本虚,而加以火则愈虚,是为追虚;阳本实,而加以火

则愈实,是为逐实。然血已耗散,脉中艾火之气虽微,而内攻有力矣。故致焦骨伤筋,血难复也。

[集注]喻昌曰:脉微而数,阴虚多热之征也。此而灸之,则虚者愈虚,热者愈热,不致伤残不止矣。

程应旄曰:若血少阴虚之人,脉见微数,尤不可灸,以血主濡之,主润筋骨也。若失其所濡,则火之所至,其骨必焦,其筋必损,内伤其阴,未有不流散于经脉者也。

荣气微者,加烧针,则血留不行,更发热而躁烦也。

[注]荣气微者,荣血虚微也。荣血既已虚微,若误加烧针,则荣血涸留而无所行也。岂止焦骨伤筋而已哉!所以更发热而躁烦也。

[集注]程知曰:言荣微忌烧针也。阴虚则内热,若加烧针以助阳,则两热相合,而荣血不行,必更外发热而内烦躁也。

唐不岩曰:其始也虽微流,烧针以逼之也;其既也留而不行,烧针以竭之也。

张璐曰:火为阳邪,必伤阴血,治此者,当以救阴为主。

脉浮,宜以汗解。用火灸之,邪无从出,因火而盛,病从腰以下,必重而痹,名火逆也。

[注]脉浮表邪,宜以汗解。误用火灸,伤其血液,不能作汗,反令表邪无所从出,以致邪因火盛,外不焦骨伤筋,内不吐衄、圊血,而病腰以下重痹者,必其人素有湿邪在下,故从湿化也。重者,着也,重着不移也。然不以痹名者,以非风寒湿之痹,乃因火逆不相交通,故名火逆也。

[集注]方有执曰:痹,湿病也。因火逆治火邪夹阳邪而上逆,阳不下通,阴不用事,化不行而水不得泄,故湿著下体而重痹也。

程应旄曰:脉浮在表,汗解为宜矣。因火灸之,不能得汗,则邪无出路,因火而盛,即不焦骨伤筋,而火阻其邪,阴气渐竭,下焦乃荣血所治,荣气竭而不运,必重着而为痹。名曰火逆,示人欲治其痹,宜先治其火也。

形作伤寒,其脉不弦紧而弱,弱者必渴,被火者必谵语。弱者,发热。脉浮,解之,当汗出愈。

[按] 三"弱"字,当俱是"数"字,若是"弱"字,热从何有? 不但文义不属,且论中并无此说。

[注] 形作伤寒者,言其病形作伤寒之状也。但其脉不弦紧而数,数者热也。脉浮数,热在表,太阳证也;沉数,热在里,阳明证也。数脉为热,热入阳明,故必口渴;若被火劫,其热更甚,故必谵语。脉数之病,虽皆发热,然其施治不无别焉。若脉浮数发热,解之当以汗,汗出可愈,宜大青龙汤;脉沉数发热,解之当以下,下之可愈,宜调胃承气汤;若脉数无表里证,惟发热而渴、谵语者,不可汗下,宜白虎汤、黄连解毒汤,清之可也。

伤寒脉浮,医以火逼劫之,亡阳,必惊狂,起卧不安者,桂枝去芍药加蜀漆龙骨牡蛎救逆汤主之。

[注] 伤寒脉浮,医不用麻、桂之药,而以火劫取汗。汗过亡阳,故见惊狂,起卧不安之证,盖由火劫之误。热气从心,且大脱津液,神明失倚也。然不用附子四逆辈者,以其为火劫亡阳也。宜以桂枝汤去芍药加蜀漆龙骨牡蛎救逆汤主之。去芍药者,恐其阴性迟滞,兼制桂枝不能迅走其外,反失救急之旨。况既加龙、蛎之固脱,亦不须芍药之酸收也。蜀漆气寒味苦,寒能胜热,苦能降逆,火邪错逆,在所必需也。

[集注] 喻昌曰:篇中误服大青龙汤,厥逆,筋惕肉𥆧,而亡阳者,乃汗多所致,故用真武汤救之。此以火迫劫而亡阳者,乃方寸元阳之神,被火迫劫而飞腾散乱,故惊狂起卧不安。有如此者,少缓须臾,神丹莫挽矣,故以此汤救之。盖阳神散乱,当求之于阳,桂枝汤阳药也,然必去芍药之阴敛,始得疾趋以达于阳位。更加蜀漆者,缘蜀漆之性最急,又加龙骨、牡蛎,有形之骨属,为之舟楫,以载神而返其宅也。

桂枝去芍药加蜀漆龙骨牡蛎救逆汤方

桂枝三两　　甘草(炙)二两　　生姜(切)三两　　牡蛎(熬)五两　　龙骨四两　　大枣(擘)十二枚　　蜀漆(洗去脚)三两

上为末,以水一斗二升,先煮蜀漆,减二升,内诸药,煮取三升,去滓,温服。

火逆下之,因烧针烦躁者,桂枝甘草龙骨牡蛎汤主之。

[注] 火逆者,谓凡火劫取汗致逆者也。此火逆因火针也。烧针劫汗,而复下之,火逆之邪,虽因下减,而烦躁一证独不除者,盖因汗下,大伤津液而然也。故用桂枝、甘草以救表,龙骨、牡蛎以固中,不治烦躁而烦躁自愈也。

[集注] 喻昌曰:此证误而又误,虽无惊狂等变,然烦躁则外邪未尽之候,亦真阳欲亡之机也。

程应旄曰:火逆下之,里气虚矣,不治其虚,更加烧针,自致亡阳。但见烦躁证,而不尽如前条之惊狂起卧不安者,由热势之缓急有殊,故前方之加减稍异,总不容烦躁之以假乱真也。

桂枝甘草龙骨牡蛎汤方

桂枝一两　　甘草(炙)二两　　龙骨二两　　牡蛎(熬)二两

上四味,为末,以水五升,煮取二升半,去滓,温服八合,日三服。

[集解] 汪琥曰:此方即桂枝去芍药,加蜀漆龙骨牡蛎救逆汤,制小其剂而用之也。火邪迫内,则生烦躁,虽烦躁似带表邪,不宜散以桂枝之辛热,而火逆既经下之,则阴血受伤,较之救逆汤,似当增芍药也。

音切

灼音酌　　摸末各切　　瘈乌魁切　　唾汤卧切　　炊音吹　　劫音讦　　眴与旬同

御纂医宗金鉴卷十二

辨温病脉证并治篇

《内经》言,热病皆伤寒之类也。非谓类乎伤寒,乃谓与伤寒同乎一类之病也。盖伤寒因伤时令之寒而得名也,温病、热病,亦随时而易其名耳!经曰:冬伤于寒,则为病热。此即时而病者也。经曰:冬伤于寒,春必病温。此过时而病者也。经曰:凡病伤寒而成温者,先夏至为病温,后夏至为病暑。暑即热之谓也。此随时而病者也。是则秋分已前,皆得以热病名之;秋分已后,皆得以伤寒名之矣。此轩岐、仲景立伤寒、温病、热病之名义也。经又云:藏于精者,春不病温。此明过时不病之原也。经曰:冬不藏精,春必病温。此明过时必病之故也。于此可知伤寒为病,不在精之藏与不藏,而但有触犯即得为病。非若温病、热病,藏精则不病,不藏精则必病也。但能藏精者,纵偶感于邪,或温或暑,其病自轻;不藏精者,虽微感其邪,或温或暑,其病必重,差为稍异耳!若专以冬不藏精,毫无外感,为少阴本病,热从内生,则悖仲景温病之旨矣。仲景论中,但言太阳初病,发热而渴,不恶寒者为温病。辨其非伤寒,非谓太阳之寒,不由表入,竟从少阴之热内生为病也。经又曰:风温为病,脉阴阳俱浮。是明指温病之发,因感春风,辄动内热而始发,所以阴阳脉俱浮也。盖以温病、风温与热病论,互发其义。但热病一论,经已昭然,若复立论,未免赘疣,非仲景详于伤寒,而略于温证也。今将伏气、温病、风温合为一篇,其温热治法,同于六经,读者再细玩《素问·热病论》,及《刺热》《评热》诸论,与是论互相参考,自有得焉。

师曰:伏气之病,以意候之:今月之内,欲有伏气。假令旧有伏气,当须脉之。若脉微弱者,当喉中痛,似伤,非

喉痹也。病人云：实咽中痛。虽尔，今复欲下利。

[注] 四时令气，正气也；非时之气，邪气也。正气之中人也浅，感之甚者即病，微者藏在肌肤，不即为病，壮实之人可以自已。邪气之中人也深，感之虽微，亦即为病，甚则直入于脏不能自已，虚者死焉。此篇所谓伏气之病，即四时令气正病，非四时不正之邪与非常异气之疫邪也。所为伏气者，如感冬令之风寒，其重者，伤于荣卫，即时而发者，名为中风、伤寒是也；其感之轻者，伏藏于肌肤，过时而发，名为温病是也。故时气、伏气之为病，二者不可不辨焉。春三月名曰发陈，是伏气欲发之月也。假令旧有伏气之人，乘冬不藏精之隙而病者，当须以脉识之。今月之内，初病伤寒、温病者，脉若微弱，是少阴脉也，若喉中痛，是少阴证也。然其痛必缓，非若外感时气之喉痹肿伤暴痛也。今既云实咽中痛，而脉又微弱，故知为少阴伏气内发之阴火也。虽尔咽痛，恐复欲下利，不可以时气外感阳火之喉痹治之也。

[集注] 张锡驹曰：此条言伏气之病，由内而出，非若时行卒病，由外而至也。

太阳病，发热而渴，不恶寒者，为温病。发汗已，身灼热者，名风温。风温为病，脉阴阳俱浮，自汗出，身重多眠睡，鼻息必鼾，语言难出。若被下者，小便不利，直视失溲；若被火者，微发黄色，剧则如惊痫，时瘛疭；若火熏之，一逆尚引日，再逆促命期。

[注] 发热不渴，恶寒者，太阳证也。发热而渴，不恶寒者，阳明证也。今太阳病始得之，不俟寒邪变热，转属阳明，而即热渴不恶寒者，知非太阳伤寒，乃太阳温病也。由于膏粱之人冬不藏精，辛苦之人冬伤于寒，内阴已亏，外阳被郁，周身经络，早成温化，所以至春一遇外邪，即从内应。感寒邪者，则无汗，名曰温病，当以河间法用水解散，审其表里以解之。水解散，即天水六一散、防风通圣之合剂也。感风邪者，则有汗，名曰风温，当以水解散减麻黄，加桂枝，倍石膏，令

微似汗以和之。若大发其汗,则益助蕴热,必令身热如火灼也。盖风温为病,乃风邪外盛于表,故阴阳六脉俱浮。热邪内壅于胸,故多眠睡,鼻息鼾也。风邪伤卫,表气不固,故自汗出。壮热伤气,故身重倦,声微语难出也。若被下者,则愈夺阴液,故水泉竭而小便不利也。太阳腑气将绝,故目直视也。少阴脏气不固,故遗失溲也。若被火者,则以火益火而阳气熏灼,将欲发黄,故微发黄也;剧者热极生风,故如惊痫时瘈疭也。微黄,病深色渐加黑,故若火熏之也。温病、热病不恶寒者,表热也;口渴引饮者,里热也。表热无寒,故不宜汗;里热无实,故不宜下。表里俱热,尤不宜火。曰一逆者,若汗、若下、若火也;再逆者,汗而复下,下而复火也。一逆已令阴竭,尚可延引时日;再逆则阴立亡,故曰促命期也。伤寒者,伤冬月之正寒也。温病、热病者,伤三时之暴寒也。非时暴寒乃异气也,以其兼令气而为病也,故春兼风温,即以风温名之;夏兼暑热,即以暑热名之。世人通名曰伤寒,又名曰时气。医工见其传变六经,表里情状皆同,故同乎一治也。其温病、热病无汗者,宜大青龙汤;时无汗、时有汗者,宜桂枝二越婢一汤;有汗者,宜桂枝合白虎汤。内热者,防风通圣散。表实者,倍麻黄;里实者,倍大黄。量其病之轻重,药之多少而解之,三日之前,未有不愈者。其有外感邪重,内早伤阴,已经汗下而不愈者,则当审其表里,随其传变所见之证,治之可也。此法惟西、北二方四时皆可行之,无不随手取效。若江淮间地偏暖处,冬月初春乃可用之。若春末秋前,即脉证允合,当用麻、桂、青龙等汤者,亦必轻而减之,随证消息,适可即止,慎不可过,过则反致变逆。经所谓同病异治者,此之谓也。

[集注] 程知曰:温病热自内出,故发热而渴不恶寒。风温内外交热,加之自汗,故有身重多眠诸证,有轻重死生之分。医者当以有汗、无汗为辨别之大要,亦即以可汗、不可汗为救治之微权。又曰:仲景之青龙、白虎神矣!得此意而推

广之,可以应用于不穷。盖温病宜于发散中重加清凉,风温不可于清凉中重加发散也。

程应旄曰:太阳初得之一日,即发热而渴不恶寒者,因邪气早已内蓄,其外感于太阳,特其发端耳。其内蓄之热,固非一朝一夕矣。盖自冬不藏精而伤于寒时,肾阴已亏,一交春阳发动,即病未发,而周身经络已莫非阳盛阴虚之气所布濩。所云至春发为温病者,盖自其胚胎受之也。

音切

鼾音旱　痫音闲　瘛音炽　疭音踪

御纂医宗金鉴卷十三

辨痉湿暍病脉证并治篇

经云：诸痉项强，皆属于湿。又云：诸暴强直，皆属于风。论曰：太阳病，发汗太多，因成痉。夫六气皆足以致痉，不专在湿也；六经皆有痉证，亦不专在太阳一经也。盖身以后，属太阳，凡头项强急，项背几几，脊强反张，腰似折，髀不可以曲，腘如结，皆太阳痉也。身以前属阳明，头面动摇，口噤齿龄，缺盆纽痛，脚挛急，皆阳明痉也。身之侧属少阳，口眼㖞邪，手足牵引，两胁拘急，半身不遂，皆少阳痉也。至若腹内拘急，因吐利后而四肢挛急者，未尝非太阴痉也。恶寒蹉卧，尻以代踵，脊以代头，俯而不能仰者，未尝非少阴痉也。睾丸上升，宗筋下注，少腹里急，阴中拘挛，膝胫拘急者，未尝非厥阴痉也。大抵痉以状名，而痉因筋急，故凡六经筋病，皆得以痉称之。其因于风寒者，必发热恶寒而无汗，其脉浮紧，其状身强直而口噤，即经所云：诸病强直，皆属于风者也。其势劲急，故名曰刚痉。其因于风湿者，发热汗出，不恶寒，其脉浮缓，其状项强几几，而身不强直，即经所云：诸痉项强，皆属于湿者也。其势濡弱，故名曰柔痉。若夫因误汗亡阳，津竭无以养筋而致痉者，即本论所云：太阳病，发汗太多而成痉，又非因湿因风，而却因燥者也。盖痉之始，本非正病，多杂于他病之中，如妇人之脱血，跌扑之破伤，俱能致痉。今见患此者，悉指为风，殊非确论。学者当于证中审察风、寒、湿、燥、内外、虚实之因，分别施治，庶不致误，慎勿概指为风也。

伤寒所致太阳病，痉、湿、暍，此三种，宜应别论，以为与伤寒相似，故此见之。

[按]"伤寒所致"四字，甚无所谓，衍文也。

[注]伤寒，太阳经中之一病，非谓太阳经惟病伤寒也。

盖以六气外感之邪,人中伤之者,未有不由太阳之表而入者也。痉,风邪也。湿,湿邪也。暍,暑邪也。夫风寒暑湿之病,固皆统属太阳,然痉、湿、暍三种,虽与伤寒形证相似,但其为病传变不同,故曰:宜应别论也。

〔集注〕方有执曰:痉、湿、暍三者,皆风寒之变证。既成变证,则当别为立论。然自风寒变来,本属太阳,犹有风寒涉似之疑,须当并为辨论。

病身热足寒,颈项强急,恶寒,时头热面赤,目脉赤,独头面摇,卒口噤,背反张者,痉病也。

〔注〕病人身热恶寒,太阳证也。颈项强急、面赤目赤,阳明证也。头热,阳郁于上也;足寒,阴凝于下也。太阳之脉,循背上头;阳明之筋,上挟于口。风寒客于二经,则有头摇、口噤、反张、拘强之证,故名痉病也。

〔集注〕方有执曰:此以痉之具证。言身热头热,面赤目脉赤,阳邪发于阳也。足寒,阴邪逆于阴也。独头面摇,风行阳而动于上也。卒,忽然也。噤,寒而口闭也,言忽然唇口吻合,噤急而饮食不通也。背反张者,太阳之脉挟背,寒则筋急而拘挛,热则筋缓而纵弛也。然刚、柔二痉,则各见证之一偏,惟风寒俱有而致证者,则具见也。

郑重光曰:此总论痉之经俞皆病,气血并伤,而为强急反张之证也。风湿俱有,故为痉之具证也。

太阳病,发热,脉沉而细者,名曰痉。

〔注〕太阳病发热,脉当浮大,脉若沉细,兼少阴也。今发热脉沉细,而名曰痉者,何也? 以其已病痉证,而得沉细脉,不可名太阳、少阴伤寒之脉,当名大阳风湿痉病之脉也。因风邪郁于阳,故病发热也。湿邪凝于阴,故脉沉细也。此承上条痉病得沉细脉之义,非谓太阳病发热,脉沉细,即名之曰痉病也。

〔集注〕方有执曰:发热,太阳未除也。沉,寒也。细,湿也。

程知曰:脉沉细,法宜救里,而痉又为燥热之病,故《金匮》谓难治。谓未可轻同于太阳发热脉反沉之例也。

张璐曰:发热脉当浮数,而反沉细,知邪风为湿气所著,所以身虽发热,而脉不能浮数,是阳证见阴脉,故《金匮》指为难治也。

程应旄曰:痉病有同有独,固以其独者名之矣。然脉在太阳,更有独而无同,以头面摇,口噤背反张之证,合沉细之脉,虽有太阳发热等证,不致为伤寒所溷,乃可定其名曰痉也。

太阳病,发热无汗,反恶寒者,名曰刚痉。太阳病,发热汗出,而不恶寒,名曰柔痉。

[按]"反恶寒"之"反"字,衍文也。刚痉证应恶寒,非反也。

[注]痉病既属太阳,当以太阳虚实例之。故曰:太阳病发热无汗,恶寒,为实邪,名曰刚痉;发热汗出,不恶寒,为虚邪,名曰柔痉。此详申上二条痉病虚实,非谓太阳病,发热无汗,恶寒,汗出不恶寒,即名之曰刚、柔痉病之证也。

[集注]程知曰:太阳病,发热,无汗,恶寒,为伤寒;发热,汗出,恶风,为伤风;发热,汗出,不恶寒,为温热。以证有颈项强急,甚则反张,故不谓之风寒、温热病,而谓之痉也。

张璐曰:《金匮》云:太阳病无汗,而小便反少,气上冲胸,口噤不能言,欲作刚痉,葛根汤主之。即是申明此条之义,而补其治法也。无汗而小便少者,以太阳、阳明二经之热,聚于胸中,延伤肺金清肃之气,内外不能宣通故也。又云:太阳病,其证备,身体强几几,然脉反沉迟,此为痉,栝蒌桂枝汤主之,即是申明此条之义,而补其治法也。其证备,则发热汗出等证,《金匮》已详,不必赘矣。

太阳病,项背强几几,无汗恶风,葛根汤主之。

[注]此略其证脉,单举痉之颈项强急者,以明其治也。太阳脉,下项循肩挟脊;阳明脉循喉咙,入缺盆,贯膈、下乳内

廉。太阳主后,前合阳明;阳明主前,后合太阳。今邪壅于二经之中,故有几几拘强之貌也。太阳之强,不过颈项强;此痉之强,则不能俯仰,项连胸背而俱强,故曰项背强几几也。无汗恶风,实邪也,宜葛根汤发之,即桂枝汤加麻黄、葛根,两解太阳、阳明之邪也。

〔集注〕方有执曰:几几,鸟之短羽者,动则引颈几几然。形容病人之颈项俱病者,俯仰不能自如之貌。

太阳病,项背强几几,反汗出恶风者,桂枝加葛根汤主之。

〔注〕太阳病,项背强几几,无汗恶风者,实邪也。今反汗出恶风者,虚邪也,宜桂枝加葛根汤,解太阳之风,发阳明之汗也。

〔集注〕汪琥曰:太阳病项背强矣,复几几然,颈不得舒,颈之经属阳明,项背与颈几几然,其状当无汗,今反汗出、恶风,仲景法:太阳病汗出恶风者,桂枝汤主之。今因其几几然,故加葛根于桂枝汤中,以兼祛阳明经之风也。

桂枝加葛根汤方

于桂枝汤内,加葛根三两,余依桂枝汤法。太阳病,发汗太多,因致痉。

〔注〕已上论痉,皆外感风、寒、湿而为病也。若太阳病发汗太多,津液大亡,表气不固,邪风乘虚而入,因成痉者,乃内虚之所致也,不可以柔痉、刚痉例之,宜以桂枝加附子汤,以固表祛风为主治。由此推之,凡病出汗过多,新产亡血过多,而变生此证者,皆类此也。

〔集注〕程应旄曰:即此一端推之,则知此病得之亡津亡血,而因虚致寒,因虚致燥者不少。盖阳气者,柔则养筋,发汗太多,则亡其阳,而损其经脉之血液故也。

湿家之为病,一身尽疼,发热,身色如似熏黄。

〔注〕湿家,谓病湿之人。湿之为病,或因外受湿气,则一身尽痛,或因内生湿病,则发热身黄。若内外同病,则一身尽

痛发热,身色如熏黄也。熏黄者,湿盛之发黄,属脾之瘀湿,故其色暗如烟熏也。不似伤寒热盛之发黄,属阳明之郁热,故其色明如橘子色也。

[集注]张璐曰:湿证发黄,须分阴阳表里。阳湿,在里,茵陈蒿汤;在表,麻黄连轺赤小豆汤。阴湿,在里,白术附子汤;在表,麻黄白术汤,此阴湿在表而发黄也。《金匮》有云:湿家身烦痛,可与麻黄加术汤。盖寒与湿合,不宜大汗,故加白术。以麻黄得术,则汗不致于骤发;白术得麻黄,则湿滞得以宣通也。

湿家病,身上疼痛,发热,面黄而喘,头痛鼻塞而烦,其脉大,自能饮食,腹中和无病,病在头中寒湿,故鼻塞,内药鼻中则愈。

[注]此申上条,详其证,出其脉,以别其治也。湿家病,身上疼痛发热,面黄而喘,此内生外受之湿病也。外宜羌活胜湿汤,内宜茵陈五苓散,喘甚大陷胸丸。若更头痛鼻塞而烦,其脉大,证类伤寒,但其人里和能食,知非伤寒,不可发汗,乃湿邪之病在头,故头痛鼻塞,惟宜纳药鼻中,取黄水从涕出,自可愈也。所纳之药,即瓜蒂散类也。

[集注]郑重光曰:身上疼痛发热,面黄而喘,头痛鼻塞,则寒湿之邪客于上焦。经曰:"因于湿,首如裹"是也。用瓜蒂散吹鼻。此在上者,因而越之之法也。

太阳病,关节疼痛而烦,脉沉而细者,此名湿痹。湿痹之候,其人小便不利,大便反快。但当利其小便。

[注]湿家脉浮细,湿在外也,当汗之。今太阳病,关节疼痛而烦,小便不利,大便反快,脉不浮细而沉细,是湿邪内盛而为湿痹不通之候也。故但当利其小便,使湿从小便而去,乃湿淫于内之正治也。

[集注]成无己曰:湿盛则濡泄。小便不利,大便反快者,湿气内流也。但当利其小便,以宣泄腹中湿气。古云:治湿不利小便,非其治也。

方有执曰：此以湿之入里者言也。关节疼痛者，寒湿之气，走注内渗，所以脉沉而细也。痹以疼痛言，小便不利，大便反快者，湿即水，水不外渗，则横流不遵故道。利其小便者，导其遵故道而行也。

张志聪曰：关节者，腰背肘膝之大关、大筋之所统属，不同于骨节也。湿流关节，大筋不和，故疼痛痹闭也。湿伤太阳，筋脉涩滞，故名湿痹。利其小便，则水道行而决渎无愆，湿邪去而筋脉调和矣。

湿家，其人但头汗出，背强，欲得被覆、向火。若下之早则哕，胸满，小便不利，舌上如胎者；以丹田有热，胸中有寒，渴欲得水，而不能饮，口燥烦也。

〔注〕湿家但头汗出，乃湿气上淫之汗，非阳明之热不得越也。湿家背强，乃湿气涩滞之重强，非痉病之拘强也。欲得覆被向火，非外恶寒，乃湿盛生内寒也。若误以湿淫之头汗，为阳明瘀热之头汗而下之，寒湿之气，乘虚入胸则胸满，入胃则哕矣。寒湿不化，故小便不利。胸中有寒，故舌上滑白如胎。丹田有热，故口燥渴。欲得水而不能饮，由胸中有寒湿故也。

〔集注〕成无己曰：伤寒则无汗，湿家虽有汗而不能周身，故但头汗出也。

程应旄曰：虽渴欲得水似热，而不能饮可辨，则只是口燥烦，而实非胸中燥烦可知，证同病别也。

湿家下之，额上汗出，微喘，小便利者死；若下利不止者，亦死。

〔注〕此承上条湿家误下之逆也。湿家误下，胸满而哕，小便不利，舌上如胎，口燥渴不能饮，已属逆矣，尚在可治。此误下后，额汗不已，微喘不止，是阳脱于上也；小便反利，下利不止，是阴脱于下也。阴阳相离，故死也。

〔集注〕方有执曰：治湿当利其小便，而以小便利主死，何也？误治而阴阳散亡也。

程知曰：湿之中人，阴先受之，故本经湿证，多从助阳温散为治，若妄下，则阳虚阴盛而不可救矣。额上汗出微喘，虚阳欲上脱也；二便不禁，盛阴欲下脱也。阴阳离决，死矣！

病者一身尽疼，发热，日晡所剧者，此名风湿。此病伤于汗出当风，或久伤取冷所致也。

〔注〕病者，谓一身尽痛之病人也。湿家一身尽痛，风湿亦一身尽痛。然湿家之痛，则重著不能转侧；风湿之痛，则轻掣不可屈伸，此痛之有别者也。至于发热，湿家之热，早暮不分微甚；风湿之热，则日晡必剧。此得之于汗出当风，或久伤湿，复受风冷所致也。

〔集注〕张志聪曰：汗出当风，则为风湿；久伤取冷，则为寒湿。

张锡驹曰：发热日晡所剧者，日晡而阳气衰，阴气盛，湿为阴邪，故主旺时而甚也。

问曰：风湿相抟，一身尽疼痛，法当汗出而解。值天阴雨不止，医云此可发汗。汗之病不愈者，何也？答曰：发其汗，汗大出者，但风气去，湿气在，是故不愈也。若治风湿者，发其汗，但微微似欲汗出者，风湿俱去也。

〔注〕此详风湿相抟，一身尽痛，不惟不可下，即发汗亦不可失其宜也。风，阳邪；湿，阴邪，风湿相抟，阴阳受邪，故一身尽痛也。法当汗出而解，值天阴雨不止，则湿气盛，虽发其汗，汗大出而病不愈者，但以风气去，湿气在，是故不愈也。以其值湿盛之时，发其汗，大汗出，此汗之不如法，所以不解也。若治风湿者，必俟天气晴明发其汗，但令其汗微微似欲出状，则风与湿俱去，而病自解矣。

〔集注〕方有执曰：阴雨不止，则湿不除，所以益当发汗也。然风湿本由汗出当风而得，则汗之大出者，必反湿转加甚。微微似欲汗出，而不见出，则湿消而风散矣。此发汗之微机。后之人动辄以大汗为言者，去道远矣。

张璐曰：风湿相抟，法当汗出而解，合用桂枝加术，使微微蒸发,表里气和,风湿皆去。正如湿家身烦痛,可与麻黄汤加术同义。

程应旄曰:湿家不惟不可误下,即汗亦不可误汗。风湿相抟一证,一身尽疼痛,虽是微挟表邪,然其脉不浮,终是汗难大汗,治风兼治湿,但使微微似欲汗出者,是其法也。

伤寒八九日,风湿相抟,身体疼烦,不能自转侧,不呕不渴,脉浮虚而涩者,桂枝附子汤主之。若其人大便硬,小便自利者,去桂枝加白术汤主之。

[注]此承上条,详申脉证,以明其治也。伤寒八九日,不呕不渴,是无伤寒里病之证也;脉浮虚涩,是无伤寒表病之脉也。脉浮虚,主在表,虚风也;涩者主在经,寒湿也。身体疼烦属风也,不能转侧属湿也,乃风湿相抟之证,非伤寒也,与桂枝附子汤温散其风湿,使从表而解也。若脉浮实者,则又当以麻黄加术汤,大发其风湿。如其人有是证,虽大便硬,小便自利,而不议下者,以其非邪热入里之硬,乃风燥湿去之硬,故仍以桂枝附子汤去桂枝,以大便硬,小便自利,不欲其发汗,再夺津液也;加白术,以身重著,湿在肉分,用以佐附子逐湿气于肌也。

[集注]成无己曰:烦者,风也。身疼不能自转侧者,湿也。经曰:风则浮虚。《脉经》曰:脉来涩者,为病寒湿也。

桂枝附子去桂枝加白术汤方

附子(炮,去皮,破)三枚　白术四两　生姜(切)三两　大枣(擘)十二枚　甘草(炙)二两

上五味,以水六升,煮取二升,去滓,分温三服。初一服,其人身如痹,半日许,复服之,三服都尽,其人如冒状,勿怪。此以附子、术,并走皮内,逐水气未得除,故使之耳。法当加桂四两。此本一方二法,以大便硬、小便自利,去桂也。以大便不硬、小便不利,当加桂。附子三枚,恐多也。虚弱家及产妇,宜减服之。

风湿相抟,骨节疼烦,掣痛不得屈伸,近之则痛剧,汗

出短气，小便不利，恶风不欲去衣，或身微肿者，甘草附子汤主之。

[注]风湿相抟，骨节疼烦，重著不能转侧，湿胜风也。掣痛不可屈伸，风胜湿也。今掣痛不可屈伸，近之则痛剧，汗出、短气，恶风不欲去衣，皆风邪壅盛，伤肌表也。小便不利，湿内蓄也。身微肿者，湿外薄也。以甘草附子汤微汗之，祛风为主，除湿次之也。已上二条，皆详风湿之义，以明风湿之治也。

[集注]方有执曰：抟，捏聚也。言风与湿捏合抟聚，共为一家之病也。烦，风也。痛，湿也。风淫则掣，湿淫则痛，风湿之邪注经络，流关节，渗骨髓，身体所以烦痛、掣痛而不利也。近之则痛剧者，外邪客于内，迫之则逆也。短气者，汗多亡阳而气伤也。恶风不欲去衣者，以重伤，故恶甚也。甘草益气和中，附子温经散湿，术能胜湿燥脾，桂枝祛风固卫，此四物者，所以为风湿相抟之药也。

吴人驹曰：必脉之沉而细者，若浮大而盛，则风多而湿少，附子须在审之。

甘草附子汤方

甘草(炙)二两　附子(炮，去皮，破)二枚　桂枝四两　白术二两

上四味，以水六升，煮取三升，去滓，温服一升，日三服。初服得微汗则解，能食。汗止复烦者，服五合。恐一升多者，宜服六七合为妙。

[方解]风湿之治，用甘草附子汤，即桂枝附子汤去姜、枣加白术也。去姜、枣者，畏助汗也。加白术者，燥中湿也。日三服，初服一升，不得汗解，则仍服一升。若微得汗则解，解则能食，是解已彻也，可止再服。若汗出而复烦者，是解未彻也，仍当服之，但不可更服一升，恐已经汗，多服而过汗也，服五合可也。如不解，再服六七合为妙。似此服法，总是示人不可尽剂之意，学者于理有未解处，即于本文中求之自得矣。

太阳中热者，暍是也。其人汗出恶寒，身热而渴也。

[注] 中暑热病，亦由太阳表入，故曰：太阳中热者，暍是也。其人汗出恶寒，身热而渴，颇似太阳温热之病。但温热无恶寒，以热从内发，故虽汗出而不恶寒；中暍恶寒者，以暑由外入，故汗出而恶寒也。究之于脉，温热之浮，必浮而实；中暍之浮，必浮而虚，以暑热伤气也。究之于渴，温热之渴，初病不过欲饮水；中暍之渴，一病即大渴引饮也。温热则传经，变病不一，中暍则不传，不愈即死也。虽同为太阳经中之病，而虚实施治不同，宜以人参白虎汤主治之。

[集注] 方有执曰：蒸热谓之暑，伤暑谓之暍。汗出恶寒者，太阳表不固也。身热者，暑邪伤阳也。渴者，亡津液而内燥也。

程知曰：此辨暑热脉证也。太阳中热者，谓是太阳表证而属中热也。均是太阳表病，汗出恶寒，身热而不渴者，为中风；汗出身热而渴，不恶寒者，为温病。今汗出恶寒，身热而渴，则是中暍。暍者，暑热之气也。不言暍而言热，以其胃热为独重也。里有热，故身热而渴，暑伤气，故汗出恶寒。

吴人驹曰：不可因恶寒而用辛温，又不可因汗出而固表，惟宜甘寒以解其暑热可也。

太阳中暍者，发热恶寒，身重而疼痛，其脉弦细芤迟，小便已，洒洒然毛耸，手足逆冷，小有劳身即热，口开，前板齿燥。若发汗则恶寒甚，加温针则发热甚，数下之则淋甚。

[注] 此申上条，详出证脉，戒人不可妄行汗、下、温针也。太阳中暍，无汗身重疼痛者，似伤寒也，但脉弦细芤迟，非伤寒脉也。且有小便已，而洒洒然恶寒毛耸之证，乃太阳膀胱表气为暑所伤而然也。手足逆冷者，乃暑伤气，气伤不能达四肢，则寒也。小有劳身即发热，口开、前板齿燥者，乃劳则动热。暑热益烈，伤阴液也，此皆中暍危证。若以发热无汗，恶寒身痛，误为伤寒之表，妄行发汗，则表气愈虚，恶寒更甚也。若以手足逆冷，误为阳虚，妄加温针，则暑邪愈盛，发热更炽也。若以壮热齿干，误为胃火而数下之，则水源竭涩，尿淋窘甚也。凡此之证，皆中暍妄行汗、下、温针致变，惟宜以

白虎加人参汤主之。或人参汤调辰砂六一散亦可也。

[集注]成无己曰:经云:因于暑汗,烦则喘喝。口开,谓喘喝也。喘喝不止,故前板齿燥。

程知曰:人身之阳,以汗而外泄;人身之阴,以热而内竭。故暍证禁用汗、下、温针,谓汗则伤阳,下则伤阴,温针则引火内入也。

张锡驹曰:洒洒者,恶寒之象也。毛耸者,毫毛竖起也。

太阳中暍者,身热疼重,而脉微弱,此亦夏月伤冷水,水行皮中所致也。

[注]太阳中暍之证,身热疼重者,暑伤形也;脉微弱者,暑伤气也。以此证脉揆之,亦其人夏月盛暑喜贪风凉,过饮冷水,水气输行于皮中,表为邪束,不得汗泄所致也。此时即以香薷饮、大顺散汗之,可立愈也。若因循不治,则水气既不得外泄于表而作肿,势必内攻于里而喘胀矣,是又当以葶苈大枣汤或瓜蒂一物散下之也。上条戒人不可汗下,此条示人宜当汗下。仲景之法,多是如此,盖恐人固执失宜也。

[集注]方有执曰:身热疼重,而曰夏月伤冷水,水行皮中所致者,土主肌肉而恶湿,水渗土而蒸发也。脉微弱者,热则血干而气耗也。然夏月饮水,人之常事,而曰伤,何哉?良由暑迫,饮之过多,或得之冷水澡洗,暑反内入也。

张璐曰:按论暍三条,首言动而得之之病,谓中暍,属外因;次言静而得之之病,虽曰中暍,实暑病也,属内因;末言因热伤冷之病,乃中暍之变证,属不内外因,不得以三者混称也。

程应旄曰:可见中暍之病,大都阳气在表,而胃中虚冷,所以身热疼重,而脉微弱。夏月饮冷水,里阴郁住表阳,水气不得宣泄,而行于皮中,多有此证。此则开郁宣阳,又为暍证中增一义也。

音切

几音殊　抟音团　掣音彻　暍音谒　洒所下切

御纂医宗金鉴卷十四

▍辨霍乱病脉证并治篇 ▍

霍乱者，因风寒暑热，饮食生冷之邪，杂揉交病于中。正不能堪，一任邪之挥霍撩乱，故令三焦混淆，清浊相干，乱于肠胃也。表甚，则有头痛身痛、发热恶寒之证；里甚，则有呕吐泻利、腹中大痛之证；寒甚，则转筋厥逆冷汗；暑甚，则大渴引饮不已。病既不同，治亦各异。惟在详审其因，分而疗之，庶卒然之顷，不致有误矣。

问曰：病有霍乱者何？ 答曰：呕吐而利，此名霍乱。

〔注〕问曰：病有霍乱者，其状何似？ 答曰：卒然呕吐、泻利者，是名霍乱也。

〔集注〕成无己曰：三焦者，水谷之道路。邪在上焦，则吐而不利；在下焦，则利而不吐；在中焦，必既吐且利。以饮食不节，寒热不调，清浊相干，阴阳乖隔，而成霍乱。轻者只曰吐泻，重者挥霍撩乱，故曰霍乱。

问曰：病发热，头痛，身疼，恶寒，吐利者，此属何病？ 答曰：此名霍乱。自吐下，又利止，复更发热也。

〔注〕此承上条，以详出其证也。头痛身疼，发热恶寒，在表之风、寒、暑、热为病也；呕吐泻利，在里之饮食、生冷为病也。具此证者，名曰霍乱。若自呕吐已，又泻利止，仍有头痛身疼恶寒，更复发热，是里解而表不解也，宜用霍香正气汤或香薷饮，散而和之可也。若不头痛身疼，恶寒吐泻，汗出发热，渴而引饮，是表解而里未解也，宜辰砂六一散或白虎加人参汤，补而清之可也。

〔集注〕方有执曰：发热、头痛、身疼、恶寒，外感也。吐利，内伤也。上以病名求病证，此以病证实病名，反复详明之意。

程应旄曰：霍乱之证，仅见呕吐而利，谁不知责重中焦者！若病有发热头痛，身疼恶寒，夹此吐利而来，表里之间，仓卒难辨，故从属定名，破去伤寒之称，名曰霍乱，不欲人以表惑里也。

沈明宗曰：吐利已止，复更发热，乃里气和而表邪未解，当从解表之法。或无表证，但有腹痛吐利，此为里邪未解，当以和里为主。

伤寒，其脉微涩者，本是霍乱，今是伤寒，却四五日至阴经上，转入阴必利，本呕下利者，不可治也。欲似大便而反失气，仍不利者，此属阳明也，便必硬，十三日愈。所以然者，经尽故也。

[注] 此承上条辨发热、头痛、身疼、恶寒、吐利等证，为类伤寒之义也。若有前证而脉浮紧，是伤寒也。今脉微涩，本是霍乱也。然霍乱初病，即有吐利；伤寒吐利，却在四五日后，邪传入阴经之时，始吐利也。此本是霍乱之即呕吐，即下利，故不可作伤寒治之，俟之自止也。若止后似欲大便，而去空气，仍不大便，此属阳明也。然属阳明者，大便必硬，虽大便硬，乃伤津液之硬，未可下也，当俟至十三日经尽，胃和津回，便利自可愈矣。若过十三日大便不利，为之过经不解，下之可也。

[集注] 魏荔彤曰：此申解霍乱病，似乎伤寒，应为辨明孰为伤寒之吐利，孰为霍乱之吐利，以定治法无误也。伤寒中之吐利，有六经形证；而霍乱中之吐利，有表里阴阳。俱应一一辨明，方有确见，而不摇惑也。

下利后，当便硬，硬则能食者愈。今反不能食，到后经中，颇能食，复过一经能食，过之一日当愈。不愈者，不属阳明也。

[注] 此申上条下利后便必硬之义也。凡下利后，肠胃空虚，津液匮乏，当大便硬，硬则能食者，是为胃气复至，十三日津回，便利自当愈也。今反不能食，是为胃气未复，俟到十三

日后,过经之日,若颇能食,亦当愈也。如其不愈,是为当愈不愈也。当愈不愈者,则可知不属十三日过经便硬之阳明,当属吐利后胃中虚寒不食之阳明,或属吐利后胃中虚燥之阳明也。此则非药不可,俟之终不能自愈也,理中、脾约,择而用之可矣。

[集注]张璐曰:若利止而不能食,邪热去而胃气空虚也。俟过一经,胃气渐复,自能食矣。

霍乱,头痛发热,身疼痛,热多欲饮水者,五苓散主之;寒多不用水者,理中丸主之。

[注]霍乱者,水饮内发,故吐泻交作也。风寒外袭,故头痛发热,身疼痛也。热多欲饮水者,是饮热也,主五苓散以两解其饮热。若不欲饮水者,是中寒也,主理中丸以独温其中。理中丸,即理中汤和剂作丸也。

[集注]方有执曰:霍乱,热多欲饮水者,阳邪盛也;寒多不用水者,阴邪盛也。五苓散者,水行则热泻,是亦两解之谓也。理,治也,料理之谓。中,里也,里阴之谓。参、术之甘温里也,甘草甘平和中也,干姜辛热散寒也。

沈明宗曰:此言霍乱须分寒热而治也。头痛、发热、身疼痛者,风寒伤于表也。外风而挟内热,饮食以致吐利,必欲饮水,当以五苓散两解表里,使邪从汗出,里邪即从小便而去。不欲饮水者,寒多无热,胃阳气虚,当以理中丸温中散寒为主。此以表里寒热辨证治病也。

吐利止,而身痛不休者,当消息和解其外,宜桂枝汤小和之。

[注]霍乱吐利已止,而身痛不休者,此里和而表未和,当消息轻重以治之,故宜桂枝汤,小汗以和其外也。

[集注]方有执曰:吐利止,里和也。身痛,表退而新虚也。消息,犹言斟酌也。桂枝汤固卫以和表也。小和,言少少与服,不令过度之意也。

程应旄曰:吐利俱止,毫无霍乱证矣,仅是身痛不休,方可从桂枝例。一和解其外,以其中有芍药之寒,故犹当消息,犹曰小和。况吐利未止,敢恣意于寒凉也哉!

张锡驹曰:本经凡言小和、微和者,谓微邪而毋庸大攻也。

既吐且利,小便复利,而大汗出,下利清谷,内寒外热,脉微欲绝者,四逆汤主之。

[注] 霍乱之为病,既吐且利,津液内亡,小便当少,而无汗。今小便复利,而大汗出,下利清谷,脉微欲绝者,是外之阳虚,不能固护,内之阴寒,独盛于中,内真寒而外假热也。故不用理中,而以四逆主之也。

[集注] 成无己曰:吐利亡津液,则小便当少,小便复利而大汗出,津液不禁,阳气大虚也。脉微为亡阳,若无外热,但内寒下利清谷,为纯阴证。此以外热为阳未绝,犹可与四逆汤救之。

吴人驹曰:既吐且利,而大汗出,则泄路尽开。而小便又复利,云复利者,反不欲其利,而为收藏之地也。下利清谷,内寒外热,且脉微欲绝,一线之微阳,挽回诚为不易,四逆之施,讵可缓乎?

吐利汗出,发热恶寒,四肢拘急,手足厥冷者,四逆汤主之。

[注] 霍乱,吐利汗出,发热恶寒,四肢拘急,手足厥冷者,乃中外皆寒之证也,宜四逆汤助阳以胜阴也。

[集注] 方有执曰:吐利,四肢拘急,手足厥冷,里阴盛也;汗出,发热,恶寒,表阳虚也。宜四逆汤中外合救之剂也。

程知曰:吐利而复汗出,阳气几于走失矣。发热、恶寒,为阳未尽亡,四肢拘急,手足厥冷,不得不用四逆以助阳退阴也。又按少阴证云:恶寒身蜷而利,手足厥冷者不治。又云:下利恶寒而蜷卧,手足温者可治。此之吐、利、汗出,四肢拘急,手足厥冷,而用四逆治之者,以有发热一证也。发热为阳未尽亡,犹是病人生机。故经又曰:吐利手足不逆冷,反发热者不死。

吐已下断,汗出而厥,四肢拘急不解,脉微欲绝者,通脉四逆加猪胆汁汤主之。

〔注〕霍乱吐、下已止,汗出而厥,四肢拘急,脉微欲绝者,乃中寒盛极,阻格阳气不达于四肢也,宜通脉四逆汤加猪胆汁,从阴以通阳也。

〔集注〕成无己曰:吐已下断,津液内竭,则不当汗出而厥。今汗出而厥,四肢拘急不解,脉微欲绝者,阳气大虚,阴气独盛也。若纯与阳药,恐阴为格拒,或呕或躁,不得复入也。与通脉四逆汤加猪胆汁,胆苦入心而通脉,胆寒补肝而和阴,引阳药使不被格拒。《内经》曰:微者逆之,甚者从之。此之谓也。

方有执曰:已,止也。下,即利也。断,绝也。言吐、利两皆止绝,而又以其余证之不解者,更出其治也。

恶寒、脉微而复利,利止,亡血也,四逆加人参汤主之。

〔按〕利止亡血,如何用大热补药?"利止",当是"利不止"。"亡血",当是"亡阳"。

〔注〕霍乱吐、下已止,若恶寒、脉微而复利,利不止者,是阳气虚也,宜四逆加人参,益其阳补其气也。

〔集注〕林澜曰:霍乱要在审察寒热而治。若果夏月中暑霍乱,脉虚、小便赤少,不可用附子、干姜,须仔细辨之;利止脉微而恶寒,乃可用耳。又曰:中暑霍乱,只宜五苓散,加香薷、扁豆、葛根、姜汁炒黄连之类治之。

四逆加人参汤方

于四逆汤方内,加人参一两,余依四逆汤法。吐利发汗,脉平、小烦者,以新虚不胜谷气故也。

〔注〕霍乱,吐已利断,汗出已止,脉平和者,内外俱解也。法当食。食之小烦者,以吐下后新虚,不胜谷气故也。节其饮食,自可愈矣。

〔集注〕郑重光曰:吐、利、发汗、脉平,阴退阳回,乃有此象,犹以新虚不胜谷气,而致小烦。盖霍乱吐、利,晬时不可便与饮食,以胃气逆反,仓廪未固,不可便置米谷耳!

张锡驹曰:霍乱一病,夏秋最多,是风寒暑湿之邪,中人皆能病霍乱,非止一寒邪也。若吐、利过甚,损伤中焦之气,以致阴阳间隔,手足厥冷,脉微欲绝,不多饮水者,无分寒暑,皆宜四逆理中治之。盖邪盛而正实者,当泻其邪;邪盛而正衰者,宜扶其正。况夏月之时,阳气浮于外,阴气伏于内,复以冷风寒其形,冷水寒其胃,内外皆寒,风暑之邪,未有不乘虚入于阴经者。所以夏月只有阴证,而无伤寒。今人患暑证死,而手足指甲皆青者,阴证也。古人以大顺散治暑,良有以也。

御纂医宗金鉴卷十五

辨可汗病脉证篇

夫以为疾病至急,仓卒寻按,要者难得,故重集诸可与不可方治,比之三阴三阳篇中,此易见也。又时有不止是三阴三阳,出在诸可与不可中也。

〔注〕夫以疾病至急,仓卒寻求,治法难得。其要者,汗、吐、下也,故重集汗、吐、下诸可与不可与之法,比之三阴三阳篇中,则易见也。又时有不止是三阴三阳篇中者,亦出在诸可与、不可与中也。

大法:春夏宜发汗。

〔注〕春夏阳气舒畅,故宜发汗,医治常道,此大法也。

〔集注〕程应旄曰:春夏宜发汗者,发汗有助宣阳气之功,等于春夏发生长育之义。今人多以麻、桂二汤,作春夏之禁药,其轻于畔经者,由其未明天道也。

凡发汗,欲令手足俱周时出,以漐漐然。一时间许,亦佳。不可令如水淋漓。若病不解,当重发汗。汗多者必亡阳,阳虚不得重发汗也。

〔注〕凡发汗,令手足俱周时出,是欲汗缓出周遍,则邪气悉去,正气不伤也。以漐漐然,不得令如水淋漓为度,不欲汗急出过多也。若急出过多,则邪气不尽,正气反伤矣。倘若病不解,当重发汗,但前汗已多,更汗必亡其阳,阳虚即病不解,故不敢再发其汗也。

〔集注〕成无己曰:汗缓缓出,则表里之邪悉去。汗大出,则邪气不除,但亡阳也。阳虚为无津液,故不可重发汗。

方有执曰:此叮咛发汗之节度也。

张锡驹曰:汗乃津液,汗多则亡津液,何以又谓亡阳也?经云:上焦开发腠理,熏肤、充身、泽毛,若雾露之溉。盖汗虽津液，必借阳气之熏蒸宣发而后出，故汗多亡津液，而阳亦随之俱亡也。

凡服汤发汗，中病即止，不必尽剂也。

〔注〕服汤发汗，汗出病解，便可止再服，不必定然尽剂。

〔集注〕程应旄曰：中病即止，亦麻黄、桂枝互举之词，示撙节于"中"字，所以严不中之禁也。

凡云可发汗，无汤者，丸散亦可用，要以汗出为解。然不如汤，随证良验。

〔注〕凡云可发汗无汤者，一时仓卒无汤，以丸散代之亦可，要不过以汗出为解耳。然丸散乃定剂，不如汤可随证而进，其验甚准，故曰良也。

〔集注〕程应旄曰：丸散仅可从权，随证则不如汤。

夫病脉浮大，问病者，言但便硬耳。设利者为大逆。硬为实，汗出而解，何以故？脉浮当以汗解。

〔注〕脉浮大，属表未解，虽有便硬里实，亦不可利下，何以故？因脉浮也。当先解其外，表解热除，内外和谐，而大便自通矣。设用利药，是为大逆也。

〔集注〕成无己曰：结胸虽急，脉浮大尤不可下，下之即死，况此便硬乎？论中有云：本发汗而复下之，此为逆；若先发汗，治不为逆，此之谓也。

辨不可汗病脉证篇

脉濡而弱，弱反在关，濡反在颠，微反在上，涩反在下。微则阳气不足，涩则无血，阳气反微，中风汗出，而反躁烦，涩则无血，厥而且寒，阳微发汗，躁不得眠。

〔注〕浮而无力，濡脉也。沉而无力，弱脉也。浮中沉俱无力，似有似无，微脉也。滞而不流利，涩脉也。颠谓浮也，上谓寸也，下谓尺也。脉濡而弱，弱反在关，濡反在颠，微反在上，涩反在下，谓关脉浮濡沉弱。寸脉微，尺脉涩，阳虚则寸脉微，血少则尺脉涩。此阳虚血少，不可汗之脉也。阳虚

当汗出恶寒,血少当心烦发热。此阳虚血少,不可汗之证也。若误认为太阳中风而发其汗,必致阴阳相失而两亡,则反烦躁不眠,厥而且寒矣。

脉濡而弱,弱反在关,濡反在颠,弦反在上,微反在下。弦为阳运,微为阴寒,上实下虚;意欲得温,微弦为虚,不可发汗,发汗则寒栗,不能自还。

[注]此谓关脉浮濡沉弱,寸脉弦,尺脉微也。弦为少阳热邪之诊,微为少阴寒邪之诊,故曰上实下虚也。然微弦同见,虚实未审,惟察其人意欲得温,则非恶寒在表,而是畏寒在里也,故不可发汗。若误发其汗,则阴愈盛而生寒栗,阳愈衰而不能自还矣。

诸脉得数动微弱者,不可发汗;发汗则大便难,腹中干,胃燥而烦。其形相像,根本异源。

[注]凡诸病得数动脉者,有余诊也,可发汗。若按之微弱者,是外假实而内真虚也,不可发汗。若误发其汗,伤其津液,则腹中干,大便难,胃燥而烦,其形似胃实热结之阳明。究其根本,实由发虚家汗,致成津枯虚燥之阳明也。故曰:其形相像,根本异源也。

[集注]程知曰:动数为热,微弱为虚,发汗动津液,则便难腹干,胃燥而烦。此与阳明里热之证,虽曰其形相似,而根本则有虚实之不同也。

张志聪曰:数动阳脉也,微弱阴脉也。诸脉得动数微弱者,犹言左右三部,或得动数之脉而按之微弱者,皆不可发汗。发汗则津液内竭,故大便难;水气外泄,故腹中干;火热上蒸,故胃燥而烦。其形相像者,汗后而燥证相同也。根本异源者,动数之脉属乎阳,微弱之脉属乎阴,有阴、有阳、有虚、有实也。

厥,脉紧,不可发汗;发汗则声乱咽嘶,舌萎声不得前。

[注]可发汗之脉,必阴阳俱紧,今厥而脉紧,乃少阴之紧,非太阳之紧也。若发其汗,则伤少阴之气,声乱咽嘶,舌

萎声不得前之证作矣。

[集注] 成无己曰：厥而脉紧，则少阴伤寒也。法当温里，而反发汗，则损少阴之气。其脉不能入肺中，循喉咙挟舌本，故声乱咽嘶，舌萎声微，言语不得高也。

魏荔彤曰：此段就厥证论脉，知阳虚禁汗，因明诸逆发汗之贻误也。厥者，凡厥有冷厥、热厥、蛔厥、寒热相胜之厥。但见紧脉，无论何厥，病皆在阴。若发汗反攻其阳，则气散血竭。夫舌根于肾，声出于肺，声乱咽嘶，肺气欲绝也。舌萎，即萎不为用也。声不得前，本气不振也。皆由于发汗，散亡其肾、肺二脏真气也。

动气在右，不可发汗；发汗则衄而渴，心苦烦，饮即吐水。动气在左，不可发汗；发汗则头眩，汗不止，筋惕肉𥆧。动气在上，不可发汗；发汗则气上冲，正在心端。动气在下，不可发汗；发汗则无汗，心中大烦，骨节苦痛，目晕恶寒，食则反吐，谷不得前。

[注] 动气者，筑筑然气跳动也。脐之上下左右，四脏之位也。四脏之气，不安其位故动也。缘素为客邪所据，本脏之气，已失其守，尚赖中州胃气为主，即有表邪，不可发汗，恐胃中之气液两伤，本脏失养，则所不胜之邪，因而同病也。动气在右，肺气不治，心不恒德。若误汗之，则心气愈热，血脉沸腾，故衄而渴、苦烦也；肺失治节，不能通调水道，故饮即吐水也。动气在左，肝气不治，肺不恒德。若误汗之，则肝虚失升，故头眩也；若汗出不止，津液失养筋肉，故惕𥆧也。动气在上，心气不治，肾不恒德。若误汗之，则心气虚，故肾气上冲，正在心端也。动气在下，肾气不治，脾不恒德。若误汗之，肾水虚竭，故骨痛、恶寒无汗，心烦目晕也；脾土过燥，不守常化，故食则反吐，谷不得近也。

[集注] 程知曰：此言动气不可发汗也。盖正气内虚，脏气不治，故气筑筑然动。动气为里虚，故不可发汗。

程应旄曰：脏气不安其位，故动。因素有邪据，本脏之气,反在依附之间,最易离经,所恃奠定之者,全赖胃气为之主。发汗虚其胃气,则四脏失所养,反被邪攻,各见离经之象,病虽左右上下之不同,要其失于建中之义则一也。

咽中闭塞,不可发汗;发汗则吐血,气微绝,手足厥冷,欲得踡卧,不能自温。

[注] 少阴之脉,循喉咙系舌本,咽中闭塞,少阴之气不能上通也。若强发少阴汗,阳微不能作汗,必动其血,故吐血,气微绝,踡卧厥冷,不能自温也。

[集注] 程知曰:咽中闭塞,不可发汗,盖阴邪盛也,强发其汗,必动其血。至于吐血、气欲绝,则并肾中之微阳不能自存,故遂手足厥冷,欲得踡卧,不能自温。夫下厥上竭,踡卧厥冷,在少阴皆危证也。

程应旄曰:汗剂为阳,施于阴经则逆。咽中闭塞,由少阴液少,肾气不能上通也。发少阴汗,则下厥上竭,故见证如此。

咳者则剧,数吐涎沫,咽中必干,小便不利,心中饥烦,晬时而发,其形似疟,有寒无热,虚而寒栗。咳而发汗,踡而苦满,腹中复坚。

[注] 咳者则剧,咳之甚也。数吐涎沫,肺伤液耗矣。故咽干、小便不利,心中饥烦也。晬时,周时也,谓周时一发。其形似疟,有寒无热,中虚而生寒栗也。若误以为形寒之咳而发其汗,则肺气既虚而卫阳又亡。阳气两伤,不能温及中下,阴气凝于内外,自踡而苦满,腹中复坚矣。

[集注] 程知曰:此承上言濡弱弦微之脉,其有咳者,则病剧,而不可汗也。咳则数吐涎沫,其咽中必干,小便必不利;膈中阳虚,必心中饥而烦。卫气一日夜五十度周于身,阳虚不能自卫,故晬时寒栗如疟,但有寒无热。此而发汗,则阳气愈虚,阴寒益盛,必踡而苦满,腹中转坚也。

咳而小便利,若失小便者,不可发汗;汗出则四肢厥而逆。

[注] 咳多饮病，小便应不利，若小便利，知无饮也。今咳而遗失小便，是不但无饮，且系下焦阳虚，膀胱不固之咳也，故不可发汗，汗出则阳气愈衰，四肢逆冷矣。

[集注] 程知曰：《内经》谓肾咳不已，膀胱受之。膀胱咳状，咳而遗尿。故咳而小便利，若失小便者，是肾中阳虚也，发汗则阳气益亡，故厥冷。

诸逆发汗，病微者难差；剧者言乱，目眩者死，命将难全。

[注] 不当汗而汗，当汗而过汗，皆致逆，故曰：诸逆也。发汗致逆之病，病微者难差，病剧者则死。剧者，谓阳脱见鬼则言乱，阴脱目盲则目眩也。

[集注] 程应旄曰：诸逆属少阴居多，阴寒极矣。发汗是重夺其阳，虽有微剧不同，皆关于死，明乎阳为人命之根也。

伤寒头痛，翕翕发热，形象中风，常微汗出，自呕者，下之益烦，心懊憹如饥；发汗则致痉，身强难以屈伸；熏之则发黄，不得小便；灸则发咳唾。

[注] 头痛翕翕发热，汗出则呕，形相中风者，当以桂枝汤解肌。若下之，重则变结胸痞硬，轻则为心中益烦、懊憹如饥。不以桂枝汤解肌，而以麻黄汤发汗，表虚风入则致痉，故身强难以屈伸也。或以火熏蒸劫汗，则不得小便，热从湿化而发黄也。灸则火邪伤肺，故发咳唾不已也。

[集注] 成无己曰：若反下之，邪热乘虚流于胸中为虚烦，心中懊憹如饥。若发汗则虚表，热归经络，热甚生风，故身强直而成痉。若熏之则火热相合，消烁津液，故小便不利而发黄。肺恶火，灸则火热伤肺，必发嗽而咳唾也。

高士宗曰：汗、下、火熏，施治各异，损正则一，故举下之、熏之，与发汗而并论之也。

魏荔彤曰：此申明虽有表证宜汗，亦当详察知禁也。似中风头痛，翕翕发热，桂枝证也，呕则仍是水饮内蓄矣。误下益烦，懊憹如饥，则未下时已烦可知，此特更甚耳。若再误汗，表虚风入，故身强难以屈伸。火熏逼汗，热入于里，故小便不得。盖小便利者不成黄证，发黄则小便为湿邪所阻，热邪所耗可知。灸则热上冲，故咳唾脓血也。

辨可吐病脉证篇

大法：春宜吐。

〔注〕汗、吐、下，治病之大法。谓春宜于吐者，是象天之春气上升以立法也。然凡病有当吐者则吐之，又不可一概而论也。

〔集注〕程应旄曰：吐法从升，有发陈之义，故曰：春宜吐。

凡用吐汤，中病便止，不必尽剂也。

〔注〕凡用吐汤，原以去上焦之邪，中病即止。若病去而过用之，反伤中气，所以不必尽剂也。

〔集注〕程应旄曰：吐以去上焦之邪。上焦为清阳之分，吐之过剂则邪去，而所伤者膻中之阳，阳固不可不宝惜也。

病胸上诸实，胸中郁郁而痛，不能食，欲使人按之，而反有涎唾，下利日十余行，其脉反迟，寸口脉惟滑，此可吐之。吐之利则止。

〔注〕胸上诸实，谓或痰、或热、或寒之类也。诸实为病，故胸中郁郁而痛，不能食也。欲使人按之，不但痛不能减，而反有涎唾，知邪在胸中盛满，得按而上溢也。经曰：下利脉迟而滑者，内实也。今下利日十余行，其脉反迟，寸口惟滑，知寒实在上，水不下输膀胱而走大肠也，故但吐之利自止也。

〔集注〕张璐曰：痛不得食，按之反有涎唾者，知有寒痰在胸中也。下利脉迟，寸口惟滑者，为膈上实，故吐之则利自止也。

病手足逆冷，脉乍结，以客气在胸中，心下满而烦，欲食不能食者，病在胸中，当吐之。

〔注〕病人手足厥冷，脉乍结者，以寒邪结气，结在胸中，

阳气不能四达也。心下满而烦者,实结则满,阳郁则烦也。欲食不能食者,是客气病在胸中,故当吐之也。

[集注] 成无己曰:此与瓜蒂散证同。彼云脉乍紧,此云脉乍结,惟此有异。紧为内实,乍紧则邪在胸中,实而未深也;结为结实,乍结则邪在胸中,结而未深也。虽所治俱同,但轻之、重之,不无别也。

程知曰:脉来缓,时一止复来,曰结。结者,痰气结滞之名。此与瓜蒂散证同。但彼云脉乍紧则为寒邪盛,此云脉乍结则为痰气实也。

张锡驹曰:病人手足厥冷者,气机内结,不能外达于四肢也。心下满而烦者,邪实则满,正伤则烦也。

魏荔彤曰:脉乍结,非脉之本然,乃有形之邪,阻碍其胸中宗气,故荣卫之气不能畅行,非同于气血虚微,不能流布之结也。

宿食在上脘者,当吐之。

[注] 胃有三脘:宿食在上脘者,痛在胸膈,痛则欲吐,可吐不可下也;在中脘者,痛在心口,痛欲吐或不吐,可吐可下也;在下脘者,痛在脐上,痛不欲吐,不可吐可下也。故曰:宿食在上脘者,当吐之。此详凡在上者,皆可吐也。

[集注] 成无己曰:宿食在中下脘,则宜下,宿食在上脘,则当吐。《内经》曰:其高者因而越之,其下者引而竭之。

方有执曰:上脘,谓胃腑之口也。

张志聪曰:胃为水谷之海,有上脘、中脘、下脘之分。上主纳,中主化,今食在上脘,不得腐化,故为宿食,当吐之。

程应旄曰:宗气聚于胸中,升降呼吸出焉。清阳之分,岂容浊物留滞? 吐以宣之,使无障碍也。若属表邪传入,无形而有形,则痞满结胸,另有治法,均非宜矣。

辨不可吐病脉证篇

具见六经中。

辨可下病脉证篇

大法：秋宜下。

[注] 天至秋则气降，物至秋则成实，实则宜下。凡邪在下者，俱宜取法乎此义也。

凡可下者，用汤胜丸散，中病便止，不必尽剂也。

[注] 汤者荡也，丸者缓也。下药贵速，故凡服下药用汤，所以胜丸也。中病即止，不必尽剂者，恐尽剂反伤其正气也。

[集注] 程应旄曰：用汤胜丸，贵活法也。中病即止，示节制也。

下利，三部脉皆平，按之心下硬者，急下之，宜大承气汤。

[注] 下利心下硬者，诸泻心汤证也。若寸、关、尺三部脉平实有力，虽下利仍宜攻其硬也。

[集注] 方有执曰：三部脉皆平，血气和可知矣。心下硬实也，所以急下之也。

张锡驹曰：本经云：若自下利者，脉当微厥。今反和者，此为内实也，宜下之。

下利，脉迟而滑者，内实也。利未欲止，当下之，宜大承气汤。

[注] 脉迟不能兼滑，惟浮取之迟，沉取之滑，则有之矣。今下利脉迟而滑，谓浮迟而沉滑也，浮迟则外和，沉滑则内实。欲止内实之下利，仍当下之，使积去则利自止，宜大承气汤。

[集注] 程应旄曰：迟而滑，滑在下而迟在上，知为物阻之迟，非寒阴之迟，故但下其所阻，则内实去而利自止矣！

问曰：人病有宿食，何以别之？师曰：寸口脉浮而大，按之反涩，尺中亦微而涩，故知有宿食，当下之，宜大承气汤。

[按] 尺中"微"字，当是"大"字，若是"微"字，断无当

下之理。

[注]寸口脉浮而大,按之反涩,谓按之且大、且涩、且有力也,关上尺中亦然。大涩有力,为实而不利之诊,故知有宿食也,当下之,宜大承气汤。

[集注]程知曰:滑为有食,结滞经宿,则脉涩矣。尺以候内,沉以候里,故宿食之脉,按之反涩,尺中亦大而涩也。

下利不欲食者,以有宿食故也,当下之,宜大承气汤。

[注]初下利不欲食者,是伤食恶食,故不欲食也。若久下利不欲食者,是伤脾,食后饱胀不欲食也。今初下利即不欲食,故知有宿食也,当下之,宜大承气汤无疑也。

[集注]程应旄曰:伤食恶食,故不欲食,与不能食者自别。下利有此,更无别样虚证,知非三阴之下利,而为宿食之下利也,故当下之。

下利差,至其年月日时复发者,以病不尽故也,当下之,宜大承气汤。

[注]下利差后,至其年月日时而复发其利者,此宿食积病攻之不尽故也。若其人形气不衰,饮食尚强,当攻其未尽,自不复发矣,宜大承气汤。

[集注]方有执曰:其期也,谓周其一年之月日期也。

程应旄曰:下利差后,而余邪之栖于肠胃回折处者未尽,是为伏邪。凡得其候而伏者,仍应其候而伸下,则搜而尽之矣。

下利脉反滑,当有所去,下乃愈,宜大承气汤。

[注]此承上条互发其义,以详其脉也。下利脉反滑,是证虚脉实,不相宜也。若其人形气如常,饮食如故,乃有当去之积未去也,下之乃愈,宜大承气汤。

[集注]程应旄曰:滑为实,故可行通因通用之法。

病腹中满痛者,此为实也,当下之,宜大承气汤。

[注]腹中不满而痛者,病或属虚,若满而痛,则为实矣,当下之,宜大承气汤。

[集注] 张璐曰：腹中既满且痛，为实结无疑，急须下之。

程应旄曰：病腹中满痛，虽在阴经，亦可下，不必其为阳明矣。

伤寒后脉沉，沉者，内实也，下之解，宜大柴胡汤。

[注] 伤寒后不解，脉沉，沉而有力者，内实也，宜以下解。然其人必午后小有潮热，故取大柴胡两解之也。

脉双弦而迟者，必心下硬，脉大而紧者，阳中有阴也，可下之，宜大承气汤。

[注] 双弦，谓左关、右关皆见弦脉也。左关脉弦，肝本脉也；右关脉弦，木刑土也。弦者，饮也；迟者，寒也。心下硬者，是肝邪挟寒饮而伤胃，故不可下，乃生姜泻心汤证也。若脉大按之紧，是阳有余而阴亦实也，乃有余之硬，非胃伤者比，故可下之，宜大承气汤也。

辨不可下病脉证篇

脉濡而弱，弱反在关，濡反在颠，微反在上，涩反在下。微则阳气不足，涩则无血；阳气反微，中风汗出，而反躁烦；涩则无血，厥而且寒。阳微则不可下，下之则心下痞硬。

[注] 此即前不可发汗之条。所谓关脉浮濡沉弱，寸脉微，尺脉涩，阳虚血少之诊也。汗既不可，下亦不可，均为阳虚故也。若误下之，则寒虚内竭，心下痞硬，必成太阴误下下利之痞硬矣。

[集注] 程应旄曰：误汗亡阳分之阳，误下亡阴分之阳。无阳则阴独，而地气得以上居，故心下痞硬。

脉濡而弱，弱反在关，濡反在颠，弦反在上，微反在下。弦为阳运，微为阴寒，上实下虚；意欲得温，微弦为虚，虚者不可下也。

[注] 此亦前不可发汗之条。所谓关脉浮濡沉弱，寸脉弦，尺脉微，上实下虚之诊也。微弦为虚，既不可汗，亦不可下，下虚故也。

[集注] 成无己曰：虚家下之，是为重虚。

脉濡而弱，弱反在关，濡反在巅，浮反在上，数反在下。浮为阳虚，数为无血；浮为虚，数生热；浮为虚，自汗出而恶寒；数为痛，振而寒栗；微弱在关，胸下为急，喘汗而不得呼吸，呼吸之中，痛在于胁。振寒相搏，形如疟状。医反下之，故令脉数发热，狂走见鬼，心下为痞，小便淋漓，少腹甚硬，小便则尿血也。

[注] 此谓关脉浮濡沉弱，寸脉浮，尺脉数也。关濡弱为中气虚乏，寸浮无力为阳虚，尺数无力为血虚。阳虚故汗自出而恶寒，血虚故身痛振寒而栗，中气虚乏故胸膈气急，喘汗而不得呼吸，呼吸之中痛引于胁也。振寒相搏，形如疟状，里邪不实，表邪未解，医反下之，虚阳未罢之表尽陷于里，故令脉虚数无伦，发热狂走见鬼，心下为痞，少腹甚硬，小便淋漓、尿血也。

[集注] 张璐曰：寸口浮濡而关弱尺数者，以其人阳气本虚，虚阳陷于阴分也，若误下伤血，必致狂走、痞满、尿血也。

魏荔彤曰：前虚寒之忌下易知，此虚而兼热之忌下难知，故两条相映互言，以示禁也。

脉濡而紧，濡则卫气微，紧则营中寒；阳微卫中风，发热而恶寒；营紧卫气冷，微呕心内烦。医为有大热，解肌而发汗，亡阳虚烦躁，心下苦痞坚，表里俱虚竭，卒起而头眩，客热在皮肤，怅怏不得眠。不知胃气冷，紧寒在关元，技巧无所施，汲水灌其身。客热因时罢，栗栗而振寒；重被而覆之，汗出而冒巅，体惕而又振，小便为微难，寒气因水发，清谷不容间。呕变反肠出，颠倒不得安，手足为微逆，身冷而内烦。迟欲从后救，安可复追还！

[注] 脉濡而紧，谓浮濡而沉紧也。濡则卫表微，紧则营里寒，外有发热汗出恶寒之表，内有微呕心烦之里。医为有热，解肌发汗，表阳愈虚，而生烦躁，里寒更急，心下痞硬，表虚里冷，故卒起头眩，怅怏不眠。若徒以客热在肤，不知中

寒在里,而以冷水灌身,虽客热因而时罢,但栗栗振寒,不容不重被而覆之。汗出必眩,惕振厥逆,下利清谷,烦躁不安而死。以中外之阳两亡,不能复还也。

[集注]张锡驹曰:汗出而冒颠者,汗出则阳气外亡,头昏冒而目不明,故曰冒颠。小便为微难,阳亡而气不施化也。清谷不容间,下利清谷无间隙之时也。呕变者,呕出之味变也。肠出者,下利而广肠脱出也。

脉浮而大,浮为气实,大为血虚;血虚为无阴,孤阳独下阴部者,小便当赤而难,胞中当虚。今反小便利而大汗出,法应卫家当微,今反更实,津液四射;营竭血尽,干烦而不得眠,血薄肉消,而成暴液。医复以毒药攻其胃,此为重虚。客阳去有期,必下如污泥而死。

[注]脉浮而大,谓脉浮取有力,按之大而无力,乃革脉象也。浮为气实外急,大为血虚中空,血虚甚则亡阴,阴亡则阳无偶也,故曰:孤阳独下阴部。谓卫阳下就其阴,小便当赤而难,以胞中虚竭也。若阳不下就其阴,则小便反利而大汗出,是卫阳表虚,邪阳内入,无阴以化,故反更实,致津液四射,营竭血尽,肉消胃干,烦不得眠也。医不知此,乃以中空暴液之阳明,误为胃实,复以峻药攻之,则为虚虚。胃阳之去可期,必下污秽如泥而死也。

[集注]程知曰:此言气实血虚之脉,小便利而大汗出者,不可下也。

程应旄曰:无阴而孤阳独下阴部,倘得小便赤而难,则胞中不虚,仅为阳抟。阳未离,则阴得滞而未散。今反小便利而大汗出,则卫气更微矣。其反更实者,非卫阳之实,而客阳之实也。卫阳犹或抱阴,客阳则专于攻阴,故津液四射,而为小便利,为大汗出。热甚逼阴,所以营竭血尽,干烦而不得眠,血薄肉消而成暴液。暴液云者,点滴皆火气煎熬而出也。毒药攻胃,则土败而四藏无生,下如污泥而死矣。

伤寒,脉阴阳俱紧,恶寒发热,则脉欲厥;厥者,脉初来

大,渐渐小,更来渐大,是其候也。如此者,恶寒甚者,翕翕汗出,喉中痛;若热多者,目赤脉多,睛不慧。医复发之,咽中则伤;若复下之,则两目闭,寒多便清谷,热多便脓血;若熏之,则身发黄;若熨之,则咽燥。若小便利者,可救之;若小便难者,为危殆。

[注] 伤寒,脉阴阳俱紧,恶寒发热,太阳表证也。则脉欲厥,谓浮紧之脉,初大渐小,知为欲厥之脉也。初来大,阳为之也,故发热;渐渐小,阴为之也,故发厥。更大更热,更小更厥,是其候也。如此者,当以寒热别其厥。恶寒甚,翕翕汗出,咽中痛,是少阴寒厥也;发热多,目赤脉多,睛不了了,是阳明热厥也。寒甚热多之厥,而误发之,则咽痛似伤;而误下之,则两目多闭。凡厥者必下利,寒厥之利,下利清谷也;热厥之利,下利脓血也。此又以利辨厥之寒热也。若以熏蒸取汗,则发身黄,湿热合也。若以火熨取汗,则咽燥,火甚伤津也。若小便利者,则阴未亡,故可救之;小便难者,则阴已亡,为危殆也。

[集注] 程知曰:言外伤于寒,为湿热之病,不可汗、下、熏、熨也。

张璐曰:脉来厥者,知厥逆之寒热交胜也。初来大者,为邪气鼓动;渐渐小,为正气受伤;更来渐渐大,为邪气复进也。盖因其人正气本虚,不能主持,随邪气进退,故其脉亦随邪气进退,忽大忽小也。小便利者,津液未竭;小便难者,津液已绝,为危殆也。

伤寒发热,口中勃勃气出,头痛目黄,衄不可制。贪水者必呕,恶水者厥。若下之,咽中生疮。假令手足温者,必下重便脓血。头痛目黄者,若下之,则目闭。贪水者,若下之,其脉必厥,其声嘤,咽喉塞;若发汗,则战栗,阴阳俱虚。恶水者,若下之,则里冷不嗜食,大便完谷出;若发汗,则口中伤,舌上白胎,烦躁,脉数实,不大便六七日,后必便血;若发汗,则小便自利也。

[注]伤寒发热,口中勃勃气盛而出,头痛目黄,将欲作衄,衄不可制,以阳邪盛,故衄之甚也。贪水者,水与热搏,故呕也;恶水者,里阴寒盛,故厥也。伤寒发热,口中出气盛者,若下之,热邪入浅,咽中生疮;入深,下重脓血。头痛目黄者,若下之,则两目闭,液伤干涩也。贪水者,若下之,热去水停,故肢厥声嘤,咽喉塞也;若发汗过多亡阳,故战栗,表里俱虚也。恶水者,若下之,里寒更甚,故不嗜食,下利完谷也;若发汗动其虚阳,故口中疮,舌上白胎烦躁也。若脉数有力,不大便而恶水,热在于阴,故六七日后必便血也。若更发其汗,阴阳俱虚,故小便自利也。

[集注]程知曰:伤寒发热,热在表也;口中勃勃气出,热在里也。头痛目黄,衄不可制,所感之寒与所郁之热,共蒸于上也。此当以贪水、恶水辨之:贪水者,阴虚而热胜,水入而热与之拒,故呕也;恶水者,阳虚而寒胜,水入而阳气不任,故厥也。盖热气挟寒邪上蒸,法当辨寒热多寡而用清解。设不知而妄下之,是强抑之而邪不服,必至咽疮。若手足温而不厥者,其热为胜,必以下而致便脓血也。头痛目黄者,下之则热内陷而目闭。若贪水者,阴虚为寒下所抑,其脉必厥,其声必如嘤儿馤塞不扬也。此而更发其汗,则亡阳战栗,阳亦与阴俱虚矣。若恶水者,阳虚,加之寒下,则有里冷不嗜食,大便完谷出之变也。此而更发其汗,则虚阳外发,必口烂、舌白胎而烦躁也。脉数实不大便者,至六七日后当便血,此当下之。若更发其汗,则非惟大便不行,并小便亦为之不利矣。

微则为咳,咳则吐涎,下之则咳止,而利因不休;利不休,则胸中如虫啮,粥入则出;小便不利,两胁拘急,喘息为难;颈背相引,臂则不仁;极寒反汗出,身冷若冰;眼睛不慧,语言不休。而谷气多入,此为除中。口虽欲言,舌不得前。

[注]阳盛为痰,阳虚为饮。咳而脉微为阳虚之咳,故咳则吐涎饮也。若脉实,下之可也。今脉微,下之寒虚更甚,故

咳虽止,而利因不休也。胸中如虫啮,是胃寒虫动,故粥入则出也。下利上吐,中寒也;小便不利,停饮也;两胁拘急,喘息为难,颈背相引,臂则不仁,此皆中外寒饮之证。比之少阴停饮,此无身痛,彼无项背相引、臂则不仁也。若极寒而甚,则反汗出,身冷如冰,目睛不慧,语言不休而死也。以如是之证,而谷气多入,此为除中。口虽欲言,舌短难伸,亦死也。

[集注] 张璐曰:误下之下利不止,胃中空虚,而反暴食,为除中。少阴虚寒而反冷汗,为外脱,及口虽欲言,舌萎不能前等死证皆起。误下之害如是。

脉数者,久数不止,止则邪结,正气不能复,正气却结于脏,故邪气浮之,与皮毛相得。脉数者,不可下,下之必烦,利不止。

[注] 脉数者,谓久数不止,有热之人也。若脉数动时一止,热仍不退,是邪气结,正气不能复,正气结于脏,邪气浮于外故也。脉虽数促,不可下也,若误下之,则邪热乘虚入里,必烦利不止也。

脉浮大,应发汗,医反下之,此为大逆。

[注] 脉浮大,此为表实之脉,应发其汗,若医误以大为里实而反下之,此为大逆也。

[集注] 程应旄曰:脉大与脉浮而大,差别盛实,纯在表也,虽有里证,仍宜从表发汗,下之则为大逆。

动气在右,不可下;下之则津液内竭,咽燥鼻干,头眩心悸也。动气在左,不可下;下之则腹内拘急,食不下,动气更剧,虽有身热,卧则欲蜷。动气在上,不可下;下之则掌握热烦,身上浮冷,热汗自泄,欲得水自灌。动气在下,不可下;下之则腹胀满,卒起头眩,食则下清谷,心下痞也。

[注] 动气在右,肺失治矣。下之则肺先虚,津液内竭,故咽燥鼻干,头眩心悸也。动气在左,肝失治矣。下之则肝气益急,故食不下,腹内拘急,动气更剧,表实未减,里虚益甚,故虽有身热,卧则欲蜷也。动气在上,心失治矣。下之则阴

液益伤,心火更甚,故掌心握热,烦热汗出,欲得水浇,即有身上浮冷,亦火盛格阴使然也。动气在下,肾失治矣。下之则寒虚内甚,而腹胀满,故卒起头眩,心下痞满,食则下利清谷也。

[集注]程应旄曰:动气误下,是为犯脏,左右上下,随其经气而致逆,故禁同汗例。

咽中闭塞,不可下;下之则上轻下重,水浆不下,卧则欲蜷,身急痛,下利日数十行。

[注]咽中闭塞,燥干肿痛者,少阴阳邪也,宜下之。今不燥干,不肿痛者,少阴阴邪也,不可下,下之则阳愈衰,阴愈盛,故曰上轻下重也。水浆不入,卧欲蜷,身急痛,下利日数十行,中外阳虚也。

[集注]张璐曰:言初病咽干闭塞,以其人少阴之真阳素亏,故汗下俱禁,若下之,则少阴虚寒,诸证蜂起矣。

程应旄曰:肾邪上逆,故有咽中闭塞之证,下之阳气益虚,阴气益甚,故有上轻下重等证。

诸外实者,不可下;下之则发微热。亡脉厥者,当脐握热。

[注]诸外实者,里必虚,即有不大便,无所苦之里,亦不可下。若下之,外发之热虽微,内虚之寒则盛,若无脉而厥,当脐握热始暖,亦寒之甚也。

[集注]方有执曰:诸外实,指一切之邪在表而言也。发微热,邪入里也。无脉,阳内陷也。

程知曰:下之则表邪内陷,外不热而内发微热也。其亡脉而厥者,则寒气内深,惟当脐一握热耳。

太阳病,有外证未解,不可下,下之为逆。

[注]此重出,以申叮咛告戒之意。

[集注]程应旄曰:未解较不解稍异,势虽欲下,仍须俟之。

病欲吐者,不可下。呕多虽有阳明证,不可攻之。

[注]欲吐者，邪在膈上，可吐之证也。呕多者，邪在少阳，可和之证也。虽具里证，戒人不可先攻下也。

夫病阳多者热，下之则硬。

[注]阳病里热多者，宜乎下；表热多者，宜乎汗。若表里热多，当两解也。若单下之，表不解则里虚，表热内陷，因作硬也。

[集注]张璐曰：阳热证多，即有阳明证见，亦属经证，不可下也。不当下而误下之，则阳邪乘虚内陷，不作结胸，则为痞硬也。

程应旄曰：阳病，谓表里热俱多，下之则胃中水竭。其硬也，非转属阳明之硬也。

无阳阴强大便硬者，下之，必清谷腹满。

[注]亡阳阴盛，燥而无热，虽大便硬者，此乃不大便无所苦之硬也，下之则中寒犹盛，故必利清谷腹满矣。

[集注]成无己曰：无阳者，亡津液也。阴多者，寒多也。大便硬，则为阴结。下之虚胃，阴寒内甚，故清谷腹满。

方有执曰：阴，以寒言。强，犹言多也。清谷，阴不能化也。腹满阴寒，凝滞而内胀也。

伤寒，发热头痛，微汗出，发汗则不识人；熏之则喘，不得小便，心腹满；下之则短气，小便难，头痛背强；加温针则衄。

[注]伤寒发热，头痛背强，微汗出，若不恶寒，非温病即邪传阳明也。若误发汗，不成风温，外热如灼，必成阳明，热甚神昏不识人也。以火熏、温针劫之，火气入里，壅塞于胸则喘，于腹则满也。火伤卫分津液，则不得小便，火伤营分血脉，则必作衄也。若下之，则中气伤，故气短；津液伤，故小便难也。

[集注]程应旄曰：此证近于温，有热无寒，汗下温针，均在所禁也。

下利脉大者，虚也，以强下之故也。设脉浮革，因尔肠

鸣者,属当归四逆汤。

〔注〕下利脉大,里虚也,以其不当下而强下之故也。设脉浮革者,谓脉浮大,按之空虚,表急里虚,因尔肠鸣,属当归四逆汤,和其表而温其里也。

〔集注〕成无己曰:浮为虚,革为寒,寒虚相搏,则肠鸣,与当归四逆汤。

音切

漓 林知切　嘶 先齐切　萎 於危切　怅 丑亮切　怏 於亮切

勃 蒲没切　嘤 於更切　啮 鱼结切　握 乙角切

御纂医宗金鉴卷十六

▌ 平脉法 ▌

平脉者,平人不病之脉也。如四时平脉,五脏平脉,阴阳同等平脉之类是也。人病则脉不得其平矣。如四时太过不及,阴阳脏腑,相乘相侮,及百病相错,生死不平之脉之类是也。平者又准之谓也。言诊者,诚能以诸平脉准诸不平之脉,则凡太过不及之差,呼吸尺寸之乖,莫不了然于心手之间,而无少差谬。然后可以伤寒之脉,准诸坏病;亦可以诸坏病之脉,准之伤寒,诚所谓一以贯之而无余者已。

问曰:脉有三部,阴阳相乘。营卫血气,在人体躬。呼吸出入,上下于中。因息游布,津液流通。随时动作,效象形容:春弦秋浮,冬沉夏洪。察色观脉,大小不同。一时之间,变无经常。尺寸参差,或短或长。上下乖错,或存或亡。病辄改易,进退低昂。心迷意惑,动失纪纲。愿为具陈,令得分明。师曰:子之所问,道之根源。脉有三部,尺寸及关。营卫流行,不失衡铨。肾沉心洪,肺浮肝弦。此自经常,不失铢分。出入升降,漏刻周旋。水下二刻,一周循环。当复寸口,虚实见焉。变化相乘,阴阳相干。风则浮虚,寒则牢坚;沉潜水滀,支饮急弦。动则为痛,数则热烦。设有不应,知变所缘。三部不同,病各异端。太过可怪,不及亦然。邪不空见,终必有奸。审察表里,三焦别焉。知其所舍,消息诊看。料度脏腑,独见若神。为子条记,传与贤人。

[注]此总叙平脉之根源,借问答以示其法也。脉者,血之府,气血流行之动会也。三部者,寸为上部,关为中部,尺为下部也。三部既定,阴阳属焉,上部为阳,下部为阴。阴阳平则相易,阴阳偏则相乘。相易则和,相乘则病。人之体躬,

卫统气而行脉外,营统血而行脉中。故凡呼吸出入,上下于中,莫不因息以游布于四体,随津液而流通于周身,故随时动作,而效象夫脉之形容也。察色,察五脏之色也。肝青,心赤,肺白,肾黑,脾黄,各以其色合乎脏。然四脏又皆以黄色为主,他色为兼,以土寄旺于四季也。观脉,观五脏之脉也。肝弦,心洪,肺浮,肾沉,脾缓,各以其脉主乎脏。然四脏又皆以缓脉为本,盖人以胃气为本也。其间,色或参差相错,脉或大小相乖,一时之间,变无常经,病辄改易,或存或亡,无定象也。师曰:子之所问,脉为医道之根源,当以平旦复会于寸口之时诊之,而虚实见焉。寸口脉浮无力,为虚为风;牢坚有力,为实为寒。脉沉为水滀,脉弦为支饮,脉动为痛,脉数为热,设或病脉不应,则于其三部太过不及,阴阳变化相乘之理,消息诊看。料度脏腑,则顺逆吉凶,自然独见若神也。

师曰:呼吸者,脉之头也。

[注]人一呼脉再动,一吸脉再动,呼吸定息脉四动,乃平人不病之缓脉也。闰以太息故五动,亦为平脉,非呼吸不能定其至数,持脉时必从此始,故曰:呼吸者脉之头也。

[集注]方有执曰:呼者,气之出,脉之来也;吸者,气之入,脉之去也。头,头绪也,脉随气之出入来去,名状虽多,呼吸则其源头也。然脉有二,此以尺寸之脉言。若以周身言之,则循环无端,浑然不断,无头尾之可言。学者当识之也。

初持脉,来疾去迟,此出疾入迟,名曰内虚外实也。初持脉,来迟去疾,此出迟入疾,名曰内实外虚也。

[注]此初持脉,以来去疾迟,而诊表里虚实法也。来,脉出来阳也,故以候表;去,脉入去阴也,故以候里;疾,脉数疾有余也,故以候实;迟,脉徐迟不足也,故以候虚。言脉若出来疾,入去迟,为表实里虚,故名曰内虚外实也。脉若出来迟,入去疾,为表虚里实,故名曰内实外虚也。

[集注]方有执曰:来者自骨肉之分,而出于皮肤之际,气之升而上也;去者自皮肤之际,而还于骨肉之间,气之降而下

也。出呼而来也，入吸而去也。经曰：来者为阳，去者为阴。疾为阳太过也，迟为阴不及也。内虚外实者，阴不及而阳太过也；内实外虚者，阴太过而阳不及也。故来去出入者，脉之大关键也；内外虚实者，病之大纲领也。知内外之阴阳，而辨其孰为虚孰为实者，诊家之切要也。

假令脉来微去大，故名反，病在里也；脉来头小本大，故名覆，病在表也。上微头小者，则汗出；下微本大者，则为关格不通，不得尿。头无汗者可治，有汗者死。

［按］脉来头小本大者，当是"脉来大去小"。上微头小者，当是"上微小者为阴盛"。下微本大者，当是"下微小者为阳盛"，始与上下之义相属。

［注］上以脉之来去疾迟，候内外虚实之诊，此以脉之来去大小，诊表里盛衰之病。脉上来微小，下去反大，反之象也，故名曰反脉。上来益大，下去微小，覆之象也，故名曰覆。反者，病在里为阴盛；覆者，病在表为阳盛。阳盛则病格，阴盛则病关，阴阳盛极不相交通，则病关格。头无汗者，阳未离阴，故可治；有汗则阳已上脱，故曰死也。

寸口卫气盛名曰高，营气盛名曰章，高章相搏，名曰纲。卫气弱名曰惵，营气弱名曰卑，惵卑相搏名曰损。卫气和名曰缓，营气和名曰迟，迟缓相搏名曰沉。

［按］"名曰沉"之"沉"字，当是"强"字，玩下文自知。

［注］此详上条，脉之来去盛衰之状也。寸口，通指寸、关、尺而言也。卫主气为阳以候表，营主血为阴以候里。脉随指有力上来，卫气盛也，谓之高；脉随指有力下去，营气盛也，谓之章。高者长盛也，章者分明也。高章相合，名曰纲。纲者以营卫俱有余，有总揽之意也。脉随指无力上来，卫气弱也，谓之惵；脉随指无力下去，营气弱也，谓之卑。惵者恍惚也，卑者缩下也。惵卑相合，名曰损。损者以营卫俱不足，有消缩之意也。若高章、惵卑之脉，与不疾、不徐缓迟之脉同见，则为盛者不过，弱者不衰，皆名和脉。强者，即下文所著

是也。

寸口脉缓而迟,缓则阳气长,其色鲜,其颜光,其声商,毛发长;迟则阴气盛,骨髓生,血满,肌肉紧薄鲜硬。阴阳相抱,营卫俱行,刚柔相得,名曰强也。

[按]"薄鲜硬"三字不成句,应是衍文,当删之。

[注]此承上条,以释"强"字之义。言凡人禀阳气盛,则得高章之盛;禀阴气盛,则得慄卑之弱,此平人之常。若能兼见缓迟平脉,斯为阴阳相抱,营卫相和,始名曰强。强者即色鲜颜光,血满肉紧之谓也。

[集注]方有执曰:缓以候胃,迟以候脾。阳气长者,言胃气有余也。颜色声音毛发,皆阳也。鲜,丽也。光,辉也。商,清也。长,美也。形容胃阳之有余也。阴气盛者,言脾气充足也。骨髓生,血脉满,肌肉紧,骨髓血肉皆阴也,形容脾阴之充足也。相抱,言和洽也。俱行,言周流也。相搏,言合一也。极言二气得其和平,皆由脾、胃盈余之所致,必如此,则其人之健旺而强壮可知,故曰:强也。

师曰:脉,肥人责浮,瘦人责沉。肥人当沉,今反浮,瘦人当浮,今反沉,故责之。

[注]上条以脉之盛衰,候人之强弱,此条以脉之浮中沉,分人之皮、脉、肉、筋、骨,以候五脏之诊法也。心肺俱浮,肝肾俱沉。以皮之浮、脉之浮而别心肺之浮也;以筋之沉、骨之沉而别肝肾之沉也。脾主肌肉,在浮沉之间,故候中也。肥人肌肤厚,脉当沉;瘦人肌肤薄,脉当浮。今肥人脉反浮,瘦人脉反沉,故当责其病在何脏也。

[集注]方有执曰:责,求也。肥人当沉者,肌肤厚,其脉深也,故求其病于浮。瘦人当浮者,肌肤薄,其脉浅也,故求其病于沉。

问曰:经说脉有三菽、六菽重者,何谓也? 师曰:脉,人以指按之,如三菽之重者,肺气也;如六菽之重者,心气也;如九菽之重者,脾气也;如十二菽之重者,肝气也;按之至骨者,肾气也。假令下利,寸口、关上、尺中悉不见脉,然尺中时一小见脉,再举头者,肾气也。若见损脉来,至为难治。

　　[注] 此承上条详言皮、脉、肉、筋、骨,各有所主,以候五脏之病也。菽,豆也,约略轻重言之,非谓有其形也。《难经》曰:如三菽之重,与皮毛相得者,肺部也;六菽之重,与血脉相得者,心部也;九菽之重,与肌肉相等者,脾部也;十二菽之重,与筋平者,肝部也;按之至骨,举之来疾者,肾部也。各随所主之部,以候脏气也。至于寸口、关上、尺中,亦各有所主之位,以候脏气。左寸心也,右寸肺也,左关肝也,右关脾也,尺中肾也。今特举肾脏之部例之,以概其余也。假令下利而甚,元气暴夺于中,寸口、关上、尺中全不见脉,法当死;其不死者,必是尺中时有一小见之脉也。再举头者,谓一呼再起头,一吸再起头,合为四至也。夫尺中时一小见之脉四至,则是肾间生气之源未绝,即下利未止,尚为易治。若一息二至,名曰损脉,是气衰无胃,故为难治也。

　　[集注] 程知曰:《难经》三菽、六菽之说,盖言下指轻重有差等,以候五藏之气也。又云:下利,寸口、关上、尺中悉不见脉者,是胃之阳气已绝也。《难经》以损脉为阳气下脱之脉,故曰损脉,至为难治也。

　　寸口脉,浮为在表,沉为在里,数为在腑,迟为在脏。假令脉迟,此为在脏也。

　　[注] 寸口,通指三部言也。此以浮、沉、迟、数,候人表、里、脏、腑之诊法也。浮者,皮肤取而得之脉也,浮主表,故曰:浮为在表。沉者,筋骨取而得之脉也,沉主里,故曰:沉为在里。数者,一息六至之脉也,数主阳,府属阳,故曰:数为在腑。迟者,一息三至之脉也,迟主阴,脏属阴,故曰:迟为在脏。假令诊其人脉迟,此为病在脏,举一迟脉以例其余也。

　　[集注] 程知曰:躯壳之外,营卫为表,躯壳之内,脏腑为里,故以浮沉别之。诸阳虽皆属腑,诸阴虽皆属脏,当以迟数

别之。然伤寒中之传变,亦有数而入脏,迟而入腑者,熟读经文自知也。

张璐曰:此以浮、沉、迟、数,定表、里、脏、腑,而全重于"迟为在脏"句,故重申以明之。设脉见浮迟,虽有表证,只以小建中和之,终非麻黄、青龙所宜,以脏气本虚也。

阳脉浮大而濡,阴脉浮大而濡,阴脉与阳脉同等者,名曰缓也。

〔注〕此以阴阳同等,发明平人和缓之脉也。阳脉浮大而濡,阴脉浮大而濡,谓浮、中、沉,阴阳同等也。名曰缓者,谓和缓之脉也。然缓脉有二义:和缓之缓,脉有力濡柔,不大不小,以形状之缓,验二气之和也;至数之缓,脉来四至从容,不徐不疾,以至数之缓,验胃气之和也。

〔集注〕方有执曰:缓有二义,此以相兼言,盖谓气血和平也。

程知曰:缓有和缓之义,宽缓之义,与浮大相类,不与迟相类。故经谓之浮大而濡,不曰浮大而迟也。盖脉之迟数。以至数言,缓急以形状言耳!

张璐曰:脉虽浮大而濡,按之仍不绝者为缓;若按之即无,是虚脉非缓脉也。

问曰:东方肝脉,其形何似? 师曰:肝者木也,名厥阴,其脉微弦,濡弱而长,是肝脉也。肝病自得濡弱者愈也。假令得纯弦脉者死,何以知之? 以其脉如弦直,此是肝脏伤,故知死也。

〔注〕此已下四时、五脏平脉、病脉、死脉之诊法也。东方属木,主春令风,在天为风,在地为木,在人为肝,故曰肝者木也,名足厥阴经,其脉当弦。若得微弦濡弱而长,此弦而有胃,是肝平脉也,病自易愈也;若得微弦而长,而少濡弱和缓,为弦多胃少,肝病脉也;若得纯弦而直,无濡弱和缓,为但弦无胃,是肝死脉也。下三脏虽无纯洪、纯浮、纯沉之文,省文也,当仿此。

[集注] 方有执曰：微非脉名，盖微微之弦，有胃气之谓也。

魏荔彤曰：微弦。不甚弦，且带濡弱，如短促，亦非木之本性，又必兼长脉，是象木之柔和而修长，此肝之本脉。肝脉见此，肝脏平脉，如有微疾，亦易愈也。假令纯弦，如树木将枯，枝干干硬，故知死也。

问曰：二月得毛浮脉，何以处言至秋当死？师曰：二月之时，脉当濡弱，反得毛浮者，故知至秋死。二月肝用事，肝脉属木，脉应濡弱，反得毛浮脉者，是肺脉也。肺属金，金来克木，故知至秋死。他皆仿此。

[注] 二月春令也，毛浮秋脉也，春得秋脉，何以断言至秋当死？盖春肝木旺，秋肺金旺，二月肝旺之时，尚得毛浮肺脉，其衰可知。至秋金气愈旺，金乘木，木愈受克则绝，故知至秋当死也。余脏皆仿此。

[集注] 方有执曰：此以四时脉气属五行生克应病，以主吉凶生死之理。揭一以例其余，所以示人持诊之要法也。

南方心脉，其形何似？师曰：心者火也，名少阴。其脉洪大而长，是心脉也。心病自得洪大者，愈也。

[注] 南方属火，主夏令热，在天为火，在地为热，在人为心，故曰：心者火也，名手少阴经，其脉当洪。若得洪大和缓，此洪而有胃，是心平脉也，虽有心病，自易愈也。若得洪大而少和缓，此洪多胃少，是心病脉也。若得洪大而无和缓，此但洪无胃，是心死脉也。

[集注] 方有执曰：其脉洪大而长，应万物盛长之象也。

立夏得洪大脉，是其本位，其人病身体苦疼重者，须发其汗。若明日身不疼不重者，不须发汗。若汗濈濈自出者，明日便解矣。何以言之？立夏得洪大脉，是其时脉，故使然也。四时仿此。

[注] 凡四时之病，当以四时之脉期之。期之者，期其愈不愈也。立夏之日，得洪大脉，是其本位应得之脉。其人病

身体苦疼重者,须发其汗。若明日身不疼不重,虽脉仍洪大,必非邪脉,乃时脉也,不须再汗,谓已解也。设若本日汗濈濈然自出者,此解兆已见,虽脉洪大,不须发汗,明日便自解矣。何以言之? 立夏得洪大脉,是得其时脉故也。四时仿此。

[集注] 方有执曰:此言脉得应时而旺,则病有当解之时。举夏以例,其余示人推仿之意。

程知曰:春弦、夏洪、秋毛、冬石,当其时得之,则为平脉。虽外感寒邪,但微汗出自愈耳! 重则治之,轻则不必治也。《内经》曰:脉得四时之顺者。此也。

程应旄曰:洪大为夏令之脉,亦为邪盛之脉,有病则从邪,无病则从令,解不解不须另辨。

西方肺脉,其形何似? 师曰:肺者金也,名太阴,其脉毛浮也。肺病自得此脉,若得缓迟者皆愈,若得数者则剧。何以知之? 数者南方火,火克西方金,法当痈肿,为难治也。

[注] 西方属金,主秋令燥,在天为燥,在地为金,在人为肺,故曰:肺者金也。名手太阴经,其脉当浮。若得毛浮缓迟,此浮而有胃,是肺平脉也,虽有肺病,自易愈也。若得毛浮而少缓迟,此浮多胃少,是肺病脉也。若得毛浮而无缓迟,此但浮无胃,是肺死脉也。若得毛浮而数,则为病剧。何以知之? 数者南方火也,火克西方金,法当发痈肿而难治也。

[集注] 方有执曰:肺主皮毛,上为华盖,故脉毛浮。缓迟者,脾土之脉也。兼得缓迟为愈者,肺金得土为逢生也,法当痈脓者,金逢火化也。

北方肾脉,其形何似? 师曰:肾者水也,名曰少阴,其脉沉滑,是肾脉也。肾病自得沉滑而濡者,愈也。

[按] 东南西方,皆有其文,惟缺北方,仿经文补之。

[注] 北方属水,主冬令寒,在天为寒,在地为水,在人为肾,故曰肾者水也,名足少阴经,其脉当沉。若得沉滑而濡,此沉而有胃,是肾平脉也,虽有肾病,自易愈也。若得沉滑而

少濡和,此为沉多胃少,是肾病脉也。若得沉而无滑濡,此但沉无胃,是肾死脉也。

问曰:翕奄沉,名曰滑,何谓也? 师曰:沉为纯阴,翕为正阳,阴阳和合,故令脉滑,关尺自平。阳明脉微沉,食饮自可。少阴脉微滑,滑者,紧之浮名也,此为阴实,其人必股内汗出,阴下湿也。

[按]"滑者紧之浮名也,此为阴实"二句,与上下之义不属,当是错简。

[注] 此冬月之平脉也。若阳明关脉微沉而不滑,是失正阳,为胃不和,故其人食饮仅自可也。若少阴尺脉微滑而不濡,是失纯阴,为肾不和,故其人汗出,阴下湿也。

问曰:脉有相乘,有纵有横,有逆有顺,何谓也? 师曰:水行乘火,金行乘木,名曰纵;火行乘水,木行乘金,名曰横;水行乘金,火行乘木,名曰逆;金行乘水,木行乘火,名曰顺也。

[注] 此以人之五脉,候人五脏不平之诊法也。人之五脏,法天五行,肝木,心火,脾土,肺金,肾水,此相属也。木生火,火生土,土生金,金生水,水生木,此相生也。木克土,土克水,水克火,火克金,金克木,此相克也。相生者生,相克者死。人之脏气亦然,故其脉有相乘,有纵有横,有逆有顺也。水乘火,金乘木,乘其所胜,是相克也,名曰纵。火乘水,木乘金,乘所不胜,是反侮也,名曰横。水乘金,火乘木,子乘其母,是倒施也,名曰逆。金乘水,木乘火,母乘其子,是相生也,名曰顺。五脏之脉,肝弦、心洪、脾缓、肺浮、肾沉,五脏各见本脉,自无病也。若见他脉,以此推之,纵者病甚,横者病微,逆者病虚,顺者病实也。

[集注] 方有执曰:乘,犹乘舟车之乘。纵,直也。横者,纵之对。顺,从也。逆者,顺之反。

程知曰:非其时而得之,则为相乘,纵横为患最重,顺逆犹无大害也。

问曰：何以知乘腑？何以知乘脏？师曰：诸阳浮数为乘腑，诸阴迟涩为乘脏也。

〔注〕上条发明五脏相乘，纵横顺逆之脉，此条发明阴阳相乘，各从其类之诊。腑，阳也；浮数，阳也。脏，阴也；迟涩，阴也。阳乘阳，阴乘阴，各从其类而相乘也。其阴邪乘阳，阳邪乘阴，腑邪乘脏，脏邪乘腑，各以脉证错综参之，可类推矣。

〔集注〕方有执曰：浮数阳也，以阳部而见阳脉，故知乘腑也。迟涩阴也，以阴部而见阴脉，故知乘脏也。

问曰：濡弱何以反适十一头？师曰：五脏六腑相乘，故令十一。

〔注〕此承上条，发明五脏六腑不平相乘之脉也。适者，至也。头者，数也。凡人若见濡弱之脉而相乘者，是因我虚而彼乘及之也。越人只曰一脉辄为十变，何以至十一数也？越人遗包络、三焦，故十也。今五脏六腑相乘，故十一也。然阴乘阳，阳乘阴，腑乘脏，脏乘腑，错而综之，岂止十一耶！

〔集注〕程知曰：此总揭脉之大要，言脉得濡弱，则可以和适五脏六腑也。经曰：呼吸者，脉之头。濡弱者，软和以滑，《内经》谓之有胃气也。五脏六腑之邪，不能不相乘，如金邪乘木，木邪乘火之类。惟诸相乘中，有软和以滑之意，则为易愈，故濡弱可以和适十一脏脉气也。

问曰：病有洒淅恶寒而复发热者何？答曰：阴脉不足，阳往从之，阳脉不足，阴往乘之。曰：何谓阳不足？答曰：假令寸口脉微，名曰阳不足，阴气上入阳中，则洒淅恶寒也。曰：何谓阴不足？答曰：尺脉弱，名曰阴不足。阳气下陷于阴中，则发热也。

〔注〕此以寸、尺发明阴阳相乘为病之脉也。若脉紧无汗，洒淅恶寒发热者，是伤寒也。脉缓有汗，洒淅恶寒发热者，是中风也。今寸脉微，洒淅恶寒者，是阳不足，阴气上乘，入于阳中也。尺脉弱，发热者，是阴不足，阳气下陷入于阴中也。此内伤不足，阴阳相乘，有休止之恶寒发热，非外感有

[集注] 方有执曰:阳先乎阴以陷入也,故曰从,讳之也。阴随于阳以上入也,故曰乘,伤之也。恶寒者,阳不足以胜阴,而与阴俱化也;发热者,阴不足以胜阳,而从阳之化也。

程知曰:此辨阴阳相乘之脉也。往来则阴阳之气,更盛更虚,阴并则寒,阳并则热矣。凡疟与往来寒热之脉皆然也。

问曰:脉有阳结、阴结者,何以别之? 答曰:其脉浮而数,能食,不大便者,此为实,名曰阳结也,期十七日当剧;其脉沉而迟,不能食,身体重,大便反硬,名曰阴结也,期十四日当剧。

[注] 上条以脉之寸、尺微弱,辨阴阳不足,此条以脉之浮沉有力,别阴阳结实为病之诊法也。脉浮大而数,蔼蔼如车盖者,阳结实脉也;脉沉石而迟,累累如循长竿者,阴结实脉也。夫脉既可以别阴阳之结实,又不可不以阴结、阳结之证而合阴结、阳结之脉相参看也。阳结证,身轻能食,阳能消谷也。不大便,期十七日当剧者,阳体终燥,故迟三日也。阴结证,身重不能食,阴不能消谷也。不大便,期十四日当剧者,阴体终濡,故早三日也。剧者谓不大便,里急下重,且满且痛,不可再待时日,宜早图之也。故或润窍以导之,软坚以下之,不致临期燥屎巨硬,谷道难出,窘苦万状也。凡病后伤液,多有此证。阅历深者,自知之也。

[集注] 程应旄曰:不曰病有,而曰脉有,二气所禀,有偏胜也。阳结者,偏于阳而无阴以生液;阴结者,偏于阴而无阳以化液。皆于脉之浮而数,沉而迟辨之也。

阳脉浮,阴脉弱者,则血虚,血虚则筋急也。其脉沉者,营气微;其脉浮而汗出如流珠者,卫气衰也。

[按] "阳脉浮","其脉浮"之二"浮"字,当是"濡"字。若是"浮"字,则与卫衰汗出如流珠之义不属。其脉沉之"沉"字,当是"弱"字。若是"沉"字,则与血虚营气微之义不属。

〔注〕此以浮沉别阴阳不足为病之诊法也。阳脉濡,浮而无力脉也;阴脉弱,沉而无力脉也。其脉弱者,营气微也,营微则血虚,故不止于发热,而且筋急也。其脉濡者,卫气衰也,卫衰则表不固,故不止于恶寒,而且汗出如流珠也。

〔集注〕方有执曰:沉以候里,荣行脉中,故衰微可知。浮以候表,卫行脉外,汗出如流珠,则表不固,故衰急可知。

脉蔼蔼如车盖者,名曰阳结也。

〔注〕蔼蔼如车盖,形容脉之浮大有力,即前阳结浮数之脉也。因其有力而盛,故名曰:阳结也。

〔集注〕程应旄曰:脉蔼蔼如车盖者,形容其浮数中有拥上之象。

脉累累如循长竿者,名曰阴结也。

〔注〕累累如循长竿者,形容脉之沉石有力,即前阴结沉迟之脉也。因其有力而盛,故名曰:阴结也。

〔集注〕程知曰:累累如循长竿,直引强硬之貌,为阴气固结,阳不得而和之。前言阴结、阳结,盖指便硬一证言之,此则专言脉象也。

脉瞥瞥如羹上肥者,阳气微也。

〔注〕瞥瞥如羹上肥者,形容脉之浮而无力,即前卫气衰之濡脉,故曰:阳气微也。

脉绵绵如泻漆之绝者,亡其血也。

〔注〕绵绵如泻漆之绝者,形容脉之沉而无力,即前营气微之弱脉,故曰:亡其血也。

〔集注〕成无己曰:绵绵者,连绵而软也。如泻漆之绝者,前大而后细也。

脉萦萦如蜘蛛丝者,阳气衰也。

〔注〕萦萦如蜘蛛丝者,形容脉之细小,难于寻按,而浮、中、沉似有似无,即前阳不足之微脉,故曰:阳气衰也。

〔集注〕方有执曰:萦萦如蛛丝,牵惹旁旋,微细欲绝之状。

师曰：寸脉下不至关，为阳绝；尺脉上不至关，为阴绝。此皆不治，决死也。若计其余命生死之期，期以月节克之也。

[注] 此已上发明平脉，已下皆死候之脉也。寸、关、尺三部脉之上下，以候阴阳五脏升降也。寸位乎上，候心肺之阳，主升。升极而降，降不至关，是为孤阳，故曰：寸脉下不至关，为阳绝也。尺位乎下，候肝肾之阴，主降。降极而升，升不至关，是为独阴，故曰：尺脉上不至关，为阴绝也。关位乎中，以候脾，界乎寸尺，所以升降出入者也。今上下不至关，是升降出入息矣。故曰：此皆不治，决死也。若阴阳已离，胃气未绝，尚可计余命之期，期以月节克之。如经曰：阴胜则阳绝，能夏不能冬；阳胜则阴绝，能冬不能夏。肝死于秋，心死于冬，脾死于春，肺死于夏，肾死于长夏之类是也，推之于日于时亦然。

又未知何脏阴阳前绝，若阳气前绝，阴气后竭者，其人死，身色必青；阴气前绝，阳气后竭者，其人死，身色必赤，腋下温，心下热也。

[注] 经曰：人有两死，而无两生。有两死者，谓阴阳皆可死也；无两生者，谓阴阳不能独生也。故阳先绝，阴后竭，死则身青而冷；阴先绝，阳后竭，死则身赤而温也。

[集注] 成无己曰：阳主热而色赤，阴主寒而色青。其人死已，身色青，则阴未离乎体，故知阴气后竭也；身色赤，腋下温，心下热，则阳未离乎体，故知阳气后竭也。

程知曰：阳气前绝，寒病；阴气前绝，热病也。寒热之治法一悮，虽死尚有征验，诚可畏也。

师曰：脉病人不病，名曰行尸。以无旺气，卒眩仆，不识人者，短命则死。人病脉不病，名曰内虚。以无谷神，虽困无苦。

[注] 脉者，人之根本也。脉病人不病者，谓外形不病，而见真脏病脉。其内本已绝，虽生犹死，不过尸居余气耳！故

曰：行尸也。余气者，未尽五脏生旺之余气也。若旺气一退，即卒然眩仆不识人而死矣。若良工早察于旺气未退之先而图之，未必无所补也。人病脉不病，谓外形羸瘦似病，其脉自和，以根本尚固，不过谷气不充，名曰：内虚，非行尸可比，虽困无害。胃气复，谷气充，自然安矣。谷神即谷气也。

[集注] 方有执曰：周氏云：形体之中，觉见憔悴，精神昏愦，食不忻美，而脉得四时之从，无过不及之偏，是人病脉不病也。形体安和，而脉息乍大乍小，或至或损，弦紧浮滑，沉涩不一，残贼冲和之气，是脉息不与形相应，乃脉病人不病也。

张锡驹曰：谷神乃水谷所化之神，人赖此以资生也。内虚食少，谷气不充，即无谷神矣。故曰：无害。若无本然之胃神，安得谓之无害耶！

又未知何脏先受其灾，若汗出发润，喘不休者，此为肺先绝也。

[注] 此申上条不知何脏先绝，而详言其证也。肺主皮毛，肺绝汗出不流，故发润也；肺主气，肺绝张口气出，不能复还也。故曰：为肺先绝也。

[集注] 成无己曰：肺为气之主，为津液之帅。汗出发润者，津脱也；喘不休者，气脱也。

脉浮而洪，身汗如油，喘而不休，水浆不下，形体不仁，乍静乍乱，此为命绝也。

[注] 身汗如油，液外亡也；喘而不休，气上脱也；水浆不下，胃气绝也；形体不仁，营卫败也；乍静乍乱，精神散也。此皆命绝之候。由此推之，脉虽浮洪，必然无根，是为真脏孤阳飞越之诊也。

[集注] 王肯堂曰：火之将灭也必明，脉来浮洪涌盛，此将去人体之兆也，然又必兼下一二证，始可断其命绝。

阳反独留，形体如烟熏，直视摇头者，此心绝也。

[注] 心绝阴尽，惟阳独留，故身体大热，形如烟熏，从火

化也。心藏神，直视，神去也。头属阳，阳无所依，故摇头也。

[集注] 成无己曰：心脉侠咽系，目直视者，心经绝也。头为诸阳之会，摇头者，阴绝而阳无根也。

唇吻反青，四肢絷习者，此为肝绝也。

[注] 唇吻之色当赤而黄，反见青色者，木土相克也。四肢汗出絷絷不已，此为肝绝也。

[集注] 成无己曰：唇吻者，脾之候。肝色青，肝绝则真色见于所胜之部也。四肢者，脾所主。肝主筋，肝绝则筋脉引急，发于所胜也。

方有执曰：口唇边曰吻。四肢，手足也。絷，汗出貌。习，鸟数飞也。言手足颤摇如鸟之习飞，奋振而不已也。

环口黧黑，柔汗发黄者，此为脾绝也。

[注] 脾之华在唇四白，环口黧黑，其华萎矣！冷汗、阴黄，皆脾绝也。

[集注] 方有执曰：口为脾之窍，黧黑者，熏黄黑暗，土败之色也。柔汗，俗谓冷汗是也。

张锡驹曰：脾主四白，环口黧黑，土败而水侮也。柔汗者，柔软而腻，脾之真液，黄者脾之真色，真液泄而真色见，故为脾绝也。

溲便遗失，狂言，目反直视者，此为肾绝也。

[注] 肾司二便，溲便遗失，肾绝也。肾藏精与志，狂言直视，精志俱败也。

[集注] 方有执曰；溲便，遗溺也。肾司阖辟，阖辟废，故二便皆无禁约也。经曰：肾藏志。狂言者，是失志矣，失志者死。肾主骨，骨之精为瞳子。目反直视者，骨之精不上荣于瞳子，而不能转也。

问曰：上工望而知之，中工问而知之，下工脉而知之，愿闻其说。师曰：病家人请云：病人苦发热，身体疼。病人自卧，师到诊其脉，沉而迟者，知其差也。何以知之？若表有病者，脉当浮大，今脉反沉迟，故知愈也。

[注] 此下皆详望问而知之之类也。望谓观其形之盛衰，色之深浅；问谓询其情之苦欲，病之根因；脉谓诊其脉之阴阳，合乎形色也。设病家人来请，告以病者苦发热，身体疼，师到病人自卧，诊其脉沉而迟，知其差也。何以知之？表有病脉当浮大，今反沉迟而无表脉，且无表证，故知愈也。

[集注] 张锡驹曰：有问发热身疼，脉反沉迟，是阳病而见阴脉，何以说得愈也？答曰：是必望其有恬然嗜卧之状，问其有热除身轻之意，而后合脉以断其愈也。

假令病人云：腹内卒痛。病人自坐，师到脉之，浮而大者，知其差也。何以知之？若里有病者，脉当沉而细，今脉浮大，故知愈也。

[注] 病家人来请，告以病者腹内卒痛，医师到，病人自坐无苦容，诊其脉浮而大，知其差也。何以言之？里有病，脉当沉细，今反浮大而无里脉，且无里证，故知愈也。

师曰：病家人来请云：病人发热烦极。明日师到，病人向壁卧，此热已去也。设令脉不和，处言已愈。

[按] "不和" 当是 "自和"，若不和如何言愈？

[注] 此申上二条之义也。病家人来言，病者发热烦极，师未即去。明日到，病人向壁静卧，此热已去，因知其差。假令脉不和缓，未可言愈，必和缓，而始可断其已愈也，推之腹痛亦然。此篇首所云：设有不应，消息诊看。消息者，谓今日之望，异于昨日之问、闻也。

假令向壁卧，闻师到，不惊起而盼视，若三言三止，脉之咽唾者，此诈病也。假令脉自和，处言此病大重，当须服吐、下药，针灸数十百处乃愈。

[注] 此设治诈病之法也。盖仲景不欲人售其欺，亦不欲医为其欺而妄治也。医者玩此而揣摩之，则彼不敢欺，而我不妄治矣。

[集注] 程知曰：彼以诈病，我以诈治，非良工不能具是巧也。

师持脉，病人欠者，无病也。脉之呻者，病也。言迟者，风也。摇头言者，里痛也。行迟者，表强也。坐而伏者，短气也。坐而下一脚者，腰痛也。里实护腹，如怀卵物者，心痛也。

[注] 阴阳相引故欠，欠者先引气入而后呵之，故谓之呵欠。阴阳不相引则病，相引则和，故曰：欠者无病也。诊脉时，有呻吟病苦之声，故曰：呻者病也。言迟者，语言蹇涩，故曰：言迟者，风也。摇头言者，痛极艰于发声，摇头以意示缓，故曰：摇头言者，里痛也。行迟者，风病筋络不利，故曰：行迟者，表强也。坐而伏者，气不能接，故曰：坐而伏者，短气也。凡腰痛者，皆不能坐，即略坐非伸足依倚不可，故曰：坐而下一脚者，腰痛也。凡心痛者，皆伛偻护其痛处，故曰：里实护腹，如怀卵物者，心痛也。

[集注] 方有执曰：舌强则言迟，经络牵急则舌强。筋挛则经络拘急，肝属木，其合筋，其主风。头属阳，里属阴，头摇者，阴不与阳和也。短气者，里不足也。此条八者，皆望而知之之事也。

张志聪曰：师持脉者，犹言师但持脉而不问也。八条皆察人之神情，得人之病机，所谓望而知之者。

问曰：人恐怖者，其脉何状？ 师曰：脉形如循丝累累然，其面白脱色也。

[注] 人病恐怖者，阳神不足也。阳不足则恐，神不足则怖，恐则血随气下，故面白脱色不润泽也；怖则气随神乱，故脉形如循丝累累然而乱也。

[集注] 方有执曰：恐怖，惶惧也。循，理治也。丝，言细也。累累，联络貌。脱色，犹言失色也。盖内气馁者，则外色夺，所以有卒然之变也。

程应旄曰：此示人察色合脉之法。恐则气下，神被夺矣，故脉细而且不定，面色白而且脱也。

问曰：人不饮，其脉何类？ 师曰：脉自涩，唇口干燥也。

[注] 津液少则脉涩，唇口因以干燥。此因不饮而然，非由此而不饮也。

[集注] 程应旄曰：不饮，如与人别气，至二三日汤水不沾唇之类。肺失游溢精气，故脉涩而唇口干燥也。

问曰：人愧者，其脉何类？ 师曰：脉浮，而面色乍白乍赤。

[注] 愧者，羞也。羞则神色荡而不定，故脉浮，而面色乍白乍赤也。此皆察色合脉，以意消息而知之之类也。

[集注] 程应旄曰：以上数条，不论有病无病，凡人有所负于中，辄复形之色与脉也。于此推之，以意消息，则诸病之情，无不可即外以征内矣。

问曰：脉有灾怪，何谓也？ 师曰：假令人病，脉得太阳，与形证相应，因为作汤。比还，送汤如食顷，病人乃大吐，若下利，腹中痛。师曰：我前来不见此证，今乃变异，是名灾怪。又问曰：何缘作此吐利？ 答曰：或有旧时服药，今乃发作，故名灾怪耳。

[注] 脉有灾怪，谓因药而变灾怪也。假令人病太阳病，得太阳脉，脉证相应，因为作太阳病汤药与服之。比还，如食顷，病人乃大吐下利，腹中痛，师问曰：我先来不见此证，今乃灾变怪异，缘何作此吐利？病者答曰：或有旧时服药，今乃发作，故为此灾怪耳！望、问固医家之事，亦须病人毫无隐讳，方能尽医所长。仲景为病家服药未告于医，医失问先服何药，故出此条以示戒耳！

[集注] 成无己曰：医以脉证与药相对，而反变异为其灾可怪，故名灾怪。

张志聪曰：脉得太阳与形证相应者，如太阳病，脉浮头项强痛而恶寒，此脉与形证相应也。或有旧时服药，今乃发作者，言送汤如食顷，所投之药未周于经，必旧时服药之故也。

辨脉法

辨者,别也。辨脉者,辨别诸脉之名也。法者,诸脉部位、至数,形状、相类、相反,别之各有其法也。脉名者,如浮、沉、迟、数、滑、涩诸脉之名是也。部位者,如浮、中、沉,上、下之部位是也。至数者,如迟三至,数六至之至数是也。形状者,如滑流、涩滞之形状是也。相类者,如弦与紧,滑与动之类是也。相反者,如浮与沉,虚与实之反是也。皮肤取而得之,谓之浮;筋骨取而得之,谓之沉。此以脉之上下部位而得名也,是则凡脉因部位而得名,皆统乎浮沉矣。如浮而无力谓之濡,沉而无力谓之弱,浮而极有力谓之革,沉而极有力谓之牢。浮中沉俱有力,按之且大谓之实;浮中沉俱无力,按之且大谓之虚;浮中沉极无力,按之且小,似有似无,谓之微;浮中沉极无力,按之且大涣散不收,谓之散;浮沉有力,中取无力,谓之芤;按之至骨,推寻始得,谓之伏。此皆以部位兼形状相反,而得名者也。一息三至,谓之迟;一息六至,谓之数。此以脉之至数而得名者也,是则凡脉因至数而得名者,皆统乎迟数矣。如一息四至谓之缓;一息七至谓之疾;数时一止谓之促;缓时一止谓之结;至数不乖,动而中止,不能自还,须臾复动,谓之代。此皆以至数兼相类而得名者也。流利如珠,谓之滑;进退艰难滞涩,谓之涩。此以脉之形状而得名也,是则凡脉因形状而得名者,皆统乎滑涩矣。如脉形粗大,谓之大;脉形细小,谓之小;来去迢迢,谓之长;来去缩缩,谓之短;来盛去衰,谓之洪;其形如豆,动摇不移,谓之动;状类弓弦,按之端直且劲,谓之弦;较弦则粗,按之左右弹指,谓之紧。此皆以形状兼相类相反而得名者也。此辨脉之大概也。诊者于此能详审而扩充之,则进乎法矣。今以浮、沉、迟、数、滑、涩,六脉别之以为纲;以大、小、虚、实,诸脉辨之以为目,务使阴阳标本,虚实寒热,心中有据,指下无差,庶心手相得,而辨证处方,自无错谬矣。

问曰：脉有阴阳，何谓也？答曰：凡脉大、浮、数、动、滑，此名阳也；脉沉、涩、弱、弦、微，此名阴也。凡阴病见阳脉者生，阳病见阴脉者死。

[注] 此以脉之阴阳，辨病之阴阳生死法也。浮、大、数、动、滑五者，比之诸脉为有余，阳道有余，故曰阳也。沉、涩、弱、弦、微五者，比之诸脉为不及，阴道不及，故曰阴也。阴病，谓阴寒病也。见阳脉，谓见阳热脉也。阳热脉，即浮、大、数、动、滑类也。以阴病得阴脉证脉相应，死难必也。阴病若得阳脉，犹冬尽春生，万物虽未即生，然日进生机，故曰生也。阳病，谓阳热病也。见阴脉，谓见阴寒脉也。阴寒脉即沉、涩、弱、弦、微类也。以阳病得阳脉，证脉相应，生可卜也；阳病若得阴脉，如暑去秋来，万物虽未即死，然日趋死候，故曰死也。盖天人无二理，春夏为阳，秋冬为阴，阳主生，阴主杀故也。

[集注] 方有执曰：阴阳者，通脏腑、血气、表里、虚实、风寒、寒热而总言之也。

程知曰：阴病见阳脉而主生者，邪气自里之表，欲汗而解也。阳病见阴脉而主死者，邪气自表入里，正虚邪盛也。故正气实者，多见阳脉，正气虚者，多见阴脉。

脉来缓，时一止复来者，名曰结；脉来数，时一止复来者，名曰促。阳盛则促，阴盛则结，此皆病脉。

[注] 缓，四至脉也。缓时一止复来者，名曰结脉。数，六至脉也。数时一止复来者，名曰促脉。阳盛则促，阴盛则结，阴阳偏胜则病，故曰：此皆病脉也。

脉按之来缓，时一止复来者，名曰结；又脉来动而中止，更来小数，中有还者反动，名曰结阴也。脉来动而中止，不能自还，因而复动者，名曰代阴也。得此脉者必难治。

[按]“脉按之来缓，时一止至，名曰结阴也”数语，文义不顺，且前论促结之脉已明，当是衍文。

[注] 脉来至数不乖而中止，不能自还，因而复动，名曰代。乃一脏无气，求他脏以代续之故也。凡病得此代脉者，必为难治，盖以促结之止，如急行而蹶，虽然中止，即能自还，非代脉之止可比也。

阴阳相搏，名曰动。阳动则汗出，阴动则发热，形冷恶寒者，此三焦伤也。若数脉见于关上，上下无头尾，如豆大，厥厥动摇者，名曰动也。

[按]《素问》曰："阳加于阴谓之汗"，阳加于阳，岂有汗出之理？阳动则"汗出"二字当是"发热"二字；阴动则"发热"二字当是"汗出"二字。

[注] 动者，躁动也，谓阴阳互相鼓击而不宁也。动，阳脉也。寸为阳，阳乘击于阳，故阳动发热也。尺为阴，阴乘击于阴，故阴动汗出也。关界乎阴阳，则阴阳互相乘击，故发热汗出同见也。此为动而有力，阳盛之候。若按之不鼓，是为阳衰之诊，则必形冷而不发热，汗出而必恶寒，非抟击阳盛之动，乃扰乱阳虚之动也。由三焦之阳气伤，则不能外温肉分，故有是证也。动脉之状，颇似数脉，惟上下无头尾，如豆大，厥厥动摇，故名曰动也。厥厥者，谓似有根之摇动，动而不移，非若滑脉之流动，动而不居也。

[集注] 方有执曰：阴阳相搏之阴阳，以二气言；阳动阴动之阴阳，以部位言。下言动脉之定位与其形状。厥厥，举发貌。

程知曰：阳升阴降，交通上下，往来于尺、寸之间，则冲和安静；惟阳欲升，而阴不足以和之使降，则两相搏击，其脉必数，而厥厥摇动见于关上也。

脉浮而紧者，名曰弦也。弦者，状如弓弦，按之不移也。脉紧者，如转索无常也。

[注] 脉浮而紧者，名曰弦也，此非谓浮紧即弦脉，乃谓浮而劲紧，弦之状也。弦紧相类，惟恐人将弦作紧，将紧作弦，故并举相形以别之也。弦者，状如弓弦，按之不移，即所谓端

直也；紧者，如转索无常，即所谓不端直也。端直则不能如转索，转索则不能似端直，其为劲急则同，所以相类也。

[集注] 方有执曰：此明弦、紧之辨。按之不移，言如弦之张于弓，一定而不可动移也。转索无常，言左右旋转而不可拘也。

程知曰：紧为寒邪方盛，直细中有转动急疾之意，故谓如转索也。

张锡驹曰：弦、紧之分，在移与不移耳！

脉弦而大，弦则为减，大则为芤；减则为寒，芤则为虚。寒虚相抟，此名为革。妇人则半产漏下，男子则亡血失精。

[注] 脉形粗大有力，谓之大；浮沉有力，中取无力，状如葱管谓之芤；沉而且大，按之劲急有力，谓之牢；浮而且大，举之劲急有力，谓之革。革脉者，以鼓革而得名，外急中空之象也。弦则为劲，减其中取之劲，外急象也；大则为实，小其中取之实，中空象也。此以弦减、芤虚二脉，形容革脉也。女子得之半产漏下，男子得之亡血失精，寒虚相抟故也。

[集注] 程知曰：言弦而虚大之脉也。弦则为减，谓阳气减少而寒也；大则为芤，谓似革中空而虚也。虚寒相抟，则精血漏失，故有革象也。

问曰：脉有残贼，何谓也？ 师曰：脉有弦、紧、浮、滑、沉、涩。此六脉名曰残贼，能为诸脉作病也。

[注] 此下，皆残贼为病之诊也。相乘之脉为正气虚，随我所虚而乘及之之谓也。残贼之脉为邪气实，恃彼之强而虐及之之谓也。此六脉者名曰残贼。残则明伤，贼则暗袭，脉中有此当属实邪。不论何部，但本脉中兼见此脉，辄防邪至也。

[集注] 方有执曰：诸脉，谓各部之脉也。作，起也。言六者若见于各部之脉中，则皆能于其部生起病端。

张锡驹曰：残，伤残；贼，贼害也。言此六者之脉，足以暗伤人之经脉血气，如贼之害人而不觉，故曰能为诸脉作病也。

寸口脉阴阳俱紧者,法当清邪中于上焦,浊邪中于下焦。清邪中上,名曰洁也;浊邪中下,名曰浑也。阴中于邪,必内栗也,表气微虚,里气不守,故使邪中于阴也。阳中于邪,必发热头痛,项强颈挛,腰痛胫酸。所谓阳中雾露之气,故曰清邪中上。浊邪中下,阴气为栗,足膝逆冷,便溺妄出,表气微虚,里气微急,三焦相溷,内外不通。上焦怫郁,脏气相熏,口烂食断也。中焦不治,胃气上冲,脾气不转,胃中为浊,营卫不通,血凝不流。若卫气前通者,小便赤黄,与热相抟,因热作使,游于经络,出入脏腑,热气所过,则为痈脓。若阴气前通者,阳气厥微,阴无所使,客气入内,嚏而出之,声嗢咽塞,寒厥相追,为热所拥,血凝自下,状如豚肝。阴阳俱厥,脾气孤弱;五液注下,下焦不阖;清便下重,令便数难;脐筑湫痛,命将难全。

[注] 寸口阴阳俱紧者,谓六脉浮沉俱紧也。浮脉紧,则雾露之邪中于上焦;沉脉紧,则寒邪中于下焦。上焦指太阳也,下焦指少阴也。雾露之邪,曰洁、曰清。清邪中上,发热头痛,项强颈挛,腰疼胫酸者,雾露之邪中于太阳表也。寒邪曰浑、曰浊。浊邪中下,阴气为栗,足胫逆冷,便溺妄出者,寒邪中于少阴里也。经曰:"虚邪不能独伤人",必因身形之虚而后客之也。盖因其人表气虚,里气不固,清浊之邪,中伤上下。三焦相溷,表里不通,以致上焦清气不宣,邪气怫郁,与脏相熏,口烂食断;中焦不治,胃气主下,而反上冲,脾气主运,而反不转,中焦皆浊,营卫不通,血凝不流行也。若正能胜邪,卫气先通,其人必先小便赤黄,热伤之经必血凝肉腐,而外发为痈脓也。若营气先通,其人必先嚏嗢咽塞,热拥于里之血凝者自下,状如豚肝也。若正不胜邪,阴阳俱逆,营卫不通,脾气孤弱,不能散精,五液注下,下焦不阖,里急坠痛,圊便数窘,命将难全也。

[集注] 沈亮宸曰:伤寒之证,转热即佳,故少阴、厥阴,皆以发热而愈,而凡下脓血与痈脓皆非死证。若阴阳俱厥,厥

者必利，故五液注下，下焦不阖，命将难全也。

方有执曰：清指风，浊指寒，曰洁、曰浑，以天地之偏气言也。"阴中于邪"已下至"浊邪中下"一节，是释上文阴即下焦，阳即上焦也。"阴气为栗"已下至"血凝不流"，是言证。"若卫气前通"已下，言变痈脓之故。"若阴气前通"已下，言变脓血利之故。卫气即阳气，营气即阴气，乃承上营卫不通而言，而清浊之所以为病，在其中矣！"阴阳俱厥"已下，言证并于里而加重，故曰：命将难全也。

脉阴阳俱紧者，口中气出，唇口干燥，蜷卧足冷，鼻中涕出，舌上胎滑，勿妄治也。到七日以来，其人微发热，手足温者，此为欲解；或到八日已上，反大发热者，此为难治。设使恶寒者，必欲呕也；腹内痛者，必欲利也。

[注] 此承上条互详其证，戒人临此阴阳混淆之病，慎勿妄治也。此条之蜷卧足冷，即上条之浊邪中下也；此条之鼻涕舌胎，即上条之清邪中上也；此条之唇口干燥，即上条之口烂蚀龈也；此条之反大发热，即上条之痈脓下血也；此条之腹中痛，即上条之下重湫痛也；此条之恶寒，即上条之必内栗也。脉阴阳俱紧，伤寒脉也；口中气出，唇口干燥，胃经热也；蜷卧足冷，少阴寒也；鼻中涕出，表伤风也；舌上胎滑，里无热也。似此表里、阴阳、寒热、虚实杂揉未定之病，慎勿妄治，则当审其孰轻、孰重、孰缓、孰急，先后施治可也。到七日已来，其人微发热手足渐温者，此阴退阳复为欲解也；若到八日已上，反大发热者，乃邪盛正衰，此为难治也。设使恶寒，知尚在表。若呕，必欲入里也。腹内痛者，知邪已入里，内攻必欲下利也。

[集注] 方有执曰：微发热，邪退也。大发热，邪盛也。恶寒，尚在表也。腹内痛，已入里也。

脉阴阳俱紧，至于吐利，其脉独不解；紧去入安，此为欲解。若脉迟，至六七日不欲食，此为晚发，水停故也，为未解；食自可者，为欲解。

[按]"紧去入安"之"入"字,当是"人"字。人安,谓不吐利也。必是传写之讹。"此为晚发,水停故也"二句,与上下文义不属,当是衍文。

[注]此发明脉阴阳俱紧,内外寒甚,至于吐、利解不解之义也。吐利后脉仍紧,为邪未尽不解也;紧去脉缓,为邪尽人安欲解也。若紧去脉迟,至六七日不欲食者,则胃未和为未解也;若欲食者,则胃已和,虽脉迟亦为欲解也。

[集注]成无己曰:脉阴阳俱紧,为寒气甚于上下。至于吐利之后,紧脉不罢者,为其脉独不解,紧去则人安为欲解也。

寸口脉浮而大,浮为虚,大为实;在尺为关,在寸为格;关则不得小便,格则吐逆。

[注]平脉以脉内外候关格,此以脉尺寸候关格。于此推之,凡阴阳盛极皆病关格,而不必定在内外、尺寸也。寸口脉浮而大,浮为正气虚,大为邪气实。在尺则阴邪实,关闭正气不能宣,名曰关,关则不得小便也。在寸则阳邪实,格拒正气不能化,名曰格,格则吐逆也。

[集注]张锡驹曰:浮大之脉在于尺,则为关阴,阴气不能施化,故不得小便。浮大之脉在于寸,则为格阳,阳气不能宣通,故吐逆。

脉浮而滑,浮为阳,滑为实,阳实相搏,其脉数疾,卫气失度。浮滑之脉数疾,发热汗出者,此为不治。

[注]浮为阳,滑为实,阳实相搏,其脉行于脉外者,数且疾矣。卫气行疾,营气行迟,营卫不相辅而行,故曰失度。浮、滑、数、疾,有余之脉,见发热无汗有余之证,脉证相合则为可治;若见发热汗出不足之证,脉证不合,不治明矣。

[集注]成无己曰:浮、滑、数、疾之脉,发热汗出解者,邪气退也。若不解者,正气脱也,必不可治。经曰:脉阴阳俱盛大,汗出不解者死。

脉浮而数,浮为风,数为虚,风为热,虚为寒,风虚相

搏，则洒淅恶寒也。

[按]"数为虚"之"虚"字，当是"热"字。"风为热，虚为寒"二句当是衍文。"风虚相搏"之"虚"字，亦当是"热"字。

[注]风寒在表则脉浮紧，风热在表则脉浮数。表受风邪，故洒淅恶寒也。

诸脉浮数，当发热而洒淅恶寒。若有痛处，饮食如常者，蓄积有脓也。

[注]诸脉浮数，谓寸、关、尺六脉俱浮数也。浮则为风，数则为热。风热遏郁于表，则当发热而洒淅恶寒也。若有隐痛之处，饮食如常者，非表邪之诊，乃内痈蓄积有脓之诊。于此知浮数之脉，不可概为风热也。

[集注]王肯堂曰：人身有焮肿痛楚处，未有不自觉者，此条所言，必是内痈，故曰：蓄积有脓也。如胃脘痈，肺痈，肠痈，皆各有辨。而胃痈之脉，人迎反盛，未有不误以为伤寒者，故宜察之。

程应旄曰：脉证似伤寒，若不于"若有痛处，饮食如常"之证参酌，而误以辛温发散，助其阳热，否则误以寒凉彻热，遏住邪气，滋害深矣。

张璐曰：若有焮肿，为热壅经络；若无肿处，必邪留脏腑，随内外而发痈脓也。

脉浮而大，浮为风虚，大为气强。风气相搏，必成瘾疹。身体为痒，痒者名泄风，久久为痂癞。

[注]六脉俱浮而大，浮为风虚，大为气强。强者，热也。风热相搏，必成瘾疹也。身体为痒，痒者肌虚，热气外薄故也，名为泄风。若久不愈，则成痂癞。痂癞，疥、癣、疠、癞之类是也。

[集注]成无己曰：痂癞者，疠风也，眉少发稀，身有干疮而腥臭。经云：脉风成疠是也。

朱震亨曰：经云：诸痒为虚。血燥不荣肌腠，所以痒也。

方有执曰：经云：外在腠理，则为泄风。

寸口诸微亡阳，诸濡亡血，诸弱发热，诸紧为寒，诸乘寒者则为厥。郁冒不仁，以胃无谷气，脾涩不通，口急不能言，战而栗也。

[按] 濡、浮而无力，候阳虚也，岂有亡血之理？弱、沉而无力，候阴虚也，岂止发热而已？诸濡亡血，当是诸濡卫虚；诸弱发热，当是诸弱营虚。

[注] 寸口者，指寸、关、尺三部而言也。诸微，谓凡病见微脉，皆亡阳也。诸濡，谓凡病见濡脉，皆卫虚也。诸弱，谓凡病见弱脉，皆营虚也。诸紧，谓凡病见紧脉，皆为寒也。诸乘寒者，谓诸微濡弱脉，亡阳营卫不足之人，一病即见残贼。紧脉则为寒乘病厥也。厥于中者，郁冒昏迷，不知痛痒；厥于经者，战栗口噤不能言语，以平日胃虚损谷，脾虚不运，中虚不胜外邪也。

[集注] 程知曰：诸乘寒者，则以阳极虚，而阴寒直乘之也，故为厥逆。其所以昏冒不知人，强直而无觉者，则以胃无谷气，脾不流通，故使口噤不能言，外战内栗而厥也。

问曰：曾为人所难，紧脉从何而来？师曰：假令亡汗若吐，以肺里寒，故令脉紧也；假令咳者，坐饮冷水，故令脉紧也；假令下利，以胃中虚冷，故令脉紧也。

[注] 此详申上条，诸亡阳营卫不足之人，而见紧脉之义也。曾为人所难，问紧脉为寒实之诊，虚冷亦见紧脉，是从何而来也？师曰：假令其人亡汗表虚，若吐胸虚，下利里虚，寒邪乘虚为病，或外感寒邪，或内饮冷水，或中寒阴化，皆令脉紧也。若与浮同见，无汗，则为伤寒实邪；有汗，则为亡阳虚邪。与沉同见，腹痛不便，则为中寒实邪；腹痛下利，则为中寒虚邪。由此推之，凡诸实脉从虚化者，即未可谓之实矣。

[集注] 程应旄曰：紧则为寒，称曰乘脉，今复列之残贼何义？曰：虚则为人乘，实则乘人。凡脉皆然，不独紧也。

寸口脉微，尺脉紧，其人虚损多汗，知阴常在，绝不见

阳也。

〔注〕上条以浮沉见微紧,此条以寸尺见微紧,皆阴盛阳亡之诊,故曰:知阴常在,绝不见阳也。只曰虚损多汗者,略言之也。

〔集注〕程知曰:言寸微、尺紧为虚损多汗之证也。寸微弱为亡阳,尺紧疾为阴胜,阴胜于内,阳绝于外,故为虚损多汗。

师曰:病人脉微弱涩者,此为医所病也。大发其汗,又数大下之,其人亡血,病当恶寒,后乃发热,无休止时。夏月盛热,欲着复衣;冬月盛寒,欲裸其身。所以然者,阳微则恶寒,阴弱则发热。此医发其汗,使阳气微,又大下之,令阴气弱。五月之时,阳气在表,胃中虚冷,以阳气内微,不能胜冷,故欲着复衣。十一月之时,阳气在里,胃中烦热,以阴气内弱,不能胜热,故欲裸其身。又阴脉迟涩,故知血亡也。

〔按〕"又阴脉迟涩,故知血亡也"二句,与上文义不属,非有阙文,即是衍文。

〔注〕病人脉微而涩,询之为医大发其汗,又数大下之,所以致此病也。其人亡血,略辞也,谓亡其血气也。气亡则阳微,阳微则恶寒;血亡则阴弱,阴弱则发热;阳微阴弱,故病当恶寒后乃发热也。轻者邪不留连,遇所不胜时则愈;重者无休止时,即遇所不胜尤甚也。然恶寒虽遇夏月盛热,欲着复衣。所以然者,五月之时,阳气在外,胃中虚冷,大发其汗,令阳气微,故不胜寒也。发热虽遇冬月盛寒,欲裸其身。所以然者,十一月之时,阳气在内,胃中烦热,又数下之,令阴气弱,故不能胜热也。此即论中所谓"热在骨髓、寒在皮肤"、"寒在骨髓、热在皮肤",沉痼寒热之病也。

〔集注〕王肯堂曰:非必遇夏乃寒,遇冬乃热也。此但立其例,论其理耳。

寸口脉微而缓,微者卫气疏,疏则其肤空;缓则胃气

实，实则谷消而水化也。**谷入于胃，脉道乃行，水入于经，其血乃成。荣盛则其肤必疏，三焦绝经，名曰血崩。**

[注] 寸口脉微而缓，微者卫气疏，疏则其表空虚也；缓者胃气实，实则消化水谷也。谷入于胃，脉道之气乃行；水入于经，脉络之血乃成。今荣愈盛而卫愈疏，血愈多而气愈少，气血失其经常之道，故曰：三焦绝经。气不能制血，血不能归经，故血妄行而崩也。

[集注] 成无己曰：卫气者，温分肉，肥腠理。卫气既疏，皮肤不得温，肥则空虚也。经曰：缓者胃气有余。有余为实，故云：缓者胃气实。《内经》曰：食入于胃，淫精于脉。是谷入于胃，脉道乃行也。《针经》曰：饮而液渗于络，合和于血。是水入于经，其血乃成也。经，常也。三焦者，气之道路。卫气疏则气不循常度，故三焦绝其常度也。

方有执曰：疏言不能固护，实犹言强也。"谷入于胃"至"其血乃成"，乃承上文"谷消而水化也"。阴血大下，而曰崩者，言其不能止静，如山坏之势也。

寸口脉微而涩，微者卫气不行，涩者荣气不逮；荣卫不能相将，三焦无所仰，身体痹不仁。荣气不足，则烦疼口难言，卫气虚，则恶寒数欠。三焦不归其部：上焦不归者，噫而酢吞；中焦不归者，不能消谷引食；下焦不归者，则遗溲。

[注] 凡经脉内外，荣卫也；脏腑内外，三焦也。故经曰：荣行脉中，卫行脉外。上焦心肺主之，中焦脾胃主之，下焦肝肾主之。分而言之，荣也，卫也，三焦也；合而言之，皆本乎一气之流行，随其所在而得名也。脉微而涩，荣卫不足，不足则荣卫不能相将而行，三焦无所仰赖，故身体周痹不仁。荣气不足，故身烦疼，口难言语；卫气不足，故恶寒数欠也。上焦司降。降者，清中之浊。下焦司升。升者，浊中之清。中焦司升降，清者令其上升，浊者令其下降。今荣卫不相将而行，三焦无所仰赖，故不能各归其部，而失其职矣。上焦不归，则

浊气不降,噫气而吞酸;中焦不归,则升降相违,故不能消谷引食;下焦不归,则清气不升,故不能约束而遗溲也。

寸口脉微而涩,微者卫气衰,涩者荣气不足。卫气衰,面色黄;荣气不足,面色青。荣为根,卫为叶,荣卫俱微,则根叶枯槁,而寒栗咳逆,唾腥吐涎沫也。

〔注〕此详申荣卫上焦之证也。面色黄青,荣卫不足之色也。恶寒而栗,咳嗽唾腥,吐痰涎沫,肺损之证也。肺主皮毛,皮毛者,荣卫之所居,故肺损则皮聚而毛落,荣卫枯槁也。

〔集注〕成无己曰:荣行脉中为根,卫行脉外为叶,根叶俱微,则阴阳之气衰也。

寸口脉弱而迟,弱者卫气微,迟者营中寒。营为血,血寒则发热;卫为气,气微者,心内饥,饥而虚满,不能食也。

〔按〕条末"心内饥,饥而虚满不能食"句,此是论脾胃,不关营卫。故弱者卫气微,当是"阳气微";迟者营中寒,当是"脾中寒",上下文义始属。营为血,血寒则发热,岂有血寒发热之理乎? 卫为气,气微者,当是阳气微。脾中寒者,心内饥,阅下条言胃气有余,自知。

〔注〕此详申营卫中焦之证也。缓以候胃,迟以候脾。胃主纳谷,脾主化谷,故能食者胃也,能化者脾也。今阳微中寒,脾胃俱病,所以心内虽饥,饥而虚满不能食也。

〔集注〕方有执曰:饥而虚满者,阳主化谷,卫阳衰微不化谷,故虚满而不能食也。

寸口脉弱而缓,弱者阳气不足,缓者胃气有余,噫而吞酸,食卒不下,气填于膈上也。

〔注〕此又详申中焦之证也。寸口脉弱而缓,弱者阳气不足,缓者胃气有余,不足则脾失健运,有余则胃强能食。此胃强脾弱,所以虽能食而不能消化也,故使吞酸而噫,食卒不化,气填胀闷于膈中也。

〔集注〕方有执曰:阳气以胃中之阳气言,不足则不能化谷;胃气以胃中之谷气言,有余言有宿食也。有宿食则郁而生热，故噫饱而吞酸，此盖以饮食之内伤者言也。

趺阳脉迟而缓，胃气如经也。趺阳脉浮而数，浮则伤胃，数则动脾。此非本病，医特下之所为也。营卫内陷，其数先微，脉反但浮，其人必大便硬，气噫而除。何以言之？本以数脉动脾，其数先微，故知脾气不治，大便硬，气噫而除。今脉反浮，其数改微，邪气独留，心中则饥，邪热不杀谷，潮热发渴。数脉当迟缓，脉因前后度数如法，病者则饥；数脉不时，则生恶疮也。

[注] 此已下辨趺阳之脉、少阴之脉也。趺阳一名冲阳，在脚背上，去陷骨三寸脉动处，乃是阳明胃经之动脉也。少阴一名太溪，在足内踝后跟骨上脉动处，乃足少阴肾经之动脉也。趺阳、少阴，乃古诊法。越人以十二经虽皆有动脉，独取寸口以决死生者，以寸口乃脉之大要会也。然此法不行久矣。设有危急之病，寸口脉不见，诊此以决死生可也。若在平时，总不如以关脉为趺阳，尺脉为少阴，更为愈也。如趺阳胃脉迟而和缓，是胃气不病，如经脉也。今趺阳脉浮而数，按之无力，浮以候腑，浮而无力，则为伤胃；沉以候脏，数而无力，则为伤脾。询之病者，特为医下之所为，以致营卫之气内陷。其先数脉变微，为脾弱也；浮脉仍浮反甚，为胃强也。胃强则邪气独留，故大便硬，潮热发渴也；脾弱则脾气不运，故邪热不能杀谷，虽饥不食，气噫而快也。医者前后施治如法，而浮数之脉，自当迟缓如经，则饥欲食，病者愈也；若施治失宜，数脉终始不退，则生恶疮也。

[集注] 方有执曰：恶疮与屎脓虽不同，其为血热则皆然也。

程知曰：此言趺阳脉迟缓，妄下则有浮数之变也。

趺阳脉浮而涩，少阴脉如经者，其病在脾，法当下利。何以知之？若脉浮大者，气实血虚也，今趺阳脉浮而涩，故知脾气不足，胃气虚也；以少阴脉弦而浮才见，此为调脉，故称如经也。若反滑而数者，故知当屎脓也。

〔按〕"若脉浮大者,气实血虚也"二句,与上文义不属,当是衍文。少阴脉"弦而浮",岂可谓如经乎?当改"沉而滑"字。

〔注〕脾肾皆病下利,今跌阳胃脉浮涩,少阴肾脉如常,是病在脾不在肾也。何以知之?浮为阳,以候胃;涩为阴,以候脾。浮与涩合,故知脾气不足,胃气虚也。以少阴脉见沉而滑,故称如经也。若沉滑而数者,是阳邪伤阴,故知当屎脓血也。

〔集注〕程知曰:水谷之下利属于脾、胃,而脓血之下利属于肾,此可诊跌阳、太溪而辨之也。

跌阳脉伏而涩,伏则吐逆,水谷不化,涩则食不得入。名曰关格。

〔按〕"水谷不化"之"化"字,当是"入"字,若是"化"字,是能食也,何名曰格? "食不得入",当是"不得小便",若有小便,是水道通也,何名曰关? 必是传写之误。

〔注〕前论以浮沉、尺寸候关格,此以跌阳候关格之诊法也。跌阳者,胃脉也。脉伏而涩,伏则尺寸之阴阳停升降也,涩则三焦之元气不流通也。不升降流通,故上则吐逆,下则不得小便,病名曰关格也。

跌阳脉滑而紧,滑者胃气实,紧者脾气强。持实击强,痛还自伤。以手把刃,坐作疮也。

〔注〕跌阳之脉以候脾胃,脉当和缓,今反滑而紧者,以滑为胃气实,紧为脾气强,滑紧并见,如持实以击强,故主急痛,痛还自伤脾胃也。以手把刃而成疮者,犹之操刀自割,而贻其害也。

〔集注〕方有执曰:滑为食,故在胃,则主谷气实。紧为寒,故在脾,则主邪气强。持实击强,言胃实脾强,两相搏击而为病。譬如以手把刃而自伤,盖谓非由脏腑而传变也。

跌阳脉沉而数,沉为实,数消谷。紧者,病难治。

〔注〕胃脉沉而数,沉主里,数主热,沉数为里实热,则能

消谷。凡里病得此脉者,皆易治也。若不沉数而沉紧,沉紧为里寒,则为残伤胃气之诊,故曰:难治也。

[集注]方有执曰:沉以候里,故在脾、胃为土实,谷气实也。数为热,阳也;紧为寒,阴也。言趺阳主脾胃,脾胃主谷,谷气实。若脉见数而阳热胜,阳能化谷,虽病不足为害;若脉得紧而阴寒胜,阴不化谷,故为难治。

程知曰:言趺阳沉数为消谷之病也。沉为实,沉主里也;数消谷,数为热也。紧盛为邪胜,故为难治也。

趺阳脉大而紧者,当即下利,为难治。

[注]下利者,不论寒热皆中虚之病,故脉宜小宜缓,为病脉相宜,则易治也。今趺阳胃脉大而紧,为病虚脉实,则不相宜,故为难治也。

[集注]成无己曰:大为虚,紧为寒,胃中虚寒,当即下利。下利脉亦微小,今反大紧,邪盛也,故曰:难治。经曰:下利脉大者,为未止。

张璐曰:趺阳脉紧,为寒邪伤胃,故必下利。下利脉大为邪盛,故难治也。

趺阳脉微而紧,紧则为寒,微则为虚,微紧相搏,则为短气。

[注]脉见浮微而沉紧,虚寒之诊也。趺阳胃脉似有似无为阳虚,重按似紧为中寒,胃阳虚寒则气短矣。紧脉主痛而不痛者,以紧兼微,虽紧不劲,故不痛也。

[集注]程知曰:言趺阳微紧,则中气虚寒,为短气之证也。

趺阳脉不出,脾不上下,身冷肤硬。

[注]趺阳脉伏不出,则中焦阳虚,脾胃不能上下输布,卫气不行,故病通身肤冷而硬也。

[集注]程知曰:身冷者卫气不温也,肤硬者营血不濡也。

趺阳脉浮而芤,浮者卫气衰,芤者荣气伤,其身体瘦,肌肉甲错。浮芤相搏,宗气衰微,四属断绝。

[注]胃脉浮芤,浮者胃脉衰,芤者营气伤。卫气衰,故身体瘦也;营气伤,故肌肉甲错也。浮芤相搏,日久而宗气衰微,生气少矣。四属断绝,谓皮、肉、脂、髓四者俱竭,故一身枯瘦失滋养矣。

[集注]程应旄曰:卫以营为根,营以卫为护,而营卫之统于宗气者,又以趺阳胃为根也。

趺阳脉紧而浮,浮为气,紧为寒;浮为腹满,紧为绞痛;浮紧相搏,肠鸣而转,转即气动,膈气乃下,少阴脉不出,其阴肿大而虚也。

[按]"阴肿大而虚"之"虚"字,当是"痛"字。细玩可知。

[注]外感,六脉浮紧,寒气在外,故骨节烦痛;内伤,胃脉浮紧,寒气在内,故腹满绞痛。寒气相搏,肠鸣而转,转则膈中寒气下趋洞泄也。若少阴脉浮不出,则下焦阳虚,寒气聚于阴器,不得发泄,故病疝,阴肿大而痛也。

[集注]方有执曰:趺阳之土败,而少阴所以无制也。

少阴负趺阳者,为顺也。

[注]此少阴负趺阳大旨。盖少阴肾属水,趺阳胃属土,杂病恶土克水,而伤寒少阴病,惟恐土不能制水。水一泛溢,则呕吐、下利,无所不至。若趺阳脉和,胃土有权,则水有制,而少阴负则为顺矣。顺者,土不为水侮也。

[集注]方有执曰:万物资生于土,而百骸借养于胃,水土平成,物阜人安,非天下之至顺乎? 古今谓趺阳有脉者不死,有以哉!

汪琥曰:趺阳脉,《图经》原名冲阳脉,在足跗中指端,上行五寸,去陷谷穴三寸,足阳明脉之所过也。为原,故一名会原。诊法病重者切之以决死生。伤寒以胃气为本,趺阳之脉不衰,知胃气尚在,病虽危犹可治也。

少阴脉弱而涩,弱者微烦,涩者厥逆。

[注]少阴脉弱而涩,弱者肾阴虚,故微烦也;涩者脉道

滞,故肢冷也。

[集注]方有执曰:弱为虚损不足脉,阴虚生内热,所以烦,然属虚烦,故虽烦亦微也。涩为少血而不滑,不能上与阳相顺接,所以厥而逆冷也。

程知曰:言肾脉微涩之病也。少阴,肾动脉也,在足内踝后跟骨上陷中也。

少阴脉不至,肾气微,少精血,奔气促迫,上入胸膈,宗气反聚,血结心下;阳气退下,热归阴股,与阴相动,令身不仁,此为尸厥。当刺期门、巨阙。

[注]少阴脉不至,是肾气衰微,精血少也。肾者,阴中藏阳者也。肾阴虚竭,不能藏阳,阳气上奔,迫促胸膈,宗气反为所阻,聚而不行,血结心下。阳气既奔于上,极必退下,退下则阴股间热,与阴相动,所必然也,虽令知觉冥,身不仁而不死,此为尸厥也。当刺期门以通结血,刺巨阙以行宗气,庶厥回而复苏也。

音切

辄陟涉切　慄音垏　菽音叔　蔼於盖切　瞥匹灭切　縈於营切　卵卢管切　溷胡困切　斲鱼斤切　嚏音帝　湫子由切　疹之忍切　痂音加　癞力代切

御纂医宗金鉴卷十七

▌正误存疑篇 ▐

仲景《伤寒论》，篇篇可法，但成于汉末，传写多讹，错简亦复不少。如论中下利、呕逆，用十枣汤峻剂攻之。阳重衄血，以麻黄汤发之。发汗病解反恶寒，病解之中，多一"不"字。心下痞，按之濡，濡字之上少一"不"字之类。诸家遵经注解，不得不穿凿附会，致令千古不可多得之书，不能传信于世，良可惜也！今加正误，一一列明。每条凡小字，傍右者原文也，傍左者改正之文也，居中者，原文所有[1]。或移上，或移下，或他处移入，及原文所无而补之者也。字上加□，删去者也。尤有整节舛谬者三十五条，证不与脉符，药不与病合，虽有是方，世无其病；即有其病，难用是药，承讹袭谬，无济实用。然其中尚有可采之句，所以各篇不动经文，强加注释，复录原文，附于卷末，以志阙疑云。

正　误

太阳上篇正误

桂枝汤方

桂枝 去皮 三两　芍药三两　甘草（炙）二两　生姜（切）三两大枣（擘）十二枚

[按] 桂枝汤方，原文有"去皮"二字。夫桂枝气味辛甘，全在于皮，若去皮是枯木矣，如何有解肌发汗之功耶？当删之，后仿此。

---

　　[1] 傍右者……原文所有：傍右者原文，武英殿版均字上加□，系删去之文。本排印本仍依其旧，亦字上加□。傍左者改正之文，本排印本加括号以示区别。

若脉和，其人大烦，目重脸（睑）内际黄者，此欲解也。

[按]"脸"字当是"睑"字。睑，眼弦也。作"脸"字非，当改之。

太阳中风，下（不）利呕逆，表解者，乃可攻之。其人漐漐汗出，发作（热）有时，头痛，心下痞硬满，引胁下痛，干呕短气，汗出不恶寒者，此表解里未和也，十枣汤主之。

[按]"下利"之"下"字，当是"不"字。若是"下"字，岂有上呕下利而用十枣汤峻剂攻之之理乎？惟其大便不利，痞硬满痛，如属里病；小便不利，呕逆短气，始属饮病，乃可峻攻。"发作"之"作"字，当是"热"字，始与太阳阳邪热饮之义相合。若无热汗出，乃少阴阴邪寒饮，真武汤证也。且"作"字与上下句文义皆不相属，当改之。

太阳病，下之，其脉促（浮）不结胸者，此为欲解也。脉浮（促）者，必结胸；脉紧（细数）者，必咽痛；脉弦者，必两胁拘急；脉细数（紧）者，头痛未止；脉沉紧者，必欲呕；脉沉滑者，协热利；脉浮（数）滑者，必下血。

[按]"脉促"当是"脉浮"，始与不结胸为欲解之文义相属。"脉浮"当是"脉促"，始与论中结胸，胸满同义。"脉紧"当是"脉细数"，"脉细数"当是"脉紧"，始同论中二经本脉。"脉浮滑"当是"脉数滑"，浮滑是论中白虎汤证之脉，数滑是论中下脓血之脉。均当改之。

太阳病，二三日，不能卧，但欲起，心下必结。脉微弱者，此本有寒分也。反下之，若利止，必作结胸；未止者，四日复下之（利），此作协热利也。

[按]"四日复下之"之"之"字，当是"利"字。上文利未止，岂有复下之理乎？当改之。

太阳病，下之后，脉促胸满者，桂枝去芍药汤主之。若（汗出）微恶寒，去芍药方中，加附子汤主之。

[按]"微恶寒"之上，当有"汗出"二字，若无"汗出"二字，乃表未解也，无加附子之理，当补之。

太阳病，脉浮而动数，浮则为风，数则为热，动则为痛，数则为虚，头痛发热，微盗汗出，而反恶寒者，表未解也。医反下之，动数变迟，膈内拒痛，胃中空虚，客气动膈，短气烦躁，心中懊恼，阳气内陷，心下因硬，则为结胸，大陷胸汤主之。若不结胸，但头汗出，余无汗，剂颈而还，小便不利，身必发黄也。

〔按〕"数则为虚"句，衍文也，当删之。

寒实结胸，无热证者，与三物小陷胸汤白散。亦可服。

〔按〕"与三物小陷胸汤"，当是"三物白散"。"小陷胸汤"四字，当是错简。桔梗、贝母、巴豆三物，其色皆白，有三物白散之义，温而能攻，与寒实之理相合。小陷胸汤及栝蒌、黄连，皆性寒之品，岂可以治寒实结胸之证耶？"亦可服"三字，亦衍文也，俱当删之。

太阳中篇正误

发汗病不解，反恶寒者，虚故也，芍药甘草附子汤主之。

〔按〕"发汗病不解"之"不"字，衍文也。发汗病不解，则当恶寒，何谓反恶寒？病解恶寒，始可谓虚。当删之。

病发热头痛，脉反沉，若不差，身体疼痛，（下利清谷，）当温其里，宜四逆汤。

〔按〕"身体疼痛"之下，当有"下利清谷"四字。若无此四字，则当温其里之文，竟无着落矣，未有表病而温里之理也。阅后太阴篇中云：伤寒医下之，续得下利清谷不止，身痛者，急当救里，四逆汤。其义益明，遵经补之。

伤寒，（若汗、）若吐、若下后，七八日不解，热结在里，表里俱热，时时（汗）恶风，大渴，舌上干燥而烦，欲饮水数升者，白虎加人参汤主之。

〔按〕"伤寒"之下，当有"若汗"二字，盖汗较吐下伤津液为多也。"时时恶风"，当是"时汗恶风"，若非"汗"字，则时时恶风，是表不解，白虎汤在所禁也。论中谓发热无汗，表不解者,不可与白虎汤。渴欲饮水,无表证者,白虎加人参汤主之。细玩经文自知,当补之改之。

发汗已,脉浮数,(小便不利,)烦渴者,五苓散主之。

[按]"脉浮数"之下,当有"小便不利"四字,若无此四字,则为阳明内热口燥之烦渴,是白虎汤证也。惟其小便不利而烦渴,斯为太阳水热瘀结之烦渴,始属五苓散证。若非小便不利而用五苓散,则犯重竭津液之禁矣。况太阳上篇类此证者数条,惟水入即吐一条,乃水不下行,故无小便不利之文,余皆有"小便不利"四字。今此四字,必是传写之遗,当补之。

服桂枝汤,或下之,仍头项强痛,翕翕发热,无汗,心下满,微痛,小便不利者,桂枝汤去桂(芍药)加茯苓白术汤主之。

[按]"去桂"当是"去芍药"。此方去桂,将何以治仍头项痛,发热无汗之表乎?细玩其服此汤,曰余依桂枝汤法煎服,其义自见。服桂枝汤已,温覆令一时许,通身漐漐微似有汗,此服桂枝汤法也。若去桂则是白芍、甘草、茯苓、白术,并无辛甘走营卫之品,而曰"余依桂枝汤法",无所谓也。且论中脉促胸满、汗出恶寒者,用桂枝去芍药加附子汤主之,去芍药者,为胸满也,今证虽稍异,而满则同,其为去芍药可知,当改之。

伤寒,医以丸药大下之,身热不去,微烦者,栀子干姜(豉)汤主之。

伤寒五六日,大下之后,身热不去,心中结痛者,未欲解也,栀子豉(干姜)汤主之。

[按]"栀子干姜汤",当是"栀子豉汤","栀子豉汤",当是"栀子干姜汤"。断无烦热用干姜,结痛用香豉之理,当移之。

太阳病,脉浮紧,无汗,发热,身疼痛,八九日不解,表证仍在,此当发其汗,(麻黄汤主之。)服药已,微除,其人发烦目瞑；剧者必衄，衄乃解。所以然者，阳气重故也。

〔按〕张兼善曰："麻黄汤主之"五字，不应在"阳气重"之下，岂有衄乃解之后，而用麻黄汤之理乎？"服药已"之上，并无所服何药之文，将此五字移于其上，文义始合，当移之。

伤寒，不大便六七日，头痛有热者，与承气汤。其小便清者，知不在里，仍在表也，当须发汗。若（苦）头痛者，必衄，宜桂枝汤。

〔按〕"若头痛"之"若"字，当是"苦"字。苦头痛方为必衄证，若是"若"字，则凡头痛皆能致衄矣。当改之。

心下痞，按之（不）濡，其脉关上浮者，大黄黄连泻心汤主之。

〔按〕"按之濡"，当是"按之不濡"，若按之濡，乃虚痞也，补之不暇，岂有用大黄泻之之理乎？当补之。

太阳下篇正误

小青龙汤方加减法内，……若微利者，去麻黄加荛花如鸡子大，熬令赤色（茯苓四两）。

〔按〕"加荛花如鸡子大"，此必传写之误。考本草荛花是芫花类也，每用之攻水其力甚峻，五分可令人下行数十次，岂有治停饮之微利，用鸡子大之荛花者乎？当改加茯苓四两。

伤寒，心下有水气，咳而微喘，发热不渴，（小青龙汤主之。）服汤已，渴者，此寒去欲解也。

〔按〕"小青龙汤主之"六字，当在"发热不渴"之下，始与"服汤已渴者"之文义相属，岂有寒去欲解，而更服小青龙汤之理乎？当移之。

阳明篇正误

阳明病，脉浮而紧者，必潮热，发作有时；但浮者，必盗（自）汗出。

〔按〕自汗是阳明证，盗汗乃少阳证，"盗汗"应是"自汗"，当改之。

阳明病，脉迟，汗出多，(发热，)微恶寒者，表未解也，可发汗，宜桂枝汤。

[按]"汗出多"之下，当有"发热"二字。若无此二字，脉迟汗出多，微恶寒乃表阳虚，桂枝附子汤证也，岂有用桂枝汤发汗之理乎？当补之。

伤寒脉浮滑，此以表有热，里有寒(热)，白虎汤主之。

[按]"里有寒"之"寒"字，当是"热"字。若是"寒"字，非白虎汤证也，当改之。

伤寒若吐、若下后不解，不大便五六日，上至十余日，日晡所发潮热，不恶寒，独语如见鬼状。若剧者，发则不识人，循衣摸床，惕而不安，微喘直视。脉弦(滑)者生，涩者死。微者，但发热、谵语者，大承气汤主之。若一服利，止后服。

[按]"脉弦者生"之"弦"字，当是"滑"字，弦为阴负之脉，岂有必生之理？惟滑脉为阳，始有生理。况滑者通也，涩者塞也，凡物之理，未有不以通为生，而塞为死者，当改之。

太阳病，寸缓关浮尺弱，其人发热汗出，复恶寒不呕，但心下痞者，此以医下之也；如其不下者，病人不恶寒而渴者，比转属阳明也。小便数者，大便必硬，不更衣十日，无所苦也，渴欲饮水，少少与之，但以法救之(若小便不利，)渴者，宜五苓散。

[按]"但以法救之"五字，当是"若小便不利"五字，方与上文小便数，及下文渴者之义相属。此条病势不急救之之文，殊觉无谓。昔王三阳亦云：此处五苓散难用，不然经文"渴者"之下当有缺文，当改之。

栀子柏皮汤方

[按]此方之甘草，当是茵陈蒿，必传写之误也。

太阳病，当恶寒发热，今自汗出，反不恶寒发热，关上脉细数者，以医吐之过也。一二日吐之者，腹中饥，口不能食；三四日吐之者，不喜糜粥，欲食冷食，(五六日吐之者，)

朝食暮吐，以医吐之所致，此为小逆。

[按]"欲食冷食"之下，当有"五六日吐之者"六字，若无此一句，则不喜糜粥，欲食冷食，与朝食暮吐之文不相联属。且以上文一二日，三四日之文细玩之，则可知必有"五六日吐之"一句，由浅及深之义也，当补之。

寸口脉浮大，而医反下之，此为大逆。浮则无血，大则为寒。寒气相抟，则为肠鸣，医乃不知，而反饮冷水，令汗大出，水得寒气，冷必相抟，其人必𩚬。

[按]"令汗大出"四字，当是衍文，宜删之。

阳明病，谵语有潮热，反不能食者，胃中必有燥屎五六枚也，（宜大承气汤下之。）若能食者，但硬耳。

[按]"宜大承气汤下之"句，应在"必有燥屎五六枚"之下始合。若但便硬即用大承气汤下之，殊失仲景慎重误下之旨，当移之。

阳明中风，脉弦浮大而短气，腹都满，胁下及心痛，久按之，气不通，鼻干，不得汗，嗜卧，一身及面目悉黄，小便难，有潮热，时时哕，耳前后肿。刺之小差；外不解，病过十日，脉续浮（弦）者，与小柴胡汤。但浮，无余证者，与麻黄汤。若不尿，腹满加哕者，不治。

[按]"续浮"之"浮"字，当是"弦"字，始与小柴胡汤法之脉相合。若是"浮"字，则上之浮既宜小柴胡汤，而下之浮又用麻黄汤，不自相矛盾耶？当改之。

发汗后，水药不得入口为逆。若更发汗，必吐下不止。

[按]"必吐下不止"之"下"字，衍文也，当删之。

少阳篇正误

得病六七日，脉迟浮弱，恶风寒，手足温，医二、三下之，不能食，而胁下满痛，面目及身黄，颈项强，小便难者，与柴胡汤，后必下重。本渴而饮水呕者，柴胡汤不中与也。食谷者哕。

[按]"食谷者哕"四字，衍文也。食谷呕者有之，从无食

347

谷哕者之证,当删之。

伤寒五六日,头汗出,微恶寒,手足冷,心下满,口不欲食,大便硬,脉(沉)细者,此为阳微结,必有表复有里也,脉沉亦在里也。汗出为阳微,假令纯阴结,不得复有外证,悉入在里,此为半在里半在外也。脉虽沉紧(细),不得为少阴病,所以然者,阴不得有汗,今头汗出,故知非少阴也,可与小柴胡汤。设不了了者,得屎而解。

[按]"脉细"当是"脉沉细",观本条下文"脉沉亦在里也"之"亦"字自知,当补之。"脉虽沉紧"之"紧"字,当是"细"字。观本条上文并无"紧"字,如何说脉虽沉紧,此"虽"字又何所谓耶? 当改之。

伤寒发热,汗出不解,心下痞硬,呕吐而下(不)利者,大柴胡汤主之。

[按]"下利"之"下"字,当是"不"字,若是"下"字,岂有上吐下利,而犹以大柴胡汤下之者乎? 当改之。

太阳病,过经十余日,反二、三下之,后四五日,柴胡证仍在者,先与小柴胡汤。呕不止,心下急,郁郁微烦者,为未解也,与大柴胡汤下之则愈。

[按]许叔微曰:大柴胡汤,一方无大黄,一方有大黄。盖大黄荡涤蕴热,伤寒中要药。王叔和云:若不用大黄,恐不名大柴胡汤。且仲景曰:下之则愈,若无大黄,将何以下心下之急乎? 当从叔和为是,宜补之。

太阳病,过经十余日,心中温温(嗢嗢)欲吐,而胸中痛,大便反溏,腹微满,郁郁微烦。先此时,自极吐下者,与调胃承气汤;若不尔者,不可与。但欲呕,胸中痛,微溏者,此非柴胡证,以呕,故知极吐下也。

[按]王肯堂曰:"温温"当是"嗢嗢"。又云"以呕"下,疑有阙文,当改之。

太阴篇正误

太阴之为病,腹满而吐食不下,时腹自痛,若下之,必胸下结硬,(自利益甚。)

　　[按]吴人驹曰:"自利益甚"四字,当在"必胸下结硬"之下,若在"吐食不下"之下,则是已吐食不下而自利益甚矣。仲景复曰:若下之无所谓也,从而移之。

　　伤寒,本自寒下(格),医复吐下之,寒格更逆吐下,若食入口即吐,干姜黄连黄芩人参汤主之。

　　[按]经论中并无寒下之病,亦无寒下之文。玩本条下文,寒格更逆吐下,可知"寒下"之"下"字,当是"格"字,文义始属。注家皆释胃寒下利,不但文义不属,且与芩、连之药不合,当改之。

　　少阴篇正误

　　少阴病,饮食入口即吐,心中温温(嗢嗢)欲吐复不能吐。始得之,手足寒,脉弦迟者,此胸中实,不可下也,当吐之。若膈上有寒饮,干呕者,不可吐也,当温之,宜四逆汤。

　　[按]"温温"当是"嗢嗢",嗢嗢者,乃吐饮之状也,当改之。

　　厥阴篇正误

　　伤寒,厥而心下悸者,(以饮水多,)宜先治水,当服茯苓甘草汤,却治其厥。不尔,水渍入胃,必作利也。

　　[按]"厥而心下悸者"之下,当有"以饮水多"四字,若无此四字,乃阴盛之厥悸,非停水之厥悸矣。何以即知是水,而曰宜先治水耶? 当补之。

　　伤寒脉微而厥,至七八日肤冷,其人躁无暂安时者,此为脏厥,非蛔厥也。蛔厥者,其人当吐蛔。今病者静,而复时烦者,此(非)为脏寒,蛔上入其膈,故烦,须臾复止。得食而呕,又烦者,蛔闻食臭出,其人当自吐蛔。蛔厥者,乌梅丸主之,又主久利。

　　[按]"此为脏寒"之"此"字,当是"非"字,若是"此"字,即是脏厥,与辨蛔厥之义不属,当改之。

　　伤寒五六日,不结胸(大便),腹濡,脉虚,复厥者,不可

下。此为亡血，下之死。

[按]"结胸"二字，当是"大便"二字。不结胸腹濡脉虚复厥，皆无可下之理，今曰不可下，何所谓也？当改之。

伤寒，始发热六日，厥反九日而利。凡厥利者，当不能食，今反能食者，恐为除中。食以索饼，不（若）发热者，知胃气尚在，必愈。恐暴热来出而复去也。后三日脉之，其热续在者，期之旦日夜半愈。所以然者，本发热六日，厥反九日，复发热三日，并前六日，亦为九日，与厥相应，故期之旦日夜半愈。后三日脉之而脉数，其热不罢者，此为热气有余，必发痈脓也。

[按]"不发热者"之"不"字，当是"若"字，若是"不"字，即是除中，何以下接恐暴热来出而复去之文耶？当改之。

伤寒脉迟，六七日，（厥而下利，）而反与黄芩汤彻其热。脉迟为寒，今与黄芩汤复除其热，腹中应冷，当不能食，今反能食，此名除中，必死。

[按]"伤寒脉迟六七日"之下，当有"厥而下利"四字，若无此四字，则非除中证也。况有此四字，始与下文反与黄芩汤之义相属，当补之。

合病并病篇正误

三阳合病，脉浮大上（弦）关上，但欲眠睡，目合则汗。

[按]"浮大上"之"上"字，当是"弦"字，始合论中三阳合病之脉，若是"上"字，则经论中从无两寸脉主三阳病之理，当改之。

二阳并病，太阳初得病时，发其汗，汗先出不彻，因转属阳明，续自微汗出，不恶寒。若太阳证不罢者，不可下，下之为逆，如此可小发汗。设面色缘缘正赤者，阳气怫郁在表，当解之，熏之（以汗。）若发汗不彻，不足言，阳气怫郁不得越，当汗不汗，其人躁烦，不知痛处，乍在腹中，乍在四肢，按之不可得，其人短气，但坐，以汗出不彻故也，更发汗则愈。何以知汗出不彻？以脉涩故知也。

〔按〕"熏之"二字，当是"以汗"二字，始与上下文义相属，当改之。

坏病篇正误

本太阳病不解，转入少阳者，胁下硬满，干呕，不能食，往来寒热，尚未吐下，脉沉 紧（弦）者，与小柴胡汤。若已吐、下、发汗、温针、谵语，柴胡证罢，此为坏病。知犯何逆，以法治之。

〔按〕"脉沉紧"当是"脉沉弦"。若是沉紧，是寒实在胸，当吐之诊也。惟"脉沉弦"方与上文之义相属，始可与小柴胡汤，当改之。

伤寒吐下后，发汗，虚烦，脉甚微，八九日心下痞硬，胁下痛，气上冲咽喉，眩冒，经脉动惕者，久而成痿。

〔按〕"八九日心下痞硬，胁下痛，气上冲咽喉"三句，与上下文义不属。注家皆因有此三句，不得不支离蔓衍，牵强解释。每见此病总因汗出过多，大伤津液而成，当用补气补血、益筋壮骨之药，经年始愈。此三句必是错简，当删之。

汗家重发汗，必恍惚心乱，小便已，阴疼。与禹余粮丸。

〔按〕禹余粮丸，为涩痢之药，与此证不合。"与禹余粮丸"五字，衍文也，当删之。

形作伤寒，其脉不弦紧而 弱（数），弱（数）者必渴，被火者必谵语。弱（数）者，发热。脉浮，解之当汗出愈。

〔按〕三"弱"字，当俱是"数"字。若是"弱"字，热从何有？不但文义不属，论中并无此说，当改之。

痓湿暍病篇正误

伤寒所致太阳病，痓、湿、暍，此三种，宜应别论。

〔按〕"伤寒所致"四字，甚无所谓，当删之。

太阳病，发热无汗，反恶寒者，名曰刚痓。

〔按〕"反恶寒"之"反"字，衍文也。刚痓证应恶寒，非反也，当删之。

霍乱篇正误

恶寒脉微而复利,利(不)止,亡血(阳)也,四逆加人参汤主之。

[按] 利止亡血,如何用大热补药?"利止"应是"利不止","亡血"应是"亡阳",当改之。

辨可下篇正误

问曰:人病有宿食,何以别之? 师曰:寸口脉浮而大,按之反涩,尺中亦微(大)而涩,故知有宿食。当下之,宜大承气汤。

[按] 尺中"微"字,当是"大"字,若是"微"字,断无可下之理,当改之。

平脉法正误

假令脉来微去大,故名反,病在里也;脉来头小本大(大去小),故名覆,病在表也。上微头小者(为阴盛),则汗出;下微本大(小)者(为阳盛),则为关格不通,不得尿。头无汗者可治,有汗者死。

[按]"脉来头小本大",当是"脉来大去小"。"上微头小者",当是"上微小者为阴盛"。"下微本大者",当是"下微小者为阳盛"。始与上下之义相属,当改之,补之。

寸口卫气盛名曰高,营气盛名曰章,高章相抟,名曰纲。卫气弱名曰惵,营气弱名曰卑,惵卑相抟,名曰损。卫气和名曰缓,营气和名曰迟,迟缓相抟,名曰沉(强)。

[按]"名曰沉"之"沉"字,应是"强"字,玩下文可知,当改之。

寸口脉缓而迟,缓则阳气长,其色鲜,其颜光,其声商,毛发长;迟则阴气盛,骨髓生,血满,肌肉紧薄鲜硬。阴阳相抱,营卫俱行,刚柔相得,名曰强也。

[按]"薄鲜硬"三字,不成句,应是衍文,当删之。

北方肾脉,其形何似? 师曰:肾者水也,名曰少阴,其脉沉滑，是肾脉也。肾病自得沉滑而濡者，愈也。

〔按〕东南西方，皆有其文，惟缺北方，仿经文补之。

问曰：翕奄沉，名曰滑，何谓也？师曰：沉为纯阴，翕为正阳，阴阳和合，故令脉滑，关尺自平。阳明脉微沉，食饮自可；少阴脉微滑，滑者紧之浮名也，此为阴实，其人必股内汗出，阴下湿也。

〔按〕"滑者紧之浮名也，此为阴实"二句，与上下之义不属，当是错简。

阳脉浮（濡），阴脉弱者，则血虚，血虚则筋急也。其脉沉（弱）者，营气微也；其脉浮（濡）而汗出如流珠者，卫气衰也。

〔按〕"阳脉浮"，"其脉浮"之二"浮"字，当是"濡"字，若是"浮"字，则与卫气衰，汗出如流珠之义不属。"其脉沉"之"沉"字，当是"弱"字，若是"沉"字，则与血虚营气微之义不属，当改之。

师曰：病家人来请云：病人发热烦极。明日师到，病人向壁卧，此热已去也。设令脉不（自）和，处言已愈。

〔按〕"不和"应是"自和"，若不和，如何言愈？当改之。

辨脉法正误

脉来缓，时一止复来者，名曰结；脉来数，时一止复来者，名曰促。阳盛则促，阴盛则结，此皆病脉。脉按之来缓，时一止复动者，名曰结；又脉来动而中止，更来小数，中有还者反动，名曰结阴也。

〔按〕"脉按之来缓，时一止复动"至"名曰结阴也"数语，文义不顺，且前论促结之脉已明，衍文也，当删之。

阴阳相抟，名曰动。阳动则汗出（发热），阴动则发热（汗出），形冷恶寒者，此三焦伤也。若数脉见于关上，上下无头尾，如豆大，厥厥动摇者，名曰动也。

〔按〕阳动则"汗出"二字，当是"发热"二字；阴动则"发热"二字，当是"汗出"二字。阳加于阳，岂有汗出之理？

《素问》曰：阳加于阴，谓之汗。遵经移之。

　　脉阴阳俱紧，至于吐利，其脉独不解；紧去入（人）安，此为欲解。若脉迟，至六七日不欲食，此为晚发，水停故也，为未解；食自可者，为欲解。

　　［按］"紧去入安"之"入"字，当是"人"字。人安，谓不吐利也。"此为晚发，水停故也"二句，与上下文义不属，应是衍文，当改之，删之。

　　脉浮而数，浮为风，数为虚（热），风为热，虚为寒，风虚（热）相抟，则洒淅恶寒也。

　　［按］"数为虚"之"虚"字，应是"热"字。"风为热，虚为寒"二句，应是衍文。"风虚相抟"之"虚"字，亦应是"热"字。当改之。

　　寸口诸微亡阳，诸濡亡血（卫虚），诸弱发热（营虚），诸紧为寒，诸乘寒者则为厥。郁冒不仁，以胃无谷气，脾涩不通，口急不能言，战而栗也。

　　［按］"诸濡亡血"，当是"诸濡卫虚"，"诸弱发热"，当是"诸弱营虚"。濡、浮而无力，候阳虚也，岂有亡血之理？弱、沉而无力，候阴虚也，岂止发热而已？当改之。

　　师曰：病人脉微而涩者，此为医所病也。大发其汗，又数大下之，其人亡血，病当恶寒，后乃发热，无休止时。夏月盛热，欲著复衣；冬月盛寒，欲裸其身。所以然者，阳微则恶寒，阴弱则发热。此医发其汗，使阳气微，又大下之，令阴气弱。五月之时，阳气在表，胃中虚冷，以阳气内微，不能胜冷，故欲着复衣。十一月之时，阳气在里，胃中烦热，以阴气内弱，不能胜热，故欲裸其身。又阴脉迟涩，故知血亡也。

　　［按］"又阴脉迟涩，故知血亡也"二句，与上文义不属，衍文也，当删之。

　　寸口脉弱而迟，弱者卫（阳）气微，迟者营（脾）中寒。营为血，血寒则发热；卫为气，气微，（阳气微，脾中寒）者，心内饥,饥而虚满,不能食也。

　　[按]条末"心内饥,饥而虚满不能食"句,此是论脾胃,不关营卫。故弱者"卫气微",当是"阳气微";迟者"营中寒",当是"脾中寒";上下文义始属。营为血,岂有血寒发热之理?卫为气,气微者,皆不成文,今悉易之。当是"阳气微,脾中寒者心内饥",阅下条言胃气有余自知,当改之。

　　跌阳脉浮而涩,少阴脉如经者,其病在脾,法当下利。何以知之?若脉浮大者,气实血虚也,今跌阳脉浮而涩,故知脾气不足,胃气虚也;以少阴脉 弦 (沉)而 浮 (滑)才见,此为调脉,故称如经也。若反滑而数者,故知当尿脓也。

　　[按]"若脉浮大者,气实血虚也"二句,与上下文义不属,当删之。少阴脉"弦而浮",岂可谓如经乎?当改"沉"、"滑"二字。

　　跌阳脉伏而涩,伏则吐逆,水谷不 化 (入);涩则 食不得入 (不得小便),名曰关格。

　　[按]"水谷不化"之"化"字,当是"入"字,若是"化"字,是能食也,何名曰格? "食不得入"当是"不得小便",若有小便,是水道通也,何名曰关? 悉改之。

　　跌阳脉紧而浮,浮为气,紧为寒;浮为腹满,紧为绞痛;浮紧相抟,肠鸣而转,转即气动,膈气乃下。少阴脉不出,其阴肿大而 虚 (痛)也。

　　[按]"阴肿大而虚"之"虚"字,应改"痛"字,细玩自知。

存　疑

太阳上篇存疑

　　病在阳,应以汗解之,反以冷水噀之,若灌之,其热被却不得去,弥更益烦,肉上粟起,意欲饮水,反不渴者,服文蛤散;若不差者,与五苓散。身热皮粟不解,欲引衣自覆者,若水以噀之洗之,益令热被却不得出,当汗而不汗则烦。假令汗出已,腹中痛,与芍药三两,如上法。

太阳下篇存疑

太阳病,二日,反躁,反熨其背,而大汗出,大热入胃。胃中水竭,躁烦,必发谵语,十余日,振栗自下利者,此为欲解也。故其汗从腰以下不得汗,欲小便不得,反呕欲失溲,足下恶风,大便硬,小便当数,而反不数,及多大便已,头卓然而痛,其人足心必热,谷气下流故也。

下之后,复发汗,昼日烦躁不得眠,夜而安静,不呕不渴,无表证,脉沉微,身无大热者,干姜附子汤主之。

发汗若下之,病仍不解,烦躁者,茯苓四逆汤主之。

伤寒,腹满,谵语,寸口脉浮而紧,此肝乘脾也,名曰纵,刺期门。

伤寒,发热,啬啬恶寒者,大渴欲饮水,其腹必满,自汗出,小便利,其病欲解。此肝乘肺也,名曰横,刺期门。

阳明篇存疑

病人无表里证,发热七八日,虽脉浮数者,可下之。假令已下,脉数不解,合热则消谷善饥,至六七日,不大便者,有瘀血,宜抵当汤。若脉数不解,而下不止,必协热便脓血也。

脉浮而芤,浮为阳,芤为阴,浮芤相抟,胃气生热,其阳则绝。

阳明病,反无汗,而小便利,二三日,呕而咳,手足厥者,必苦头痛。若不咳不呕,手足不厥者,头不痛。

阳明病,但头眩,不恶寒,故能食而咳,其人咽必痛;若不咳者,咽不痛。

少阴篇存疑

少阴病,吐利,手足逆冷,烦躁欲死者,吴茱萸汤主之。

坏病篇存疑

伤寒脉浮,自汗出,小便数,心烦,微恶寒,脚挛急,反与桂枝汤,欲攻其表,此误也。得之便厥,咽中干,烦躁,吐逆者,作甘草干姜汤与之,以复其阳;若厥愈足温者,更作芍药甘草汤与之,其脚即伸;若胃气不和,谵语者,少与调胃承气汤;若重发汗,复加烧针者,四逆汤主之。

问曰:证象阳旦,按法治之而增剧,厥逆,咽中干,两胫拘急而谵语。师言夜半手足当温,两脚当伸。后如师言。何以知此?答曰:寸口脉浮而大,浮为风,大为虚,风则生微热,虚则两胫挛,病形象桂枝,因加附子参其间,增桂令汗出,附子温经,亡阳故也,厥逆,咽中干,烦躁,阳明内结,谵语烦乱,更饮甘草干姜汤,夜半阳气还,两足当热,胫尚微拘急,重与芍药甘草汤,尔乃胫伸,以承气汤微溏,则止其谵语,故知病可愈。

伤寒六七日,大下后,寸脉沉而迟,手足厥逆,下部脉不至,咽喉不利,唾脓血,泄利不止者,为难治,麻黄升麻汤主之。

伤寒八九日,下之,胸满烦惊,小便不利,谵语,一身尽重,不可转侧者,柴胡加龙骨牡蛎汤主之。

微数之脉,慎不可灸。因火为邪,则为烦逆,追虚逐实;血散脉中,火气虽微,内攻有力,焦骨伤筋,血难复也。

脉浮,宜以汗解,用火灸之,邪无从出,因火而盛,病从腰以下必重而痹,名火逆也。

伤寒脉浮,医以火逼劫之,亡阳,必惊狂,起卧不安者,桂枝去芍药加蜀漆龙骨牡蛎救逆汤主之。

痉湿暍病篇存疑

湿家下之,额上汗出,微喘,小便利者死;若下利不止者,亦死。

太阳中暍者,身热疼重,而脉微弱,此亦夏月伤冷水,水行皮中所致也。

辨不可汗病篇存疑

脉濡而弱,弱反在关,濡反在颠,微反在上,涩反在下。微则阳气不足,涩则无血,阳气反微,中风汗出,而反躁烦,涩则无血,厥而且寒,阳微发汗,躁不得眠。

脉濡而弱,弱反在关,濡反在颠,弦反在上,微反在下。弦为阳运,微为阴寒,上实下虚;意欲得温,微弦为虚,不可发汗,发汗则寒栗,不能自还。

厥,脉紧,不可发汗;发汗则声乱咽嘶,舌萎声不得前。

咳者则剧,数吐涎沫,咽中必干,小便不利,心中饥烦,晬时而发,其形似疟,有寒无热,虚而寒栗。咳而发汗,蜷而苦满,腹中复坚。

辨不可下病篇存疑

脉濡而弱,弱反在关,濡反在巅,微反在上,涩反在下。微则阳气不足,涩则无血;阳气反微,中风汗出,而反躁烦;涩则无血,厥而且寒。阳微不可下,下之则心下痞硬。

脉濡而弱,弱反在关,濡反在巅,弦反在上,微反在下。弦为阳运,微为阴寒,上实下虚;意欲得温,微弦为虚,虚者不可下也。

脉濡而弱,弱反在关,濡反在巅,浮反在上,数反在下,浮为阳虚,数为无血,浮为虚,数生热;浮为虚,自汗出而恶寒;数为痛,振而寒栗;微弱在关,胸下为急,喘汗而不得呼吸,呼吸之中,痛在于胁。振寒相抟,形如疟状。医反下之,故令脉数发热,狂走见鬼,心下为痞,小便淋漓,少腹甚硬,小便则尿血也。

脉濡而紧,濡则卫气微,紧则营中寒;阳微卫中风,发热而恶寒;营紧胃气冷,微呕心内烦。医为有大热,解肌而发汗,亡阳虚烦躁,心下苦痞坚,表里俱虚竭,卒起而头眩,客热在皮肤,怅怏不得眠。不知胃气冷,紧寒在关元,技巧无所施,汲水灌其身。客热因时罢,栗栗而振寒;重被而覆之,汗出而冒巅,体惕而又振,小便为微难。寒气因水发,清谷不容间。呕变反肠出,颠倒不得安;手足为微逆,身冷而内烦。迟欲从后救,安可复追还!

脉浮而大,浮为气实,大为血虚;血虚为无阴,孤阳独下阴部者,小便当赤而难,胞中当虚。今反小便利而大汗出,法应卫家当微,今反更实,津液四射;营竭血尽,干烦而不得眠,血薄肉消,而成暴液。医复以毒药攻其胃,此为重虚。客阳去有期,必下如污泥而死。

伤寒,脉阴阳俱紧,恶寒发热,则脉欲厥;厥者,脉初来大,渐渐小,更来渐大,是其候也。如此者,恶寒甚者,翕翕汗出,喉中痛；若热多者，目赤脉多，睛不慧。医复发之，咽中则伤；若复下之，则两目闭，寒多便清谷，热多便脓血；若熏之，则身发黄；若熨之，则咽燥。若小便利者，可救之；若小便难者，为危殆。

伤寒发热，口中勃勃气出，头痛目黄，衄不可制。贪水者必呕，恶水者厥。若下之，咽中生疮。假令手足温者，必下重便脓血。头痛目黄者，若下之，则目闭。贪水者，若下之，其脉必厥，其声嘤，咽喉塞；若发汗，则战栗，阴阳俱虚。恶水者，若下之，则里冷不嗜食，大便完谷出；若发汗，则口中伤，舌上白胎，烦躁，脉数实，不大便六七日，后必便血；若发汗，则小便自利也。

微则为咳，咳则吐涎，下之则咳止，而利因不休；利不休，则胸中如虫啮，粥入则出；小便不利，两胁拘急，喘息为难；颈背相引，臂则不仁；极寒反汗出，身冷若冰；眼睛不慧，语言不休。而谷气多入，此为除中，口虽欲言，舌不得前。

脉数者，久数不止，止则邪结，正气不能复，正气却结于脏，故邪气浮之，与皮毛相得。脉数者不可下，下之必烦利不止。

伤寒，发热头痛，微汗出，发汗则不识人；熏之则喘，不得小便，心腹满；下之则短气，小便难，头痛背强；加温针则衄。

下利脉大者，虚也，以强下之故也。设脉浮革，因尔肠鸣者，属当归四逆汤。

陶隐居《名医别录》合药分剂法则

凡言㕮如麻豆大者，与咬咀同意。夫咬咀，古之制也。古人无铁刀，以口咬细，令如麻豆，为粗药煎之，使药水清，饮于肠中，则易升易散。今人以刀㕮如麻豆大，此咬咀之易成也。

古秤惟有铢两，而无分名。今则以十黍为一铢（每铢约今四分一厘七毫），六铢为一分（去声），四分成一两，十六两为一斤。（李杲曰：六铢为一分，即今之二钱半也，二十四铢为一两。古云三两即今之一两，云二两即今之六钱半也。）

今方家云等分者，非分两之分，谓诸药斤两多少皆同尔。多是丸散用之。

丸散云刀圭者，十分（平声）方寸匕之一，准如梧桐子大也。

方寸匕者,作匕正方一寸,抄散取不落为度。五匕者,即今五铢钱边五字者,抄之不落为度。一撮者,四刀圭也(匕,即匙也)。

药以升、合分者,谓药有虚实轻重,不得用斤两,则以升平之。十撮为一勺,十勺为一合,十合为一升。升方作上径一寸,下径六分,深八分,内散药物,按抑之,正尔微动令平尔。(李时珍曰:古之一升。即今之二合半也。)

凡方云巴豆若干枚者,粒有大小,当去心皮秤之,以一分准十六枚。附子、乌头若干枚者,去皮毕,以半两准一枚。枳实若干枚者,去穰毕,以一分准二枚。橘皮一分准三枚。枣大小三枚准一两。干姜一累者,以一两为正。

凡方云半夏一升者,洗毕称五两为正。蜀椒一升,三两为正。吴茱萸一升,五两为正。菟丝子一升,九两为正。庵蔄子一升,四两为正。蛇床子一升,三两半为正。地肤子一升,四两为正。其子各有虚实轻重,不可称准者,取平升为正。

凡方云用桂一尺者,削去皮,重半两为正。甘草一尺者,二两为正。云某草一束者,三两为正。云一把者,二两为正。

凡煎汤药,初欲微火令小沸,其水数依方多少;大略药二十两用水一斗者,煮取四升,以此为准。然利汤欲生,少水而多取汁;补汤欲熟,多水而少取汁。服汤宜小沸,热则易下,冷则呕涌。

凡云分再服、三服者,要令势力相及,并视人之强弱羸瘦,病之轻重,为之进退增减。不必局于方说,则活泼泼地也。

凡丸药云如细麻者,即胡麻也,不必扁扁,略相称尔!黍、粟亦然。云如大麻子者,准三细麻也。如胡豆者,即今青斑豆也,以二大麻准之。如小豆者,今赤小豆也,以三大麻准之。如大豆者,以二小豆准之。如梧桐子者,以二大豆准之。如弹丸及鸡子黄者,以四十梧子准之。

凡方云蜜一斤者,有七合。猪膏一斤者,有一升二合也。

附:三阳三阴经脉各图

膀胱足太阳之脉,起于目内眦,上额交颠;其直者,从颠入络脑,还出别下项,循肩髆内,夹脊抵腰中,入循膂,络肾属膀胱；其直者，从腰中下夹脊，贯臀入腘中；其支者，从髆内左右别，下贯胛，夹脊内，过髀枢，循髀外，从后廉，下合腘中，以下贯腨内，出外踝之后，循京骨，至小趾外侧。（图1）

此系肾膀胱俞穴，因其正经必由腰中而入，自内而连络肾与膀胱，故图与经文颠倒，实则两肾在腰以上，而膀胱又居于小腹之前也。

图1　足太阳膀胱经图

胃足阳明之脉，起于鼻之交頞中，旁约太阳之脉，下循鼻外，入上齿中，还出侠口，环唇，下交承浆，却循颐后下廉，出大迎，循颊车，上耳前，过客主人，循发际至额颅；其支者，从大迎前,下人迎,循喉咙,入缺盆,下膈,属胃络脾;其直者,从缺盆下乳内廉,下夹脐,入气街中;其支者,起于胃下口,循腹里,下至气街中,而合以下髀关,抵伏兔,下膝膑中,下循胫外廉,下足跗,入中趾外间;其支者,下廉穴三寸,而别下入中趾外间;其支者,别跗上入大趾间,出其端。(图2)

胆足少阳之脉,起于目锐眦,上抵头角,下耳后,循颈,行

图 2　足阳明胃经图

手少阳之前，至肩上，却交出手少阳之后，入缺盆；其支者，从耳后入耳中，出走耳前，至目锐眦后；其支者，别锐眦，下大迎，合手少阳，抵于䪼，下加颊车，下颈，合缺盆，以下胸中，贯膈，络肝属胆，循胁里，出气街，绕毛际，横入髀厌中；其直者，从缺盆下腋，循胸，过季胁，下合髀厌中，以下循髀阳，出膝外廉，下外辅骨之前，直下抵绝骨之端，下出外踝之前，循足跗上，入小趾次趾之间；其支者，别跗上，入大趾之间，循大趾歧骨内出其端，还贯爪甲，出三毛。（图3）

图 3　足少阳胆经图

脾足太阴之脉,起于大趾之端,循趾内侧白肉际,过核骨后,上内踝前廉,上腨内,循胫骨后,交出厥阴之前,上膝股内前廉,入腹,属脾络胃,上膈,夹咽,连舌本,散舌下。其支者,复从胃别上膈,注心中。(图4)

图4 足太阴脾经图

肾足少阴之脉,起于小趾之下,斜趋足心之涌泉穴,出于然谷之下,循内踝之后,别入跟中,以上腨内,出腘内廉,上股内后廉,贯脊,属肾络膀胱;其直者,从肾上贯肝膈,入肺中,循喉咙,夹舌本;其支者,从肺出络心,注胸中。(图5)

肝足厥阴之脉,起于大趾聚毛之上,上循足跗上廉,去内踝一寸,上踝八寸,交出太阴之后,上腘内廉,循股阴,入毛中,过阴器,抵小腹,夹胃,属肝络胆,上贯膈,布胁,循喉咙之后,上入颃颡,连目系,上出额,与督脉会于颠;其支者,从目系,下颊里,环唇内;其支者,复从肝别贯膈,上注肺。(图 6)

图 5　足少阴肾经图

附:伤寒刺灸等穴图

太阳病,初服桂枝汤,反烦不解者,先刺风池、风府,却与桂枝汤则愈。

〔按〕风池穴在颞颥后。颞颥,脑空穴也。后者,谓夹玉枕傍,骨下发际内,大筋外陷中,按之引耳中是也。足少阳、阳维之会,宜刺三分,肌肉厚者可五分,留七呼,禁灸。

图 6　足厥阴肝经图

风府一穴,在项发际上一寸,大筋内宛宛中,疾言其肉立起,言休立下,是其穴也。督脉、阳维之会。宜刺三分,肌肉薄者只二分,候病人呼气即出。禁灸。

太阳之邪,刺足少阳督脉者,何也?盖以风府在头部中行,风池在第三行,太阳在第二行,则风池、风府实夹太阳经而行者也,况二穴皆为阳维之会。阳维者,谓诸阳之总也。刺之,诸阳之气得泄,何患太阳之邪不去哉!(图7)

太阳病,头痛至七日已上自愈者,以行其经尽故也。若欲作再经者,针足阳明,使经不传则愈。

图 7　太阳刺风池、风府穴图

[按] 仲景云：针足阳明。成注未明指其穴。考之庞氏《总病论》云：补足阳明上三里穴。推其意，得补则经气实而不传。殊不知仲景之意，针足阳明为迎而夺之，以泄其经之热，使热邪得泄，不至再传他经，故云愈也。庞氏不明用针之理，以泄为补，恐误矣。又考张氏《缵论》云：刺足阳明冲阳穴。冲阳者，即仲景所谓趺阳脉也，有诊法而不言刺。张氏之言，实本史氏《伤寒论注》，不足法也。

三里二穴，在膝眼下三寸，胻骨外廉两筋间宛宛中。坐而竖膝，低跗取之，极重按之，则跗上动脉即止，是其穴也，可刺五分，留七呼。（图8）

伤寒，腹满谵语，寸口脉浮而紧，此肝乘脾也，名曰纵，刺期门。

伤寒发热，啬啬恶寒，大渴欲饮水，其腹必满，自汗出，小便利，其病欲解，此肝乘肺也，名曰横，刺期门。

妇人中风，发热恶寒，经水适来，得之七八日，热除而脉迟身凉，胸胁下满，如结胸状，谵语者，此为热入血室也，当刺期门，随其实而泻之。

　　阳明病,下血谵语者,此为热入血室。但头汗出者,刺期门,随其实而写之,濈然汗出则愈。

　　太阳与少阳并病,头项强痛或眩冒,时如结胸,心下痞硬者,当刺大椎第一间肺俞、肝俞,慎不可发汗,发汗则谵语。脉弦,五六日谵语不止,当刺期门。

　　[按]《图经》云:期门二穴,在不容傍一寸五分,乳直下,第二肋骨端,近腹处,是其穴也。第二肋者,从下数至第二肋也。肋骨端者,在软肋骨末之端也。刺四分,肥人量之。(图9)

图8　太阳针足阳明　　　图9　太阳、阳明、少阳
　　三里穴图　　　　　　　刺期门穴图

　　太阳与少阳并病,头项强痛或眩冒,时如结胸,心下痞硬者,当刺大椎第一间、肺俞、肝俞,慎不可发汗,发汗则谵语。脉弦,五六日谵语不止,当刺期门。

　　太阳、少阳并病,心下硬,颈项强而眩者,当刺大椎、肺俞、肝俞,慎勿下之。

　　[按]《图经》云:督脉大椎穴,在第一椎上陷中,可刺五

分,留三呼,泄五吸。肺俞二穴,在第三椎下,两旁相去各一寸五分,可刺三分,留七呼,得气即泄,肥人可刺五分。肝俞二穴,在第九椎下,两旁相去各一寸五分,可刺三分,留六呼。仲景太阳少阳并病,乃合邪也,故刺大椎、肺俞、肝俞,亦合泄之法也。(图 10)

少阴病,得之二三日,口中和,其背恶寒者,当灸之,附子汤主之。

〔按〕当灸之,仲景未言灸何穴。常器之云:当是足太阳膈关二穴,专灸背恶寒。其穴在第七椎下,两旁相去各三寸陷中,正坐取之,可灸五壮。盖以太阳为少阴之表,故外灸膈关以温其表,内用附子以温其里也。(图 11)

图 10　太阳、少阳并病刺大椎、
　　　　肺俞、肝俞穴图

图 11　少阴灸膈关穴图

少阴病吐利,手足不厥冷,反发热者,不死。脉不至,灸少阴七壮。

〔按〕灸少阴七壮,仲景未言灸何穴。常器之云:当灸少阴太溪二穴。经曰:肾之原出于太溪,其穴在内踝后跟骨,动

脉陷中。（图 12）

少阴病,下利便脓血者,可刺。

〔按〕可刺,仲景未言可刺何穴。常器之云:可刺足少阴幽门、交信。郭雍曰:可灸。考幽门二穴,在鸠尾下一寸,巨阙两旁各五分陷者中,治泻利脓血,刺五分,灸五壮。交信二穴,在内踝上二寸,少阴前太阴后,廉筋骨间,治泻利赤白,刺四分,留五呼,灸三壮。两说皆是。（图 13）

图 12　少阴灸太溪穴图　　图 13　少阴刺灸幽门、交信穴图

少阴病,下利脉微涩,呕而汗出,必数更衣,反少者,当温其上,灸之。

〔按〕灸之,仲景未言当灸何穴。常器之云:灸太冲。郭雍云:灸太溪。此穴皆不治呕而汗出,里急下利,惟幽门主治干哕,呕吐,里急,下利,亦当灸幽门为是。

伤寒六七日,脉微,手足厥冷,烦躁,灸厥阴,厥不还者死。

〔按〕灸厥阴,仲景未言当灸何穴。常器之云:可灸太冲。以太冲二穴,为足厥阴之所注,凡病诊太冲脉,可决人之生

死。其穴在足大趾本节后二寸,跗间陷者中,动脉应手,是其穴也。灸三壮。(图14)

图 14 厥阴灸太冲穴图

伤寒脉促,手足厥逆者,可灸之。

[按] 可灸之,仲景未言当灸何穴。常器之云:太冲穴。前条手足厥逆,灸太冲;此条亦手足厥逆,亦当灸太冲。

金匮要略注

御纂医宗金鉴卷十八

订正仲景全书金匮要略注

　　《伤寒论》论伤寒,《金匮要略》论杂病,乃仲景全书。《伤寒论》得成无己创注,续者五十余家,故得昌明宇内;《金匮要略》人罕言之,虽有赵良、徐彬等注释,但其文义古奥,系千载残编错简,颇多疑义,阙文亦复不少,承讹袭谬,随文蔓衍,宜后人视为迂远,束诸高阁。今于其失次者序之,残缺者补之;博采群书,详加注释,俾二书并行于世。庶后之业医者,不为俗说所误,知仲景能治伤寒,未尝不能治杂证也。

脏腑经络先后病脉证第一

　　夫人秉五常,因风气而生长。风气虽能生万物,亦能害万物,如水能浮舟,亦能覆舟。若五脏元真通畅,人即安和。客气邪风,中人多死。千般疢难,不越三条:一者,经络受邪入脏腑,为内所因也;二者,四肢九窍,血脉相传,壅塞不通,为外皮肤所中也;三者,房室金刃,虫兽所伤。以此详之,病由都尽。若人能养慎,不令邪风干忤经络;适中经络,未流传腑脏,即医治之。四肢才觉重滞,即导引吐纳,针灸膏摩,勿令九窍闭塞;更能无犯王法,禽兽灾伤,房室勿令竭乏,服食节其冷热、苦酸辛甘,不遣形体有衰,病则无由入其腠理。腠者,三焦通会元真之处,为血气所注。理者,是皮肤脏腑之文理也。

　　[按] 此篇乃一书之纲领,前人误编为次篇,先后失序。今冠于首,以统大意。

[注] 五常者,五行也。五行之气——风、暑、湿、燥、寒也;五行之味——酸、苦、甘、辛、咸也。夫人禀此而有其形,则脏腑日与气味相通。不曰五气,而曰风气者,该他气而言也。盖风贯四气,犹仁贯四德,故曰:因风气而生长也。然风气虽能生万物,亦能害万物者,盖主气正风,从其所居之乡而来,主长养万物者也;客气邪风,从其冲后而来,主杀害万物者也。人在气交之中,其生其害,犹水能浮舟亦能覆舟也。天之五气,人得之则为五脏真元之气,若通畅相生,虽有客气邪风,勿之能害,人自安和;如不通畅,则客气邪风,乘隙而入,中人多死。然人致死之由,虽有千般疢难,大要不外三因:一者,中虚,经络受邪,即入脏腑,此为内所因也;二者,中实,虽感于邪,脏腑不受,惟外病躯体,四肢九窍,血脉壅塞,此为外所中也;三者,房室金刃、虫兽所伤,非由中外虚实,感召其邪,是为不内外因也。以此三者详之,千般疢难,病由悉尽矣。若人能慎养形气,不令客气邪风干忤经络,即适中经络,未传脏腑,遂医治之,自可愈也。四肢九窍,才觉重滞,尚未闭塞,即导引、吐纳、针灸、按摩,亦可愈也。更能无犯王法,禽兽灾伤,房室勿令竭乏,服食节其冷热,五味各得其宜,不使形气有衰,万病疢难无由而入其腠理矣。腠者,一身空隙,血气往来之处,三焦通会真元之道路也;理者,皮肤脏腑,内外井然,不乱之条理也。

[按] 正风者,从八方应时而来,相生和缓之主气也;邪风者,从其冲后而来,相克冲烈之客气也。如时当东风而来西风也。所谓后者,以已过之时言也。

[集注] 赵良曰:人在气交中,秉地之刚柔,以成五脏百骸之形;秉天之阴阳,以成六经之气。形气合一,神机发用,驾行谷气,出入内外,同乎天度,升降浮沉,应夫四时,主宰于身形之中,谓之元真。外感者,客气也。《灵枢》曰:虚邪不能独伤,必因身形之虚而后客之。盖天人之气,各有正、不正,人气正则不受邪,不正则邪乘之;天气正则助其生长,不正则害

之。人气不正者，由七情动中，服食不节，房欲过度，金刃虫兽，伤其气血，尽足以受病也。天气不正者，由四时不和，八风不常，尽足以伤万物也。

问曰：上工治未病，何也？师曰：夫治未病者，见肝之病，知肝传脾，当先实脾；四季脾旺不受邪，即勿补之。中工不晓相传，见肝之病，不解实脾，惟治肝也。夫肝之病，补用酸，助用焦苦，益用甘味之药调之。酸入肝，焦苦入心，甘入脾。脾能伤肾，肾气微弱，则水不行；水不行，则心火气盛；心火气盛，则伤肺；肺被伤，则金气不行；金气不行，则肝气盛；肝气盛，则肝自愈。此治肝补脾之要妙也。肝虚则用此法，实则不在用之。经曰：虚虚实实，补不足，损有余。是其义也。余脏准此。

　　〔注〕此承上条受病三因，以明其治也。上工，良医也。中工，常医也。已病，已然之病也。未病，未然之病也。假如现在肝病，此已然之病也；肝病将来传脾，此未然之病也。良医知肝病传脾，见人病肝，先审天时衰旺，次审脾土虚实。时旺脾实则知不受肝邪，不须补脾，直治已病之肝；若时衰脾虚，则知肝必传脾，先补未病之脾，兼治已病之肝。彼常医不晓四时所胜，五脏相传之理，见肝之病，惟泻已病之肝，不知补未病之脾也。上工不但知肝实必传脾虚之病，而且知肝虚不传脾虚、反受肺邪之病。故治肝虚、脾虚之病，则用酸入肝，以补已病之肝；用焦苦入心，以助不病之心；用甘入脾，以益不实之脾。使火生土，使土制水，水弱则火旺，火旺则制金，金被制则木不受邪，而肝病自愈矣。此亢则害，承乃制，制则生化，化生不病之理，隔二、隔三之治，故曰：此治肝补脾之要妙也。然肝虚则用此法，若肝实则不用此法也。中工不晓虚实，虚者泻之，是为虚虚；实者补之，是为实实。非其义也。上工知其虚实，补其不足，损其有余。是其义也。其余四脏，皆准此法。伤字，作制字看。

　　〔集注〕徐彬曰：假如肝经之病，肝木胜脾土，知邪必传脾经，治宜实脾为先，此脾未病而先实之，所谓治未病也。不忧本脏之虚，而忧相传不已，其病益深，故先以实脾为急务也。

程林曰：经云：因其轻而扬之，因其重而减之，因其衰而彰之。所谓因者，乘其机也。治未病者，谓治未病之脏腑，非治未病之人也。见肝之病，当先实脾，使土旺则能胜水，水不行则火盛而制金，金不能干木，肝自愈矣。此治肝补脾，治未病之法也。

高世栻曰：实脾专为制水，使火盛金衰，肝不受制，则肝自愈，其理甚精微，故曰：此治肝补脾之要妙也。

问曰：病人有气色见于面部，愿闻其说？师曰：鼻头色青，腹中痛，苦冷者死；（一云：腹中冷，苦痛者死。）**鼻头色微黑者，有水气；色黄者，胸上有寒；色白者，亡血也；设微赤非时者，死。其目正圆者，痉，不治。又色青为痛，色黑为劳，色赤为风，色黄者便难，色鲜明者有留饮。**

[注] 气色见于面部，而知病之死生者，以五气入鼻，藏于五脏，其精外荣于面也。色者，青、赤、黄、白、黑也。气者，五色之光华也。气色相得者，有气有色，平人之色也。即经云：青如翠羽，赤如鸡冠，黄如蟹黄，白如豚膏，黑如乌羽者，生也。气色相失者，色或浅深，气或显晦，病人之色也。即经云：浮泽为外，沉浊为内；察其浮沉，以知浅深；察其夭泽，以观成败；察其散搏，以知新故；视色上下，以知病处；色粗以明，沉夭为甚；不明不泽，其病不甚也。有色无气者，色枯不泽，死人之色也。即经云：青如蓝叶，黄如黄土，赤如衃血，白如枯骨，黑如焰者，死也。鼻者，明堂也。明堂光泽，则无病矣。而曰见青色为腹中痛，鼻苦冷甚者死；黑色为水为劳，黄色为上寒下热，小便难；面目鲜明，内有留饮；色白为亡血；色赤为热为风，若见于冬，为非其时者，死。目直视，正圆不合，如鱼眼者，痉，不治。此气色主病之大略也，其详皆载《内经》。

师曰：病人语声寂然，喜惊呼者，骨节间病；语声喑

暗然不彻者，心膈间病；语声啾啾然细而长者，头中病（一作痛）。

[按] 头中病之"头"字，当是"腹"字。经中从无头中病之文，且文义不属，必是传写之讹。

[注] 病人语声寂然，谓寂然不语也；若恶人语是心病也。喜惊呼者，谓不恶人语，且喜惊呼，是知其病不在心而在外也，故曰：骨节间病也。病人语声暗暗然不彻者，谓声不响亮而不了彻也，此有碍于息气，故知为心膈间病也。病人语声啾啾然细而长者，谓唧唧哝哝小而悠长也，因不敢使气急促动中，故知腹中病也。

师曰：息摇肩者，心中坚；息引胸中上气者，咳；息张口短气者，肺痿唾沫。

[注] 息者，一呼一吸也。摇肩，谓抬肩也。心中坚，谓胸中壅满也。呼吸之息，动形抬肩，胸中壅气上逆者，喘病也。呼吸引胸中之气上逆，喉中作痒梗气者，咳病也。呼吸张口，不能续息，似喘而不抬肩者，短气病也。盖肺气壅满，邪有余之喘也；肺气不续息，正不足之短气也。然不足之喘，亦有不续息者；有余之短气，亦有胸中壅满者。肺气上逆者，必咳也。咳时唾痰，嗽也。若咳唾涎沫不已者，非咳病也，乃肺痿也。

师曰：吸而微数，其病在中焦。实也，当下之即愈；虚者不治。在上焦者，其吸促；在下焦者，其吸远。此皆难治。呼吸动摇振振者，不治。

[按] 吸促之"促"字，当是"远"字；吸远之"远"字，当是"促"字，方合病义，必传写之讹。

[注] 此承上文，言喘分三焦，有可治、不可治之辨也。喘，肺病也。肺主气，司呼吸，故以呼吸气促，谓之喘也。若呼吸气均促，是病在呼吸，阻升降之气也，故知喘在中焦也；呼之气促，吸之气长，病在呼，呼出心与肺，故知喘在上焦也；呼之气长，吸之气短，病在吸，吸入肾与肝，故知喘在下焦也。

喘之实者,谓邪气盛则实也。中实,则必腹满便硬,当下之,可治也。喘之虚者,谓正气夺则虚也。中虚,则必腹软便滋,不堪下,难治也。若喘而呼吸动摇,振振不能擎身者,则为形气不相保,勿论虚实不治也。曰吸而微数,数即促也,促即短也,远即长也。吸不言呼,略辞也,犹言呼吸均短,呼短吸长,吸短呼长也。

师曰:寸口脉动者,因其旺时而动。假令肝旺色青,四时各随其色。肝色青而反色白,非其时色脉,皆当病。

[注] 寸口者,统言左右三部脉也。脉动法乎四时,命乎五脏,然必因其旺时而动,则为平脉。假令肝旺于春,随其时,色当青,脉当弦,此不病之色脉也。若色反白,脉反浮,此非其时,乃病之色脉也。四时准此。

[集注] 尤怡曰:旺时,当时至而气旺,乃脉乘之而动,其色亦应之。如肝旺于春,脉弦而色青,此其常也。推之四时,无不皆然。若色当青而反白,为非其时而有是色。不特肝病为然,即肺亦当病矣。

问曰:有未至而至,有至而不至,有至而不去,有至而太过,何谓也? 师曰:冬至之后,甲子夜半,少阳起。少阳之时,阳始生,天得温和。以未得甲子,天因温和,此为未至而至也;以得甲子,而天未温和,此为至而不至也;以得甲子,而天大寒不解,此为至而不去也;以得甲子,而天温如盛夏五六月时,此为至而太过也。

[注] 冬至之后,得甲子日夜半,少阳之气始生,天渐温和,气之常也。若未得甲子,天即温和,此为未至而至也。气未应至而先至者,是来气有余也。已得甲子,阳气渐盛,天未温和,此为至而不至也。气应至而不至者,是来气不足也。若天大寒不解,此为至而不去也。气应去而不去者,是去气太过也。若天过温如盛夏时,此为至而太过也。气应至而甚者,是至气太过也。太过者,其气淫,则薄其所不胜,乘其所胜也;不及者,其气迫,则所胜妄行,所生者受病,所不胜薄之

也。此《内经》所谓谨候其时，气可与期。余皆仿此。

师曰：病人脉，浮者在前，其病在表；浮者在后，其病在里。腰痛背强不能行，必短气而极也。

［注］脉浮，虚风之候也。关前之寸脉浮者，病在表也；关后之尺脉浮者，病在里也。虚风在表，故主腰痛背强不能行也。虚风在里，故主短气而极也。

问曰：经云：厥阳独行。何谓也？师曰：此为有阳无阴，故称厥阳。

［注］阴阳偕行，顺也；阴阳独行，逆也。厥，逆也。逆阳独行，此为有阳无阴，故称厥阳也。

［集注］李彣曰：厥阳即阳厥也。《内经》云：阳气衰于下，则为寒厥；阴气衰于下，则为热厥。此厥阳独行，有阳无阴之大概也。

高世栻曰：按此为有阳无阴，是为厥阳也。经曰：阴气衰于下，则为热厥。帝曰：热厥何如而然也？岐伯曰：阴气虚，则阳气入；阳气入，则胃不和；胃不和，则精气竭；精气竭，则不营于四肢也。乃肾气日衰，阳气独胜，此所以为有阳无阴，而为厥阳独行也。

问曰：寸脉沉大而滑，沉则为实，滑则为气。实气相搏，血气入脏即死，入腑即愈，此为卒厥。何谓也？师曰：唇口青，身冷，为入脏，即死；如身和，汗自出，为入腑，即愈。

［按］"寸脉沉大而滑，沉则为实，滑则为气，实气相搏"之十八字，文理不顺，衍文也。血气入脏之"血"字，当是"厥"字，始与卒厥相合，必传写之讹也。

［注］此详申阳厥、阴厥生死之义也。厥气者，逆气也，即逆阳逆阴之气也。气逆则乱于胸中，故忽然眩仆，名曰卒厥。若唇口青，身冷，是阴进阳退，则为入脏，即死也；若身温汗自出，是阴消阳长，则为入腑，即愈也。

［集注］沈明宗曰：邪气入脏，神明昏愦，卒倒无知，谓之

卒厥。若唇口青，身冷，神机不能出入，脏气垂绝，所以主死。经曰：血气并走于上，则为大厥、暴厥是也。若身和汗出，乃邪气入腑，不得出入，一时卒倒，非脏绝之比，顷时阳机外达，邪气随之外泄，故知入腑即愈。

问曰：脉脱入脏即死，入腑即愈，何谓也？师曰：非为一病，百病皆然。譬如浸淫疮，从口起流向四肢者，可治；从四肢流来入口者，不可治。病在外者可治，入里者即死。

[注] 此详申入脏即死、入腑即愈之义也。卒厥之病，多脉脱而不见。脉脱不见而死者，是正气不反也；脉脱不见而生者，是邪气闭而复通也。非为厥气一病，百病入脏入腑皆然也。譬如浸淫、疬风等疮，从口起流向四肢，可治；从四肢流来入口者，不可治也。盖以病向外者，可治；病入里者，难医，亦此义也。

[集注] 赵良曰：脱者去也。经脉乃脏腑之隧道，为邪气所逼，故绝气脱去其脉而入于内。五脏阴也，六腑阳也，阴主死而阳主生，所以入脏即死，入腑即愈，而可治。非惟脏腑之阴阳然也，凡内外阴阳之邪毒出入表里者，皆然也。

徐彬曰：凡病邪能出阳为浅，故生；闭阴不出为深，故死。非止一病，百病皆然。复以浸淫疮喻之，若从口起而流向四肢者，是邪从内发于外，泄而不进，故可治；若从四肢起，流入口者，是邪由外入于内，进而不泄，此脏气伤败，故不可治。

问曰：阳病十八，何谓也？师曰：头痛，项、腰、脊、臂、脚掣痛。阴病十八，何谓也？师曰：咳、上气、喘、哕、咽、肠鸣、胀满、心痛、拘急。五脏病各有十八，合为九十病。人又有六微，微有十八病，合为一百八病。五劳，七伤，六极，妇人三十六病，不在其中。清邪居上，浊邪居下。大邪中表，小邪中里。䅽饪之邪，从口入者，宿食也。五邪中人，各有法度：风中于前，寒中于暮，湿伤于下，雾伤于上；风令脉浮，寒令脉急，雾伤皮腠，湿流关节，食伤脾胃。极寒伤经，极热伤络。

[按]字典无"槷"字,当是"槷"字。槷音倾,侧水也。后之积聚门,槷气之"槷"字亦误。

[注]此章曰十八、曰九十等文,乃古医书之文,今不可考,难以强释。五劳七伤等说,亦详在《千金》,故不复注也。头痛,项、腰、脊、臂、脚掣痛,病皆在外,故为阳病也;咳、上气、喘、哕、咽、肠鸣、胀满、心痛、拘急,病皆在内,故为阴病也。清邪居上,谓雾邪本乎天也;浊邪居下,谓湿邪本乎地也。六淫天邪,故名大邪,六淫伤外,故曰中表也;七情人邪,故名小邪,七情伤内,故曰中里也。槷饪者,饮食也。饮食之邪,从口而入,食伤隔夜不化,故名曰宿食也。五邪,谓风、寒、湿、雾、饮食也。夫五邪之中人,莫不各以类而相从。前者早也,风中于早,从阳类也。寒中于暮,从阴类也。雾邪清轻,故伤皮肤。湿邪浊重,故流关节。饮食失节,故伤脾胃。极寒之食伤经,以经属阴也;极热之食伤络,以络属阳也。

问曰:病有急当救里、救表者,何谓也? 师曰:病,医下之,续得下利,清谷不止,身体疼痛者,急当救里;后身体疼痛,清便自调者,急当救表也。

[注]详见《伤寒论·太阴篇》内,不复释。

夫病痼疾,加以卒病,当先治其卒病,后乃治其痼疾也。

[注]痼疾,旧病也;卒病,新疾也。当以旧病为本、为缓,新疾为标、为急。急则治标,缓则治本,故先治卒病,后治痼疾也。

[集注]赵良曰:痼疾病已沉痼,非旦夕可取效者;卒病谓卒然而来,新感之病,可取效于旦夕者。乘其所入未深,急去其邪,不使稽留而为患也。且痼疾之人,正气素虚,邪尤易传。设多瞻顾,致令两邪相合,为患不浅,故仲景立言于此,使后学者,知所先后也。

沈明宗曰:此有旧疾,复感新邪,当分先后治也。痼者,邪气坚固难拔;卒者,邪气骤来而易去也。若病者素有痼疾,而忽加卒病，务当先治卒病，不使邪气相并，转增旧疾。但久病乃非朝夕可除，须当缓图，所以后乃治其痼疾也。

师曰：五脏病各有得者愈。五脏病各有所恶，各随其所不喜者为病。病者素不应食，而反暴思之，必发热也。

[注] 此明五脏各有所得而愈，言以情志相胜也，即如怒伤肝，得悲而愈，此悲胜怒也。亦有得之时日而愈者，经曰：病在肝，愈于夏，是喜得子气，制其胜我者也；夏不愈，胜于秋，是恶其胜我者，得旺气也；秋不死，持于冬，是我喜得母气以生我也；起于春，是喜自得其位而气旺也；余脏仿此。病者云云，谓平素不爱食之物，及当病之时，而反暴思食，是病邪脏气之变，故虽思食，而食之必发热也。

[集注] 程林曰：《内经》云：肝色青，宜食甘；心色赤，宜食酸；肺色白，宜食苦；脾色黄，宜食酸；肾色黑，宜食辛。此五脏得饮食而愈者。肝病愈于丙丁，起于甲乙；心病愈于戊己，起于丙丁；脾病愈于庚辛，起于戊己；肺病愈于壬癸，起于庚辛；肾病愈于甲乙，起于壬癸。此五脏自得其位而愈者。五脏所恶，心恶热，肺恶寒，肝恶风，脾恶湿，肾恶燥，各随其所恶而不喜者为病也。若病人素不食而暴食之，则入于阴，长气于阳，必发热也。

夫诸病在脏，欲攻之，当随其所得而攻之，如渴者，与猪苓汤。余皆仿此。

[按] "如渴者"之下，当有"小便不利"四字，必传写之遗也。

[注] 脏者里也。凡诸病在里有可攻之证，虽欲攻之，当随其所得之轻重而攻之，不可率意而攻之也。如渴者，小便不利，先与猪苓汤利其小便，俟小便利乃可攻也。余皆仿此，谓他证或有未可遽攻者，皆仿此也。

▌ 痉湿暍病脉证并治第二 ▌

病者，身热足寒，颈项强急，恶寒，时头热，面赤，目赤，独头动摇,卒口噤,背反张者,痉病也。**若发其汗者,寒湿相搏,其表益虚,即恶寒甚。发其汗已,其脉如蛇。**

[按] 诸家以刚、柔二痉,列为首条,今以此为第一条者,盖刚、柔之辨,俱从此条分出。痉病之最备者,宜冠诸首。再"痉病也"之下,"若发其汗……"六句,与上文义不属,与后之十一条中"为欲解,脉如故,反伏弦者痉"句,文义相属,宜分于彼。

[注] 病人身热恶寒,太阳证也;颈项强急,面赤目赤,阳明证也。头热,阳郁于上也;足寒,阴凝于下也。太阳之脉循背上头,阳明之筋上挟于口,风寒客于二经,则有头摇口噤,反张拘强之证矣。此皆痉病之形证,故首揭之,以为要领。

[集注] 李彣曰:手三阳之筋,结入于颔颊。足阳明之筋,上挟于口。风寒乘虚,入其筋则挛,故牙关急而口噤。

夫痉脉,按之紧如弦,直上下行。

[注] 痉之为病,其状劲急强直,故其脉亦劲急强直。按之紧,劲急之象也,如弦直行之象也。

《脉经》云:痉家,其脉伏坚,直上下。

[注] 痉家其脉紧弦,直上下者,以痉病属太阳表也。《脉经》所云其脉伏坚,直上下者,以痉病属阳明里也。盖痉家原属二经,故有太阳葛根汤汗之,阳明大承气汤下之之治也。伏坚,沉实也;直上下,弦直也,即沉实弦直之脉也。

太阳病发热无汗,反恶寒者,名曰刚痉。太阳病发热汗出,而不恶寒,名曰柔痉。

[按]"反恶寒"之"反"字,衍文也。玩痉病之条自知当恶寒也。

[注] 痉病既属太阳,当以太阳虚实例之,故曰:太阳病发热、无汗、恶寒为实邪。名曰刚痉者,强而有力也。发热汗出、不恶寒为虚邪,名曰柔痉者,强而无力也。

太阳病,无汗而小便反少,气上冲胸,口噤不得语,欲作刚痉,葛根汤主之。

[注] 此申明刚痉在表,以明其治也。太阳病,为头项强痛、发热等证也。无汗,谓伤寒也。太阳伤寒,小便不当少,今反少者,是寒气盛而收引也。不当气上冲胸,今气上冲胸,是寒气盛而上逆也。不当口噤不得语,今口噤不得语,是寒气盛,牙关紧急而甚也。以太阳伤寒,而有此冲击劲急之象,是欲作刚痉之病也。麻黄汤能治太阳,而不能治阳明,故以葛根汤兼太阳、阳明两经之治,为刚痉无汗之正法也。

痉为病,胸满口噤,卧不着席,脚挛急,必齘齿,可与大承气汤。

[注] 此申痉病入里,以明其治也。痉病而更胸满,里气壅也;卧不着席,反张甚也;脚挛急,劲急甚也;必齘齿,牙紧甚也。此皆阳明热盛灼筋,筋急而甚之象,故以大承气汤直攻其热,非攻阳明之实也。其曰可与,非尽言其可与,有慎重之意。

大承气汤方

大黄(酒洗)四两　厚朴(炙,去皮)半斤　枳实(炙)五枚　芒硝三合

上四味,以水一斗,先煮二物,取五升,去滓,内大黄,煮取二升,去滓,内芒硝,更上火,微一二沸,分温再服,得下止服。

太阳病,其证备,身体强,几几然,脉反沉迟,此为痉,栝蒌桂枝汤主之。

[注] 太阳病,其证备,谓头痛、项强、发热、恶风寒具见也。而更身体强,有几几然俯仰不能自如之象,痉病也。但脉反见沉迟太阴之脉,非太阳浮紧无汗刚痉者比,故不与葛根汤,而与栝蒌桂枝汤,和太阳之表,清太阴之里也。

栝蒌桂枝汤方

栝蒌根二两　桂枝三两　芍药三两　甘草二两　生姜三两　大枣十二枚

上六味,以水九升,煮取三升,分温三服,取微汗;汗不出,食顷,啜热粥发之。

太阳病,发热,脉沉而细者,名曰痉,为难治。

〔注〕发热,太阳病也。脉沉细,少阴脉也。而名曰痉者,必有或刚或柔之证见也。以太阳痉证,而见少阴之脉,表里兼病也。夫太阳之邪郁于外,故病发热;少阴之邪凝于内,故脉沉细。然痉病而见弦紧之脉,是为本脉,即或沉迟,尚为可治。今沉而细,邪入少阴,阳气已衰,岂易治乎? 故曰难也。

夫风病,下之则痉,复发汗,必拘急。

〔注〕以上论痉,皆外感风、寒、湿而为病也。亦有因风邪为病,不应下而下之伤液,不应汗而汗之伤津,以致津液枯燥,筋失所养而病痉者,故曰:风病下之则痉,复发汗必拘急。此不可以外感痉病治之,当以专养津液为务也。

太阳病,发汗太多,因致痉。

〔注〕此承上文,详申发汗过多成痉之义也。太阳病当发汗,若发汗太过,腠理大开,表气不固,邪风乘虚而入。因成痉者,乃内虚所召入也,宜以桂枝加附子汤主之,固表温经也。由此推之,凡病出汗过多,新产、金疮破伤出血过多,而变生此证者,皆其类也。

暴腹胀大者,为欲解;脉如故,反伏弦者,痉。

〔按〕本门首条痉病也之下"若发其汗……"六句,当移于此条之首,文义始属。此条"暴腹胀大者"句,衍文也,当删之。

〔注〕不但风病,发汗过多则痉,即寒湿相抟之病,发汗过多亦痉也。发汗过多,其表益虚,表虚则必即恶寒甚也。发寒湿汗后,其脉不直紧,如蛇之曲缓,则为邪退,不成痉病,为欲解也。若脉仍直紧不缓,或不直紧、反伏坚弦急者,为邪不退,成痉病矣。

疮家,虽身疼痛,不可发汗,汗出则痉。

〔注〕疮家初起,毒热未成,法当汗散。已经溃后,血气被伤,虽有身痛表证,亦不可发汗,恐汗出血液愈竭,筋失所养,因而成痉。或邪风乘之,亦令痉也。

痉病有灸疮，难治。

[注] 痉病宜灸，如有灸疮，若不发脓，则为营卫已绝，故曰难治。

湿家之为病，一身尽疼，发热，身色如熏黄也。

[注] 湿家，谓病湿之人。湿之为病，或因外受湿气，则一身尽痛；或因内生湿病，则发热身黄。若内外同病，则一身尽痛，发热，身色如熏黄也。湿家之身痛发黄，不似伤寒之身痛发黄者，以无六经之形证也。

[集注] 徐彬曰：此言全乎湿而久郁为热者。若湿挟风者，风走空窍，故痛只在关节；今单湿为病，则浸淫遍体，一身尽痛，不止关节矣。然湿久而郁，郁则热，故发热。热久而气蒸于皮毛，故疼之所至，即湿之所至。湿之所至，即热之所至。而色如熏黄者，熏火气也。湿为火气所熏，故发色黄带黑而不亮也。

湿家，病身疼发热，面黄而喘，头痛鼻塞而烦，其脉大，自能饮食，腹中和无病，病在头中寒湿，故鼻塞，内药鼻中则愈。

[注] 此申上条，详其义，出其脉，别其治也。湿家病，身疼发热，面黄而喘，此内生外受之湿病也。外宜羌活胜湿汤；内宜茵陈五苓散；喘甚，大陷胸丸。若更头痛鼻塞而烦，其脉大，证类伤寒，但其人里和能食，知非伤寒，不可发汗，乃头中寒湿之邪，故头痛鼻塞，惟宜纳药鼻中，取黄水从涕出，而寒湿以泄，病可愈也。所纳之药，如瓜蒂散之类。

[集注] 魏荔彤曰：头中为诸阳之首，非寒湿能犯之地。今头中有寒湿，则热气挟之上炎，非寒湿外邪自能然也，有湿热则内为之主持也。热引湿邪，上干清分，鼻必为塞，故用纳鼻药，宣通清气而病愈矣。

湿家，身烦疼，可与麻黄加术汤，发其汗为宜，慎不可以火攻之。

[注] 湿家外证，身痛甚者，羌活胜湿汤；内证发黄甚者，

茵陈五苓散。若惟身烦痛而不发黄者,则为外感寒湿,与麻黄加术汤发其汗,寒湿两解也。慎不可以火攻之者,谓不可以火劫大发其汗,必致变也。

[集注]赵良曰:湿与寒合,令人身疼。大法:表实成热,则可发汗。无热是阳气尚微,汗之恐虚其表。是证虽不云热而烦,以生烦由热也,所以服药不敢大发其汗。且湿亦非暴汗可散,用麻黄汤治寒,加术去湿,使其微汗耳。不可火攻,火攻则增其热,必有他变,所以戒人慎之。

喻昌曰:麻黄加术,则虽发汗不至多汗,而术得麻黄,并可以行表里之湿。不可以火攻者,反增发热也。

麻黄加术汤方

麻黄(去节)三两　桂枝(去皮)二两　甘草(炙)二两
杏仁(去皮、尖)七十个　白术四两

上五味,以水九升,先煮麻黄,减二升,去上沫,内诸药,煮取二升半,去滓,温服八合,覆取微似汗。

[按]桂枝气味辛甘,全在于皮,若去皮是枯木矣。如何有解肌发汗之功?宜删此二字,后仿此。

太阳病,关节疼痛而烦,脉沉而细者,此名湿痹。湿痹之候,小便不利,大便反快。但当利其小便。

[注]此承上条互详其义,谓湿家身痛不可发汗,当有利小便之法也。太阳病,一身关节烦疼,若脉浮细者,湿在外也,当汗之;小便不利,大便反快,脉沉细者,湿在内也,当利之。今湿气淫于内外,故关节烦疼,着而不行,小便不利,大便反快,此名湿痹。虽有身痛,其脉不浮细,故不可发汗。设脉沉细,故但当利小便。若小便利,濡泻止,痹不愈,身仍疼痛,汗之可也。

[集注]赵良曰:痹,痛也。因其关节烦疼,脉沉而细,则名曰湿痹也。经云:湿胜则濡泻。小便不利,大便反快者,是湿气内胜也,但当先利小便,以泻腹中湿气。故云治湿不利小便,非其治也。设小便利已,而关节之痹不去,又必自表

治之。

李彣曰：太阳经行身之表，外邪皆得伤之，故亦受湿气也。关节疼痛者，湿留关节也。湿气郁蒸而生热，故烦也。经云：沉潜水蓄。沉细为内湿脉。痹者，闭塞不通之谓，即《内经》湿气胜者为着痹之意。今小便不利，是湿盛于内也，即《内经》湿胜则濡泄也。利小便则湿去，而泻烦止矣。

湿家，其人但头汗出，背强，欲得被覆、向火。若下之早，则哕，或胸满，小便不利，舌上如胎者，以丹田有热，胸中有寒，渴欲得水，而不能饮，则口燥烦也。

〔注〕湿家头汗出者，乃上湿下热，蒸而使然，非阳明内实之热，蒸而上越之汗也。背强者，乃湿邪重着之强，非风湿拘急之强也。欲覆被向火者，乃一时湿盛生寒，非伤寒之恶寒也。若误以阳明内湿之热，上越之头汗而遂下之，则湿从寒化，即乘虚入于上，则肺气逆而胸满；入于中，则胃不和而为哕；入于下，则膀胱气化不行，为小便不利。舌上白滑如胎者，盖以误下热陷，丹田有热也。寒聚于上，胸中有寒也，所以渴欲得水，而不能饮。由下有热而生口燥烦，由上有寒而不化生津液，虽口燥舌干，而不能多饮也。

湿家下之，额上汗出，微喘，小便利者，死；下利不止者，亦死。

〔注〕此承上条，互详误下，以明湿家头汗之死证也。夫误下，额汗微喘，若小便不利，是湿家额汗之喘，未可言死也。今小便反利，则知非湿气上溢，乃上脱额汗之喘，故曰死。若下利不止，亦知非湿去之利，乃中脱直下之利，故曰亦死。

〔集注〕赵良曰：此妄下之，因而致逆，逆则阳自上越，阴自下脱。其额上汗出、微喘者，阳之越；小便利与下利不止者，阴之脱也。阴阳离决，必死之兆也。自此而推之，下之虽额上汗出微喘，若大小便不利者，是阴气不脱，而阳之根犹在也；下之虽大小便利，设额上无汗与喘，是阳气不越，而阴之根犹在也，则非离决，可以随其证而治之。

李玮西曰：前云湿家当利小便，以湿气内瘀，小便原自不利，宜用药利之。此下后里虚，小便自利，液脱而死，不可一例概也。

病者一身尽疼，发热，日晡所剧者，名风湿。此病伤于汗出当风，或久伤取冷所致也，可与麻黄杏仁薏苡甘草汤。

[注]病者，谓一身尽痛之病人也。湿家一身尽痛，风湿亦一身尽痛，然湿家痛，则重着不能转侧；风湿痛，则轻掣不可屈伸。此痛之有别者也。湿家发热，早暮不分微甚；风湿之热，日晡所必剧。盖以湿无来去，而风有休作，故名风湿。原其由来，或为汗出当风，或为久伤取冷，相合而致，则麻黄杏仁薏苡甘草汤，发散风湿，可与也明矣。

[集注]程林曰：一身尽疼发热，风湿在表也。日晡，申时也。阳明旺于申酉戌，土恶湿，今为风湿所干，当其旺时，邪正相搏，则反剧也。汗亦湿类，或汗出当风而成风湿者，或劳伤汗出而入冷水者，皆成风湿之病也。

魏荔彤曰：痉家非风不成，虽有寒，亦附于风；湿痹无寒不作，虽有风，亦附于寒。此一定之理也。

麻黄杏仁薏苡甘草汤方

麻黄（去节，汤泡）半两　甘草（炙）一两　薏苡仁半两
杏仁（去皮、尖，炒）十枚

上剉麻豆大，每服四钱，水盏半，煮八分，去滓，温服，有微汗，避风。

风湿，脉浮，身重，汗出恶风者，防己黄芪汤主之。

[注]脉浮风也，身重湿也。寒湿则脉沉，风湿则脉浮。若浮而汗不出恶风者，为实邪，可与麻黄杏仁薏苡甘草汤汗之。浮而汗出恶风者，为虚邪，故以防己、白术以去湿，黄芪、甘草以固表，生姜、大枣以和营卫也。

[集注]赵良曰：此证风湿皆从表受之，其病在外，故脉浮汗出。凡身重，有肌肉痿而重者，有骨痿而重者。此之身重，乃风湿在皮毛之表，故不作疼。虚其卫气，而湿着为身重，故

以黄芪实卫,甘草佐之;防己去湿,白术佐之。然则风湿二邪,独无散风之药何耶?盖汗多,知其风已不留,以表虚而风出入乎其间,因之恶风尔。惟实其卫,正气壮则风自退,此不治而治者也。

尤怡曰:风湿在表,法当从汗而解,乃汗不得发而自出,表尚未解而已虚,汗解之法,不可守矣。故不用麻黄,出之皮毛之表,而用防己,驱之肌肤之里。服后如虫行皮中及腰下如冰,皆湿下行之征也。然非芪、术、甘草,焉能使卫阳复振,而驱湿下行哉。

防己黄芪汤方

防己一两　甘草半两　白术七钱半　黄芪（去芦）一两一分

上剉麻豆大,每抄五钱匕,生姜四片,大枣一枚,水盏半,煎八分,去滓,温服,良久再服。

喘者,加麻黄半两。胃中不和者,加芍药三分。气上冲者,加桂枝三分。下有陈寒者,加细辛三分。

服后当如虫行皮中,从腰下如冰,后坐被上,又以一被绕腰以下,温令微汗差。

风湿相抟,一身尽疼痛,法当汗出而解。值天阴雨不止,医云此可发汗,汗之病不愈者,何也?盖发其汗,汗大出者,但风气去,湿气在,是故不愈也。若治风湿者,发其汗,但微微似欲汗出者,风湿俱去也。

[注]风湿相抟,一身尽痛,法当从汗而解,而汗亦不可失其宜也。值雨淫湿盛之时,若发其汗使大出,亦不能愈,以风气去,湿气在,故不愈。然治风湿者,必俟其天气晴明发其汗,使微微似欲汗出者,则风湿皆去,病斯愈矣。

[集注]徐彬曰:此言风湿当汗解,而不可过也。谓风湿相抟疼痛,原当汗解,值天阴雨,则湿更甚,可汗无疑而不愈,何故?盖风性急可骤驱,湿性滞当渐解。汗大出则骤,风去而湿不去,故不愈。若发之微,则出之缓,缓则风湿俱去矣。

然则湿在人身,粘滞难去,骤汗且不可,而况骤下乎? 故前章曰下之死,此但云不愈,见用法不当,而非误下比也。

伤寒八九日,风湿相抟,身体疼烦,不能自转侧,不呕不渴,脉浮虚而涩者,桂枝附子汤主之;若大便坚,小便自利者,去桂枝加白术汤主之。

[注] 此承上条,详申脉证,以明其治也。谓此风湿之病,虽得之伤寒八九日,而不呕不渴,是无伤寒里病之证也。脉浮虚涩,是无伤寒表病之脉也。脉浮虚,表虚风也。涩者,湿也。身体烦疼,风也。不能转侧,湿也。乃风湿相抟之身体疼痛,非伤寒骨节疼痛也。与桂枝附子汤温散其风湿,从表而解。若脉浮实者,则又当以麻黄加术汤,大发其风湿也。如其人有是证,虽大便硬,小便自利,而不议下者,以其非邪热入里之硬,乃风燥湿去之硬,故仍以桂枝附子汤。去桂枝者,以大便坚,小便自利,不欲其发汗,再夺津液也。加白术者,以身重着湿在肌分,用以佐附子逐水气于皮中也。

[集注] 程林曰:风淫所胜,则身烦疼;湿淫所胜,则身体难转侧。风湿相抟于营卫之间,不干于里,故不呕不渴也。脉浮为风,涩为湿,以其脉近于虚,故用桂枝附子汤温经以散风湿。小便利者,大便必硬,桂枝近于解肌,恐大汗故去之;白术能去肌湿,不妨乎内,故加之。凡方后有如虫、如醉、如冒等状者,皆药势将行使然。

周扬俊曰:伤寒至八九日,亦云久矣。既不传经,复不入腑者,因风湿持之也。所现外证烦疼者,风也;不能转侧者,湿也;不呕不渴者,无里证也。其脉浮虚而涩,正与相应。然后知风湿之邪,在肌肉而不在筋节,故以桂枝表之。不发热为阳气素虚,故以附子逐湿。两相绾合,自不能留矣。

桂枝附子汤方

桂枝(去皮)四两　附子(炮,去皮,破八片)三枚　甘草(炙)二两　生姜(切)三两　大枣(擘)十二枚

上五味,以水六升,煮取二升,去滓,分温三服。

白术附子汤方

白术二两　附子(炮,去皮)一枚半　甘草(炙)一两　生姜(切)一两半　大枣(擘)六枚

上五味,以水三升,煮取一升,去滓,分温三服。一服觉身痹,半日许再服,三服都尽。其人如冒状勿怪,即是术、附并走皮中,逐水气未得除故耳!

风湿相抟,骨节疼烦,掣痛不得屈伸,近之则痛剧,汗出短气,小便不利,恶风不欲去衣,或身微肿者,甘草附子汤主之。

[注] 风湿相抟,身体烦疼重着,不能转侧者,湿胜风也。今掣痛不可屈伸,风胜湿也。掣痛不可屈伸,近之则痛剧,汗出、短气、恶风不欲去衣,皆风邪壅盛也。小便不利,湿内蓄也。身微肿者,湿外抟也。以甘草附子汤微汗之,祛风为主,除湿次之也。此上二条,皆详风湿之义,以明风湿之治也。

甘草附子汤方

甘草(炙)二两　附子(炮,去皮)二枚　白术二两　桂枝(去皮)四两

上四味,以水六升,煮取三升,去滓,温服一升,日三服。初服得微汗,则解能食。汗出复烦者,服五合。恐一升多者,宜服六七合为妙。

[方解] 甘草附子汤,即桂枝附子汤去姜、枣加白术也。去姜、枣者,畏过散也。加白术者,燥中湿也。日三服,初服一升,不得汗,则仍服一升,若得微汗则解。解则能食,解已彻也,可止再服。若汗出而复烦者,是解未彻,仍当服也,但不可服一升,恐已经汗出而过汗也,服五合可也。如不解,再服六七合为妙。似此服法,总是示人不可尽剂之意,学者宜详求之。

太阳中热者,暍是也。汗出恶寒,身热而渴,白虎加人参汤主之。

[注] 中暑热病,亦由太阳而入,故曰太阳中热者,暍是

也。汗出恶寒,身热而渴,颇似太阳温热之病,但温热无恶寒,以热从里生,故虽汗出而不恶寒也。中暍暑邪,由表而入,故汗出恶寒也。究之于脉,温热之浮,浮而实;中暍之浮,浮而虚,以暑热伤气也。究之于渴,温热之渴,初病不过欲饮;中暍之渴,初病即大引饮也。温热则传经,变病不一;中暍则不传,不愈即死也。虽同为太阳经中之病,而虚实施治,自有不同。用白虎加人参汤主之者,盖以益气为主,清暑热次之也。

[集注]李彣曰:热伤气,气泄则汗出,气虚则恶寒,热蒸肌腠则身热,热伤津液则作渴。此恶寒身热,与伤寒相类。然所异者,伤寒初起无汗不渴,中暍初起即汗出而渴也。

白虎加人参汤方

知母六两　石膏（碎）一斤　甘草二两　粳米六合　人参三两

上五味,以水一斗,煮米熟,汤成去滓,温服一升,日三服。

太阳中暍,发热恶寒,身重而疼痛,其脉弦细芤迟,小便已,洒洒然毛耸,手足逆冷,小有劳,身即热,口开,前板齿燥。若发其汗,则恶寒甚;加温针,则发热甚;数下之,则淋甚。

[注]此承上文,互详证脉,不可妄行汗、下也。中暍本有汗,若发热无汗,身重疼痛者,虽证似伤寒,然见弦细芤迟虚脉,则非伤寒也。且有小便已,洒洒然恶寒毛耸之状,皆太阳膀胱表气,为暑所伤而畏也;手足逆冷者,暑伤气,气不能达四肢则寒也;小有劳,身即发热,口开,前板齿燥者,劳则动热,暑热益烈,伤阴液也。此皆中暍危证。若以发热无汗,恶寒身痛,误为伤寒之表,妄行发汗,则表气愈虚,恶寒更甚也。若以手足逆冷,误为阳虚,妄加温针,则暑邪愈盛,发热更炽也。若以壮热齿干,误为胃火,而数下之,则水源竭涩,尿淋窘甚也。凡此之证,皆中暍,妄行汗、下、温针致变,以白虎加

人参汤主之，或人参汤调辰砂六一散亦可也。

［集注］程林曰：《内经》云：先夏至为病温，后夏至为病暑。又曰：热病者，皆伤寒之类也。以其太阳受病与伤寒相似，亦令发热恶寒，身重而疼痛也。经曰：寒伤形，暑伤气。气伤则气消而脉虚弱，所以弦细芤迟也。小便已毛耸者，阳气内陷，不能卫外，手足亦逆冷也。劳动则扰乎阳，故热甚，则口开，口开则前板齿燥也。发汗虚其阳，则恶寒甚。温针动火邪，则发热甚。下之亡津液，则淋甚也。

太阳中暍，身热疼重，而脉微弱，此以夏月伤冷水，水行皮中所致也，一物瓜蒂汤主之。

［注］太阳中暍之证，身热而倦者，暑也；身热疼重者，湿也；脉微弱者，暑伤气也。以此证脉揆之，乃因夏月中暑之人，暴贪风凉，过饮冷水，水气虽输行于皮中，不得汗泻所致也。此时即以香薷饮、大顺散汗之，可立愈矣。若稍缓，水气既不得外泻，势必内攻于中而作喘肿胀矣。喘则以葶苈大枣汤，肿胀则以瓜蒂一物汤下之可也。

［集注］周扬俊曰：无形之热伤其肺金，则用白虎加人参汤；有形之水伤其肺金，则用瓜蒂汤，各有所主也。

李彣曰：中暍邪在表，故身热。伤冷水，故身疼。中暑伤气，气虚故脉微弱也。瓜蒂治身面四肢浮肿，散皮肤中水气，苦以泄之也。

一物瓜蒂汤方

瓜蒂二十个

上剉，以水一升，煮取五合，去滓，顿服。

御纂医宗金鉴卷十九

百合狐惑阴阳毒病脉证并治第三

论曰：百合病者，百脉一宗，悉致其病也。意欲食复不能食，常默默然，欲卧不能卧，欲行不能行，欲饮食或有美时，或有不用闻食臭时，如寒无寒，如热无热，口苦，小便赤，诸药不能治，得药则剧吐、利，如有神灵者，身形如和，其脉微数。每溺时头痛者，六十日乃愈；若溺时头不痛，淅然者，四十日愈；若溺快然，但头眩者，二十日愈。其证或未病而预见，或病四五日而出，或病二十日或一月微见者，各随证治之。

〔注〕百合，百瓣一蒂，如人百脉一宗，命名取治，皆此义也。百合病者，谓人百脉一宗，悉致其病也。曰百脉即一脉也，犹言百体一体也，是盖以周身言之也。周身之脉，分而言之曰百，合而言之曰一，故曰百脉一宗。若曰百合之病，总脉病也。脉者谓十二经脉，三百六十五络脉也。伤寒大病之后，余热未解，百脉未和，或平素多思不断，情志不遂，或偶触惊疑，卒临景遇，因而形神俱病，故有如是之现证也。百脉周于身，脉病则身病，故身形如和不和，欲卧不能卧，欲行不能行也。百脉通于心，脉病则心病，故常默默也。如寒无寒，如热无热，似外感而非外感也。意欲食复不能食，或有美时，或闻食臭，有不用时，似里病而非里病也。至脉数、口苦、小便赤者，是郁结之热，虽侵里而其热未甚也。方其初病之时，医者不识，误为表里之病，以药汗下之，故剧吐利也。虽剧吐利，不变诸逆。若有神灵，身形如前之和，而脉则比前微数，故其势即不能遽进，不觉加甚，而亦不能速愈也。试以缓愈之期，约略言之，重者不过六十日，轻者不过二十日，轻重之

间者,不过四十日可愈也。然愈必以每溺时头痛不头痛,恶风不恶风,快然不快然辨者,以经脉之邪,莫不由太阳而愈也。头痛恶风,是其经之候也;溺时快然,是其腑之征也。其证或未病而预见者,其证指百合病等证言也。未病,言未病伤寒病也。犹言未病伤寒之前,而预先见百合欲食不食等证也。或病四五日而出,谓已病伤寒之后,而始见百合病证也。预先见者,是先有情志不遂,偶触惊疑而召病也。或病二十日或一月才见者,是因伤寒病后而才见也。故曰:各随证治之也。

[集注]李彣曰:《活人书》云:伤寒大病后,气血未得平复,变成百合病。今由百脉一宗、悉致其病观之,当是心、肺二经之病也。如行卧、饮食、寒热等证,皆有莫可形容之状,在《内经》解㑊病似之。观篇中有如神灵者,岂非以心藏神、肺藏魄,人生神魄失守,斯有恍惚错妄之情乎? 又曰:《内经》云:凡伤于寒,则为病热。热气遗留不去,伏于脉中,则昏昏默默,凡行卧、饮食、寒热,皆有一种虚烦不耐之象矣。

沈明宗曰:若邪淫于胸中,连及上脘,则意欲食,复不能食;走于肝肾,故常默默;流入脾胃,故欲卧不能卧,欲行不能行;邪不在胃,饮食或有美时;壅抑胃气,则闻食臭;流于胆则口苦;流于膀胱则便赤。以上诸证,非一齐并见,皆移易变动而见也。

百合病,见于阴者,以阳法救之;见于阳者,以阴法救之。见阳攻阴,复发其汗,此为逆;见阴攻阳,乃复下之,此亦为逆。

[注]此承上条以明其治也。百合一病,难分阴阳表里,故以百合等汤主之。若病见于阴者,以温养阳之法救之;见于阳者,以凉养阴之法救之。即下文见阳攻阴。或攻阴之后,表仍不解,复发其汗者,此为逆。见阴攻阳,或攻阳之后,里仍不解,乃复下之者,此亦为逆也。

[集注]徐彬曰:《内经》所谓用阴和阳,用阳和阴,即是

此义。故诸治法,皆以百合为主。至病见于阳,加一二味以和其阴;病见于阴,加一二味以和其阳。

李彣曰:百合病多端,数条之法,亦说不尽。

沈明宗曰:此治百合病之总要法也。微邪伏于营卫,流行而病表里,当分阴阳以施救治可也。

百合病,不经吐、下、发汗,病形如初者,百合地黄汤主之。

〔注〕百合一病,不经吐、下、发汗,病形如初者,是谓其病迁延日久,而不增减,形证如首章之初也。以百合地黄汤,通其百脉,凉其百脉。中病勿更服,恐过服生地黄,大便常如漆也。

百合地黄汤方

百合（擘）七枚　　生地黄汁一升

上以水洗百合,渍一宿,当白沫出,去其水,更以泉水二升,煎取一升,去滓,内地黄汁,煎取一升五合,分温再服。中病勿更服,大便常如漆。

〔集解〕程林曰:百合花叶皆四向,故能通达上下四旁,其根亦众瓣合成,故名百合,用以医百合病也,有以夫。

高世栻曰:百合色白味甘,手太阴之补剂也。其花昼开夜合,如气之日行于阳,夜行于阴,司开阖,以行荣卫和阴阳。

百合病,变发热者,百合滑石散主之。

〔注〕百合病,如寒无寒,如热无热,本不发热,今变发热者,其内热可知也,故以百合滑石散主之,使其微利,热从小便而除矣。

百合滑石散方

百合（炙）一两　　滑石三两

上为散,饮服方寸匕,日三服。当微利,则止服,热则除。

〔集解〕高世栻曰:滑石亦名液石,又名臀石,石之脂膏也,主治身热,泄澼,利小便。

百合病,一月不解,变成渴者,百合洗方主之。

[注] 百合病本不渴，今一月不解，变成渴者，外以百合汤浸洗其身，通表泻热；内食煮饼，勿以盐豉，不致引饮，而渴自止也。

百合洗方

百合一升

上以水一斗，渍之一宿，以洗身；洗已，食煮饼，勿以盐豉也。

百合病，渴不差者，用后方主之。

[注] 与百合洗身而渴不差者，内热盛而津液竭也。栝蒌根苦寒，生津止渴；牡蛎咸寒，引热下行也。

栝蒌牡蛎散方

栝蒌根　牡蛎(熬)等分

上为细末，饮服方寸匕，日三服。

百合病，发汗后者，百合知母汤主之。

[注] 百合病不应汗而汗之，不解者，则致燥。以百合知母汤主之者，清而润之也。

百合知母汤方

百合(擘)七枚　知母(切)三两

上先以水洗百合，渍一宿，当白沫出，去其水，更以泉水二升，煎取一升，去滓；别以泉水二升，煎知母，取一升，去滓后合和，煎取一升五合，分温再服。

百合病，下之后者，滑石代赭汤主之。

[注] 百合病不应下而下之，不解者，则怯中，以滑石代赭汤，清而镇之也。

滑石代赭汤方

百合(擘)七枚　滑石(碎，绵裹)三两　代赭石(碎，绵裹)如弹丸大一枚

上先以水洗百合，渍一宿，当白沫出，去其水，更以泉水二升，煎取一升，去滓；别以泉水二升，煎滑石、代赭，取一升，去滓，后合和，重煎取一升五合，分温服。

百合病,吐之后者,用后方主之。

〔注〕百合病不应吐而吐之,不解者,则虚中,以百合鸡子汤,清而补之也。

百合鸡子汤方

百合(擘)七枚　鸡子黄一枚

上先以水洗百合,渍一宿,当白沫出,去其水,更以泉水二升,煎取一升,去滓,内鸡子黄,搅匀,煎五分,温服。

狐惑之为病,状如伤寒,默默欲眠,目不得闭,卧起不安。蚀于喉为惑,蚀于阴为狐。不欲饮食,恶闻食臭,其面目乍赤、乍黑、乍白。蚀于上部则声嗄,甘草泻心汤主之。蚀于下部则咽干,苦参汤洗之。蚀于肛者,雄黄熏之。

〔注〕狐惑,牙疳、下疳等疮之古名也,近时惟以疳呼之。下疳即狐也,蚀烂肛阴;牙疳即惑也,蚀咽腐龈,脱牙穿腮破唇。每因伤寒病后,余毒与湿䘌之为害也。或生斑疹之后,或生癖疾下利之后,其为患亦同也。状如伤寒,谓发热憎寒也。默默欲眠,目不得闭,谓其病或在阴,亦或在阳,故卧起俱不安。此病有虫,虫闻食臭而动,动则令人烦心,故不欲饮食,恶闻食臭也。面目乍赤、乍黑、乍白,亦由虫动交乱胃中,胃主面,故色无定也。惑蚀于上部之喉,故先声嗄,毒在喉也。狐蚀于下部之阴,故先咽干,毒在阴也。外治之法,苦参汤、雄黄散解毒杀虫,尚属有理。内用甘草泻心汤,必传写之误也,姑存之。

〔集注〕程林曰:《灵枢经》云:虫动则令悗心,是以有卧起不安等项也。

李彣曰:喉肛与前阴,皆关窍所通,津液滋润之处,故虫每蚀于此。

甘草泻心汤方

甘草四两　黄芩　人参　干姜各三两　黄连一两　大枣十二枚　半夏半升

上七味,水一斗,煮取六升,去滓,再煎,温服一升,日三服。

苦参汤方

苦参一升

水一斗,煮取七升,熏洗,日三。

雄黄熏方

雄黄

上一味为末,筒瓦二枚,合之烧,向肛熏之。

《脉经》云:病人或从呼吸,上蚀其咽;或从下焦,蚀其肛阴。蚀上为惑,蚀下为狐。狐惑病者,猪苓散主之。

病者脉数,无热,微烦,默默但欲卧,汗出。初得之三四日,目赤如鸠眼,七八日,目四眦黑,若能食者,脓已成也,赤小豆当归散主之。

[注]病者脉数,谓病狐惑之人脉数也。数主疮主热,今外无身热,而内有疮热,疮之热在于阴,故默默但欲卧也。热在于阳,故微烦汗出也。然其病初得之三四日,目赤如鸠眼者,是热蕴于血,故眦络赤也。七八日四眦皆黑者,是热瘀血腐,故眦络黑也。若不能食,其毒尚伏诸里;若已能食,其毒已化成脓也。故以赤小豆排痈肿,当归调疡血,米浆和胃气也。

[集注]李彣曰:经云:脉数不止,而热不解,则生恶疮。今脓成何处? 大率在喉与阴肛。盖积热生虫,亦积热成脓,是亦恶疮之类也。

赤小豆当归散方

赤小豆(浸令芽出,曝干)三升　　当归

上二味,杵为散,浆水服方寸匕,日三服。

阳毒之为病,面赤斑斑如锦文,咽喉痛,唾脓血。五日可治,七日不可治。升麻鳖甲汤主之。

阴毒之为病,面目青,身痛如被杖,咽喉痛。五日可治,七日不可治。升麻鳖甲汤去雄黄蜀椒主之。

[注]阴阳平,正气也;阴阳偏,邪气也;阴阳变,异气也。

正气者,即四时令平之气也,中人为病,徐而浅;邪气者,即四时不和之气也,中人为病,速而危;异气者,非常灾疬之气也,中人为病,暴而死。所以过五日不治,以五脏相传俱受邪也。此气适中人之阳,则为阳毒;适中人之阴,则为阴毒。非后人所论阴寒极、阳热极之阴毒、阳毒也。观其所主之方,要不过升麻、甘草、当归、鳖甲、蜀椒、雄黄,而并不用大寒大热之药,则可知仲景所论阴毒阳毒,非阴寒极、阳热极之谓也。此二证即今世俗所称痧证是也。阳毒终属阳邪,故见面赤斑斑如锦文,唾脓血之热证;阴毒终属阴邪,故见面目青,身痛如被杖之寒证。二证俱咽喉痛者,以此证乃邪从口鼻而下入咽喉,故痛也。

〔按〕由此推之,凡邪所过之处无不痛也。故中此气之人,不止咽喉痛,身痛,甚至有心腹绞痛,大满大胀,通身络脉青紫暴出,手足指甲色如靛叶,口噤牙紧,心中忙乱,死在旦夕者。若谓必从皮毛而入,未有为病如是之速者也,是必从口鼻而下入咽喉无疑。况阴毒反去雄黄、蜀椒,必传写之讹。故治是证者,不必问其阴阳,但刺其尺泽、委中、手中十指脉络暴出之处出血,轻则用刮痧法,随即服紫金锭,或吐、或下、或汗出而愈者不少。若吐泻不止,厥逆冷汗,脉微欲绝,用炮附子、炮川乌、吴茱萸、丁香、生干姜、甘草,虚者加人参救之,亦多得生。

〔集注〕王履曰:仲景虽有阴毒之名,其叙证不过面目青,身痛咽痛而已,并不言阴寒极盛之说。其升麻鳖甲汤,并不用大热药,是知仲景所论阴毒者,非阴寒之病,乃感天地恶毒异气入于阴经,故曰阴毒耳!后人谓阴寒极盛之证,称为阴毒,引仲景所叙面目青,身痛如被杖,咽喉痛数语,却用附子散、正阳散等药。窃谓阴寒极盛之证,固可名为阴毒,然终非仲景所以立名之本意。后人所叙阴毒,与仲景所叙阴毒,自是两般,岂可混论。盖后人所叙阴毒,只是内伤冷物,或暴寒所中,或过服寒凉药,或内外俱伤于寒而成耳,非天地恶毒异气所中者也。

李彣曰：赵献可云：此阴阳二毒，是感天地疫疠非常之气，沿家传染，所谓时疫证也。观方内"老小再服"可见。

升麻鳖甲汤方

升麻二两　　当归一两　　蜀椒（炒，去汗）一两　　甘草二两

鳖甲（炙）手掌大一片　　雄黄半两研

上六味，以水四升，煮取一升，顿服之；老小再服，取汗。

▌ 疟病脉证并治第四 ▌

师曰：疟脉自弦，弦数者多热，弦迟者多寒。弦小紧者下之差，弦迟者可温之，弦紧者可发汗、针灸也，弦浮大者可吐之，弦数者风发也，以饮食消息止之。

[按] 弦小紧者之"小"字，当是"沉"字，则有可下之理。弦紧者，当是"弦浮紧"，则有可发汗之理。弦浮大者，当是"弦滑大"，则有可吐之理。且不遗本文疟脉自弦之意。

[注] 疟之为病，寒热也。三阴三阳皆有之，因其邪伏藏于半表半里之间，故属少阳，脉自弦也。弦数者多热，弦迟者多寒，谓发作之时，多热为阳盛，多寒为阴盛也。夫伤寒少阳病，则有汗、吐、下三法之禁，而疟亦属少阳，何以有汗、吐、下三法之宜？是盖疟属杂病，不可不知也。初发脉弦兼沉紧者，主乎里也，可下之；兼迟者，主乎寒也，可温之；兼浮紧者，主乎表也，可汗之；兼滑大者，主乎饮也，可吐之；兼数者，风发也，即风热之谓也，可清之。若久发不止，则不可以此法治之，当以饮食搏节，调理消息止之。盖初病以治邪为急，久病以养正为主也。其他瘅疟，即《内经》所谓但热不寒之瘅疟也；温疟，即《内经》所言先伤于风，后伤于寒，热多寒少之温疟也；牝疟，即《内经》所言先伤于寒，后伤于风，寒多热少之寒疟也；惟疟母一证，经所未载。然论诸疟，未有详于《内经》者也。其文虽略有不同，必是脱简，然所出治法，亦未有过于仲景者也。

[集注] 徐彬曰：自者，谓感有风寒，而脉惟自弦也。于是脉既有一定之象，而兼数为热，兼迟为寒，此其大纲也。

尤怡曰：疟之舍固在半表半里之间，而人之脏则有偏多偏少之异，故其病有热多者，有寒多者，有里多而可下者，有表多而可汗、可吐者，当各随其脉而施治也。

周扬俊曰：人之疟证，由外邪之入，每伏于半表半里。入而与阴争则寒，出而与阳争则热，故寒热往来。主少阳，谓兼他经证则有之，谓全不涉少阳，则无是理也。仲景曰：疟脉自弦，正以脉之数、迟、小、紧、浮、大，皆未可定，要必兼弦，弦为少阳脉也。夫邪犯少阳与卫气并居，卫气昼行于阳，夜行于阴，故邪得阳而外出，得阴而内薄，内外相薄，是以日作。若气之舍深，内薄于阴，阳气独发，阴气内著，阴与阳争不得出，是以间日而作也。然则偏阴多寒，偏阳多热，其为瘅、为温、为牝，莫不自少阳而造其极，补偏救弊，必从少阳之界，使邪去而阴阳适，归于和而后愈也。

病疟以月，一日发，当以十五日愈；设不差，当月尽解。如其不差，当云何？师曰：此结为癥瘕，名曰疟母，急治之，宜鳖甲煎圆。

[注] 病疟者，以月计之，如一日发者，当以十五日愈，以十五日更一气也。人受气于天，天气更则人身之气亦更。更气旺，则不受疟邪，故愈也；设若不差，当月尽解，是又更一旺气也。倘如更二气不差，此疟邪不衰，与病者气血痰饮，结为癥瘕，名曰疟母也。当急治之，宜用鳖甲煎丸攻之可也。

[集注] 程林曰：五日为一候，三候为一气，一气十五日也。夫人受气于天，气节更移，荣卫亦因之以易也。

鳖甲煎圆方

鳖甲(炙)十二分　乌扇(烧)三分　黄芩三分　柴胡六分鼠妇(熬)三分　干姜三分　大黄三分　芍药五分　桂枝三分葶苈(熬)一分　石苇(去毛)三分　厚朴三分　牡丹(去心)五分瞿麦二分　紫葳三分　半夏一分　人参一分　蟅虫(熬)五分

阿胶三分　蜂窠(炙)四分　赤硝十二分　蜣螂(熬)六分　桃仁二分

　　上二十三味为末,取锻灶下灰一斗,清酒一斛五斗,浸灰,候酒尽一半,著鳖甲于中,煮令泛烂如胶漆,绞取汁,内诸药,煎为丸,如梧子大,空心服七丸,日三服。

　　[集解] 徐彬曰:药用鳖甲煎者,鳖甲入肝,除邪养正,合煅灶灰所浸酒,去瘕,故以为君。小柴胡汤、桂枝汤、大承气汤为三阳主药,故以为臣。但甘草嫌柔缓,而减药力;枳实嫌破气而直下,故去之。外加干姜、阿胶,助人参、白术温养为佐。瘕必假血依痰,故以四虫、桃仁,合半夏消血化痰;凡积必由气结,气利而积消,故以乌扇、葶苈利肺气,合石苇、瞿麦,清邪热而化气散结血。因邪聚则热,故以牡丹、紫葳去血中伏火,膈中实热,为使。《千金方》去鼠妇、赤硝,而加海藻、大戟,以软坚化水更妙。

　　师曰:阴气孤绝,阳气独发,则热而少气、烦冤,手足热而欲呕,名曰瘅疟;若但热不寒者,邪气内藏于心,外舍分肉之间,令人消铄肌肉。

　　[按] 此言瘅疟,其文脱简,《内经》已详,不复释。

　　温疟者,其脉如平,身无寒,但热,骨节疼烦,时呕,白虎加桂枝汤主之。

　　[按] 此言温疟,其文脱简,《内经》已详,不复释。

　　白虎加桂枝汤方

　　知母六两　甘草(炙)二两　石膏一斤　粳米二合　桂枝三两

　　上剉,每五钱,水一盏半,煎至八分,去滓,温服,汗出愈。

　　疟多寒者,名曰牝疟,蜀漆散主之。

　　[按] 此言牝疟,其文脱简,《内经》已详,不复释。

　　蜀漆散方

　　蜀漆(洗去腥)　云母(烧二日夜)　龙骨等分

　　上三味,杵为散,未发前,以浆水服半钱匕。温疟加蜀漆半分,临发时服一钱匕。

[集解]李彣曰:牝疟证多阴寒,治宜助阳温散为主。云母之根为阳起石,下有云母,上多云气,性温气升,乃升发阳气之物;龙骨属阳,能遂阴邪而起阳气;蜀漆乃常山之苗,功能治疟,不用根而用苗者,取其性多升发,能透达阳气于上之义也。温疟加蜀漆,亦取其升散之功。

中风历节病脉证并治第五

夫风之为病,当半身不遂;或但臂不遂者,此为痹。脉微而数,中风使然。

[注]风病,《内经》论之详矣,但往往与痹合论,后人惑之。故仲景复言之曰:风之为病,当半身不遂,即经所谓偏枯也;或但两臂不遂者,非中风也,即痹病也。盖痹为阴病,脉多沉涩;风为阳病,脉多浮缓;今脉微而数,中风使然。其脉微者,正气虚也;数者,邪气胜也。故病风中之人,因虚而召风者,未有不见微弱之脉者也;因热而生风者,未有不见数急之脉者也。

[集注]沈明宗曰:此分中风与痹也。风之为病,非伤于卫,即侵于荣,故当半身不遂,谓半身之气伤而不用也。若但臂不遂,此为痹。痹者,闭也,谓一节之气,闭而不仁也。于是诊之于脉,必微而数。微者,阳之微也;数者,风之数也。此中风使然,谓风乘虚入,而后使半身不遂也。

寸口脉浮而紧,紧则为寒,浮则为虚,寒虚相搏,邪在皮肤。浮者血虚,络脉空虚,贼邪不泻,或左或右;邪气反缓,正气即急,正气引邪,㖞僻不遂。邪在于络,肌肤不仁;邪在于经,即重不胜。邪入于腑,即不识人;邪入于脏,舌则难言,口吐涎。

[按]"寸口脉浮而紧,紧则为寒,浮则为虚,寒虚相搏,邪在皮肤",此五句与本条文义不属,当在后条之首。后条"寸口脉迟而缓,迟则为寒,缓则为虚;荣缓则为亡血,卫缓则

为中风；邪气中经"，此六句亦与本条文义不属，当在此条之首，文气相属，必是错简。其中有"浮者血虚"一句，必是衍文。"浮则为虚，寒虚相搏"，二"虚"字当是"风"字，是传写之讹。

[注] 中风虚邪之脉，皆当浮缓，以浮主风，缓主虚也。荣分见缓，经络之血亡也；卫分见缓，经络之气空也。盖邪风中人，未有不由经络血气空虚而中也。贼邪不泻，留而不去，在左则病左，在右则病右，浅则病经络，深则病脏腑。邪在于络则为病肌肤，麻木不仁也；邪在于经，则为病身肢偏重，㖞斜不遂也；邪入于腑，则为病九窍闭不识人也；邪入于脏，则为病舌暗难言，唇缓吐涎也。

寸口脉迟而缓，迟则为寒，缓则为虚；荣缓则为亡血，卫缓则为中风；邪气中经，则身痒而瘾疹；心气不足，邪气入中，则胸满而气短。

[按] "寸口脉迟而缓，迟则为寒"，二"迟"字当是"浮"字，"寒"字当是"风"字，始得文义了然。且迟、缓二脉不能并见，必是传写之讹。

[注] 上条发明虚邪贼风之为病，此条发明荣卫风寒之为病也。寸口脉浮而紧，紧则为寒，浮则为风。风寒之邪，相搏于表，郁于皮肤经络，则令人身痒而发瘾疹也。若其入心气不足，谓心胸之气不足，而邪气入心胸，故令人胸满而短气也。

寸口脉沉而弱，沉即主骨，弱即主筋；沉即为肾，弱即为肝。汗出入水中，如水伤心，历节黄汗出，故曰历节。

[注] 寸口脉沉而弱，肝肾之气不足也。盖肝主筋，肾主骨，肝肾不足，筋骨痿缓，一为风寒湿邪所乘，即病筋骨关节交会之处。夫人汗出时，腠理开，风尚易人，况入水中浴，焉得不致寒耶！水伤心，心主汗，汗郁成湿，故风胜为历节，湿胜为黄汗出也。

[集注] 赵良曰：肾主水，骨与之合，故脉沉者，病在骨也。

肝藏血，筋与之合，血虚则脉弱，故病在筋也。心主汗，汗出入水，其汗为水所阻，水汗相搏，聚以成湿，久变为热，湿热相蒸，是以历节发出黄汗也。

味酸则伤筋，筋伤则缓，名曰泄；咸则伤骨，骨伤则痿，名曰枯。枯泄相搏，名曰断泄。荣气不通，卫不独行，荣卫俱微，三焦无所御，四属断绝，身体羸瘦。独足肿大，黄汗出，胫冷。假令发热，便为历节也。病历节，不可屈伸，疼痛，乌头汤主之。

〔按〕"名曰断泄"之"泄"字，当是"绝"字，始与下文相属。必是传写之讹。

〔注〕此详申上条，互发其义，以明其治也。历节之病，属肝、肾虚。肝、肾不足于内，筋骨不荣于外，客邪始得乘之而为是病也。究其所以致虚之由，不止一端也。如饮食之味过伤，日久亦为是病也。味过于酸则伤肝，肝伤则筋伤，筋伤则缓不收持，名曰泄也。味过于咸则伤肾，伤肾则骨伤，骨伤则枯不能立，名曰枯也。枯泄相搏，名曰断绝。断绝者，即荣气不通，卫不独行，荣卫俱虚，三焦失所，四维断绝，身体羸瘦也。若独足肿、胫冷，寒胜凝于下也；黄汗自出，湿胜发于中也。假令发热，则属风，便为历节也。病历节者，历节疼痛不能屈伸也，故主之以乌头汤，通荣行卫，并驱风寒湿之邪也。以蜜制乌头，亦缓毒法耳！

〔集注〕沈明宗曰：《金匮》补示饮食内伤、脾、胃、心、肺、肝、肾致病，名曰历节。然出脉证，皆因饮酒，湿壅内热而招外邪合病。谓饮酒汗出当风所致，即邪之所凑，其气必虚是矣。或外风而合内湿，外寒而合内湿，内寒而招外湿，内热而招外湿，此等关头，不可不晓。又当分别风、寒、湿气，偏多偏少，而处发表、温中、行阳、补虚、散邪之法，故治此当与《灵》《素》《金匮》合看则备。若泛用成方，则非良工所为之事也。

乌头汤方

麻黄　芍药　黄芪各三两　甘草　川乌（㕮咀，以蜜二升，上五味,㕮咀四味,以水三升,煮取一升,去滓,内蜜煎中,更煎之,服七合;不知,尽服之。

诸肢节疼痛,身体尪羸,脚肿如脱,头眩短气,温温欲吐,桂枝芍药知母汤主之。

[按]"温温"当是"嗢嗢"。

[注]历节之证,诸肢节疼痛也。身体尪羸,即上条身体羸瘦,甚言其瘦之甚也。脚肿如脱,即上条独足肿大,甚言其肿之甚也。头眩短气,阳气虚也。嗢嗢欲吐,寒邪盛也。而不用乌头汤者,因无黄汗之湿胜也。用桂枝芍药知母汤者,以壮阳气,散寒湿为急也。故方中桂枝芍药倍于麻黄、防风,大加白术、附子,其意专在温行阳气,次在散寒湿也。多用生姜,因其欲吐;更佐知母、甘草者,以其剂过辛热,监制之也。

[集注]李彣曰:此历节病,由气血两虚而致者也。风湿相搏,四肢节节皆痛,即历节病也。身体尪羸,邪胜正衰也。脚肿如脱,气绝于下也。头眩短气,气虚于上也。嗢嗢欲吐,气逆于中也。此三焦气血两虚,故是汤主祛风湿而温气血。

桂枝芍药知母汤方

桂枝四两　芍药三两　甘草二两　麻黄二两　生姜五两
白术五两　知母四两　防风二两　附子(炮)二枚

上九味,以水七升,煮取二升,温服七合,日三服。

跌阳脉浮而滑,滑则谷气实,浮则汗自出。

[注]跌阳胃脉也。谷气,胃气也。浮则为风外薄,滑则为胃实热,风热蒸于肌腠之间,故汗自出。此发明黄汗,亦有因风热之义也。

少阴脉浮而弱,弱则血不足,浮则为风,风血相搏,即疼痛如掣。

[注]少阴心脉也,心主血。心脉浮而弱,弱则为血虚,浮则为风邪,风血相搏,而交争于经络之间,故疼痛牵引如掣也。此发明历节亦有因血虚之义也。

[集注] 李彣曰：风在血中，则慓悍劲切，无所不至，为风血相搏。盖血主荣养筋骨者也。若风以燥之，则血愈耗而筋骨失其所养，故疼痛如掣。昔人曰：治风先养血，血生风自灭。此其治也。

盛人脉涩小，短气，自汗出，历节疼，不可屈伸，此皆饮酒汗出当风所致。

[注] 盛人脉盛，不应涩小；盛人气长，不应气短。今盛人脉涩小，短气，是形气脉息不合也。审其证，自汗出，历节疼不可屈伸；询其由，得之于饮酒汗出当风也。此又发明历节不止一端之义也。

[集注] 徐彬曰：盛人，肥人也。肥人湿多，脉得涩小，此痹象也。于是气为湿所搏而短，因风作使而自汗，气血为邪所痹而疼痛不可屈伸。然肥人固多湿，何以脉骤涩小，岂非酒湿困之乎？何以疼痛有加而汗出不已，岂非湿而挟风乎？脉证不同，因风则一，故曰：此皆饮酒汗出当风所致。

血痹虚劳病脉并治第六

问曰：血痹病从何得之？师曰：夫尊荣人，骨弱肌肤盛，重困疲劳，汗出，卧不时动摇，加被微风，遂得之。但以脉自微涩，在寸口关上小紧，宜针引阳气，令脉和紧去则愈。

[注] 历节属伤气也，气伤痛，故疼痛也。血痹属伤血也，血伤肿，故麻木也。前以明邪气聚于气分，此以明邪气凝于血分，故以血痹名之也。尊荣人，谓膏粱之人。素食甘肥，故骨弱肌肤盛重，是以不任疲劳，疲劳则汗出，汗出则腠理开。亦不胜久卧，卧则不时动摇，动摇即加被微风，亦遂得以干之。此言膏粱之人，外盛内虚，虽微风小邪，易为病也。然何以知病血痹也？但以身体不仁，脉自微涩，则知邪凝于血故也。寸口关上小紧，亦风寒微邪应得之脉也。针能导引经络取诸痹，故宜针引气血，以泻其邪，令脉不涩而和，紧去邪散，

血痹自通也。

[集注]周扬俊曰:天下惟尊荣人为形乐志苦。形乐故肌肤盛,志苦故骨弱,骨弱则不耐劳,肌盛则气不固,稍有劳困即汗出也。汗出而阳气虚,虽微风且得以袭之,则血为之痹。故一见脉微,则知其阳之不足;一见脉涩,则知其阴之多阳,此血痹之本脉也。而其邪入之处,则自形其小紧,小为正气拘抑之象,紧为寒邪入中之征。然仲景明言微风,何以反得寒脉也?盖邪随血脉上下,阻滞汁沫,未有不痛者,故痛为紧脉也。针以泄之,引阳外出,则邪去而正自伸也。

血痹,阴阳俱微,寸口关上微,尺中小紧,外证身体不仁,如风痹状,黄芪桂枝五物汤主之。

[注]此承上条,互详脉证,以明其治也。上条言六脉微涩,寸口关上小紧,此条言阴阳寸口关上俱微,尺中亦小紧,合而观之,可知血痹之脉浮沉,寸口、关上、尺中俱微、俱涩、俱小紧也。微者虚也,涩者滞也,小紧者邪也,故血痹应有如是之诊也。血痹外证,亦身体顽麻,不知痛痒,故曰:如风痹状。但不似风痹,历关节流走疼痛也。主黄芪桂枝五物汤者,调养荣卫为本,祛风散邪为末也。

[集注]周扬俊曰:此申上条既痹之后,未能针引以愈,遂令寸口微者。今则阴阳俱微,且寸关俱微矣,且尺中小紧矣。夫小紧既见于尺,则邪之入也愈深而愈不得出,何也?正虚之处,便是容邪之处也。脉经内外,谓之阴阳,上下亦谓之阴阳。今尺既小紧,则微属内外也明矣。若言证以不仁概之,则疼痛麻木,每与我相阻,其为不仁甚矣,故以风痹象之,非真风痹也。于是以黄芪固卫,芍药养阴,桂枝调和荣卫,托实表里,驱邪外出;佐以生姜宣胃,大枣益脾,为至当不易之治也。

黄芪桂枝五物汤方

黄芪三两　芍药三两　桂枝三两　生姜六两　大枣十二枚

上五味,以水六升,煮取二升,温服七合,日三服。(一方有人参)

夫男子平人,脉大为劳,极虚亦为劳。

[注]男子平人,应得四时五脏平脉,今六脉大而极虚,非平人之脉也。然大而无力,劳役伤脾气也;极虚者,内损肾阴精也。此皆欲作虚劳之候,故有如是之诊也。

[集注]李彣曰:平人者,形如无病之人。经云:脉病人不病者是也。劳则体疲于外,气耗于中。脉大非气盛也,重按必空濡,乃外有余而内不足之象,脉极虚则精气耗矣。盖大者,劳脉之外暴者也;极虚者,劳脉之内衰者也。

魏荔彤曰:夫男子平人,脉大为劳,极虚亦为劳。脉大者,邪气盛也,极虚者,精气夺也。以二句揭虚劳之总,而未尝言其大在何脉? 虚在何经? 是在主治者,随五劳七伤之故而谛审之也。

人年五六十,其病脉大者,痹侠背行。若肠鸣、马刀、侠瘿者,皆为劳得之。

[按]"若肠鸣"三字,与上下文不属,必是错简。"侠瘿"之"瘿"字,当是"瘰"字。每经此证,先劳后瘰、先瘰后劳者有之,从未见劳瘿先后病也,必是传写之讹。

[注]平人年二三十,常得大脉者,则多病劳。若人年已五六十,其脉亦大,不即病劳者,以气血虽虚,而火自微也,火微故不病劳也。虽不病劳,然气血荣卫,虚痹不行,故为马刀、鼠疮、侠瘰也。此发明脉大虽同,为病不同之义也。

劳之为病,其脉浮大,手足烦,春夏剧,秋冬瘥,阴寒精自出,酸削不能行。

[按]"阴寒精自出"之"寒"字,当是"虚"字,是传写之讹。

[注]此言浮大为劳,以详其证也。手足烦,即今之虚劳五心烦热,阴虚不能藏阳也。阴虚精自出,即今之虚劳遗精,阴虚不能固守也。酸削不能行,即今之虚劳膝酸,削瘦骨痿,

不能起于床也。夫春夏阳也,阴虚不胜其阳,故剧;秋冬阴也,阴虚得位自起,故瘥。

[集注]徐彬曰:脉大既为劳矣,更加浮,其证则手足烦,盖阴既不足而阳必盛也。于是春夏助其阳则剧,秋冬助其阴则瘥。阴虚而精自出者,久则酸削不能行矣。

程林曰:"寒"字作"虚"字看,阴虚则气不守,而精自出矣。

李彣曰:脉浮大者,里虚而气暴于外也。四肢者,诸阳之本,劳则阳耗。阴虚而生内热,故手足烦。凡劳伤多属阴虚。当春夏木火盛炎之际,气浮于外则里愈虚,故剧;秋冬金水相生之候,气敛于内则外不扰,故瘥也。肾藏精,精自出者,肾水不藏也;肾主骨,故酸削而不能行也。

男子脉虚沉弦,无寒热,短气里急,小便不利,面色白,时目瞑兼衄,少腹满,此为劳使之然。

[注]此复申虚极为劳,以详其证之义也。脉虚沉弦,阴阳俱不足也;无寒热,是阴阳虽不足而不相乘也;短气面白,时瞑兼衄,乃上焦虚而血不荣也;里急,小便不利,少腹满,乃下焦虚而气不行也。凡此脉证,皆因劳而病也,故曰:此为劳使之然。

男子面色薄者,主渴及亡血,卒喘悸。脉浮者,里虚也。

[按]"脉浮者,里虚也"当是衍文。

[注]此复申虚劳面色白,互详其证之义也。面色白不因衄者,是血不内生也;因衄者,是血亡于外也。今曰面色薄,谓面色浅淡不华,亦不足之色也。故主津液不足之渴,及吐衄亡血,气虚卒喘,血虚卒悸也。

[集注]李彣曰:此节以亡血为主。《内经》云:精明五色者,气之华也。又云:心之华在面,其充在血脉。劳则气耗火动,逼血妄行,必致亡血。盖血主濡之,血亡则精采夺而面色薄,津液去而烦且渴矣。又劳者,气血俱耗。肺主气,气虚则

喘；心主血，血虚则悸。卒者，猝然见此病也。

男子脉浮弱而涩，为无子，精气清冷。

〔注〕男子之脉浮大而虚者，为虚劳也。浮弱而涩者，则为精气清冷，故为无子也。

夫失精家，少腹弦急，阴头寒，目眩，发落，脉极虚、芤、迟，为清谷亡血失精。脉得诸芤动微紧，男子失精，女子梦交，桂枝龙骨牡蛎汤主之。

〔按〕此条"亡血失精"之下等句，与上文义不属，当另作一条在后。

〔注〕失精家，谓肾阳不固精者也。少腹弦急，虚而寒也。阴头寒，阳气衰也。目眩，精气亏也。发落，血本竭也。若诊其脉极虚而芤迟者，当知极虚为劳，芤则亡血，迟则为寒，故有清谷、亡血、失精之证也。

〔集注〕程林曰：肾主闭藏，肝主疏泄，失精则过于疏泄，故少腹弦急也。阴头为宗筋之所聚，真阳日亏，故阴头寒也。目眩则精衰，发落则血竭，是以脉虚芤迟也。虚主失精，芤主亡血，迟主下利清谷也。

李彣曰：肝主藏血，肾主藏精，亡血失精，则肝肾俱虚矣。少腹者，肝、肾之部，今少腹弦急，以肝肾两亏，则里气虚而张急加弦也。肝主筋，前阴者，宗筋之所聚，肝衰故阴头寒也。肝藏血，开窍于目，肾主骨，骨之精为瞳子，又肾之华在发，发者血之余，此肝肾两虚，故目眩发落也。芤脉者，浮沉有，中间无，似中空芤草，故名芤脉。此亡血之脉，以脉者血之府，血虚则脉亦虚也。迟为在脏，迟则为寒，脉极虚芤迟，则其证亦虚。清谷者，大便完谷不化也。此虚劳在肝、肾二经者也。

男子平人，脉虚弱细微者，善盗汗也。

〔按〕此节脉证不合，必有脱简，故不释。

脉沉、小、迟，名脱气。其人疾行则喘喝，手足逆寒，腹满，甚则溏泄，食不消化也。

〔注〕脉沉、细、迟，则阳大虚，故名脱气。脱气者，谓胸中

大气虚少，不充气息所用，故疾行喘喝也。阳虚则寒，寒盛于外，四末不温，故手足逆冷也。寒盛于中，故腹满溏泄，食不消化也。

[集注]徐彬曰：脉沉、小、迟，其为阳衰无疑。沉、小、迟三脉相并，是阳气全亏，故名脱气。其躯为空壳，疾行则气竭而喘喝，四肢无阳而寒，腹中无阳而满，甚则胃虚极而溏泄，脾虚极而食不化也。

李彣曰：此脾、肺、肾三经俱病也。肺主气，气为阳，沉、小、迟皆阳气虚衰之脉，故为脱气。疾行则喘喝，以肺主出气，而肾主纳气，为生气之原，呼吸之门，若真元耗损，则气虚不能续息，肺无所出，肾无所纳，故喘喝，此肺肾病也。又脾主四肢，四肢者，诸阳之本。逆寒者，阳虚不温四末也。腹满者，脾经入腹，气虚中满也。溏泄食不化者，此脾虚不能运磨水谷，多见鹜溏飧泄之证也。

脉弦而大，弦则为减，大则为芤；减则为寒，芤则为虚，虚寒相搏，此名为革。妇人则半产漏下，男子则亡血失精。

[注]详见《伤寒论·辨脉法》中，不复释。

脉得诸芤动微紧，男子失精，女子梦交，桂枝龙骨牡蛎汤主之。

[注]脉得诸芤动微紧者，谓概虚劳之诸脉而为言也，非谓芤动微紧，仅主男子失精，女子梦交之候也。通举男女失精之病，而用桂枝龙骨牡蛎汤者，调阴阳和荣卫，兼固涩精液也。

[集注]徐彬曰：失精之家，脉复不一，苟得诸芤动微紧，是男子以虚阴而挟火则失精，女子以虚阴而挟火则梦交。主以桂枝龙骨牡蛎汤者，盖阴虚之人，大概当助肾，故以桂枝、芍药通阳固阴，甘草、姜、枣和中，龙骨、牡蛎固精也。

桂枝龙骨牡蛎汤方

桂枝 芍药 生姜各三两 甘草二两 大枣十二枚 龙骨 牡蛎各三两

上七味,以水七升,煮取三升,分温三服。

虚劳里急,悸衄,腹中痛,梦失精,四肢痠疼,手足烦热,咽干口燥,小建中汤主之。

[注]虚劳云云者,概虚劳之证而言也,非谓虚劳之证,止于此也,故下文有诸不足之说也。均主以小建中汤者,欲小小建立中虚之意。合下六节,皆论虚劳,各有所主之方也。

小建中汤方

桂枝三两　甘草(炙)三两　大枣十二枚　芍药六两　生姜二两　胶饴一升

上六味,以水七升,煮取三升,去滓,内胶饴,更上微火消解,温服一升,日三服。呕家不可用建中汤,以甜故也。

虚劳里急,诸不足,黄芪建中汤主之。

[注]所谓虚劳里急诸不足者,亦该上条诸不足证之谓也。黄芪建中汤,建立中外两虚,非单谓里急一证之治也。桂枝龙骨牡蛎汤,即桂枝汤加龙骨、牡蛎;小建中汤,即桂枝汤加胶饴;黄芪建中汤,即桂枝汤加胶饴、黄芪也。故尝因是而思仲景以一桂枝汤出入加减,无往不利如此,何后世一见桂枝,即为伤寒发汗之剂?是但知仲景用桂枝汤治伤寒,而不知仲景用桂枝汤治虚劳也。若知桂枝汤治虚劳之义,则得仲景心法矣。盖桂枝汤辛甘而温之品也,若啜粥温覆取汗,则发散荣卫以逐外邪,即经曰:辛甘发散为阳,是以辛为主也;若加龙骨、牡蛎、胶饴、黄芪,则补固中外以治虚劳,即经曰:劳者温之,甘药调之,是以温以甘为主也。由此推之,诸药之性味功能、加减出入,其妙无穷也。

[集注]魏荔彤曰:气虚甚,加黄芪;津枯甚,加人参,以治虚劳里急。此言里急非单指里急之谓也,乃虚劳诸不足腹痛之谓也。故名其方为建中,正所以扶持其中气,使渐生阴阳,达于荣卫,布于肢体也。

尤怡曰:里虚脉急,腹中当引痛也。诸不足者,阴阳诸脉俱不足,而眩悸喘喝,失精亡血等证,相因而至也。急者缓之必以甘,不足者补之必以温,而充虚塞空,则黄芪尤有专长也。

黄芪建中汤方

于小建中汤内,加黄芪一两半,余依上法。

若气短胸满者,加生姜;腹满者,去枣加茯苓一两半;及疗肺虚损不足补气,加半夏三两。

虚劳腰痛,少腹拘急,小便不利者,八味肾气圆主之。

[注] 虚劳之人腰痛,肾气虚而不行也,少腹拘急,小便不利,膀胱气虚不化也,主以八味肾气丸温补下焦。肾与膀胱表里之气足,而腰痛,少腹拘急,小便不利,未有不愈者也。

[集注] 程林曰:腰者肾之外候,肾虚则腰痛;肾与膀胱为表里,不得三焦之阳气以决渎,则小便不利而少腹拘急矣。与是方以益肾间之气,气强则便溺行,而少腹拘急亦愈矣。

尤怡曰:虚劳之人,损伤少阴肾气,是以腰痛,少腹拘急,小便不利。以八味肾气丸补阴之虚,可以生气;助阳之弱,可以化水,乃补下治下之良剂也。

八味肾气圆方见妇人杂病中

虚劳虚烦不得眠,酸枣汤主之。

[注] 因虚劳而烦,是虚烦也。因虚烦而不得眠,是虚烦不得眠也。故主以酸枣仁汤,专治虚烦,烦去则得眠也。

[集注] 李彣曰:虚烦不得眠者,血虚生内热,而阴气不敛也。《内经》云:气行于阳,阳气满,不得入于阴,阴气虚,故目不得瞑。酸枣汤养血虚而敛阴气也。

酸枣汤

酸枣仁二升　甘草一两　知母二两　茯苓二两　芎䓖二两

上五味,以水八升,煮酸枣仁,得六升,内诸药,煮取三升,分温三服。

五劳极虚,羸瘦腹满,不能饮食。食伤、忧伤、饮伤、房室伤、饥伤、劳伤、经络营卫气伤,内有干血,肌肤甲错,两

目黯黑,缓中补虚,大黄䗪虫丸主之。

[按]"缓中补虚"四字,当在不能饮食之下,必是传写之讹。

[注]五劳所伤,久之令人极虚羸瘦,腹中虚满,不能饮食,宜缓中补虚,如前之建中等方也。原其所伤之道,不止过劳伤气,房室伤精也,即饮食伤胃,饥过伤脾,渴过伤肾,忧思伤心,罢极伤肝,过言伤肺,皆令人经络营卫气伤。是以劳热煎熬,内有干血,故肌肤不润,甲错如鳞也;两目不荣,黯黑不明也。似此干血之证,非缓中补虚之剂所能治,故主以大黄䗪虫丸,攻热下血,俾瘀积去而虚劳可复也。

[集注]程林曰:此条单指内有干血而言。夫人或因七情,或因饮食,或因房劳,皆令正气内伤,血脉凝积,致有干血积于中,而尪羸见于外也。血积则不能以濡肌肤,故肌肤甲错;不能营于目,则两目黯黑。与大黄䗪虫丸以下干血,则邪除正旺矣,非大黄䗪虫丸能缓中补虚也。

尤怡曰:内有干血不去,适足以留新血而渗灌不周,故去之不可不早也。此方润以濡其干,虫以动其瘀,通以去其闭,而以地黄、芍药、甘草和养其虚,攻血而仍滋夫血也。

大黄䗪虫丸方

大黄(蒸)十分　黄芩二两　甘草三两　桃仁一升　杏仁一升　芍药四两　干漆一两　虻虫一升　水蛭百枚　䗪虫半升　蛴螬一升　干地黄十两

上十二味,末之,炼蜜为丸,小豆大,酒饮服五丸,日三服。

虚劳诸不足,风气百疾,薯蓣圆方主之。

[注]虚劳诸不足者,谓五劳、诸虚、百损也。上条以热伤干血为言,此条以风气百疾立论。热伤其上之血分,则病肺痈;热伤其下之血分,则病干血。风中其外之气分,则病肺痿;风中其内之气分,则病百疾。主之以薯蓣丸,散诸风邪,补诸不足,滋诸枯槁,调诸荣卫,故其药温润共剂,补散同

方也。

[集注]徐彬曰:虚劳不足证,多有兼风者,正不可着急治风气,故仲景以四君、四物,养其气血;麦冬、阿胶、干姜、大枣,补其肺胃;而以桔梗、杏仁、开提肺气;桂枝行阳;防风运脾;神曲开郁;黄卷宣肾;柴胡升少阳之气;白蔹化入营之风。虽有风气未尝专治之,谓正气运而风气自去也。然以薯蓣名丸者,取其不寒不热,不燥不滑,脾肾兼宜,故多用以为君,则诸药相助以为理耳。

薯蓣圆方

薯蓣三十分 当归 桂枝 曲 干地黄 豆黄卷各十分甘草二十八分 人参七分 芎䓖 芍药 白术 麦门冬 杏仁各六分 柴胡 桔梗 茯苓各五分 阿胶七分 干姜三分白蔹二分 防风六分 大枣（为膏）百枚

上二十一味,末之,炼蜜和丸,如弹子大,空腹酒服一丸,一百丸为剂。

肺痿肺痈咳嗽上气病脉证并治第七

问曰:热在上焦者,因咳为肺痿。肺痿之病,从何得之? 师曰:或从汗出,或从呕吐,或从消渴,小便利数,或从便难,又被快药下利,重亡津液,故得之。曰:寸口脉数,其人咳,口中反有浊唾涎沫者何? 师曰:为肺痿之病。若口中辟辟燥,咳即胸中隐隐痛,脉反滑数,此为肺痈,咳唾脓血。

[注]热在上焦,不咳,不病肺痿也。因热病咳,则为肺痿。肺热致痿之由,非止一端。或从汗出,或从呕吐,或从消渴,小便数利,或从便难,又被快药下之,重亡津液,故令肺热干痿也。肺热干痿,则清肃之令不行,水精四布失度。脾气虽散,精液上归于肺,而肺不但不能自滋其干,亦不能内洒陈于脏腑,外输精于皮毛也。其精液留贮胸中,得热煎熬,变为涎沫,侵肺作咳,唾之不已,故干者自干,唾者自唾,愈唾愈

干，痿病成矣。若口中辟辟干燥，不吐浊唾涎沫，每咳即胸中隐隐而痛，脉数而滑，不数而虚，则非肺痿乃为肺痈。久则痈成脓溃，不唾涎沫，而必咳唾脓血矣。

[集注]周扬俊曰：喻昌云：行动数武，气即喘鸣，冲击连声，痰始一应。《金匮》治法，贵得其精意，大要缓而图之，生胃津，润肺燥，下逆气，开积痰，止浊唾，补真气，以通肺之小管；散火热，以复肺之清肃。如半身痿废及手足痿软，治之得法，亦能复起。而肺近在胸中，呼吸所关，可不致力乎？肺痈属在有形之血，血结宜骤攻；肺痿属在无形之气，气伤宜徐理。故痈为实，误以肺痿治之，是为实实；痿为虚，误以肺痈治之，为是虚虚。此辨证用药之大略也。然两手寸口之脉，原为手太阴肺脉，此云寸口脉数，云滑数，云数实，云数虚，皆指左右三部统言，非如气口独主右关之上也。其人咳，口中反有浊唾涎沫，顷之遍地者为肺痿，言咳而口中不干燥也。若咳而口中辟辟燥，则是肺已结痈，火热之毒，出现于口，咳声上下，触动其痈，胸中即隐隐而痛。其脉必见滑数有力，正邪气方盛之征也。数虚、数实之脉，以之分别肺痿肺痈，是则肺痿当补，肺痈当泻也可知矣。

又云：才见久咳，先须防此两证。肺痈由五脏蕴崇之火，与胃中停蓄之热，上乘乎肺；肺受火热熏灼，血为之凝，痰为之裹，遂成小痈。所结之形渐长，则肺日胀而胁骨日昂，乃至咳声频并，痰浊如胶；发热畏寒，日晡尤甚；面红鼻燥，胸生甲错。始先即能辨其脉证，属表属里，极力开提攻下，无不愈者，迨至血化为脓，肺叶朽坏，倾囊吐出，始识其证，十死不救，嗟无及矣。

沈明宗曰：此肺痿肺痈之辨也。心居上，肾水不足，心火刑金，为热在上焦，肺阴日消，气逆则咳，故致肺痿。然本经明其始病之因，或从病后阴虚，过汗伤液，呕吐伤津，消渴，血虚津竭；或利小便，数而伤阴；或大便难，反被快药下利而重亡津液，以致肺金枯燥，虚热熏蒸，故寸口脉数，其人咳嗽，气弱不振,津液不布,化为浊唾涎沫而成肺痿。若口中辟辟燥,咳即胸中隐隐痛者,乃风寒侵入肺中,凝滞荣血为痈,故脉滑数而咳唾脓血。因无形虚热致痿,故脉数虚;因有形气血凝滞成痈,故脉数实。此明肺痈属实、肺痿属虚也。

脉数虚者为肺痿,数实者为肺痈。

〔注〕此详申上条肺痿、肺痈之脉也。肺痿得之于热亡津液,虚邪也,故脉数而虚;肺痈得之于热毒蓄结,实邪也,故脉数而实。

〔集注〕李彣曰:潘硕甫云:痿与痈,皆热在上焦,其脉皆数,皆咳,亡津液,未有异也。但痿属肺气虚而亡津,虽有热亦不烈,故不至燥涸,虽咳而口中有浊唾涎沫,故脉虽数而虚也。痈则气壅血凝,邪实而热烈,故津液亡而更觉干涸,口中辟辟燥,咳即胸中隐痛。津液既涸,脉应涩滞而反滑数者,蓄热腐脓,脉故数实也。

尤怡曰:痿者萎也,如草木之萎而不荣,为津亡而肺焦也;痈者壅也,如土之壅而不通,为热聚而肺痈也。故其脉有虚实不同,而其数则一也。

问曰:病咳逆,脉之何以知此为肺痈? 当有脓血,吐之则死,其脉何类? 师曰:寸口脉微而数,微则为风,数则为热;微则汗出,数则恶寒。风中于卫,呼气不入;热过于荣,吸而不出。风伤皮毛,热伤血脉。风舍于肺,其人则咳,口干,喘满,咽燥不渴,时唾浊沫,时时振寒。热之所过,血为之凝滞,蓄结痈脓,吐如米粥。始萌可救,脓成则死。

〔按〕"肺痈"之上,当有"肺痿"二字,不然本文论肺痿之义,则无着落,必是脱简。脉微之三"微"字,当是三"浮"字。微字文气不属,必是传写之讹。

〔注〕病咳逆者,何以知为肺痿肺痈也? 咳而不渴,浊唾涎沫,脉数而虚,是以脉证知为肺痿也。口中干燥,胸中隐痛,脉数而实,是以脉证知为肺痈也。至于所以受病之由,肺

痿前已言之,而肺痈则未尝言也,故又取所以致热而病肺痿
肺痈之由,互为详悉发明也。寸口肺脉也,肺脉当浮涩而短;
今浮而数,是以知浮则为风,数则为热。初病风热,外抟皮
毛,则荣卫受邪,故汗出而恶寒也。末传风热,内舍于肺,则
荣卫分病。病肺痿者,属风热伤于卫气,气分有津液而无血,
津液为之浊,故其为证,咳而不吐脓血,唾浊涎沫也。病肺痈
者,属风热伤于营血,血分有血而无津液,血为之凝蓄,故其
为证,咳而不唾涎沫,吐脓血如米粥也。其发热汗出,恶寒恶
风,咳而喘满,咽燥不渴,呼气不入,吸气不出,则为痿、痈。
互相兼有必然之证也。呼气不入,吸气不出,乃言其呼吸气
促,难出难入,非竟不出入也。始萌可救,谓肺伤尚浅。脓成
则死,谓肺已坏矣。盖示人图治于早,又特为肺痈而谆谆言
之也。

肺痈,喘不得卧,葶苈大枣泻肺汤主之。

[注] 此承上条,以明急治之义也。肺痈者,谓口中辟辟
干燥,胸中隐隐作痛,脉数实也。而更加喘不得卧,是邪壅肺
甚急,故以葶苈大枣泻肺汤,大苦大寒,峻泻肺邪,恐稍迁延,
脓成则死矣。

葶苈大枣泻肺汤方

葶苈(熬令黄色,捣丸,如弹子大) 大枣十二枚

上先以水三升,煮枣,取二升,去枣,内葶苈,煮取一升,
顿服。

[集解] 赵良曰:此治肺痈吃紧之方也。肺中生痈,不泻
何待? 恐日久痈脓已成,泻之无益。日久肺气已索,泻之转
伤,乘其血结而脓未成,当急以泻之之法夺之。况喘不得卧,
不亦甚乎。

**肺痈,胸满胀,一身面目浮肿,鼻塞清涕出,不闻香臭
酸辛,咳逆上气,喘鸣迫塞,葶苈大枣泻肺汤主之。** 方见上

[注] 此承上条,互详其证,以同其治也。肺痈胸胀而满,
咳逆上气,喘鸣迫塞,一身面目浮肿,鼻塞清涕出,不闻香臭

酸辛,是邪外塞皮毛,内壅肺气,比之喘不得卧,殆尤甚焉。亦以葶苈大枣泻肺汤者,因其脓未成故也。

咳而胸满,振寒脉数,咽干不渴,时出浊唾腥臭,久久吐脓如米粥者,为肺痈,桔梗汤主之。

[注] 咳而胸满,振寒脉数,咽干不渴,时出浊唾腥臭,久久吐脓如米粥者,此为肺痈证也。肺痈尚未成脓实邪也,故以葶苈之剂泻之;今已溃后虚邪也,故以桔梗之苦,甘草之甘,解肺毒、排痈脓也。此治已成肺痈,轻而不死者之法也。

[集注] 高世栻曰:吐如米粥亦脓也,何以上文云脓成则死?若谓如米粥者非脓,上文既曰:蓄结痈脓,吐如米粥;此又云:吐脓如米粥。既吐脓矣,奚有始萌、脓成之别也?愚曰:上文先咳逆,而呼吸不利,后凝滞而血脉成脓,阴阳血气皆伤,故脓成则死。若上节言肺痈而气机不利,此节言肺痈而经络不和;病阳气者不伤阴,病血脉者不伤阳,故可治也。如但以"始萌可救,脓成则死"二语尽之,是以辞害志也,奚可乎?

桔梗汤方

桔梗一两 甘草二两

上二味,以水三升,煮取一升,分温再服,则吐脓血也。

肺痿吐涎沫而不咳者,其人不渴,必遗尿,小便数。所以然者,以上虚不能制下故也。此为肺中冷,必眩多涎唾,甘草干姜汤以温之。若服汤已,渴者,属消渴。

[注] 咳而不吐涎沫者,肺燥咳也;咳而吐涎沫者,肺热痿也。若似肺痿之吐涎沫而不咳者,此为肺中有冷饮,非为肺中成热痿也。肺中冷则其人必不渴,遗尿小便数,头眩多涎唾。所以然者,以上焦阳虚,不能约制下焦阴水,下焦之水泛上而唾涎沫,用甘草干姜汤以温散肺之寒饮也。如服汤已渴者,属消渴,谓始先不渴,服温药即转渴者,不但非肺中热,亦非肺中冷,乃胃中热也,则不当以属肺中冷寒饮治之,当以属胃中热消渴治之也。

甘草干姜汤方

甘草（炙）四两　　干姜（炮）二两

上㕮咀，以水三升，煮取一升五合，去滓，分温再服。

咳而上气，喉中水鸡声，射干麻黄汤主之。

〔注〕咳逆上气，谓咳则气上冲逆也。上条发明不咳而吐涎沫者，非为肺痿，是为肺冷也。此条发明咳而不吐涎沫者，亦非肺痿，亦为肺冷也。上条以不渴，小便数，多唾涎沫为肺中冷，故以干姜佐甘草，是以温中为主也。此条以气上逆，喉中有水鸡声为肺经寒，故以生姜佐麻黄，是以散外为主也。病同冷饮，而有在外在内之别；方同辛温，而有主温主散之异也。水鸡声者，谓水与气相触之声，在喉中连连不绝也。

射干麻黄汤方

射干三两　　麻黄四两　　生姜四两　　细辛　紫菀　款冬花各三两　　五味子半升　　大枣七枚　　半夏半升

上九味，以水一斗二升，先煮麻黄两沸，去上沫，内诸药，煮取三升，分温三服。

〔集解〕程林曰：咳而上气，如水鸡声连连不绝者，是汤主之。《内经》曰：肺苦气上逆，急食苦以泻之。射干、紫菀之苦，所以泄逆气也。以辛泻之，麻黄、生姜、细辛、半夏、款冬花之辛，所以泻风邪也。以酸收之，以酸补之，五味子之酸，以补不足。虚则补其母，大枣之甘，所以补其母也。

大逆上气，咽喉不利，止逆下气者，麦门冬汤主之。

〔按〕大逆上气之"大"字，当是"火"字，文义病药始属，必是传写之讹。

〔注〕咳而上气，咽喉有水鸡声而连连者，是寒饮上逆也。今咳而上气，咽喉无水鸡声而不利者，是火气上逆也。不利者，谓咽喉若有物相碍，不爽利也。主之以麦门冬汤，止其火逆，下其上气也。

麦门冬汤方

麦门冬七升　　半夏一升　　人参三两　　甘草二两　　粳米三合

大枣十二枚

上六味,以水一斗二升,煮取六升,温服一升,日三,夜一服。

[集解]周扬俊曰:喻昌云:此胃中津液枯燥,虚火上炎之证,麦冬汤乃治本之良法也。夫用降火之药而火反升,用寒凉之药而热转炽者,不惟无益,而反害之。凡病有胃气则生,无胃气即死,胃气者,肺之母气也。本草有知母之名者,谓肺借其清凉,知清凉为肺之母也。有贝母之名者,谓肺借其豁痰实,豁痰为肺之母也。然屡施于火逆上气,咽喉不利之证,而屡不应,名不称矣。孰知仲景有此妙法,于麦冬、人参、甘草、粳米大补中气、大生津液队中,增入半夏之辛温一味,其利咽下气,非半夏之功,实善用半夏之功,擅古今未有之奇矣。

咳逆上气,时时唾浊,但坐不得眠,皂荚圆主之。

[注]咳逆上气,喉中有水鸡声者,是寒饮冲肺,射干麻黄汤证也。咳逆上气,咽喉不利者,是火气冲肺,麦门冬汤证也。今咳逆上气,惟时时唾浊,痰涎多也。但坐不得卧,气逆甚也。此痰气为病,非寒饮亦非火气。主之以皂荚丸者,宣导其痰,通达其气也;佐枣膏之甘,以药性慓悍缓其势也。

[集注]程林曰:浊唾壅塞于肺,则不得卧,故时时唾浊也。皂荚味辛咸,辛能散,咸能软,宣壅导滞,利窍消风,莫过于此。故咳逆上气,时时唾浊,坐不得卧者宜之。然药性慓悍,佐枣膏之甘,以缓其药势。

魏荔彤曰:咳逆上气,时时吐浊,但坐不得眠,则较重于喉中水鸡声者矣。声滞者,挟外感之因;唾浊则内伤之故;但坐不得卧,而肺痈之证将成矣。是上焦有热,痰血包裹,结聚成患,不可不急为宣通其结聚,而后可津液徐生,枯干获润也。皂荚丸主之,皂荚驱风理痹,正为其有除瘀涤垢之能也。咳逆上气,时时唾浊,胸膈恶臭之痰血已结,可不急为涤荡,使之湔洗不留乎?如今用皂荚澡浴以除垢腻,即此理也。用丸俾徐徐润化，自上而下，而上部方清。若用汤直泻无余，不能治上部之胶凝矣，古人立法诚善哉。此为预治肺痈将成者主治也。

皂荚丸方

皂荚（刮去皮，用酥炙）八两

上一味，末之，蜜丸梧子大，以枣膏和汤，服三丸，日三夜一服。

上气，面浮肿，肩息，其脉浮大不治，又加利尤甚。

[注]上气，谓咳逆上气也。面浮肿，谓面目浮肿也。肩息，谓喘也。其脉浮大不治，又加利尤甚，谓脉证两虚，已属不治，又加利，则上喘下利，阴阳两脱，脉证相反，故曰：尤甚也。

[集注]徐彬曰：此言肺痈之证，元气惫者，为难治也。谓肺痈由风则风性上行，必先上气。若兼面浮肿，肩息，气升不降也。又脉浮大，元气不能复敛，则补既不可，汗又不可，况内外皆逆气，非风之比，可尽汗泄乎？故云不治。加利则阳从上脱，阴从下脱，故曰尤甚。

尤怡曰：上气，面浮肿，肩息，气但升而不降矣。脉复浮大，则阳有上越之机。脉偏盛者，偏绝也。又加下利，是阴复从下脱矣。阴阳离决，故当不治。肩息息，摇肩也。

咳而上气，此为肺胀，其人喘，目如脱状，脉浮大者，越婢加半夏汤主之。

[注]咳而上气，此为肺胀，其证肩息而喘，目突如脱之状。今脉浮大，则可知浮则为风，大则为实，故以越婢加半夏汤主之，外疏皮毛，内降气逆也。

[集注]赵良曰：咳而上气，则其气之有冲而不下，可知矣；其咳之相连而不已，可知矣。此皆属肺之胀使之也。邪入于肺则气壅，气壅则欲不喘不可得。惟喘极，故目如脱，所以状胀与喘之至也。脉浮，邪也，兼大则邪实。而所以遗害于肺，正未有已，故必以辛热发之，亦兼以甘寒佐之，使久合

之邪,涣然冰释,岂不快乎? 然久蓄之饮,何由得泄,故特加半夏于越婢汤中,一定之法也。

尤怡曰: 外邪内饮,填塞肺中,为胀、为喘、为咳而上气,越婢汤散邪之力多,而蠲饮之力少,故以半夏辅其未逮。不用小青龙者,以脉浮且大,病属阳热,故利辛寒,不利辛热也。目如脱状者,目暗胀突,如欲脱落之状,壅气然也。

越婢加半夏汤方

麻黄六两　　石膏半斤　　生姜三两　　大枣十五枚　　甘草二两
半夏半斤

上六味,以水六升,先煮麻黄,去上沫,内诸药,煮取三升,分温三服。

[集解] 李彣曰: 脾运水谷,主为胃行津液,职卑如婢也。汤名越婢者,取发越脾气,通行津液之义也。今治肺胀,则麻黄散表邪,石膏清内热,甘草、大枣养正缓邪,半夏、生姜散逆下气也。

上气喘而躁者,属肺胀,欲作风水,发汗则愈。

[注] 上气咳逆喘而躁急者,属肺胀也。乃风郁于外,水逆于中之候也,故曰: 欲作风水。当发其汗,故曰: 发汗则愈也。

[集注] 徐彬曰: 有邪者,尚可治也。若上气但喘而躁,则喘为风之扇,躁为风之烦,其逆上之涎沫,将挟风势而为风水。今使先泄于肌表,水无风战,自然顺趋而从下,故曰: 可汗而愈。

肺胀,咳而上气,烦躁而喘,脉浮者,心下有水,小青龙加石膏汤主之。

[注] 此承上条,互详脉证,以明其治也。肺胀,咳而上气,烦躁而喘,脉浮,是外伤风寒,内有水气,主以小青龙汤,发汗则愈。加石膏者,因多一烦躁证也。

[集注] 沈明宗曰: 此互上条,肺胀治法也。风寒之邪,入

于营卫,挟饮上逆,则咳而上气也。烦躁而喘,肺气壅逆,谓之肺胀,即肺痈未成之初也。

尤怡曰:此亦外邪内饮相搏之证,而兼烦躁,则挟有热邪,麻桂药中必用石膏,如大青龙之例也。又此条见证与上条颇同,而心下寒饮,则非温药不能开而去之,故不用越婢加半夏,而用小青龙加石膏,温寒并进,水热俱捐,于法尤为密矣。

小青龙加石膏汤方

麻黄　芍药　桂枝　细辛　甘草　干姜各三两　五味子半夏各半升　石膏二两

上九味,以水一斗,先煮麻黄,去上沫,内诸药,煮取三升,强人服一升,羸者减之,二、三服,小儿服四合。

[集解]李彣曰:心下有水,麻黄、桂枝发汗以泄水于外,半夏、干姜、细辛温中以散水于内,芍药、五味子收逆气以平肝,甘草益脾土以制水,加石膏以去烦躁,兼能解肌出汗也。

咳而脉浮者,厚朴麻黄汤主之。脉沉者,泽漆汤主之。

[注]咳,谓咳而不上气也。脉浮者,风寒病外也。主之厚朴、麻黄者,以散外邪为主也。脉沉者,痰饮病里也。主之泽漆汤,以逐内饮为主也。

[集解]尤怡曰:此不详见证,而但以脉之浮沉为辨,而异其治。按厚朴麻黄汤与小青龙加石膏汤大同,则散邪蠲饮之力居多,而厚朴辛温亦能助表,小麦甘平,五味敛,安正气者也。泽漆汤以泽漆为主,而以白前、黄芩、半夏佐之,则下趋之力轻猛,虽生姜、桂枝之辛,亦只为下气降逆之用而已,不能发表也。仲景之意,盖以咳皆肺邪,而脉浮者,气多居表,故驱之使从外出为易;脉沉者气多居里,故驱之使从下出为易,亦因势利导之法也。

厚朴麻黄汤方

厚朴五两　麻黄四两　石膏如鸡子大　杏仁半升　半夏

半升　干姜二两　细辛二两　小麦一升　五味子半升

上九味,以水一斗二升,先煮小麦熟,去滓,内诸药,煮取三升,温服一升,日三服。

泽漆汤方

半夏半升　紫参(一作紫菀)五两　泽漆(以东流水五斗,煮取一斗五升)三升　生姜五两　白前五两　甘草　黄芩　人参　桂枝各三两

上九味,㕮咀,内泽漆汁中,煮取五升,温服五合,至夜尽。

[集解] 李彣曰:咳者,水寒射肺也。脉浮者,停水而又挟风以鼓之也。麻黄去风散肺逆,与半夏、细辛、干姜、五味子、石膏同用,即前小青龙加石膏,为解表行水之剂也。然土能制水,而地道壅塞,则水亦不行,故用厚朴疏敦阜之土,使脾气健运,而水自下泄矣。杏仁下气去逆,小麦入心经能通火气,以火能生土助脾,而共成决水之功也。又云:脉沉为水,以泽漆为君者,因其功专于消痰行水也,水性阴寒,桂枝行阳气以导之。然所以停水者,以脾土衰不能制水,肺气逆不能通调水道,故用人参、紫参、白前、甘草补脾顺肺,同为制水利水之方也。黄芩苦以泄之,半夏、生姜辛以散之也。

沈明宗曰:详《金匮》咳嗽病,本于肺则一,大纲有三:一者,热刑肺金,气弱不振,咳而唾沫为肺痿;二者,风伤卫分,则病咳上气喘为肺胀;三者,邪传营血,凝而不行为肺痈。然肺胀之中,又分风、寒、表、里,饮多、风少、风多、饮少之治。故气喘而躁,脉浮者,为心下有水,欲作风水,当以小青龙两解表里,加石膏以清风热。目如脱状,乃风寒多而饮少,以越婢驱风,加半夏而下痰逆。风寒外束,火热内郁,喉中水鸡声者,射干麻黄汤,宣通表里之邪。风热壅逆,津液不布,化而为涎,时时唾浊,但坐不得眠者,皂荚丸以驱风郁之涎。若咳而脉浮,邪居肺气,以厚朴麻黄汤,俾从表解。咳而脉沉,邪

入于营,将成肺痈,以泽漆而破壅结。火逆上气,咽喉不利,是无外邪,治当麦门冬汤,清润滋降。若见浮肿肩息,脉浮大而下利,真气上浮下脱,则为不治。以上皆外邪兼内饮合病,微细之辨,临证又当合《内经》五脏六腑,互相传乘之咳而辨之,则尽善矣。

御纂医宗金鉴卷二十

奔豚气病脉证并治第八

师曰：病有奔豚，有吐脓，有惊怖，有火邪，此四部病，皆从惊发得之。

[按] 篇中只有奔豚一证，而吐脓、惊怖、火邪皆简脱，必有缺文。

师曰：奔豚病从少腹起，上冲咽喉，发作欲死，复还止，皆从惊恐得之。

[注] 奔豚者，肾病也，以其病从少腹上冲咽喉，有如豚窜奔突之状，故名之也。发作则肾气上乘于心而欲死，作已则气衰复还于肾而止，故其病虽有微甚不同，然必皆从惊恐得之。盖惊伤心，恐伤肾，两脏交病也。水能胜火，肾上凌心，故治法宜泻肾而补心也。

[集注] 张从政曰：惊者，为自不知故也；恐者，为自知也。周扬俊曰：少阴脉循喉咙，因其所系之经，而上冲殊便也。

发汗后，烧针令其汗，针处被寒，核起而赤者，必发奔豚，气从少腹上至心，灸其核上各一壮，与桂枝加桂汤主之。

[注] 此条与《伤寒论》同。《伤寒论》中无"发汗后"三字，而有"太阳伤寒者，加温针必惊也"十一字，当从《伤寒论》为是。盖明所以致惊之由非一端，即寒侵针处，亦能为是病也。夫太阳伤寒者，加温针必惊也，谓病伤寒之人，卒然加以温针，其心必惊，非谓温针之后必生惊病也。烧针，即温针也，烧针取汗亦汗法也。针处宜当避寒，若不知谨，外被寒袭，火郁脉中，血不流行，所以有结核肿赤之患也。夫温针取汗，其法亦为迅烈矣，既针而营不奉行作解，必其人素寒阴盛

也。故虽有温针之火,但发核赤,又被寒侵,故不但不解,反召阴邪,而加针之时,心既惊虚,所以肾水阴邪,得上凌心阳而发奔豚也。奔豚者,肾水阴邪之气,从少腹上冲于心,若豚之奔也。先灸核上各一壮者,外祛其寒邪,继与桂枝加桂汤者,内伐其肾邪也。

[集注] 周扬俊曰:奔豚,北方肾邪也。烧针令汗,纵不合法,与少阴何与而作奔豚? 盖太阳相表里也,针处被寒,核起而赤,吾知前此之邪未散,而后此之邪复入,惟桂能伐肾邪也。所以用桂加入桂枝汤中,一以外解风邪,一以内泄阴气也。先灸核上者,因寒而肿,惟灸消之也。

桂枝加桂汤方

桂枝五两　　芍药三两　　甘草(炙)二两　　生姜三两　　大枣十二枚

上五味,以水七升,微火煮取三升,去滓,温服一升。

奔豚,气上冲胸,腹痛,往来寒热,奔豚汤主之。

[注] 奔豚气上冲咽喉,发作欲死,是奔豚之甚者也。气上冲胸,腹痛,往来寒热,是奔豚之微者也。甚者以桂枝加桂汤,从肾逐阴降逆也;微者以奔豚汤,从心调血散逆也。

奔豚汤方

甘草　芎藭　当归各两　　半夏四两　　黄芩二两　　生葛五两　芍药二两　　生姜四两　　甘李根白皮一升

上九味,以水二斗,煮取五升,温服一升,日三夜一服。

[集解] 沈明宗曰:用芎、归、白芍、甘草调养厥阴、少阳血气之正,而邪自外出;以生葛、黄芩、半夏、生姜佐李根,解半表半里之寒热,而逆可散。盖奔豚虽属肾病,然兼厥阴、少阳之邪而发者有之。仲景用此方,明非仅寒邪一端致然也。

发汗后,脐下悸者,欲作奔豚,茯苓桂枝甘草大枣汤主之。

[注] 发汗后,心下悸者,心阳虚,本经自病也。脐下悸者,肾邪乘虚上干心病也。奔豚者,脐下气动而上冲也。欲

作奔豚者,有似奔豚之状而将作未作也。茯苓桂枝甘草大枣汤,所以补火土而伐水邪也。上条发明外感寒邪,能病奔豚,此条更申明内有水气,亦能病奔豚也。

[集注]徐彬曰:仲景论证,每合数条以尽其变。言奔豚由于惊,又言其从少腹冲至咽喉,又言其兼腹痛,而往来寒热,又言其兼核起,而无他病,又言汗后脐下悸,欲作奔豚而未成者,其浅深了然。用和解,用伐肾,用桂不用桂,酌治微妙。奔豚一证,病因证治,无复剩义,苟不会仲景立方之意,则峻药畏用,平剂寡效,岂古方不宜于今哉。

周扬俊曰:汗本心之液,发汗而脐下病悸者,心气虚而肾气动也。

茯苓桂枝甘草大枣汤方

茯苓半斤　桂枝四两　甘草(炙)二两　大枣十五枚

上四味,以甘澜水一斗,先煮茯苓,减二升,内诸药,煮取三升,去滓,温服一升,日三服。

作甘澜水法:取水三升置大盆内,以杓扬之数千遍,水上有珠子五、六千颗相逐,取用之。

[集解]程林曰:汗后脐下悸者,阳气虚而肾邪上逆也。脐下为肾气发源之地,茯苓泄水以伐肾邪,桂枝行阳以散逆气,甘草、大枣甘温助脾土以制肾水。煎用甘澜水者,扬之无力,全无水性,取其不助肾邪也。

胸痹心痛短气病脉证并治第九

师曰:夫脉当取太过不及,阳微阴弦,即胸痹而痛,所以然者,责其极虚也。今阳虚知在上焦,所以胸痹心痛者,以其阴弦故也。

[注]脉太过则病,不及亦病,故脉当取太过不及而候病也。阳微,寸口脉微也,阳得阴脉为阳不及,上焦阳虚也;阴弦,尺中脉弦也,阴得阴脉为阴太过,下焦阴实也。凡阴实之邪,皆得以上乘阳虚之胸,所以病胸痹心痛。胸痹之病轻者

即今之胸满,重者即今之胸痛也。

[集注]李彣曰:《内经》云:胃脉平者不可见,太过不及则病见矣。寸脉为阳,以候上焦,正应胸中部分,若阳脉不及而微,则为阳虚,主病上焦,故受病胸痹。尺脉太过而弦,则为阴盛,知在下焦,故上逆而为痛也。

尤怡曰:上焦为阳之位,而微脉为虚之甚,故曰责其极虚。

平人无寒热,短气不足以息者,实也。

[注]平人,无病之人也。无寒热,无表邪也。平人无故而有短气不足以息之证,不可责其虚也,此必邪在胸中,痹而不通,阻碍呼吸,当责其实也。

[集注]李彣曰:上节云责其极虚,此又云实何也?经云:邪之所凑,其气必虚。留而不去,其病为实是也。然短气与少气有辨:少气者,气少不足于言,《内经》云:言而微,终日乃复言者,此夺气是也;短气者,气短不能相续,似喘非喘,若有气上冲,故似喘而不摇肩,似呻吟而无痛是也。

尤怡曰:平人,素无疾之人也。无寒热,无新邪也。而乃短气不足以息,当是里气因邪而实,或痰、或食、或饮碍其升降之气而然也。

胸痹之病,喘息咳唾,胸背痛,短气,寸口脉沉而迟,关上小紧数,栝蒌薤白白酒汤主之。

[注]寸口脉沉而迟,沉则为里气滞,迟则为脏内寒,主上焦脏寒气滞也。关上小紧而疾,小为阳虚,紧疾寒痛,是主中焦气急寒痛也。胸背者,心肺之宫城也。阳气一虚,诸寒阴邪得以乘之,则胸背之气痹而不通,轻者病满,重者病痛,理之必然也,喘息、咳唾、短气证之必有也。主之以栝蒌薤白白酒汤者,用辛以开胸痹,用温以行阳气也。

[集注]赵良曰:凡寒浊之邪,滞于上焦,则阻其上下往来之气,塞其前后阴阳之位,遂令为喘息、为咳唾、为痛、为短气也。

程林曰：胸中者，心肺之分，故作喘息咳唾也。诸阳受气于胸，而转行于背，气痹不行，则胸背为痛，而气为短也。

栝蒌薤白白酒汤方

栝蒌实（捣）一枚　薤白半斤　白酒七升

上三味，同煮取二升，分温再服。

胸痹，不得卧，心痛彻背者，栝蒌薤白半夏汤主之。

［注］上条胸痹胸背痛，尚能卧，以痛微而气不逆也。此条心痛彻背不得卧，是痛甚而气上逆也，故仍用前方，大加半夏以降逆也。

［集注］尤怡曰：胸痹不得卧，是胸中痛甚，肺气上而不下也；心痛彻背，是气闭塞而前后不通故也，其痹为尤甚矣。所以然者，有痰饮以为之援也。

栝蒌薤白半夏汤方

栝蒌实（捣）一枚　薤白三两　半夏半升　白酒一斗

上四味，同煮取四升，温服一升，日三服。

［集解］魏荔彤曰：用半夏之苦，以开郁行气。痛甚则结甚，故减薤白之湿，用半夏之燥，更能使胶腻之物，随汤而荡涤也。日三服，亦从上治者，应徐取频服也。

心痛彻背，背痛彻心，乌头赤石脂圆主之。

［注］上条心痛彻背，尚有休止之时，故以栝蒌薤白白酒加半夏汤平剂治之；此条心痛彻背，背痛彻心，是连连痛而不休，则为阴寒邪甚，浸浸乎阳光欲熄，非薤白白酒之所能治也，故以乌头赤石脂丸主之。方中乌、附、椒、姜，一派大辛大热，别无他顾，峻逐阴邪而已。

［集注］李彣曰：心痛在内而彻背，则内而达于外矣；背痛在外而彻心，则外而入于内矣。故既有附子之温，而复用乌头之迅，佐干姜行阳，大散其寒；佐蜀椒下气，大开其郁。恐过于大散大开，故复佐赤石脂入心，以固涩而收阳气也。

赤石脂圆方

蜀椒一两　一法二分　乌头（炮）一分　附子（炮）半两　一

法一分　赤石脂一两　一法二分　干姜一两　一法一分

上五味,末之,蜜丸如桐子大。先食服一丸,日三服,不知稍加服。

胸痹,缓急者,薏苡附子散主之。

[注] 缓急者,谓胸痹痛而时缓时急也。当审其缓急而施治。若缓而不急者,以栝蒌薤白白酒汤主之。今时缓时急,故以薏苡附子散,急通痹气,以迅扫阴邪也。

薏苡附子散方

薏苡仁十五两　大附子(炮)十枚

上二味,杵为散,服方寸匕,日三服。

[集解] 李彣曰:缓急者,或缓而痛暂止,或急而痛复作也。薏苡仁入肺利气,附子温中行阳,为散服,则其效更速矣。

魏荔彤曰:薏苡下气宽胸,附子温中散邪,为邪盛甚而阳微亦甚者立法也。

胸痹,胸中气塞、短气,茯苓杏仁甘草汤主之,橘枳姜汤亦主之。

[注] 胸痹胸中急痛,胸痹之重者也;胸中气塞,胸痹之轻者也。胸为气海,一有其隙,若阳邪干之则化火,火性气开不病痹也。若阴邪干之则化水,水性气阖,故令胸中气塞短气,不足以息,而为胸痹也。水盛气者,则息促,主以茯苓杏仁甘草汤,以利其水,水利则气顺矣。气盛水者,则痞塞,主以橘皮枳实生姜汤,以开其气,气开则痹通矣。

[集注] 沈明宗曰:邪气阻塞胸膈,肺气不得往来流利,则胸中气塞短气。方用杏仁使肺气下通,以茯苓导引湿下行,甘草和中,俾邪去则痹开而气不短矣。然胸痹乃胸中气塞,土湿寒浊阴气以挟外邪上逆所致,故橘、枳、生姜善于散邪下浊,所以亦主之。

魏荔彤曰:此证乃邪实而正不甚虚,阳微而阴不甚盛。盖痹则气必塞,气塞则必短气,前言之矣。今开降其气,而诸证自除矣。

茯苓杏仁甘草汤方

茯苓三两　杏仁五十个　甘草一两

上三味,以水一斗,煮取五升,温服一升,日三服,不差更服。

橘皮枳实生姜汤方

橘皮一斤　枳实三两　生姜半斤

上三味,以水五升,煎取二升,分温再服。

胸痹,心中痞气,气结在胸,胸满,胁下逆抢心,枳实薤白桂枝汤主之,人参汤亦主之。

[注] 心中,即心下也。胸痹病,心下痞气,闷而不通者虚也。若不在心下而气结在胸,胸满连胁下,气逆撞心者实也。实者用枳实薤白桂枝汤主之,倍用枳、朴者,是以破气降逆为主也。虚者用人参汤主之,即理中汤,是以温中补气为主也。由此可知痛有补法,塞因塞用之义也。

[集注] 魏荔彤曰:胸痹自是阳微阴盛矣。心中痞气,气结在胸,正胸痹之病状也。再连胁下之气,俱逆而抢心,则痰饮水气,俱乘阴寒之邪,动而上逆,胸胃之阳气全难支拒矣。故用枳实薤白桂枝汤,行阳开郁,温中降气。犹必先后煮治,以融和其气味,俾缓缓荡除其结聚之邪也。再或虚寒已甚,无敢恣为开破者,故人参汤亦主之,以温补其阳,使正气旺而邪气自消也。

尤怡曰:心中痞气,气痹而成痞也。胁下逆抢心,气逆不降,将为中之害也。用此二方者,一以去邪之实,即以安正;一以养阳之虚,即以逐阴。是在审其病之新久,与气之虚实而决之。

枳实薤白桂枝汤方

枳实四枚　厚朴四两　薤白半斤　桂枝一两　栝蒌实(捣)一枚

上五味,以水五升,先煮枳实、厚朴,取三升,去滓,内诸药,煮数沸,分温三服。

人参汤方

人参　甘草　干姜　白术各三两

上四味,以水八升,煮取三升,温服一升,日三服。

心中痞,诸逆,心悬痛,桂枝生姜枳实汤主之。

〔注〕心中痞,即上条心中痞气也。诸逆,诸气上逆也。上条之逆,不过撞心而不痛;此条之逆,则心悬而空痛,如空中悬物动摇而痛也。用桂枝生姜枳实汤,通阳气破逆气,痛止痞开矣。

〔集注〕程林曰:诸逆如胁下逆抢心之类,邪气独留于上,则心悬痛。

尤怡曰:诸逆,该痰饮客气而言。心悬痛,谓如悬物动摇而痛,逆气使然也。

桂枝生姜枳实汤方

桂枝三两　生姜三两　枳实五枚

上三味,以水六升,煮取三升,分温三服。

〔集解〕赵良曰:枳实、生姜,原以治气塞,况于痞乎? 故较前条稍减轻分两,使痞者下其气以开之。悬痛属饮者,得生姜以散之,既足建功矣。乃去橘皮而用桂枝者,以所逆非一,或通阳气,或破结气,或散寒气,皆能去痹也。

腹满寒疝宿食病脉证并治第十

趺阳脉微弦,法当腹满,不满者必便难,两胠疼痛,此虚寒从下上也,当以温药服之。

〔注〕趺阳胃脉也,当缓而和,今见弦脉,是肝脉也。肝脉见于脾部,是木盛土虚也,法当腹满。今不腹满者,肝脉微弦,不盛而脾不虚,故脾未受病也。肝自郁则失其条达之性,必本经自病,故便难两胠痛也。然非肝火实病,此乃虚寒从下上也,当以温药服之。

腹满时减,复如故,此为寒,当与温药。

[按] 此篇无治虚寒腹满之方。"当与温药"之下,当有"宜厚朴生姜甘草半夏人参汤主之"十四字,必是脱简,阅《伤寒论·太阴篇》自知。

[注] 此承上条,互详其证,以明其治也。腹满便难,脾实病也,今腹满而不便难,脾虚病也。且腹满有时而减,有时复如不满,乃虚寒也,当与温药主之。以厚朴生姜甘草半夏人参汤,消满散寒,缓中降逆补虚,乃治虚满之法也。

[集注] 魏荔彤曰:腹满或服下药,或服补药。有时减退,未几旋腹满如故,则不可作实与热治也。仲景明此为寒,里寒从无下法,惟有温药与服,虚者以温中补气,实者亦以温中行气为义,是治气寒腹满第一善法也。

厚朴生姜甘草半夏人参汤方

厚朴半斤　　生姜半斤　　半夏半斤　人参一两　甘草(炙)三两

上五味,以水一斗,煮取三升,去滓,温服一升,日三服。

腹满不减,减不足言,当须下之,宜大承气汤。

[注] 腹满时减、时满,虚满也;腹满常常而满,实满也。腹满不减,减不足言,谓腹满不减,虽减不过稍减,不足言减也。虚满当温,实满当下,故宜大承气汤下之,此治实满之法也。

[集注] 尤怡曰:减不足言,谓虽减而不足云减,所以形其满之至也,故宜大下。所谓中满者,泻之于内也。

大承气汤方 见前痉病中

病者腹满,按之不痛为虚,痛者为实,可下之。舌黄未下者,下之黄自去。

[注] 前条腹满,以时减、时不减别虚实;此条腹满,以痛、不痛辨有余不足也。腹满按之不痛为虚,虚者脾虚也,可温之,则当与厚朴生姜甘草半夏人参汤也。按而痛者为实,实者胃实也,可下之,当与大承气汤。胃实者舌胎必黄,若未下者,下之黄胎自去也。

[集注] 赵良曰：腹满亦有属实，实则非虚寒也明矣，岂概以温药治之乎？故有试之之法，在痛与不痛之分，虚实较然矣。盖胃实必热，热蒸必舌黄，下其实热，舌黄不自已乎？有此一辨，并虚者愈审已。

魏荔彤曰：无形之虚气作痞塞，则按之无物，何痛之有？倘挟有形之实物为患，如宿食在胃，疝气在少腹等是也。按之有物阻碍于脏腑之侧焉，有不痛者乎？是于按之痛否，以决其虚实之法也。

病者痿黄，躁而不渴，胸中寒实而利不止者，死。

〔按〕躁而不渴，当是"燥而不渴"，文始通顺。胸中寒实，当是"胃中寒实"。若是胸中寒实，如何曰下利不止者死？皆是传写之讹。

〔注〕病者面色痿黄，若口燥而渴者，热实也；今痿黄口燥不渴，寒实也。寒实者当不下利，若下利是寒虚也；今下利不止，乃寒虚胃气下脱，故死也。

〔集注〕程林曰：痿黄者，脾胃病也。见燥而渴者为热，不渴者为寒。病人既痿黄，又兼下利不禁，则脾气衰绝，故死。

李彣曰：下利若燥而渴者为热，阳气尚存，犹为可治。今燥而不渴，胃中寒邪盛也，若利不止，则阴盛阳衰，气下脱矣，故死。

夫瘦人，绕脐痛，必有风冷，谷气不行，而反下之，其气必冲；不冲者，心下则痞。

〔注〕此承上条寒实证误以寒药下之之义也。瘦人形气虚弱，难御外邪，若绕脐痛，必有风冷伤胃，致令谷气不行也。绕脐疼痛，虽属实邪，但因风冷则为寒实，医者当温而行之，今反以寒药下之，其风冷之邪，若上虚则气上冲，中虚则痞结心下，理必然也。

〔集注〕尤怡曰：瘦人脏虚气弱，风冷易入，入则谷气留滞不行，绕脐疼痛，有似里实而实为虚冷。是宜温药以助脾之行，乃反下之，谷出而风冷不与俱出，正乃益虚，邪乃无制，势必上冲,若不冲者,心下则痞。

寸口脉弦者,即胁下拘急而痛,其人啬啬恶寒也。

[注] 此详申首条,两胠疼痛属寒之义也。寸口脉弦,即首条之弦也。胁下拘急而痛,即首条之两胠疼痛也。何以知其为寒也? 然必其人有阳虚啬啬恶寒之证,始为肝寒而痛也,即有腹满,亦当温之可也。

[集注] 程林曰:弦,肝脉,阴也。肝脉循胁里,寒主收引,故胁下拘急而痛。以寒胜于内,而阳气不行于外,故外亦啬啬而恶寒也。

夫中寒家,喜欠,其人清涕出,发热色和者,善嚏。

[注] 中寒家,谓素有中寒病之人也。前以时减辨腹满之中寒,又以恶寒辨胁痛之中寒,此以喜欠清涕出而辨心胸之中寒也。欠者,呵欠也。夫人欲睡喜欠者,阴引阳入也;睡觉喜欠者,阳引阴出也。今中寒喜欠者,是阴盛引阳也。年老之人清涕出者,是阳虚也;遇寒之人清涕出者,是寒盛也。今中寒而清涕出者,是阳气虚寒也。若发热色和者,非为中寒也,乃为外寒所搏,虽有清涕出,亦因善嚏而出也。

中寒,其人下利,以里虚也,欲嚏不能,此人肚中寒。

一云痛

[注] 上条以喜欠、清涕自出,辨心胸之中寒;此条以下利、欲嚏不能嚏,而辨腹中寒也。其人下利,里气素虚也,欲嚏不能嚏,何以知此人腹中寒也? 盖喷嚏者,雷气之义也,其人内阳外阴,阳气奋发而为嚏也。今欲嚏不能嚏,是阳欲出而复留,阴气盛也,故知腹中寒也。

[集注] 沈明宗曰:此脾经受寒现证也。寒中太阴,阴寒湿盛,阳虚不固,其人下利,但通多不足,故为里虚。盖阳和则嚏,而欲嚏不能,乃阴寒凝滞于里,所以肚中病也。

腹中寒气,雷鸣切痛,胸胁逆满,呕吐,附子粳米汤主之。

[注] 腹中切痛,寒也,腹中雷鸣,气也,腹中寒气,故雷鸣

切痛。而胸胁逆满者,肠胃之外寒气为之也;腹痛雷鸣呕吐者,肠胃之中寒气为之也。主之以附子粳米汤,胜寒气,和内外,此治腹中寒之法也。

附子粳米汤方

附子(炮)一枚　半夏半升　甘草一两　大枣十枚　粳米半升

上五味,以水八升,煮米熟汤成,去滓,温服一升,日三服。

心胸中大寒痛,呕不能饮食,腹中寒,上冲皮起,出见有头足,上下痛不可触近,大建中汤主之。

[注] 心胸中大寒痛,谓腹中上连心胸大痛也。而名大寒痛者,以有厥逆、脉伏等大寒证之意也。呕逆不能饮食者,是寒甚拒格于中也。上冲皮起,出见头足者,是寒甚聚坚于外也。上下痛不可触近,是内而脏腑,外而经络,痛之甚亦由寒之甚也。主之以大建中汤,蜀椒、干姜大散寒邪,人参、胶饴大建中虚。服后温覆,令有微汗,则寒去而痛止。此治心胸中寒之法也。

大建中汤方

蜀椒(去汗)二合　干姜四两　人参二两

上三味,以水四升,煮取二升,去滓,内胶饴一升,微火煎取一升半,分温再服,如一炊顷,可饮粥二升,后更服,当一日食糜温覆之。

寒气厥逆,赤丸主之。

[按] 此条之文、之方,必有简脱,难以为后世法,不释。

赤丸方

茯苓四两　半夏(洗)四两　一方用桂　乌头(炮)二两　细辛一两

上四味,末之,真朱为色炼丸,丸如麻子大,先食,酒饮下三丸,日再、夜一服。不知稍增之,以知为度。

痛而闭者,厚朴三物汤主之。

[注]腹满而痛下利者,用理中汤,所以温其中也;腹满而痛便闭者,用厚朴三物汤,所以开其下也。

厚朴三物汤方

厚朴八两　大黄四两　枳实五枚

上三味,以水一斗二升,先煮二味,取五升,内大黄,煮取三升,温服一升,以利为度。

其脉数而紧,乃弦,状如弓弦,按之不移。脉弦数者,当下其寒。脉紧大而迟者,必心下坚。脉大而紧者,阳中有阴,可下之。

[按]"其脉数而紧,乃弦,状如弓弦,按之不移,脉弦数者"之十九字,当是衍文,阅《伤寒论·辨脉法》自知。"当下其寒"之四字,当在"必心下坚"之下,文义始属。

[注]脉紧大而迟者,必心下坚硬,乃寒实也,当下其寒。脉大而紧者,阳中有阴也,大者阳实,紧者阴实也,故可下之。

胁下偏痛,发热,其脉紧弦,此寒也,宜温药下之,以大黄附子汤。

[按]胁下偏痛之"偏"字,当是"满"字,必是传写之讹。

[注]腹满而痛,脾实邪也;胁下满痛,肝实邪也;发热若脉数大,胃热实邪也。今脉紧弦,脾寒实邪也,当以温药下之,故以大黄附子汤下其寒实。方中佐细辛者,以散其肝邪,此下肝脾寒实之法也。

[集注]尤怡曰:胁中满痛而脉紧弦,阴寒成聚也,虽有发热,亦是阳气被郁所致。是以非温不能已其寒,非下不能去其结,故曰:宜以温药下之。

大黄附子汤方

大黄三两　附子(炮)三枚　细辛二两

上三味,以水五升,煮取二升,分温三服;若强人煮取二升半,分温三服。服后如人行四五里,进一服。

病腹满,发热,十日脉浮而数,饮食如故,厚朴七物汤主之。

[注]病腹满,里证也。发热,里热也。然十日脉浮而数,表热亦未已也。饮食如故,胃热能消谷也。因胃热里实,表热发热,故用厚朴七物汤,表里均解,腹满发热两除也。此桂枝汤、小承气汤之复方也。

[集注]程林曰:腹满者,内有实热也。十日脉尚浮而数,浮为在表,表热邪未已,故发热。数为在里,里热能消谷,故饮食如故。与此方荡腹满而除表热。夫表里俱实,当先解表,乃可攻里,今表邪微而里邪甚,故用承气桂枝二汤,相合以和表里,如伤寒之用大柴胡,此其义也。

厚朴七物汤方

厚朴半斤　甘草三两　大黄二两　大枣十枚　枳实五枚
桂枝二两　生姜五两

上七味,以水一斗,煮取四升,温服八合,日三服。呕者加半夏五合。下利去大黄。寒多者,加生姜至半斤。

按之心下满痛者,此为实也,当下之,宜大柴胡汤。

[按]"按之心下满痛"之下,当有"有潮热"之三字,若无此三字,则不当与大柴胡汤,是必传写之遗。

[注]按之心下满痛,有潮热者,此为表里俱实,当下之,宜大柴胡汤两解之。此二治皆下实满之法也。

大柴胡汤方

柴胡半斤　黄芩三两　芍药三两　半夏(洗)半斤　枳实(炙)四枚　大黄二两　大枣十二枚　生姜五两

上八味,以水一斗二升,煮取六升,去滓再煎,温服一升,日三服。

腹痛,脉弦而紧,弦则卫气不行,即恶寒,紧则不欲食,邪正相搏,即为寒疝。绕脐痛苦,发则白汗出,手足厥冷,其脉沉紧者,大乌头煎主之。

[按]此条脉重出,下条有证无脉,"其脉沉紧者"之五字,当在下条里急之下。然脉弦而紧,是劲急之甚,当属寒疝之重者。其白汗之"白"字,当是"自"字。下条其脉沉紧是

里痛之脉,当属寒疝之轻者,必是传写之讹。

[注]疝病犯寒即发,故谓之寒疝也。其病发则绕脐少腹急痛,恶寒汗出,手足厥冷,不欲饮食,脉弦而紧,主急主痛,此寒疝应有之证脉也。主之乌头煎者,是专以破邪治标为急,虚实在所不论,故曰:强人服七合,弱人服五合也。

乌头煎方

乌头(熬,去皮,不咬咀)大者五枚

上以水三升,煮取一升,去滓,内蜜二升,煎令水气尽,取二升,强人服七合,弱人服五合,不差明日更服,不可一日再服。

寒疝,腹中痛,及胁痛里急者,当归生姜羊肉汤主之。

[按]胁痛里急之下,当有上条"其脉沉紧"四字。

[注]寒疝腹中痛及胁痛里急,脉见沉紧,较之绕脐苦痛轻矣。且无恶寒汗出,手足厥冷,故不用乌头煎之大温大散,而用当归生姜羊肉汤,养正为本,散寒为次,此治寒疝之和剂也。服乌头煎病势退者,亦当与之。

[集注]李彣曰:疝属肝病,肝藏血,其经布胁肋,腹胁并痛者,血气寒而凝涩也。当归通经活血,生姜温中散寒。里急者内虚也,用羊肉补之。《内经》云:形不足者,温之以气;精不足者,补之以味是也。

沈明宗曰:按此连冲脉为疝,治当温补也。肝木受邪,乘脾则腹中痛;本经之气不舒,故胁亦痛;连及冲脉则里急矣。所以当归补养冲任而散风寒,羊肉温补营卫之气,脾邪散而痛自止。方后云"痛而多呕",乃肝气上逆临胃,故加橘、术补之。

当归生姜羊肉汤方

当归三两　生姜五两　羊肉一斤

上三味,以水八升,煮取三升,温服七合,日三服。若寒多者,加生姜成一斤。痛多而呕者,加橘皮二两、白术一两。加生姜者,亦加水五升,煮取三升二合,服之。

寒疝，腹中痛，逆冷，手足不仁，若身疼痛，灸刺、诸药不能治，抵当乌头桂枝汤主之。

〔按〕"抵当"二字，衍文也。

〔注〕寒疝腹中痛，逆冷，手足不仁，身体疼痛，此疝之寒重者也。灸刺、诸药不能取效，则急以乌头煎加桂枝汤五合，以解内外之盛寒也。

〔集注〕徐彬曰：起于寒疝腹痛，而至逆冷，手足不仁则阳气大痹；加以身疼痛，营卫俱不和，更灸刺诸药不能治，是或攻其外，或攻其内，邪气牵制不服也。故以乌头攻寒为主，而合桂枝全汤以和营卫，所谓七分治里、三分治表也。

乌头桂枝汤方

乌头

上一味，以蜜二斤，煎减半，去滓，以桂枝汤五合解之，令得一升，初服二合；不知，即服三合；又不知，复加至五合。其知者如醉状，得吐者为中病。

〔方解〕以桂枝汤五合解之者，溶化也。令得一升，谓以乌头所煎之蜜五合，加桂枝汤五合溶化，令得一升也。不知，不效也；又不知，又不效也；其知者，已效也。如醉状，外寒方散，得吐者，内寒已伸，故为中病也。

问曰：人病有宿食，何以别之？师曰：寸口脉浮而大，按之反涩，尺中亦微而涩，故知有宿食，大承气汤主之。

〔按〕"尺中亦微而涩"之"微"字，当按《伤寒论》作"大"字是。

〔注〕宿食病，即今之伤食病也，谓食隔宿不化也。人病腹满而痛，何以别之为宿食也？寸口脉浮而大，按之反涩，谓按且大、且涩、且有力也，关上尺中亦然。大涩有力为实而不利，故知有宿食也。当下之，宜大承气汤。

脉数而滑者，实也，此有宿食，下之愈，宜大承气汤。

〔注〕腹满而痛，脉数而滑者，实也，此有宿食，故当下之。

〔集注〕李彣曰：滑者，水谷之气胜也，若滑而兼数，则实热已入胃腑矣。故云：有宿食可下之。

下利不欲食者，有宿食也，当下之，宜大承气汤。

[注] 初下利不欲食者是伤食，恶食不欲食也；久下利不欲食者，是伤脾不能食也。今初下利即不欲食，以有宿食故也。当下之，宜大承气汤无疑矣。

[集注] 沈明宗曰：此伤食而致下利也。骤伤宿食，停滞胃中，壅遏升降之机，不转肠中，水谷不分而下奔则利，宿食在胃，故不欲食。必当攻去宿食，利得止而欲食，故宜大承气汤。

宿食在上脘，当吐之，宜瓜蒂散。

[注] 胃有三脘，宿食在上脘者，隔间痛而吐，可吐不可下也；在中脘者，心中痛而吐，或痛不吐，可吐可下也；在下脘者，脐上痛而不吐，不可吐可下也。今食在上脘，故当以瓜蒂散吐之也。

瓜蒂散方

瓜蒂（熬黄）一分　赤小豆（煮）一分

上二味，杵为散，以香豉七合煮取汁，和散一钱匕，温服之。不吐者少加之，以快吐为度而止。亡血及虚者，不可与之。

脉紧如转索无常者，有宿食也。

[注] 转索无常，紧脉之状也。若浮紧，伤寒；沉紧，冷痛。冷犯胃脘，谷气不行，故曰：有宿食也。

脉紧，头痛风寒，腹中有宿食不化也。 一云寸口脉紧

[注] 脉紧头痛，是外伤风寒病也，脉紧腹痛，是内伤宿食病也。

[集注] 李彣曰：按此脉与证，似伤寒而非伤寒者，以身不疼、腰脊不强故也。然脉紧亦有辨：浮而紧者，为伤寒；沉而紧者，为伤食。《甲乙经》曰：人迎紧甚伤于寒，气口紧甚伤于食，则寒与食又以左右手为辨已。是以知腹中有宿食不化也。

五脏风寒积聚病脉证并治第十一

肺中风者,口燥而喘,身运而重,冒而肿胀。

[按]"身运而重",当是"头运而身重","冒而肿胀",当是"冒风而肿胀",始与文义相合,此必传写之讹可知。

[注]肺主气,外合皮毛,肺中风邪,风伤气则津结不行,故口燥;风伤肺则气逆上壅,故喘咳。头运而身重者,气伤而力乏也。冒风而肿胀者,皮伤风水也。

[集注]李彣曰:肺主气,风邪中之则气壅而津液不行,故口燥、气逆而呼吸不利,故气喘也。

肺中寒,吐浊涕。

[注]肺中寒邪,胸中之阳气不治,则津液聚而不行,故吐浊涎如涕也。

[集注]李彣曰:五液入肺为涕,肺合皮毛,开窍于鼻,寒邪从皮毛而入于肺,则肺窍不利而鼻塞涕唾,浊涎壅遏不通,吐出于口也。

肺死脏,浮之虚,按之弱如葱叶下无根者,死。

[注]肺中风寒之邪,脉若见浮之极虚,按之弱如葱叶之空下无根者,乃肺脏之死脉也。以下五脏俱言浮者,是明外中之邪,应得之脉也。

[集注]程林曰:真肺脉至,如以毛羽中人肤,非浮之虚乎?葱叶中空,按之弱如葱叶下又无根,则浮毛虚弱是无胃气也。此真脏已见,故死。

肝中风者,头目眴,两胁痛,行常伛,令人嗜甘。

[注]肝主风,外合于筋,肝中风邪,风胜则动,故头目眴动也。两胁肝之部,肝受病故两胁痛也。风伤筋,故行常伛偻也。肝苦急,欲甘缓之,故令人嗜甘也。

[集注]徐彬曰:高颠之上,惟风可到,风性动摇,故头目眴动。肝脉上贯膈,今胁肋有邪故痛。肝主筋,风胜则筋急故伛。人以脾胃为主,木邪甚而土负,甘益脾,嗜甘所以自

肝中寒者，两臂不举，舌本燥，喜太息，胸中痛，不得转侧，食则吐而汗出也。

〔按〕"两臂不举，舌本燥"二句，"而汗出"三字，文义不属，必是错简，不释。

〔注〕肝性条达，气行于胸侧，肝中寒邪，故有气抑不伸，喜太息。气滞不行，痛不得转侧也。食则吐，亦寒邪上逆也。

肝死脏，浮之弱，按之如索不来，或曲如蛇行者，死。

〔注〕肝中风寒之邪，若脉见浮之极弱，按之不弦，是失其肝之本脉也。今按之如索不来，曲如蛇行而去，夫索曲蛇行，去而不来，非皆肝脏之死脉乎？

〔集注〕周扬俊曰：按之如索，则弦紧俱见，脉有来去，乃阴阳往复之理。今曰：不来但去，是无胃气也。否则真气将散，出入强勉，有委而不前，屈且难伸之状，故曲如蛇行也。

肝着，其人常欲蹈其胸上。先未苦时，但欲饮热，旋覆花汤主之。

〔按〕"旋覆花汤主之"六字，与肝着之病不合，当是衍文。

〔注〕肝着者，为肝气着而不行，致胸痞塞不快也。故其人常欲按摩其胸，以疏通其气也。其先未曾痞塞苦时，但欲饮热者，乃寒气为病也。

〔集注〕李彣曰：肝主疏泄，着则气郁不伸，常欲人蹈其胸上，以舒其气。又以寒气固结于中，欲饮热以胜其寒也。

心中风者，翕翕发热，不能起，心中饥，食即呕吐。

〔按〕翕翕发热，中风之本证也。不能起，心中饥，食即呕吐，文义不属，必是错简，不释。

心中寒者，其人苦病心如啖蒜状，剧者心痛彻背，背痛彻心，譬如蛊注，其脉浮者，自吐乃愈。

〔注〕其人苦病心如啖蒜状，谓辛辣刺心之状也。剧者心痛彻背，背痛彻心，谓心背相应而痛也。譬如蛊注，谓似虫之

往来不已而痛也。此皆心中寒邪之证。若其脉浮，是心得本脉，为寒邪上越之候，故自吐则邪去乃愈也。

[集注]徐彬曰：寒则为阴邪，外束之则火内郁，故如啖蒜状，其似辣而非痛也。剧则邪盛，故外攻背痛，内攻心痛。彻者相应也。譬如蛊注状，其绵绵不息。若脉浮，是邪未结，故自吐而愈。

心伤者，其人劳倦，即头面赤而下重，心中痛而自烦，发热，当脐跳，其脉弦，此为心脏伤所致也。

[按]"其脉弦"之"弦"字，当是"沉"字。沉为肾脉，文义相属。必是传写之讹。

[注]心伤者，谓心伤病之人也。因其人劳倦则扰其心，心之阳盛于上，故头面赤也。上盛则下虚，故下重而无力也。心中痛，自烦发热，当脐跳。其脉沉，肾乘心伤之所致也。

[集注]尤怡曰：心伤者，其人劳倦，即头面赤而下重。盖心虚者，其阳易浮，上盛者，其下必虚也。心中痛而自烦发热者，心虚失养而热动于中也。当脐跳者，心虚于上，而肾动于下也。

邪哭使魂魄不安者，血气少也。血气少者，属于心。心气虚者，其人则畏，合目欲眠，梦远行而精神离散，魂魄妄行。阴气衰者为癫，阳气衰者为狂。

[按]"阴气衰者为癫"之"癫"字，当是"狂"字；"阳气衰者为狂"之"狂"字，当是"癫"字。《内经》曰：重阴者癫，重阳者狂。必是传写之讹。

[注]邪哭，谓心伤之人无故而哭也。邪哭则使人魂魄不安，心之血气少也。血气少而心虚，则令人畏，合目欲眠则梦远行，此是精神离散，魂魄妄行也。心之血，阴也，阴过衰则阳盛，阳盛则为病狂也；心之气，阳也，阳过衰则阴盛，阴盛则病癫也。

心死脏，浮之实如丸豆，按之益躁疾者，死。

[注]心中风寒之邪，若脉见浮之极实，如丸豆之状，按之

益劲躁疾乱动者,乃心脏之死脉也。

[集注]李彣曰:《难经》云心脉浮大而散,若浮之实如麻豆,按之益躁疾,则真脏脉见,胃气全无故死。《内经》云:真心脉至坚而搏,如寻薏苡子,累累然即如麻豆。意可与此同参。

脾中风者,翕翕发热,形如醉人,腹中烦重,皮目瞤瞤而短气。

[按]脾缺中寒之文,必是简脱。

[注]脾中风邪,翕翕发热,中风之本证也。形如醉人,亦风热攘乱于中,应有之证也。腹中不快而烦,身体懈惰而重,皮目瞤瞤,动而气短,皆脾经证也。

[集注]李彣曰:风属阳邪而气疏泄,形如醉人,言其面赤而四肢软也。风气内扰,故腹中烦重。皮目,上下眼胞也。

脾死脏,浮之大坚,按之如覆杯,洁洁状如摇者,死。

[注]脾中风寒之邪,若脉见浮之大坚,失其和缓,按之状如覆杯,高章明洁,有力如摇,乃脾脏之死脉也。

[集注]李彣曰:脉弱以滑,是有胃气;浮之大坚,则胃气绝,真脏脉见矣。覆杯则内空,洁洁者,空而无有之象也。状如摇者,脉躁疾不宁,气将散也,故死。

趺阳脉浮而涩,浮则胃气强,涩则小便数,浮涩相搏,大便则坚,其脾为约,麻子仁丸主之。

[按]此条当在《腹满篇》中便难之下,必是错简在此。

[注]趺阳,胃脉也。若脉涩而不浮,脾阴虚也,则胃气亦不强,不堪下矣。今脉浮而涩,胃阳实也,则为胃气强,脾阴亦虚也。脾阴虚不能为胃上输精气,水独下行,故小便数也;胃气强,约束其脾,不化津液,故大便难也。以麻仁丸主之,养液润燥,清热通幽。不敢恣行承气者,盖因脉涩终是虚邪也。

[集注]徐彬曰:脾约病用丸不作汤者,取其缓以开结,不敢骤伤元气也。要知人至脾约,皆因元气不充,津液不到所

致耳!

李彣曰：趺阳，胃脉也。胃为水谷之海，浮为阳脉，故胃气强而能食；小便数则津液亡，故脉涩。盖脾主为胃行津液，此以胃强脾弱，约束津液，不能四布，但输膀胱，致小便数而大便坚也。麻子仁丸通幽润燥。

麻子仁丸方

麻子仁二升　芍药半斤　枳实一斤　大黄一斤　厚朴一尺
杏仁一升

上六味，末之；炼蜜为丸，梧子大，饮服十丸，日三，以知为度。

肾着之病，其人身体重，腰中冷，如坐水中，形如水状，反不渴，小便自利，饮食如故，病属下焦。身劳汗出，衣里冷湿，久久得之。腰以下冷痛，腹重如带五千钱，甘姜苓术汤主之。

[按]肾缺中风、中寒二条，必是简脱。

[注]肾着者，谓肾为寒湿所伤，着而不行之为病也。肾受寒湿，故体重腰冷，如坐水中。虽形如水肿之状，反不渴而小便自利，非水也，乃湿也。饮食如故，以病属下焦肾，而不属中焦脾故也。询其所以得之之由，身劳汗出，衣里冷湿，久久伤之也。是以腰下冷痛，寒胜也。腹重，湿胜也。如带五千钱，形容重着之甚也。以甘姜苓术汤补土以制水，散寒以渗湿也。

[集注]尤怡曰：其病不在肾之中脏，而在肾之外腑，故其治不在温肾以散寒，而在燠土以胜水也。

甘草干姜茯苓白术汤方

甘草二两　白术二两　干姜四两　茯苓四两

上四味，以水五升，煮取三升，分温三服，腰中即温。

肾死脏，浮之坚，按之乱如转丸，益下入尺中者，死。

[注]肾中风寒之邪，若见浮之极坚，按之乱动有如转丸，及下入尺中，通然乱动，皆肾死真脏之脉也。

[集注] 程林曰：肾脏死，浮之坚，与《内经》"辟辟如弹石曰肾死"同意，皆坚之象也。按之则乱如转丸，下入尺中者，此阴阳离决之状也，故死。以上真脏与《内经》互有异同。总之脉无胃气，现于三部中，脉象形容不一也。

问曰：三焦竭部，上焦竭，善噫，何谓也？师曰：上焦受中焦气，未和，不能消谷，故能噫耳。下焦竭，即遗溺失便，其气不和，不能自禁制，不须治，久则愈。

[注] 三焦竭部者，谓三焦因虚竭而不各归其部，不相为用也。上焦受气于中焦，下焦生气于中焦，互相为用则为和也。若中焦虚竭，不能消化水谷，谷气不受，则上焦不相为用而失和也，失和则谷气郁而不宣，故善噫也。下焦虚竭，不能供升生之气于中焦，则失和也。失和则肾气独沉，自不能禁，故前遗溺而后失便也。不须治，久则愈，在善噫可也。若遗溺失便，未有不治能愈者，恐是错简。

[集注] 程林曰：竭，虚也。《本经》云：三焦不归其部，上焦不归者，噫而酢吞；中焦不归者，不能消谷引食；下焦不归者，则遗溲。上焦胃上口也，中焦脾也，脾善噫，脾不和，则食息迫逆于胃口而为噫也。经云：膀胱不约为遗溺。因气不和则溲便不约，故遗失而不能自禁制也。

师曰：热在上焦者，因咳为肺痿；热在中焦者，则为坚；热在下焦者，则尿血，亦令淋秘不通。大肠有寒者，多鹜溏；有热者，便肠垢。小肠有寒者，其人下重便血；有热者，必痔。

[注] 热在上焦者，篇中所谓肺痿吐涎沫也；热在中焦者，篇中所谓腹满坚痛也；热在下焦者，篇中所谓小便淋沥也。其外大肠有寒者，多清彻鹜溏，即下利溏泻也。有热者，便稠粘肠垢，即下利脓血也。小肠有寒者，下重便血，即结阴便血也。有热者，热流于大肠，蓄于肛门，必病痔也。

[集注] 徐彬曰：小肠为受盛之官，与心为表里。丙，小肠也。挟火以济阴，而阴不滞；挟气以化血，而血归经。有寒则

气不上通而下重,血无主气而妄行矣。直肠者,大肠之头也,门为肛,小肠有热,则大肠传导其热,而气结于肛门,故痔。痔者,滞其丙小肠之热于此也。

问曰:病有积、有聚、有䅽气,何谓也?师曰:积者,脏病也,终不移。聚者,腑病也,发作有时,展转痛移,为可治。䅽气者,胁下痛,按之则愈,复发为䅽气。诸积大法:脉来细而附骨者,乃积也。寸口,积在胸中;微出寸口,积在喉中。关上,积在脐傍;上关上,积在心下;微下关,积在少腹。尺中,积在气冲;脉出左,积在左;脉出右,积在右;脉两出,积在中央。各以其部处之。䅽作棨解见首篇

[注] 病有积、有聚、有䅽气,当别之也。积者脏病,无时不有,不移其处也。聚者腑病,发作有时,展转痛移也。为可治,谓腑病易治也。䅽气者,饮积胁下痛也,按之则止,不按复痛,以水气得按暂散,故痛暂止也,此即其证而言之。然诸积大法,尤当以诊候之也,脉来沉伏附骨而细者,乃诸积之诊也。若见两寸,积在胸中也;微出近鱼际,积在喉中也。两关,积在脐傍也;上关近寸,积在心下也;微下近尺,积在少腹也。尺中,积在气冲也;脉出左,积在左;脉出右,积在右;脉两出,谓左右俱见,积在中央也。各以其部之处,而诊积之所在也。

[集注] 徐彬曰:积者迹也,病气之属阴者也。脏属阴,两阴相得,故不移。不移者,有专痛之处,而无迁改也。聚则如市井之物,偶聚而已,病气之属阳者也。腑属阳,两阳相比,则非如阴之凝,故寒气感则发,否则已。所谓有时也,既无定着,则痛无常处,故展转痛移,其根不深,故比积为可治也。

李彣曰:积为脏病,深入在里,故脉细而附骨也。寸、关、尺,上下、左右,别积病之所在,皆指细而附骨之部分,即《内经》前以候前,后以候后。上竟上者,胸喉中事也;下竟下者,

少腹腰股膝胫足中事也。

惊悸吐衄下血胸满瘀血 病脉证并治第十二

寸口脉动而弱,动即为惊,弱则为悸。

[注] 寸口通指三部也。脉动而弱,主惊悸病也。动即为惊,以惊为外触而动也;弱即为悸,以悸为内生而怯也。

[集注] 徐彬曰:惊为外邪袭心,故其寸口脉动。动者,脉来乱动也。悸乃神不自主,故其寸口脉弱。弱者,脉沉无力也。邪之所袭,因心之虚,故惊悸并见。

李彣曰:此寸口脉兼三部而言。盖惊自外至者也,惊则气乱,故脉动而不宁;悸自内惕者也,悸因中虚,故脉弱而无力。

师曰:夫脉浮,目睛晕黄,衄未止,晕黄去,目睛慧了,知衄今止。

[注] 浮脉主阳主表,若目睛清洁,主阳,表病也;目睛晕黄,主血脉病也。盖以诸脉络于目,而血热则赤,血瘀则黄。今目睛黄晕,知其衄未止;若黄晕去,目睛慧了,知其衄已止,故曰:衄今止也。

又曰:从春至夏衄者,太阳;从秋至冬衄者,阳明。

[注] 衄血,阳络伤也。下血,阴络伤也。太阳主外,春夏主外,故从春至夏衄血,属太阳也。阳明主内,秋冬主内,故从秋至冬衄血,属阳明也。

[集注] 李彣曰:衄血出于鼻。手太阳经上颧抵鼻,目下为颧;足太阳经,从颠入络脑,鼻与脑通;手阳明经挟鼻孔;足阳明经起鼻交额中。四经皆循鼻分,故皆能致衄。太阳行身之表,经云:太阳为开。是春生夏长,阳气在外,有开之义,故春夏衄者太阳。阳明行身之里,经云:阳明为阖。是秋敛冬藏,阳气在内,有藏之义,故秋冬衄者阳明。

尤怡曰:少阳之脉不入鼻额,故不主衄。

衄家不可汗,汗出必额上陷脉紧急,直视,不能眴,不得眠。

[注] 衄,该吐血而言也。衄血吐血之家,阴已亡矣,若发其汗,汗出液竭,诸脉失养,则额角上陷中之脉为热所灼,紧且急也。目直视,目瞪不转睛也。不能眴,目睫不合也。亦为热灼其脉,引缩使然也。不得眠,阳气不能行于阴也。凡此之病,皆阳盛阴微之危证,故衄家慎不可汗也。

[集注] 赵良曰:足太阳经主表,上颠入额,贯目睛,衄则在上络脉之血已脱,若更发汗,是重竭津液,津液竭则脉枯,故额上陷中脉紧而急,牵引其目,视不能合。无血阴虚,故不得眠。

病人面无血色,无寒热,脉沉弦者,衄;脉浮弱,手按之绝者,下血;烦咳者,必吐血。

[按] 脉沉,当是“脉浮”;脉浮,当是“脉沉”,文义始属。必传写之讹。

[注] 赤色,血色也。面无血色,谓面白之人,纯白而无赤;面黄之人,纯黄而不红也。人有恐怖则面色脱白,其状惊骇;人有愧心,乍白乍红,其状惶怯。今无故而面无血色,则可知非惊愧致气乱血散也;且无寒热病,又可知非虚损不生血少血也。既非血散,又非血少,当询之病人,必有失血之故。诊之于脉,必有吐衄、下血之因。衄吐属阳,故脉见浮弦,按之必芤,营血空也;下血属阴,脉见沉弱,按之欲绝,营气微也。且脉色如斯,而证兼烦咳,是病在心肺,故必吐血也。

夫吐血,咳逆,上气,其脉数,而有热,不得卧者,死。

[注] 吐血咳逆,肺大伤也;上气,肺无降也;脉数有热,火烁肺金也;不得卧者,阳不入阴,故曰死也。

[集注] 赵良曰:脉数有热,阳独胜也;不能卧,阴已绝也。阴既绝,阳岂独生耶? 故死。若得卧者,阴未绝,未可

言死。

程林曰：吐血、咳逆、上气，则肺脏伤矣。脉数则虚热不去，火来刑金矣。阴血消亡，故不得卧，死可必矣。

夫酒客咳者，必致吐血，此因极饮过度所致也。

[注] 酒性大热，溃脉伤经，极饮过度，必致咳嗽吐血也。

[集注] 徐彬曰：此言吐血，不必由于气不摄血，亦不必由于阴火炽盛。其有酒客而致咳，则肺伤已极，又为咳所击动，必致吐血，故曰：极饮过度所致。则治之者，当以清酒热为主也。

亡血不可发其表，汗出则寒栗而振。

[注] 凡失血之后，血气未复为亡血也，皆不可发汗。失血之初，固属阳热，亡血之后，热随血去，热虽消而气逐血虚，阳亦微矣。若发其汗，则阳气衰微，力不能支，故身寒噤栗而振振耸动也。发阴虚之汗，汗出则亡阴，即发吐衄之汗也，故见不得眠，不得眠，亡阴之病也。发阳虚之汗，汗出则亡阳，即发亡血之汗也，故见寒栗而振，亡阳之病也。

[集注] 李彣曰：夺血者无汗，以汗与血俱属心液，血亡液竭，无复余液作汗也。今又发表，则阴虚且更亡阳，表间卫气虚极，故寒栗而振。

吐血不止者，柏叶汤主之。

[注] 吐血之病，热伤阳络，当清其热；劳伤阳络，当理其损。今以柏叶汤温散之品，而治吐血不止者，则必是热伏阴分，用此宣发，使热行阳分，血不为热所迫，则自止矣。

柏叶汤方

柏叶　干姜各三两　艾三把

上三味，以水五升，取马通汁一升合煮，取一升，分温再服。

[集解] 程林曰：《神农经》云：柏叶主吐血，干姜止唾血，艾叶止吐血。马通者，白马尿也。凡尿必达洞肠

乃出,故曰通,亦微温止吐血。四味皆辛温行阳之品,使血归经,遵行隧道,而血自止,故吐血不止,以柏叶汤主之也。

心气不足,吐血、衄血,泻心汤主之。

〔按〕心气"不足"二字,当是"有余"二字,若是不足,如何用此方治之,必是传写之讹。

〔注〕心气有余,热盛也,热盛而伤阳络,迫血妄行,为吐、为衄。故以大黄、黄连、黄芩大苦大寒直泻三焦之热,热去而吐衄自止矣。

泻心汤方

大黄二两　黄连　黄芩各一两

上三味,以水三升,煮取一升,顿服之。

病人胸满唇痿,舌青口燥,但欲漱水不欲咽,无寒热,脉微大来迟,腹不满,其人言我满,为有瘀血。

〔注〕表实无汗,胸满而喘者,风寒之胸满也;里实便涩,胸满烦热者,热壅之胸满也;面目浮肿,胸满喘不得卧者,停饮之胸满也;呼吸不快,胸满太息而稍宽者,气滞之胸满也。今病人无寒热他病,惟胸满、唇痿、舌青、口燥,漱水不欲咽,乃瘀血之胸满也。唇、舌,血华之处也,血病不荣,故痿瘁色变也。热在血分,故口燥漱水不欲咽也。脉微大来迟,阴凝之诊,则当腹满,今腹不满,询之其人,言我满在胸不在腹也,与上如是之证推之,为有瘀血也。

病者如热状,烦满,口干燥而渴,其脉反无热,此为阴伏,是瘀血也,当下之。

〔注〕此承上文,互详证脉,以明其治也。如热状,即所谓心烦胸满,口干燥渴之热证也。其人当得数大之阳脉,今反见沉伏之阴脉,是为热伏于阴,乃瘀血也。血瘀者当下之,宜桃核承气、抵当汤、丸之类也。

〔集注〕李彣曰:血瘀内无实热,故外证但如热状,而其脉不数疾,反无热也。烦满者,血瘀经气不舒;燥渴者,血瘀津液不布。血属阴,瘀则脉伏于内,故为阴伏。当下之,以去瘀生新也。

下血,先便后血,此远血也,黄土汤主之。下血,先血后便,此近血也,赤小豆当归散主之。

[注] 先便后血,此远血也,谓血在胃也,即古之所谓结阴,今之所谓便血也。先血后便,此近血也,谓血在肠也,即古之所谓肠澼,为痔下血,今之所谓脏毒、肠风下血也。一用黄土汤以治结阴之血,从温也;一用赤小豆当归散以治脏毒之血,从清也。

[集注] 赵良曰:肠胃阳明经也,以下血言,胃居大肠之上,若聚于胃,必先便后血,去肛门远,故曰远血。若聚大肠,去肛门近,故曰近血。故治远血黄土汤主之,治近血赤小豆当归散主之。

黄土汤方

甘草　干地黄　白术　附子(炮)　阿胶　黄芩各三两
灶中黄土半斤

上七味,以水八升,煮取三升,分温二服。

赤小豆当归散方见狐惑

寸口脉弦而大,弦则为减,大则为芤;减则为寒,芤则为虚。寒虚相击,此名曰革。妇人则半产漏下,男子则亡血。

[注] 详见《伤寒·辨脉篇》内,不复释。

火邪者,桂枝去芍药加蜀漆牡蛎龙骨救逆汤主之。

[按] 此方是治火逆惊狂者,与首条之脉动惊病不合,必是错简。

桂枝去芍药加蜀漆牡蛎龙骨救逆汤方

桂枝三两　甘草(炙)二两　生姜三两　牡蛎(熬)五两
龙骨四两　大枣十二枚　蜀漆(洗去腥)三两

上为末,以水一斗二升,先煮蜀漆,减一升,内诸药,煮取三升,温服一升。

心下悸者,半夏麻黄圆主之。

〔按〕此方是治寒水心下悸者,与首条之脉弱悸病不合,必是错简。

半夏麻黄丸方

半夏　麻黄_{等分}

上二味,末之,炼蜜和丸,小豆大,饮服三丸,日三服。

痰饮咳嗽病脉证并治第十三

夫病人饮水多,必暴喘满。凡食少饮多,水停心下,甚者则悸,微者短气。脉双弦者,寒也。皆大下后里虚。脉偏弦者,饮也。

[按] 此条"微者短气"之下,古本有"脉双弦者,寒也"等句,文义不属,当另分为一条在后。

[注] 凡病人食少饮多,小便利者,为消渴病;小便不利者,为留饮病。留饮者,即今之停水饮病也。若水停上焦胸中,则壅肺气不得降,故暴喘满也;若水停中焦心下,甚者则凌心,故病悸动不安,微者则碍肺,故病呼吸短气;若水停下焦少腹,则不输膀胱,故必苦里急也。仲景于此,但言上、中二焦,不及下焦者,非略之也,谓已详于《伤寒论》中也。

[集注] 程林曰:饮水多,则水气停泛于胸膈,必暴喘满也。凡人食少饮多,则胃土不能游溢精气,甚者必停于心下而为悸。微者则阻于胸膈而为短气也。

先渴后呕,为水停心下,此属饮家,小半夏茯苓汤主之。

[注] 水停心下,中焦部也。中焦属胃,故不止病悸、短气,而亦病呕也。病悸、短气者,是水停胃外,从膈下而上干于胸也。病呕者,是水停胃内,从胃中而上越于口也。然必先渴饮水多而后作呕者,方属饮家呕病也。主小半夏汤者,以止呕也;加茯苓者,以饮水多而病呕,故兼利水也。

[集注] 魏荔彤曰:水停心下,阻隔正气,不化生津液,上于胸咽故渴也;渴必饮水,水得水而愈恣其冲逆,所以先渴而后必呕也。此属饮家,当治其饮,不可以为渴家治其渴也。

治饮则用辛燥,治渴必用寒润,大相径庭,可不明其属于何家,而妄治之乎?

尤怡曰:先渴后呕者,本无呕病,因渴饮水,水多不下而反上逆也,故曰:此属饮家。小半夏止呕降逆,加茯苓去其停水。

小半夏加茯苓汤方

半夏一升　　生姜半斤　　茯苓三两

上三味,以水七升,煮取一升五合,分温再服。

呕家本渴,渴者为欲解,今反不渴,心下有支饮故也,小半夏汤主之。

[注]饮家渴者,是水停气不化生津液而渴也;呕家渴者,是呕吐胃干燥伤津液而渴也,故曰呕家本应渴也。先呕后渴者,当少少与饮之,以和胃生津,为欲解也;若呕吐后反不渴者,是必心下素有支饮故也。惟主小半夏汤止呕,而不加茯苓者,以不渴并无新饮,且呕后已伤津液,不可再行利水,重竭津液也。

[集注]李彣曰:此专以治呕,言呕家渴者,为欲解,以胃气复而津液生也。若心下素有支饮,则不燥自当不渴,泛溢而呕也。半夏、生姜温能和胃气,辛能散逆气,为呕家圣药。

小半夏汤方

半夏一升　　生姜半斤

上二味,以水七升,煮取一升半,分温再服。

[集解]沈明宗曰:此支饮上溢而呕之方也。凡作呕必伤津液,应当作渴,故为呕家本渴,渴则病从呕去,谓之欲解。若心下有支饮,停蓄胸膈致燥,故呕而不渴,则当治饮,所以生姜散邪,半夏涤饮,呕自止矣。

卒呕吐,心下痞,膈间有水,眩悸者,半夏加茯苓汤主之。

[注]卒然呕吐,虽然不渴而心下痞塞,是膈间有水凝结也。眩者,是水阻阳气不升也;悸者,是水气上干于心也。即

不渴无新饮，而平日饮盛可知，则不必顾及津液，亦必加茯苓以利水，斯结可开而阻可通也。

[集注] 赵良曰：心下痞，膈间有水；眩悸者，阳气必不宣散也。经云：以辛散之。半夏、生姜皆味辛，《本草》半夏可治膈上痰。心下坚呕逆眩者，亦上焦阳气虚不能升发，所以半夏、生姜并治之。悸则心受水凌，非半夏可独治，必加茯苓去水，下肾逆以安神，神安则悸愈也。

尤怡曰：饮气逆于胃则呕吐，滞于气则心下痞，凌于心则悸，蔽于阳则眩，半夏、生姜止呕降逆，加茯苓去其水也。

半夏加茯苓汤方见前

假令瘦人脐下有悸，吐涎沫而癫眩，此水也，五苓散主之。

[按]"瘦人"之"瘦"字，当是"病"字。"癫眩"之"癫"字，当是"颠"字；颠者头也。文义相属。此传写之讹。

[注] 悸者，筑筑然跳动病也。上条心下有悸，是水停心下为病也；此条脐下有悸，是水停脐下为病也。若欲作奔豚，则为阳虚，当以茯苓桂枝甘草大枣汤主之；今吐涎沫，水逆胃也；颠眩，水阻阳也，则为水盛，故以五苓散主之也。

五苓散方

泽泻一两一分　　猪苓(去皮)三分　　茯苓三分　　白术三分
桂(去皮)二分

上五味，为末，白饮服方寸匕，日三服，多饮暖水，汗出愈。

夫短气有微饮，当从小便去之，苓桂术甘汤主之，肾气丸亦主之。

[注] 水停心下，甚者病悸，已明其治矣。微者短气，其治有二：气虚短气，是气少不能长息而短也；微饮短气，是水停阻碍呼吸而短也。若呼之气短，是心肺之阳有碍也，用苓桂术甘汤以通其阳，阳气通则膀胱之窍利矣。吸之气短，是肝肾之阴有碍也，用肾气丸以通其阴，阴气通，则小便之关开

矣。故曰：苓桂术甘汤主之，肾气丸亦主之也。

茯苓桂枝白术甘草汤方

茯苓四两　桂枝　白术各三两　甘草二两

上四味，以水六升，煮取三升，分温三服，小便则利。

肾气丸方见妇人杂病中

[集解]尤怡曰：饮，水病也。治水必自小便去之。苓、桂、术、甘，益土气以行水，肾气丸温阳气以行水，虽所主不同，而利小便则一也。

夫心下有留饮，其人背寒冷如掌大。留饮者，胁下痛引缺盆，咳嗽则转甚。胸中有留饮，其人短气而渴。四肢历节痛，脉沉者有留饮。

[按]此条古本内于"四肢历节痛"之下有"脉沉者有留饮"一句，当另为一条，始合论脉之义。"短气而渴"之"渴"字，当是"喘"字，"四肢上"当有缺文。皆传写之讹。

[注]停饮初病，即以小半夏汤加茯苓、五苓散、肾气丸等药治之而愈者，微邪也。若邪甚而不去者，留于心上则阻心阳，必背寒冷；留于胁下则碍肝气，必胁下痛引缺盆，咳嗽转甚；留于胸中则壅肺气，必短气而喘；留于身体则塞经络，必四肢历节痛也。由此推之，留于脾则腹肿身重，留于肾则囊足胫肿，理必然也。

膈上病痰，满喘咳吐，发则寒热，背痛，腰疼，目泣自出，其人振振身瞤剧，必有伏饮。

[注]伤饮之病，留而不去，谓之留饮；伏而难攻，谓之伏饮。伏饮者，乃饮留膈上伏而不出，发作有时者也。即今之或值秋寒，或感春风，发则必喘满咳吐痰盛，寒热背痛腰疼，咳剧则目泣自出，咳甚则振振身动，世俗所谓吼喘病也。

[集注]程林曰：痰饮留于膈，则令人喘咳吐；发于外，则令人寒热，背痛、腰疼；咳甚则肺叶举，而目泣出；喘甚则息摇肩，而振振身瞤。如此剧者，必有伏饮。

脉浮而细滑，伤饮。

[注] 凡饮病得脉浮而细滑者,为痰饮,初病水邪未深之诊也。

[集注] 李彣曰:饮脉当沉,今脉浮者,水在肺也。

脉沉者,有留饮。

[按] 此条系在四肢历节痛之下,今分在此。

[注] 凡饮病得脉沉者为留饮,水邪将深之诊也。

[集注] 程林曰:脉得诸沉者,当责有水,故脉沉者为水饮。

李彣曰:经云:沉潜水蓄是也。

病者脉伏,其人欲自利,利反快,虽利,心下续坚满,此为留饮欲去故也,甘遂半夏汤主之。

[按]"此为留饮欲去故也"句,当在"利反快"之下,必传写之讹。

[注] 凡饮病得脉伏者,为伏饮,水邪已深之诊也。凡病饮之人,欲自下利,利后通快,此为所留之饮,欲自去而愈故也。若虽利,利反不快,心下续有坚满,乃所留之饮盘结不欲去也,宜攻之以甘遂半夏汤。方中反佐甘草以激之,意在所向无前,即潜伏难攻,水结未有不破者;因自下利,故又佐芍药以约束之,防胜后穷追不止也。

甘遂半夏汤方

甘遂大者三枚　半夏(以水一升,煮取半升,去滓)十二枚　芍药五枚　甘草(炙)如指大一枚

上四味,以水二升,煮取半升,去滓,以蜜半升,和药汁煎取八合,顿服之。

[集解] 程林曰:留者行之,用甘遂以决水饮;结者散之,用半夏以散痰饮。甘遂之性直达,恐其过于行水,缓以甘草、白蜜之甘,收以芍药之酸,虽甘草、甘遂相反,而实有以相使,此酸收甘缓,约之之法也。《灵枢经》曰:约方犹约囊。其斯之谓欤!

尤怡曰:甘草与甘遂相反,而同用之者,盖欲其一战而

留饮尽去,因相激而相成也。芍药、白蜜不特安中,亦缓药毒耳!

问曰:夫饮有四,何谓也? 师曰:有痰饮,有悬饮,有溢饮,有支饮。问曰:四饮何以为异? 师曰:其人素盛今瘦,水走肠间,沥沥有声,谓之痰饮;饮后水流在胁下,咳吐引痛,谓之悬饮;饮水流行,归于四肢,当汗出而不汗出,身体疼重,谓之溢饮;咳逆倚息,气短不得卧,其形如肿,谓之支饮。

[注] 设问曰:夫饮,不止于留饮伏饮也,而世谓饮有四者,何也? 师曰:留饮、伏饮,言饮病新久深浅之理也。今世所谓四者,有痰饮、悬饮、溢饮、支饮,言饮病之情状也。四饮亦不外乎留饮、伏饮之理,但因其水流之处,特分之为四耳! 由其状而命之名,故有四也。痰饮者,水饮走肠间不泻,水精留膈间不输,得阳煎熬成痰,得阴凝聚为饮,凡所在处有声,故在上则喉中有漉漉之声,在下则肠间有沥沥之声,即今之遇秋冬则发,至春夏则止,久咳嗽痰喘病也。悬饮者,饮后水流在胁下,不上不下,悬结不散,咳唾引痛,即今之胁下有水气,停饮胁痛病也。溢饮者,饮后水流行归于四肢,当汗出而不汗出,壅塞经表,身体疼重,即今之风水、水肿病也。支饮者,饮后水停于胸,咳逆碍息,短气不得卧,其形如水肿状,即今之停饮,喘满不得卧之病也。

[集注] 赵良曰:水行走下,而高原之水,流入于川,川入于海,塞其川则洪水泛溢,而人之饮水亦若是。《内经》曰:饮入于胃,游溢精气,上输于脾;脾气散精,上归于肺,通调水道,下输膀胱,水精四布,五经并行。今所饮之水,或因脾气而不上散,或因肺气而不下通,以致流溢,随处停积而为病也。

程林曰:《内经》云:土郁之发,饮发于中。以其性流衍不常,治法亦有汗、下、温、利之异。

李彣曰:夫饮有四,而此独以痰饮名,总之水积阴或为饮,饮凝阳或为痰。则分而言之,饮有四,合而言之,总为痰饮而已。

尤怡曰:素盛今瘦,知其津液尽化痰饮,故不复外充形体,而反下走肠间也。饮水流溢者,水多气逆也,其流于胁下者,则为悬饮;其归于四肢者,则为溢饮;悬者悬于一处,溢者溢于四旁。其偏结而上附心肺者,则为支饮。支饮者,如水之有派,木之有枝,附近于脏而不正中也。咳逆倚息不得卧者,上迫肺也。

水在心,心下坚筑,短气,恶水不欲饮。水在肺,吐涎沫,欲饮水。水在脾,少气身重。水在肝,胁下支满,嚏而痛。水在肾,心下悸。

[按]"心下悸"之"心"字,当是"脐"字,必传写之讹。

[注] 四饮之水,或留膈间,或留肠间,或留胁下,或留肢体,或留胸中,然不能尽水之为病也。故又发明水之在心者,心下坚硬,短气而悸,不欲饮水也;水之在肺者,吐涎沫,渴欲饮水也;水之在脾者,少气身重也;水之在肝者,胁下支满,嚏而痛也;水之在肾者,脐下悸也。医者以此触类而通之,则水之病,自无遁情矣。

支饮胸满者,厚朴大黄汤主之。

[按]"支饮胸满"之"胸"字,当是"腹"字。若是"胸"字,无用承气汤之理,是传写之讹。

[注] 支饮胸满,邪在肺也,宜用木防己汤、葶苈大枣汤;支饮腹满,邪在胃也,故用厚朴大黄汤,即小承气汤也。

[集注] 尤怡曰:胸满疑作腹满,支饮多胸满,此何以独用下法?厚朴大黄与小承气汤同,设非腹中痛而闭者,未可以此轻试也。

厚朴大黄汤方

厚朴一尺　大黄六两　枳实四枚

上三味,以水五升,煮取二升,分温再服。

心下有痰饮,胸胁支满,目眩,苓桂术甘汤主之。

[注] 此承上条,详出其证,以明其治也。心下有痰饮,谓痰饮之水流在膈间,故胸胁支满;支满则阻碍阳气,不得上通于头目,故目眩也。主以苓桂术甘汤者,利水而通阳气也。

[集注] 李彣曰:胸胁支满,痰饮停滞于中也;目眩,阻遏阳气不上升也。茯苓淡渗以利水饮,桂枝宣导以行阳气,白术去湿健脾,甘草和中益气,同为补土制水之剂。

苓桂术甘汤方 见上

腹满,口舌干燥,此肠间有水气,己椒苈黄圆主之。

[注] 此又承上条,互详其证,以别其治也。心下有痰饮,喉间有漉漉声,肠间有水气,肠中有沥沥声者,用苓桂术甘汤,即温药和之之法也。若更腹满,则水结实矣;口舌干燥,则水不化矣。故以防己、椒目、葶苈、大黄,前后分攻水结,水结开豁,则腹满可除。水化津生,则口燥可滋。小服而频,示缓治之意。稍增者,稍稍增服之。口中有津液、渴者,乃饮渴也。加芒硝者,以峻药力耳!

[集注] 李彣曰:腹满,水聚于胃也。肠间有水气,则湿渍中焦,津液不为灌溉,故口舌干燥。前云水走肠间,沥沥有声为痰饮,此肠间有水气,即痰饮也。

防己椒目葶苈大黄圆方

防己 椒目 葶苈(熬) 大黄各一两

上四味,末之,蜜丸如梧子大,先食饮服一丸,日三服,稍增。口中有津液渴者,加芒硝半两。

[集解] 程林曰:防己、椒目导饮于前,清者从小便而出;大黄、葶苈推饮于后,浊者得从大便而下也。此前后分消,则腹满减而水饮行,脾气转而津液生矣。若渴则甚于口舌干燥,加芒硝佐诸药,以下腹满而救脾土。

脉沉而弦者,悬饮内痛。

[注] 沉主里,弦主饮,悬饮之病,属饮停里,故主悬饮内痛也。

病悬饮者,十枣汤主之。

[注] 此承上条,以明其治也。主以十枣汤,亦形气实者宜之。若形气稍虚,又当临证斟酌也。

[集注] 赵良曰:脉沉,病在里也。凡弦者,为痛、为饮、为癖,悬饮结积,在内作痛,故脉见沉弦。

十枣汤方

芫花(熬) 甘遂 大戟各等分

上三味,捣筛,以水一升五合,先煮肥大枣十枚,取八合,去滓,内药末。强人服一钱匕,羸人服半钱,平旦温服之;不下者,明日更服半钱。得快利后,糜粥自养。

[集解] 李彣曰:三物皆味苦,苦以泄之,能直达水饮窠囊之处,但恐峻利泄人真元,故加大枣甘以缓之,且枣为脾果补土,所以制水也。

病溢饮者,当发其汗,大青龙汤主之,小青龙汤亦主之。

[注] 溢饮病属经表,虽当发汗,然不无寒热之别也。热者以辛凉发其汗,大青龙汤;寒者以辛温发其汗,小青龙汤。故曰:大青龙汤主之,小青龙汤亦主之也。

[集注] 尤怡曰:水气流行,归于四肢,当汗出而不汗出,身体重痛,谓之溢饮。夫四肢,阳也,水在阴者宜利,在阳者宜汗。

大青龙汤方

麻黄(去节)六两 桂枝二两 甘草(炙)二两 杏仁(去皮、尖)四十个 生姜三两 大枣十二枚 石膏如鸡子大

上七味,以水九升,先煮麻黄,减二升,去上沫,内诸药,煮取三升,去滓,温服一升,取微似汗。汗多者,温粉扑之。

小青龙汤方

麻黄(去节)三两 芍药三两 五味子半升 干姜三两 甘草(炙)三两 细辛三两 桂枝三两 半夏(汤洗)半升

上八味,以水一斗,先煮麻黄,减二升,去上沫,内诸药,煮取三升,去滓,温服一升。

[集解]尤怡曰：大青龙合桂、麻而去芍药加石膏，则水气不甚而挟热者宜之。倘饮多而寒伏，则必以小青龙为当也。

肺饮不弦，但苦喘短气。

[注]弦为诸饮之诊，然专主者肝也。水在肝部，则病悬饮，故脉沉弦也；水在肺部，则病支饮，故脉不弦也。喘咳短气，肺饮证也；胁下引痛，肝饮证也。今亦不见胁下引痛之肝证，但见苦喘短气之肺证，故曰：肺饮不弦也。

[集注]李彣曰：弦为肝脉，故肺饮不弦，苦喘短气，肺邪迫塞也，前云咳逆倚息短气为支饮是也。

支饮亦喘而不能卧，加短气，其脉平也。

[注]支饮，水在肺之病，故亦喘而不能卧，短气也。其脉平，谓见肺之平脉，或浮、或涩、或短。此详申上条不弦之义也。

支饮不得息，葶苈大枣汤主之。

[注]此承上条，以明其治也。喘咳不能卧，短气不得息，皆水在肺之急证也，故以葶苈大枣汤，直泻肺水也。

[集注]沈明宗曰：此支饮偏溢于肺也。支饮贮于胸膈，上干于肺，气逆则呼吸难以通彻，故不得息。然急则治标，所以佐大枣之甘以保脾，葶苈之苦以泄肺，俾肺气通调，脾得转输，为峻攻支饮在肺之方也。

尤怡曰：不得息，肺满而气闭也，葶苈入肺，通闭泄满。用大枣者，不使伤正也。

葶苈大枣汤方见肺痈中

膈间支饮，其人喘满，心下痞坚，面色黧黑，其脉沉紧，得之数十日，医吐下之不愈，木防己汤主之。虚者即愈，实者三日复发，复与不愈者，宜木防己汤去石膏加茯苓芒硝汤主之。

[注]支饮则喘满不得息，水在胸肺也，更兼心下痞坚，则水盘结，连引膈间，故曰：膈间支饮也。面色黧黑，水邪深结之色也。其脉沉紧，水邪深结之脉也。水邪深结，故

有喘满痞坚之证也。得之数十日，医或吐之不愈者，是水邪不单结在上，故越之而不愈也。或下之不愈者，是水邪不单结在下，虽竭之亦不愈也。心下痞坚，饮结在中可知，故以木防己汤开三焦水结，通上中下之气。方中用人参，以吐下后伤正也。故水邪虚结者，服之即愈。若水邪实结者，虽愈亦复发也，即复与前方亦不能愈，当以前方减石膏之寒凝，加芒硝峻开坚结，加茯苓直输水道，未有不愈者也。

　　[集注] 李彣曰：喘满痞坚，膈间支饮逆上也。面黑者，饮属北方水色也。脉沉为饮，紧为寒，皆阴脉，以水饮禀阴寒之气也。吐下俱行不愈，则阴阳之气俱虚，木防己汤补虚散饮，虚者受补即愈。实者饮邪固结不解，故复发不愈，乃寒气凝聚未解，故去石膏，恐寒胃也，加茯苓淡以渗饮，芒硝咸以软坚。

　　木防己汤方

　　木防己三两　　石膏（鸡子大）十二枚　　桂枝二两　　人参四两

　　上四味，以水六升，煮取二升，分温再服。

　　木防己加茯苓芒硝汤方

　　木防己　　桂枝各二两　　人参　　茯苓各四两　　芒硝三合

　　上四味，以水六升，煮取二升，去滓，内芒硝，再微煎，分温再服，微利则愈。

　　心下有支饮，其人苦冒眩，泽泻汤主之。

　　[注] 心下，膈下也。水在膈上则喘满，水在膈间则痞悸，水在膈下则惟苦眩晕。以泽泻汤之平和小剂主之，治支饮之轻者可也。若阳虚水盛，又当从事乎苓桂术甘汤、五苓散矣。

　　[集注] 尤怡曰：水饮之邪，上乘清阳之位，则为冒眩。冒者，昏冒而神不清，如有物冒蔽之也；眩者，目眩转而乍见眩黑也。泽泻泄水气，白术补土气，以胜水也。

泽泻汤方

泽泻五两　白术二两

上二味,以水二升,煮取一升,分温再服。

病痰饮者,当以温药和之。

[注] 稠浊为痰,阳之盛也;稀清为饮,阴之盛也。有痰无饮,当以凉药治之;有饮无痰,当以热药温之。若痰而兼饮者,此不可纯凉,又不可纯热,故当以温药和之可也。

夫有支饮家,咳烦,胸中痛者,不卒死,至一百日或一岁,宜十枣汤。

[注] 支饮,水在膈之上下也。水乘肺则咳,水乘心则烦,水结胸则痛,其人形气俱实,以十枣汤攻之可也。然病此卒不死,或至百日,或延至一年者,以饮阴邪,阴性迟,故不卒死也。

十枣汤方见上

咳家其脉弦,为有水,十枣汤主之。

[注] 此承上条,以出其脉也。咳家,谓久咳之家也,咳家未可攻也。若脉弦,其咳则为有水也,有水可攻,故以十枣汤攻之。

[集注] 魏荔彤曰:咳嗽者,有饮冷而咳嗽者,有因外感风寒而咳嗽者,所谓形寒饮冷则伤肺也,此外感风寒之咳嗽也。有因伤倦而咳嗽者,所谓阴虚内热,火刑肺金,此内伤虚劳之咳嗽也。于此俱无涉也。仲景命之曰:咳家,专为痰饮在内,逆气上冲之咳嗽言也。故其脉必弦,无外感家之浮,无内虚家之数,但见弦者,知有水饮在中为患也。主之以十枣汤,使水邪有所制,斯下注而免于上厥也。

脉双弦者,寒也,皆大下后里虚。脉偏弦者,饮也。

[按] 此条系在首条"微者短气"之下,今分在此。

[注] 脉双弦者,两手左右脉皆弦也。偏弦者,或左、或右,脉单弦也。偏弦者,饮也,故当下之;双弦者,寒也,不当下也。即偏弦当下,亦不可大下,若大下之,则虚其里,单弦变而为双弦矣。弦为阴脉,重阴则寒,故曰:双弦者寒也。此

又示人不可以弦脉,专主饮也。

脉弦数,有寒饮,冬夏难治。

[按] 脉弦数之"数"字,当是"迟"字,始与寒饮之理合,是传写之讹。

[注] 单弦主饮,固当下也,若单弦兼迟,而有寒饮,不可下也。寒饮之咳,冬夏难治者,以夏阴极于内,冬阴极于外故也。此承上二条,详申弦脉饮病可下、不可下之义也。

久咳数岁,其脉弱者,可治;实大数者,死。其脉虚者,必苦冒,其人本有支饮在胸中故也,治属饮家。

[注] 久咳数岁,即今之年年举发,痰饮咳嗽水喘之病也。若其脉弱者,知邪不进则为可治。若实大数者,知邪日进故死也。若脉虚者知正气虚,必苦冒也,审其人素本有支饮,则不必治其咳,宜于痰饮家求治法也。

[集注] 尤怡曰:久咳数岁不已者,支饮渍肺而咳,饮久不已,则咳久不愈也。咳久者,其气必虚,而脉反实大数者,则其邪犹盛,以犹盛之邪,而临已虚之气,其能久持乎? 故死。若脉虚者正气固虚而饮气亦衰,故可治。然饮虽衰而正不能御,亦足以上蔽清阳之气,故其人必苦冒也。此病为支饮所致,去其饮则病自愈,故曰:治属饮家。

咳逆倚息不得卧,小青龙汤主之。青龙汤下已,多唾,口燥,寸脉沉,尺脉微,手足厥逆,气从少腹上冲胸咽,手足痹,其面翕热如醉状,因复下流阴股,小便难,时复冒者,与茯苓桂枝五味甘草汤,治其气冲。冲气即低,而反更咳、胸满者,用苓桂五味甘草汤去桂,加干姜、细辛,以治其咳满。咳满即止,而更复渴,冲气复发者,以细辛、干姜为热药也,服之当遂渴。而渴反止者,为支饮也。支饮者,法当冒,冒者必呕,呕者复内半夏以去其水,茯苓桂枝五味甘草汤去甘草桂枝加细辛干姜半夏汤主之。水去呕止,其人形肿者,加杏仁主之。其证应内麻黄,以其人遂痹故不内之;若逆而内之者必厥。所以然者,以其人血虚,麻黄发其阳故

也。若面热如醉，此为胃热上冲熏其面，加大黄以利之。

[按] 小"青龙汤下已"之"下"字，当是"汗"字，大小青龙汤皆汗剂，必是传写之讹。

[注] 咳逆，古咳嗽名也；倚息，今呼吸促也。咳嗽呼吸气促不得卧，久病多属痰饮，新病每兼形寒，故宜以小青龙汤汗之，以散内饮外寒也。小青龙汤辛温大散，惟有余之人宜之，若误施之于不足之人，辛热则伤阴，故多唾口燥也；大散则伤阳，故手足厥逆也；面热如醉，阳外浮也；小便难，气上冲，阴内竭也；脉沉微，里气弱也；手足痹，表气虚也；时复冒，虚之甚也。虽阴阳表里俱虚，然属误汗，寒热错杂之坏病，故与茯苓桂枝五味甘草汤，先通阳和阴，俟上冲气平，再议他法也。今气冲虽下而反更咳嗽胸满者，则知寒饮贮胸，故嫌桂枝偏于走表，加干姜、细辛独胜中之寒饮也。服之咳满即止，而更复渴，冲气复发，则知阴火上逆，为干姜、细辛热药所动故也。若服之时遂渴，稍时而渴反止者，则为其人素有支饮也。支饮者，法当冒，冒者是因饮逆胸中作呕而冒，非阳虚为饮所阻不升之冒也。故仍以本方复加半夏者，以去水也；更去甘草者，恐甘助呕也。水去呕止，其人面形肿者，加杏仁以降呕咳；上逆之余邪，若不因呕咳面肿，则为风邪所袭，应加麻黄。今其人血虚手足痹，阳虚手足厥，且因呕咳后而肿，故不加也。若兼有面热如醉，此为胃热上冲熏其面，更加大黄以利胃热可也。

苓桂五味甘草汤方

茯苓四两　桂枝四两　甘草（炙）三两　五味子半升

上四味，以水八升，煮取三升，去滓，分温三服。

苓甘五味姜辛汤方

茯苓四两　甘草　干姜　细辛各三两　五味子半升

上五味，以水八升，煮取三升，去滓，温服半升，日三服。

苓桂五味甘草去甘草去桂加干姜细辛半夏汤方

茯苓四两　细辛　干姜各二两　五味子　半夏各半升

上五味，以水八升，煮取三升，去滓，温服半升，日三。

苓甘五味加姜辛半夏杏仁汤方

茯苓四两　甘草三两　五味子半升　干姜三两　细辛三两
半夏半升　杏仁（去皮、尖）半升

上七味,以水一斗,煮取三升,去滓,温服半升,日三。

苓甘五味加姜辛半杏大黄汤方

茯苓四两　半夏半升　甘草三两　五味子半升　干姜三两
细辛三两　杏仁（去皮、尖）半升　大黄三两

上八味,以水一斗,煮取三升,去滓,温服半升,日三。

消渴小便利淋病脉证并治第十四

厥阴之为病,消渴,气上冲心,心中疼热,饥而不欲食,食即吐蛔,下之利不止。

[按] 此条是《伤寒论》厥阴经正病,与杂病消渴之义不同,必是错简。

寸口脉浮而迟,浮即为虚,迟即为劳,虚则卫气不足,劳则荣气竭。

[按] 此条当在《虚劳篇》中,错简在此。

[注] 寸口,通指左右三部而言也。浮而有力为风,浮而无力为虚,按之兼迟,即为虚劳之诊,故主卫外荣内虚竭也。

趺阳脉浮而数,浮即为气,数即消谷而大坚,气盛则溲数,溲数即坚,坚数相抟,即为消渴。

[按] "而大坚"句不成文,"大"字之下当有"便"字,必是传写之遗。

[注] 趺阳,胃脉也。胃脉浮盛,按之而数,为胃气热,故善消谷也。火盛消谷,则大便必坚;气盛消水,则小便必数,故溲数即坚也,坚数相抟,即为消谷消渴之病。

趺阳脉数,胃中有热,即消谷引食,大便必坚,小便即数。

[注] 此复申上条大便坚、小便数之义也。

男子消渴，小便反多，以饮一斗，小便一斗，肾气丸主之。

[注] 饮水多而小便少者，水消于上，故名上消也；食谷多而大便坚者，食消于中，故名中消也；饮水多而小便反多者，水消于下，故名下消也。上、中二消属热，惟下消寒热兼之，以肾为水火之藏也。饮一溲一，其中无热消耗可知矣。故与肾气丸从阴中温养其阳，使肾阴摄水则不直趋下源，肾气上蒸则能化生津液，何消渴之有耶！

[集注] 程林曰：小便多则消渴。经曰：饮一溲二者不治。今饮一溲一，故与肾气丸治之。肾中之动气，即水中之命火，下焦肾中之火，蒸其水之精气，达于上焦，若肺金清肃，如云升而雨降，则水精四布，五经并行，自无消渴之患。今其人必摄养失宜，肾水衰竭，龙雷之火不安于下，但炎于上而刑肺金，肺热叶焦，则消渴引饮，其饮入于胃，游溢渗出，下无火化，直入膀胱，则饮一斗，溺亦一斗也。故用桂附肾气丸，助真火蒸化，上升津液，何消渴之有哉！

沈明宗曰："男子"二字，是指房劳伤肾，火旺水亏而成消渴者。

肾气丸方 见妇人杂病中

脉浮，小便不利，微热消渴者，宜利小便、发汗，五苓散主之。

[注] 脉浮，病生于外也；脉浮微热，热在表也；小便不利，水停中也；水停则不化津液，故消渴也。发表利水，止渴生津之剂，惟五苓散能之，故以五苓散主之也。于此推之，曰脉浮，可知上条脉沉也；曰微热，可知上条无热也。且可知凡脉沉无热之消渴，皆当用肾气丸方也。

五苓散方 见痰饮中

脉浮发热，渴欲饮水，小便不利者，猪苓汤主之。

[注] 此与上条文同义异。文同者，脉浮小便不利、发热、微热、渴欲饮水、消渴也。而义异者，一以五苓散利水发汗，

一以猪苓汤利水滋干也。审其所以义异之意,必在有汗、无汗之间也。何以知之? 一以发汗为主,其因无汗可知;一以滋干为主,其因有汗可知。故文同而义异,病同而治别也。仲景之书,言外寓意处甚多,在学者以意会之自识也。

猪苓汤方

猪苓(去皮) 茯苓 阿胶 滑石 泽泻各一两

上五味,以水四升,先煮四味,取二升,去滓,内胶烊消,温服七合,日三服。

渴欲饮水,口干舌燥者,白虎加人参汤主之。

[注] 消渴则渴欲饮水,水入即消,而仍口干舌燥者,是热邪盛也,故以白虎加人参汤,清热生津也。

白虎加人参汤方见中暍中

渴欲饮水,水入则吐者,名曰水逆,五苓散主之。

[注] 渴欲饮水,水入即吐,名水逆者,是里热微而水邪盛也,故以五苓散利水止吐也。

[集注] 李彣曰:内有积水,故水入则拒格而上吐,名水逆也。五苓散利水,故主之。

渴欲饮水不止者,文蛤散主之。

[注] 渴欲饮水,水入则吐,小便不利者,五苓散证也;渴欲饮水,水入则消,口干舌燥者,白虎人参汤证也。渴欲饮水而不吐水,非水邪盛也;不口干舌燥,非热邪盛也。惟引饮不止,故以文蛤一味,不寒不温,不清不利,专意于生津止渴也。或云:文蛤即今吴人所食花蛤,性寒味咸,利水胜热,然屡试而不效。尝考五倍子亦名文蛤,按法制之名百药煎,大能生津止渴,故尝用之,屡试屡验也。

文蛤散方

文蛤五两

上一味,杵为散,以沸汤五合,和服方寸匕。

小便不利者,有水气,其人苦渴,栝蒌瞿麦圆主之。

[注] 小便不利,水蓄于膀胱也,其人苦渴,水不化生津液

也。以薯蓣、花粉之润燥生津，而苦渴自止；以茯苓、瞿麦之渗泄利水，而小便自利；更加炮附宣通阳气，上蒸津液，下行水气，亦肾气丸之变制也。然其人必脉沉无热，始合法也。

栝蒌瞿麦丸方

栝蒌根（即花粉）二两　茯苓三两　薯蓣三两　附子（炮）一枚　瞿麦一两

上五味，末之，炼蜜丸梧子大，饮服三丸，日三服。不知，增至七八丸。以小便利，腹中温为知。

[集解] 李彣曰：此方与五苓散同为利水生津之剂。此用薯蓣即五苓用白术之义也。但五苓兼外有微热，故用桂枝走表；此内惟水气，故用附子温下也。

尤怡曰：此下焦阳弱气冷，而水气不行之证，故以附子益阳气，茯苓、瞿麦行水气，观方后云：腹中温为知，可以推矣。其人苦渴，则是水气偏结于下，而燥火独聚于上。夫上浮之焰，非滋不熄；下积之阴，非暖不消；而寒润辛温，并行不悖，此方为良法也。求变通者，于此三复焉。

小便不利，蒲灰散主之，滑石白鱼散，茯苓戎盐汤并主之。

[注] 无表里他证，小便不利而渴者，消渴水邪病也；小便不利不渴者，小便癃闭病也。主蒲灰散、滑石白鱼散者，蒲灰、乱发，血分药也。滑石、白鱼，利水药也。然必是水郁于血分，故并主是方也。观东垣以通关丸，治热郁血分之小便不利，则可知在血分多不渴也。主茯苓戎盐汤者，茯苓淡渗，白术燥湿，戎盐润下，亦必是水湿郁于下也。盐为渴者之大戒，观用戎盐则不渴可知也。

[集注] 魏荔彤曰：小便不利者，所因有不同，治法亦不一，仲师并列三方，以俟主治者择其善而从之。

蒲灰散方

蒲灰七分　滑石三分

上二味，杵为散，饮服方寸匕，日三服。

滑石白鱼散方

滑石二分　乱发（烧）三分　白鱼二分

上三味，杵为散，饮服半钱匕，日三服。

茯苓戎盐汤方

茯苓半斤　白术二两　戎盐弹丸大一枚

上三味，以水五升，煮取三升，分温三服。

淋之为病，小便如粟状，小腹弦急，痛引脐中。

［注］小便不利及淋病，皆或有少腹弦急，痛引脐中之证。然小便不利者，水道涩少而不痛，淋则溲数、水道涩少而痛，有不同也。小便溺出状如粟米者，即今之所谓石淋也。

淋家不可发汗，发汗必便血。

［注］淋家，湿热蓄于膀胱之病也。若发其汗，湿从汗去，热则独留，水腑告匮，热迫阴血从小便出，即今之所谓血淋也。

［集注］高世栻曰：淋家之膀胱津液先虚，故不可发汗，若发汗更夺其津液，则膀胱气竭，胞中并虚，故必便血。便血，溺血也。

▌水气病脉证并治第十五 ▌

少阴脉紧而沉，紧则为痛，沉则为水，小便即难。脉得诸沉者，当责有水，身体肿重。

［按］脉得诸沉者一条，乃始论水气病之脉，当列于篇首。但古本脉得诸沉之上，有"少阴脉紧而沉……"四句，文义不属，并有脱简，不释。

［注］咳喘而不肿胀，谓之痰饮；肿重而不咳喘，谓之水气。沉脉得于诸部，身体不肿重者，当责为气也；肿重者，当责有水也。以水蓄于里，故脉沉；水溢于表，故肿重也。

水病脉出者，死。

［注］水病肉肿，脉当不见，今脉出者，是气外散也，故死。

［集注］沈明宗曰：脉得诸沉，沉为气郁，不行于表，则

络脉虚,虚即水泛皮肤肌肉。故身体肿重,当责有水。但沉为正水,而正水乃阴盛阳郁,脉必沉极,若陡见浮起,是真气离根之象,故曰:水病脉出者死。若风、皮二水脉浮洪,不在此例。

问曰:病下利后渴饮水,小便不利,腹满阴肿者,何也? 答曰:此法当病水,若小便自利及汗出者,自当愈。

[注] 病下利则虚,其土伤其津也,土虚则水易妄行,津伤则必欲饮水。若小便自利及汗出者,则水精输布,何水病之有? 惟小便不利,则水无所从出,故必病水。病水者脾必虚,不能制水,故腹满也;肾必虚,不能主水,故阴肿也。于此推之,凡病后伤津,渴欲饮水,小便不利者,皆当防病水也。

[集注] 程林曰:病下利,则脾土衰而津液竭,故渴引饮;而土又不能制水,故小便不利;脾恶湿,故腹满;肾主水,故阴肿。此为病水无疑。若小便利则水行,汗出则水散,虽不药而亦自愈矣。

夫水病人,目下有卧蚕,面目鲜泽,脉伏,其人消渴。病水腹大,小便不利,其脉沉绝者,有水可下之。

[按] “其人消渴”之下,古本有“病水腹大,小便不利,其脉沉绝者,有水可下之”四句,与上文义不属,当另分为一条,在本门五条之次,始合里水脉证。

[注] 目下窠,太阴也。目下微肿,水也。惟土不能制水,则水泛溢为病,故水始病必先见微肿于目下也。有卧蚕状,水病证也;面目鲜泽,水病色也;沉甚脉伏,水病脉也;消渴引饮,水病因也,此皆水病先见之征也。

[集注] 赵良曰:《内经》曰:色泽者,病溢饮;溢饮者,渴而多饮,溢于肠胃之外。又曰:水阴也,目下亦阴也,腹者至阴之所居也,故水在腹,便目下肿也。《灵枢》曰:水始起也,目下微肿如蚕,如新卧起之状。其人初由水谷不化津液,以成消渴,必多饮,多饮则水积,水积则气道不宣,故脉伏矣。

沈明宗曰:水外走则泛溢于皮肤肌肉,内逆则浸淫于脏腑肠胃,相随胃脉上注于面,目下如卧蚕之状;水主明亮而光润,故面鲜泽,为水病之验也。然水病因阳微阴盛,经隧不利,所以脉伏,而胃中津液水饮,外溢皮肤肌肉,不溉喉舌,故作消渴,诚非真消渴也。

师曰:诸有水者,腰以下肿,当利小便;腰以上肿,当发汗乃愈。

[注] 诸有水者,谓诸水病也。治诸水之病,当知表里上下分消之法。腰以上肿者水在外,当发其汗乃愈,越婢、青龙等汤证也;腰以下肿者水在下,当利小便乃愈,五苓、猪苓等汤证也。

[集注] 赵良曰:身半以上,天之分,阳也;身半以下,地之分,阴也。而身之腠理行天分之阳,小便通地分之阴。故水停于天者,开腠理而水从汗散;水停于地者,决其出关而水自出矣。即《内经》开鬼门、洁净府法也。

尤怡曰:发汗、利小便,因其势而利导之也。

病水,腹大,小便不利,其脉沉绝者,有水,可下之。

[注] 上条为水之在外、在下者立法也。若水在里者,非其治矣。腹者至阴脾也,故病水必腹大也。水蓄于内,故小便不利也。其脉沉绝,即伏脉也。脉伏腹大,小便不利,里水已成,故可下之。十枣、神祐之类,酌而用之可也。

[集注] 程林曰:腹大者,为水在里;小便不利者,为水不行。是以脉必沉伏也,故宜下之以利其水。

里水者,一身面目黄肿,其脉沉,小便不利,故令病水;假如小便自利,此亡津液,故令渴也。越婢加术汤主之。

[按] "越婢加术汤主之"七字,当在后"太阳病,脉浮而紧条,发汗即愈"之下,文义始属。必是错简在此,观其里有水之文,自可知非越婢加术汤发表之药所能治矣。

[注] 此承上条,言里水未实,不可下、不可利之义也。里水者,谓里有水也。一身面目黄肿,有水之证也;脉沉,有水之脉也。虽有是证,脉犹必沉,渴而小便不利、腹大者,始为

里有水也。设不腹大满急,此里水未实,不可下也。若小便自利,此亡津液作渴,非里有水作渴,亦不可利小便也。

[集注]尤怡曰:里水,水从里积,与风水不同,故其脉不浮而沉,而盛于内者,必溢于外,故一身面目悉黄肿也。水病小便当不利,今反自利,则津液消亡,水病已,而渴病起矣。

越婢加术汤方见下

心下坚,大如盘,边如旋盘,水饮所作,枳实白术汤主之。

[注]心下坚,大如盘,边如旋盘,此里水所作也。似当下而不可下者,以坚大而不满痛,是为水气虚结,未可下也。故以白术倍枳实,补正而兼破坚,气行则结开,两得之矣。此里水不可下之和剂也。

[集注]赵良曰:心下,胃上脘也。胃气弱,则所饮之水入而不消,痞结而坚。必强其胃,乃可消痞。白术健脾强胃,枳实善消心下痞,逐停水,散滞气。

程林曰:此证如盘而不如杯,是水饮散漫之状也。以散漫于心下如盘,不必辛热之剂以发之,但用枳、术以散之,得腹中软而水自消矣。

沈明宗曰:见心下坚大如盘,当审虚实寒热,脉之浮沉、迟数、大小为异,毋得执方而误用也。

尤怡曰:言水饮所作者,所以别于气分也。气无形以辛甘散之,水有形以苦泄之。

枳实白术汤方

枳实七枚　白术二两

上二味,以水五升,煮取三升,分温三服。腹中软即当散也。

[集解]李彣曰:枳实消胀,苦以泄之也;白术去湿,苦以燥之也。后张元素治痞用枳术丸,亦从此汤化出。但此乃水饮所作,则用汤以荡涤之;彼属食积所伤,则用丸以消磨之。一汤一丸,各有深意,非漫无主张也。

跌阳脉当伏,今反紧,本自有寒,疝瘕,腹中痛,医反下之,下之则胸满短气。跌阳脉当伏,今反数,本自有热,消谷,小便数,今反不利,此欲作水。

[注] 此明里有水,兼寒、兼热,误下之义也。里水脉伏,非谓三部脉皆当伏,乃谓跌阳胃脉当伏也。若脉不伏反紧,其人必本自有寒也。水寒同病,则疝瘕腹中痛,医误以为里水而下之,水去寒留,更虚其中,故胸满短气也。若脉不伏反数,其人必本自有热也。水热同病,当消谷而小便数,不病水也,今小便反不利,此欲作水之病也。

[集注] 赵良曰:跌阳当伏者,非跌阳胃气之本脉也,为水蓄于下,其气伏,故脉亦伏。脉法曰:伏者为水。

魏荔彤曰:跌阳有水邪,则当伏,以胃阳为衣,湿阴寒所固闭,故阳明之脉不出也。今反紧,不惟水盛于里,而且寒盛于中矣。盖其人不止有水气之邪,而更兼平日有积寒疝瘕,腹中常常作痛,水邪中又兼寒邪也。医者不识其为阴寒,乃以为水邪可下,虽水下沉,而寒邪上逆,故胸满短气矣。此病跌阳脉当伏,今反数,为本自有热。然本自有热,则当消谷,小便数,大便坚,如伤寒胃实之证也。今小便反不利,则知为欲作水,与湿热之邪无疑也。

肝水者,其腹大,不能自转侧,胁下腹痛,时时津液微生,小便续通。

[注] 以上发明表里上下之水,以下发明五脏气血之水也。肝主筋,腹胁是其部也,水邪干之,外则筋缓不能自转侧,内则腹大、胁痛、淋溲也。

[集注] 魏荔彤曰:肝水者,水附肝,则肝水也。肝经有水,必存两胁,故腹大而胁下痛。少阳阴阳往来之道路,有邪窒碍,故不能自转侧。肝有水邪,必上冲胸咽,故时时津液微生,及上升而下降,小便不利者又续通,此水邪随肝木往来升降之气上下为患也。见此知肝经有水,当于肝脏治之也。

尤怡曰:肝之府在胁,而气连少腹,肝之水不行,则腹大不能转侧,胁下腹痛也。时时津液微生,小便续通者,肝喜冲逆而主疏泄,水液随之而上下也。

心水者,其身重,而少气不得卧,烦而躁,其人阴肿。

[按]"其人阴肿"四字,当在肾水条内,错简在此。

[注]心主脉,膻中是其部也。水邪干之,外则周身之脉不行,其身重也;内则少气心烦,不得卧而躁也。

[集注]程林曰:《内经》云:心主身之血脉。《上经》曰:水在心,心下坚筑短气,是以身重少气也。《内经》曰:诸有水病者,不得卧。夫心属火,水在心是以不得卧而烦躁也。

魏荔彤曰:夫水邪,亦积聚之类也。切近于其处,则伏留于是脏,即可以脏而名证。水附于心,则心水也。心经有水,四肢百骸,皆可灌注,故身重;气为水邪所阻,故少气;水邪逼处,神魂不安,故不得卧;神明扰乱,故躁而烦。见此知心经有水,当于心经治之也。

脾水者,其腹大,四肢苦重,津液不生,但苦少气,小便难。

[注]脾主腹,四肢是其部也。水邪干之,外则四肢苦重,内则腹大少气、小便难也。

[集注]魏荔彤曰:脾水者,水附于脾,则脾水也。脾专主腹,故腹大。脾主旋运,又主四肢,旋运不利,故四肢苦重。津液不生,气不行于上下,则阻碍不通,故上则苦少气,下则小便难。见此知有水在脾,当于脾脏治水也。

尤怡曰:脾主腹,而气行四肢,脾受水气则腹大,四肢重。津气生于谷,谷气运于脾,脾湿不运,则津液不生而少气,小便难者,湿不行也。

肺水者,其身肿,小便难,时时鸭溏。

[注]肺主气,皮毛是其部也。水邪干之,外则周身皮肿,内则不输小便。大肠乃其腑,水走大肠,故鸭溏也。

[集注]赵良曰:肺主皮毛,行荣卫与大肠合,今有水病,则水充满皮肤。肺本通调水道,下输膀胱为尿溺,今既不通,

水不得自小便出,反从其合,与糟粕混成鸭溏也。

魏荔彤曰:肺水者,水附于肺,则肺水也。肺主气,气引水行,亦能使之周身浮肿。肺不肃则气化壅,故小便难,小便难则清浊不分,故便鸭溏,此知为有水在肺,当于肺脏治水也。

尤怡曰:鸭溏如鸭之后,水粪杂下也。

肾水者,其腹大脐肿,腰痛不得溺,阴下湿,如牛鼻上汗,其足逆冷,面反瘦。

[按]"面反瘦"之下,当有上条"其人阴肿"四字。

[注] 肾主腰,足、阴是其部也。水邪干之,外则阴肿,阴下湿,足冷面瘦;内则腹大脐肿,腰痛不得溺也。此五者,指水气等胀为言,故俱不喘咳也。

[集注] 程林曰:肾者,胃之关也,关门不利,故令聚水而生病,是以有腹大脐肿之证也。腰者肾之外候,故令腰痛。膀胱者,肾之腑,故令不得溺也。以其不得溺,则水气不得泄,浸渍于睾囊而为阴汗,流注于下焦而为足冷。夫肾为水脏,又被水邪,则上焦之气血随水性而下趋,故其人面反瘦,非若风水、里水之面目浮肿也。

魏荔彤曰:肾水者,水附于肾,则肾水也。肾主少腹,少腹水湿固洇,故腹大脐肿腰痛。腰以下俱肾主之也,水湿在下焦,膀胱之气反塞,故不惟小便难,而且竟不得溺。阴寒下盛,故阴下湿如牛鼻上汗,冷而且粘,其足皆逆冷也。面乃阳之部位,下阴盛,上阳衰,故面必瘦,见此知水在肾,当于肾脏治水也。

尤怡曰:身半以下,肾气主之,水在肾,则腰痛脐肿腹大也。不得溺,阴下湿如牛鼻上汗,其足逆冷者,肾为阴,水亦为阴,两阴相得,阳气不行,而湿寒独胜也。面反瘦者,面为阳,阴盛于下,则阳衰于上也。

师曰:寸口脉沉而迟,沉则为水,迟则为寒,寒水相搏,趺阳脉伏,水谷不化,脾气衰则鹜溏,胃气衰则身肿。少阳

脉卑,少阴脉细,男子则小便不利,妇人则经水不通,经为血,血不利则为水,名曰血分。

[注] 寸口,两寸也。脉沉而迟,沉则为水,迟则为寒,水寒相搏于胸中,则阳气不运,故趺阳两关之脉伏而不起,水谷不化也。若脾气衰则鹜溏,胃气衰则身肿也。少阳右尺脉陷下,少阴左尺脉细小,亦因寒水大甚,命火受制,故男子水精不化,小便为之不利,女子血化为水,经水为之不通也。经血而曰经水者,以水为血之体也,女子以血为主,故曰:血分也。

[集注] 赵良曰:仲景脉法寸口多与趺阳合,何也? 盖寸口属肺,手太阴之所过,肺朝百脉,十二经各以其时,来见于寸口。脾、胃二经,出在右关。胃乃水谷之海,五脏皆禀气于胃,则胃又五脏之本,所以经脉尤为诸经之要领也。邪或干于胃者,必再就趺阳诊之。趺阳,胃脉之源也。

尤怡曰:此合诊寸口趺阳,而知为寒水胜,而胃阳不行也。胃阳不行,则水谷不化;水谷不化,则脾胃俱衰。脾气主里,故衰则鹜溏;胃气主表,故衰则身肿。少阳者生气也,少阴者地道也,而俱受气于脾胃,脾胃衰则少阳脉卑,而生气不荣,少阴脉细,而地道不通,男子则小便不利,妇人则经血不通。而其所以然者,则皆阳气不行,阴气乃结之故。曰血分者,谓虽病于水,而实出于血也。

师曰:寸口脉迟而涩,迟则为寒,涩为血不足;趺阳脉微而迟,微则为气,迟则为寒。寒气不足,则手足逆冷;手足逆冷,则荣卫不利;荣卫不利,则腹满肠鸣相逐,气转膀胱;荣卫俱劳,阳气不通,即身冷;阴气不通,即骨疼。阳气前通则恶寒,阴气前通则痹不仁。阴阳相得,其气乃行。大气一转,其气乃散。实则失气,虚则遗溺,名曰气分。

[按]"名曰气分"之下,当有下条,"桂枝去芍药加麻黄附子细辛汤主之",十五字。

[注] 寸口脉迟为寒,脉涩少血,趺阳脉微乏气,迟亦为寒。是则气血俱虚,为寒气所干,荣卫不利,阴阳不通,故身

寒骨痛,手足逆冷,腹满肠鸣,恶寒麻痹,失气遗溺也。此气血俱虚,寒气内客之气胀,故曰气分。而下条发明主治,用桂枝去芍药加麻黄附子细辛汤者,温养荣卫,阴阳发散,寒邪之气也。

[集注] 程林曰:气散必从前后而去,邪气实则失气于后,正气虚则遗溺于前也。

尤怡曰:微则为气者,为气不足也。寒气不足,该寸口、跌阳为言寒,而气血复不足也。寒气不足,则手足无气而逆冷,荣卫无源而不利,由是脏腑之中,真气不充,而客寒独胜,则腹满肠鸣相逐,气转膀胱而下输也。荣卫俱劳者,荣卫俱乏竭也。阳气温于表,故不通则身冷;阴气荣于里,故不通即骨疼。不通者,虚极而不能行,与有余而壅者不同。阳前通则恶寒,阴前通则痹不仁者,阳先行而阴不与俱行,则阴失阳而恶寒;阴先行而阳不与俱行,则阳独滞而痹不仁也。盖阴与阳常相须也,不可失,失则气机不续而邪乃著,不失则上下交通而邪不容。故曰:阴阳相得,其气乃行;大气一转,其气乃散。失气遗溺,谓分虚实而散也。曰气分者,谓寒气乘阳之虚,而病于气也。

气分,心下坚,大如盘,边如旋杯,水饮所作,桂枝去芍药加麻黄附子细辛汤主之。

[按]"气分,心下坚,大如盘,边如旋杯,水饮所作"之十六字,当是衍文,观心下坚之本条自知。"桂枝去芍药加麻黄附子细辛汤主之"十五字,当在上条气分之下,义始相属,正是气分之治法,必是错简在此。

桂枝去芍药加麻黄附子细辛汤方

桂枝三两　　生姜三两　　甘草二两　　大枣十二枚　　麻黄　细辛各一两　　附子(炮)一枚

上七味,以水七升,煮麻黄,去上沫,内诸药,煮取二升,分温三服。当汗出如虫行皮中即愈。

师曰:病有风水,有皮水,有正水,有石水,有黄汗。风

水其脉自浮，外证骨节疼痛，恶风；皮水其脉亦浮，外证腑肿，按之没指，不恶风，其腹如鼓，不渴，当发其汗；正水其脉沉迟，外证自喘；石水其脉自沉，外证腹满不喘；黄汗其脉沉迟，身发热，胸满，四肢头面肿，久不愈，必致痈脓。

[注] 风水得之内有水气，外感风邪。风则从上肿，故面浮肿，骨节疼痛恶风，风在经表也。皮水得之内有水气，皮受湿邪。湿则从下肿，故胕浮肿，其腹如鼓，按之没指，水在皮里也。非风邪，故不恶风，因水湿故不渴也。其邪俱在外，故均脉浮，皆当从汗从散而解也。正水水之在上病也，石水水之在下病也；故在上则胸满自喘，在下则腹满不喘。其邪俱在内，故均脉沉迟，皆当从下从温解也。黄汗者，汗出柏汁色也。其脉沉迟，脏内有寒饮；身发热者，经外有伏热。寒饮故胸满，四肢头面浮肿；伏热若久不愈，故必致痈脓也。由此推之，可知黄汗是内饮外热，蒸郁于中，从土化而成也。以黄汗而列水病之门者，亦因水之为病而肿也。

[集注] 程林曰：风水与皮水相类属表，正水与石水相类属里。但风水恶风，皮水不恶风；正水自喘，石水不自喘为异耳！

尤怡曰：风水，水为风搏，因风而病水也。风伤皮毛，而湿流关节，故脉浮恶风，而骨节疼痛也。皮水，水行皮中，内合肺气，故其脉亦浮，不兼风，故不恶风也。其腹如鼓，即《内经》鼕鼕然不坚之意。以其病在皮肤，而不及肠脏，故外有胀形，而内无喘满也。水在皮者，宜从汗解，故曰：当发其汗。正水，肾脏之水自盛也。石水，水之聚而不行者也。正水乘阳之虚，而浸及上焦，故脉沉迟而喘。石水因阴之盛而结于少腹，故脉沉腹满而不喘也。黄汗，汗出沾衣如柏汁，得之湿热交病，而湿居热外，其盛于上而阳不行，则身热胸满，四肢头面肿，久则浸及于里而荣不通，则逆于肉里而为痈脓也。

脉浮而洪，浮则为风，洪则为气。风气相搏，风强则为隐疹，身体为痒，痒为泄风，久为痂癞；气强则为水，难以俯仰。**风气相击,身体洪肿,汗出乃愈。恶风则虚。此为风水;不恶风者,小便通利,上焦有寒,其口多涎,此为黄汗。**

[按]"身体洪肿"之"洪"字,当是"浮"字。"此为黄汗"四字,当是衍文。

[注]六脉俱浮而洪,浮则为风,洪则为气。风气相搏之病,若风强于气,相搏为病,则偏于营,故为隐疹,身体为痒,痒者肌虚,为风邪外薄故也。名曰泄风,即今之风燥疮是也。故日久不愈,则成痂癞。痂癞,疥癣、疠癞之类是也。若气强于风,相搏为病,则偏于卫,故为水气,难以俯仰,即今之支饮喘满不得卧也。若风气两相强击为病,则为风水,故通身浮肿也。以上诸证皆属肌表,故当发汗,汗出乃愈也。风水无汗,当以越婢汤发汗,若汗出恶风则为表阳虚,故加附子也。若不恶风,小便通利,非表阳有寒,乃上焦有寒也。上焦有寒,惟兼病水者,则其人口内必多生涎沫也。

[集注]尤怡曰:风,天之气;气,人之气,是皆失其和者也。风湿相搏,风强则气从风而浸淫肌体,故为瘾疹;气强则风从气而鼓涌水液,故为水;风气并强,两相搏击,而水液从之,则为风水。汗之则风去而水行,故曰:汗出乃愈。若恶风者表虚也,不恶风而小便通利者,以上焦有寒不能约束津液,故其口多涎也。

寸口脉沉滑者,中有水气,面目肿大有热,名曰风水;视人之目裹上微拥,如蚕新卧起状,其颈脉动,时时咳,按其手足上,陷而不起者,风水。

[注]此承上条,详申风水之证脉也。寸口脉沉而滑,中有水气之诊也;面目肿大,中有水气之证也。有寒者,其脉沉迟,则为石水也。有热者,其脉沉滑,名曰风水也;视其人之目胞上微拥似蚕,如新卧起之状,人迎颈脉动甚,时咳,按其肿之手足,陷而不起者,皆风水之证也。

[集注]赵良曰:《内经》云:脉沉曰水,脉滑曰风,面肿曰风,目肿如新卧起之状曰水,颈脉动,喘咳曰水。又肾风者,

面跗庞然,少气时热,其有跗肿者,亦曰本于肾,名风水。皆出《内经》也。

程林曰:沉者就下之性,滑者流衍之象,故沉滑者,中有水也。面肿曰风,风郁于经则热,故面跗肿大有热,名曰风水。《内经》曰:诸有水者微肿,先见于目下也。水者阴也,目下亦阴也,腹者至阴之所居,故水在腹者,必使目下肿也。颈脉,人迎脉也,水邪干土,则颈脉动,水之本在肾,水之标在肺,故时时咳也。以手按其腹,随手而起,此属水胀,如按水囊者,必随手而起。今风水搏于手足,跗属肌肉之间,按而散之,猝不能聚,故陷下而不起也。

风水脉浮,身重,汗出恶风者,防己黄芪汤主之。腹痛加芍药。

[注]此承上条风水,详申其证,以明其治也。风水之病,外风内水也。脉浮恶风者风也,身重肿者水也。汗出表虚,故用防己黄芪汤,固表以散风水也。若腹痛,加芍药、甘草以调中也。

防己黄芪汤方见湿病中

太阳病脉浮而紧,法当骨节疼痛,反不疼,身体反重而酸,其人不渴,汗出即愈,此为风水。恶寒者,此为极虚,发汗得之。渴而不恶寒者,此为皮水。身肿而冷,状如周痹,胸中塞不能食,反聚痛,暮躁不得眠,此为黄汗,痛在骨节。咳而喘,不渴者,此为脾胀,其状如肿,发汗即愈。然诸病此者,渴而下利,小便数者,皆不可发汗。

[按]"脾胀"之"脾"字,当是"肺"字,是传写之讹。"发汗即愈"之下,当有前条"越婢加术汤主之"七字。

[注]此又详申风水、皮水、黄汗、肺胀四证之治法也。太阳病,谓头痛发热恶风也。脉浮而紧,似伤寒也,伤寒法当骨节疼痛,反不疼,身体反重而酸,面目浮肿,其人不渴,非伤寒也,乃风水也,发汗汗出即愈也。若愈后而恶寒者,此为过于发汗,极虚得之,当补表阳,自可愈也。有是证渴而不恶寒,

似传里也,但跗浮肿,其腹如鼓,乃皮水也。有是证胸中窒反聚痛,不能食,暮躁不得卧,似里实也;但身肿而冷,麻木如痹,此为欲作黄汗也。痛在骨节,似伤寒也,但其状如水肿,咳喘不渴,此为肺胀也。已上四证,皆初病皮毛,状类伤寒,故均以越婢加术汤主之,发汗即愈也。若渴而下利,小便数者,则津液已夺,故不可发汗也。

[集注] 赵良曰:"脾胀"恐是"肺"字之误。《灵枢经》云:肺是动则病,肺胀满膨膨而喘咳也。

魏荔彤曰:其状如肿者,按其手足,未至陷而不起,故曰如肿,似肿而实非肿也。

尤怡曰:太阳有寒则脉紧,骨疼有湿则脉濡,身重有风则脉浮、体酸,此明辨也。今得伤寒脉,而骨节不疼,身体反重而酸;即非伤寒,乃风水外胜也。风水在表而非里,故不渴,风固当汗,水在表者,亦宜汗,故曰:汗出即愈。然必气盛而实者,汗之乃愈,不然则其表益虚,风水虽解,而恶寒转增矣,故曰:恶寒者,此为极虚发汗得之。若其渴而不恶寒者,则非病风而独病水,不在皮外,而在皮中,视风水为较深矣,其证身肿而冷,状如周痹。周痹者,寒湿痹其阳也,皮水为水气淫于肤也。胸中窒不能食者,寒袭于外,而气窒于中也。反聚痛,暮躁不得眠者,热为寒郁,而寒甚于暮也。寒湿外淫,必流关节,故曰:此为黄汗,痛在骨节。其咳而喘不渴者,水寒伤肺,气攻于表,有如肿病,而实同皮水,故曰:发汗则愈。然而诸病若渴而下利,小便数者,则不可谓水气当汗而概发之也。仲景叮咛之意,岂非虑人之津液先亡也哉!或问:风水外证骨节疼,此云骨节反不痛,身体反重而酸,皮水不渴,此云渴何也?曰:风与水合而成病,其流注关节者,则为骨节疼痛;其浸淫肌体者,则骨节不疼,而身体酸肿,由所伤之处不同故也。皮水不渴者,非言皮水本不渴也,谓腹如鼓而不渴者,病方外盛而未入里,犹可发其汗也,此所谓渴而不恶寒者,所以别于风水之不渴而恶风也。

风水恶风,一身悉肿,脉浮不渴,续自汗出,无大热,越婢汤主之。恶风加附子。

[注] 此又承上条风水,互详其证而变其治也。风水之邪,全在表而不在里,故恶风一身悉肿,脉浮不渴也。初本无汗,身无大热,续自汗出而不恶风寒,表不虚也,故用越婢汤以发之。若恶风甚者,表阳虚也,前方加附子一枚,以补其在表之阳也。

越婢汤方

麻黄六两　　石膏半斤　　生姜三两　　甘草二两　　大枣十五枚

上五味,以水六升,先煮麻黄,去上沫,内诸药,煮取三升,分温三服。

恶风者,加附子一枚,炮。风水,加术四两。

皮水为病,四肢肿,水气在皮肤中,四肢聂聂动者,防己茯苓汤主之。

[注] 此承皮水,互详其证,以明其治也。皮水之病,是水气相搏,在皮肤之中,故四肢聂聂瞤动也,以防己茯苓汤补卫通荣,祛散皮水也。

[集注] 沈明宗曰:此邪在皮肤而肿也。风入于卫,阳气虚滞,则四肢肿。经谓结阳者肿四肢,即皮水也。皮毛受风气虚而肿,所谓水气在皮肤中,邪正相搏,风虚内鼓,故四肢聂聂而动,是因表虚也。盖三焦之气,同入膀胱,而行决渎,今水不行,则当使小便利而病得除。故防己、茯苓除湿而利水,以黄芪补卫而实表,表实则邪不能容,甘草安土而制水邪,桂枝以和荣卫,又行阳化气而实四末,俾风从外出,水从内泄矣。

防己茯苓汤方

防己三两　　黄芪三两　　桂枝三两　　茯苓六两　　甘草三两

上五味,以水六升,煮取二升,分温三服。

里水,越婢加术汤主之,甘草麻黄汤亦主之。

[按]"里水"之"里"字,当是"皮"字,岂有里水而用麻黄之理?阅者自知,是传写之讹。

[注]皮水表虚有汗者,防己茯苓汤固所宜也。若表实无汗有热者,则当用越婢加术汤。无热者,则当用甘草麻黄汤发其汗,使水外从皮去也。

越婢加术汤方

于越婢汤中加术四两。

甘草麻黄汤方

甘草二两　麻黄四两

上二味,以水五升,先煮麻黄,去上沫,内甘草,煮取三升,温服一升,重覆汗出,不汗再服,慎风寒。

厥而皮水者,蒲灰散主之。

[按]"厥而"二字,当是衍文。

[注]水在皮肤,浸淫日久,必然腐溃而出水也,当以蒲灰散敷之,以燥水也。

蒲灰散方 见消渴中

水之为病,其脉沉小,属少阴。浮者为风,无水。虚胀者为气水,发其汗即已。脉沉者,宜麻黄附子汤;浮者,宜杏子汤。

[按]"为气水"之"气"字,当是"风"字,若是"气"字,则无发汗之理,且通篇并无气水之病。

[注]水之为病,其脉沉小,属少阴水也,今脉不沉小而浮,浮者为风,非少阴水也。若无水虚胀者,为风水也,风水发其汗即已。风水脉沉者,宜麻黄附子汤汗之;脉浮者,宜杏子汤汗之。

麻黄附子汤方

麻黄三两　甘草二两　附子（炮）一枚

上三味,以水七升,先煮麻黄,去上沫,内诸药,煮取二升半,温服八分,日三服。

[集解]沈明宗曰:麻黄附子汤,今人置之不讲,余特举

而明之。麻黄、附子通阳开窍,治水妙剂。今人惟用肾气汤、丸,壅补其内,致阳气不宣,转补转壅,邪无出路,水肿日增,咳血而死者,不知凡几矣。

杏子汤方

麻黄四两　杏仁五十个　甘草(炙)二两

上水七升,先煮麻黄,减二升,去上沫,内诸药煮取三升,去滓,温服一升,得汗止服。

问曰:黄汗之为病,身体肿,发热,汗出而渴,状如风水,汗沾衣,色正黄如柏汁,脉自沉,何从得之? 师曰:以汗出入水中浴,水从汗孔入得之,宜黄芪芍药桂枝苦酒汤主之。

[注] 此承黄汗,互详其证,以明其治也。黄汗属湿,故身体肿;属风,故发热、汗出而渴。状如风水者,谓面目浮肿也。汗沾衣,色正黄如柏汁,谓汗出粘黄也。脉自沉者,谓从水得之也。究其得之之由,以汗出入冷水中浴,则悽怆之寒内入,遏郁汗液于肌腠,从土蒸化而出,故色黄也。宜黄芪、桂枝解肌邪,以固卫气;白芍、苦酒止汗液,以摄营气。营卫调和,其病已矣。

[集注] 程林曰:汗出则玄府开,入水浴则悽怆之水寒,藏留于腠理皮肤之中,则身肿发热也。汗出沾衣如柏汁,则津液内竭,是以汗出而渴也。身肿虽状如风水,但风水之脉不沉、汗不黄、口不渴为异耳!

李升玺曰:按汗出浴水,亦是偶举一端言之耳。大约黄汗由脾、胃湿久生热,积热成黄,湿热交蒸而汗出矣。

魏荔彤曰:黄汗者,汗出之色黄而身不黄,与发黄之证不同也。

尤怡曰:黄汗之病,与风水相似。但风水脉浮,而黄汗脉沉;风水恶风,而黄汗不恶风为异。其汗沾衣,色正黄如柏汁,则黄汗之所独也。风水为风气外合水气,黄汗为水气外合热气,热被水遏,互郁交蒸,汗液则黄。用黄芪、桂枝,芍药三味,行阳以益阴,则荣气和而卫气周,盖欲使荣卫大行,而邪气毕达耳。

黄芪芍药桂枝苦酒汤方

黄芪五两　芍药三两　桂枝三两

上三味,以苦酒一升,水七升相和,煮取三升,温服一升。当心烦,服至六七日乃解。若心烦不止者,以苦酒阻故也。

[方解] 服后心烦者,以苦酒止汗太急也。盖汗出于心,急止之,则不得出,故心烦也。至六七日乃解者,正复而邪自退也。

[集解] 魏荔彤曰:古人称醋为苦酒,非另有所谓苦酒也。美酒醯,即人家所制社醋,即镇江红醋是也。又醋之劣者,即白酒醋,各处皆是,总以社醋入药。

尤怡曰:苦酒阻者,欲行而未得遽行,久积药力乃自行耳。故曰:服至六七日乃解。

黄汗之病,两胫自冷;假令发热,此属历节。食已汗出,又身常暮卧盗汗出者,此劳气也。若汗出已,反发热者,久久其身必甲错;发热不止者,必生恶疮。若身重,汗出已辄轻者,久久必身𥆧,𥆧即胸中痛;又从腰以上必汗出,下无汗,腰髋弛痛,如有物在皮中状,剧者不能食,身疼重,烦躁,小便不利,此为黄汗,桂枝加黄芪汤主之。

[按] 此承黄汗,详申其证也。但文义未属,必是错简,不释。

桂枝加黄芪汤方

桂枝　芍药各二两　甘草二两　生姜三两　大枣十二枚
黄芪二两

上六味,以水八升,煮取三升,温服一升,须臾,饮热稀粥一升余,以助药力,温覆取微汗,若不汗更服。

寸口脉浮而迟,浮脉则热,迟脉则潜,热潜相搏,名曰沉。趺阳脉浮而数,浮脉即热,数脉即止,热止相搏,名曰伏。沉伏相搏,名曰水。沉则络脉虚,伏则小便难,虚难相

搏,水走皮肤,即为水矣。

〔按〕此条文义不属,不释。

寸口脉弦而紧,弦则卫气不行,即恶寒,水不沾流,走于肠间。

〔按〕此条必有脱简,不释。

问曰:病者苦水,面目、身体、四肢皆肿,小便不利。脉之,不言水,反言胸中痛,气上冲咽,状如炙肉,当微咳喘。审如师言,其脉何类? 师曰:寸口脉沉而紧,沉则为水,紧则为寒;沉紧相搏,结在关元;始时当微,年盛不觉,阳衰之后,荣卫相干;阳损阴盛,结寒微动,肾气上冲,咽喉塞噎,胁下急痛。医以为流饮,而大下之。气击不去,其病不除;后重吐之,胃家虚烦;咽燥欲饮水,小便不利,水谷不化,面目手足浮肿。又与葶苈丸下水,当时如小差,食饮过度,肿复如前,胸胁苦痛,象若奔豚,其水扬溢,则浮咳喘逆。当先攻击冲气,令止,乃治咳,咳止其喘自差,先治新病,病当在后。

〔按〕此条文义不属,不释。

御纂医宗金鉴卷二十二

黄疸病脉证并治第十六

寸口脉浮而缓，浮则为风，缓则为痹，痹非中风。四肢苦烦，脾色必黄，瘀热以行。趺阳脉紧而数，数则为热，热则消谷；紧则为寒，食即为满。尺脉浮为伤肾，趺阳脉紧为伤脾。风寒相搏，食谷即眩，谷气不消，胃中苦浊，浊气下流，小便不通，阴被其寒，热流膀胱，身体尽黄，名曰谷疸。额上黑，微汗出，手足中热，薄暮即发，膀胱急，小便自利，名曰女劳疸，腹如水状，不治。心中懊恼而热，不能食，时欲吐，名曰酒疸。

〔注〕寸口脉浮而缓，浮则为风，缓则为痹，痹非中风，前已详言之矣。今趺阳紧数而尺脉浮，四肢苦烦，身面色黄，乃疸病也。黄，土色也，土病则见之。土属脾胃，脾为阴土主湿，胃为阳土主热，故凡病疸，皆为湿瘀热郁也，行于外则必四肢苦烦、身面发黄也。盖其人素有湿热，外被风寒相搏，内为女劳所伤，及食谷饮酒，或与湿瘀，或与热郁，皆能为是病也。若胃脉数，是热胜于湿，则从胃阳热化，热则消谷，故能食而谓之阳黄。若胃脉紧，是湿胜于热，则从脾阴寒化，寒则不食，故食即满而谓之阴黄也。阳黄则为热疸、酒疸，阴黄则为女劳疸、谷疸也。若尺脉不沉而浮，则为伤肾，肾伤病疸，亦为女劳疸也。胃脉不缓而紧，则为伤脾，脾伤病疸，亦为谷疸也。谷疸则食谷即满，谷气不消，胃中苦浊，清气阻于上行，故头眩也；浊气流于膀胱，故小便不通也。女劳疸则额上黑，肾病色也；微汗出，湿不瘀也；五心热，薄暮发，肾阴热也；膀胱急，小便利，下焦虚也。腹满如水状，脾肾两败，故谓不治也。若心中懊恼，热不能食，时欲吐，小腹满，小便不利，虽见目青面黑，必是酒疸病也。

脉沉,渴欲饮水,小便不利者,皆发黄。

[注]脉沉,主里也;渴欲饮水,热瘀也;小便不利,湿郁也;热瘀湿郁于里,故发黄也。首条谓脉浮缓、紧数皆令发黄,是得之于外因也;此条脉沉亦令发黄,是得之于内因也,故治黄有汗、下二法也。

[集注]李彣曰:脉沉而渴,渴欲饮水,小便不利,则湿热内蓄,无从分消,故发黄也。

疸而渴者,其疸难治;疸而不渴者,其疸可治。发于阴部,其人必呕;发于阳部,其人振寒而发热也。

[注]未成疸前,小便不利而渴者,是欲作疸病也。已成疸后而渴者,是热深不已,故难治也;不渴者是热浅将除,故可治也。疸发于阴者,人必呕逆。呕逆者,阴里为之也。发于阳者,人必振寒发热。寒热者,阳表为之也。此以渴不渴,别疸之难治、可治;以呕逆、寒热,辨黄之在表、在里也。

[集注]程林曰:黄家以湿热相搏,有口燥、鼻燥而未至于渴,渴则津液内消,邪气独胜;不渴则津液未竭,正气未衰,治之所以分难易也。阴主里,湿胜于里则呕;阳主表,热胜于表则振寒发热也。此条辨疸证之渴与不渴,有轻重表里之分也。

尤怡曰:疸而渴,则热方炽,而湿且日增,故难治;不渴则热已减,而湿亦自消,故可治。阴部者,里之脏腑,关于气,故呕;阳部者,表之躯壳,属于形,故振寒而发热。此阴阳内外浅深微甚之辨也。

腹满,舌痿黄,躁不得睡,属黄家。

[按]"舌痿黄"之"舌"字,当是"身"字,必传写之讹。

[注]身痿而黄,腹满而躁不得睡者,属黄家之病,在里,当下之也。

[集注]徐彬曰:腹满,里证也,乃有腹满而加身痿黄,躁不得眠,瘀热外行,此发黄之渐也。故曰:属黄家。

诸黄家病,但利其小便。假令脉浮者,当以汗解之,宜

桂枝加黄芪汤主之。

[注] 诸黄家病,谓一切黄家病也。黄病无表里证,热盛而渴者,当清之,湿盛小便不利者,但当利其小便。假令脉浮则为在表,当以汗解之,宜桂枝加黄芪汤。于此推之,可知脉沉在里,当以下解之也。

[集注] 高世栻曰:利小便,乃黄家一定之法,故曰诸病黄家,但利小便。然亦自有宜汗者,故又曰:假令脉浮为在表,当以汗解之。汗解之法,宜桂枝加黄芪汤,用桂枝汤以解肌,肌解则汗自出,加黄芪以助表,表和则营卫亦通矣。

桂枝加黄芪汤方 见水气病中

师曰:病黄疸,发热、烦喘、胸满、口燥者,以病发时,火劫其汗,两热相得。然黄家所得,从湿得之,一身尽发热而黄,肚热,热在里,当下之。

[注] 此详申黄疸误用火汗之为病也。病疸者,湿热也。今湿淫于内,则胸满烦喘;热淫于内,则发热口燥。若病发时,复以火劫其汗,则为两热相合。盖黄家所得,由湿得之,则一身必尽热,而身面即发黄也。今因火劫误汗而发黄,虽有表热,则不当汗也,但扪其肚热,其热在里,当下之以去其热也。

[集注] 程林曰:湿淫于内,则烦喘胸满;热淫于内,则发热口燥;复以火迫劫其汗,反致两热相搏。殊不知黄家之病,必得之湿热瘀于脾土,故一身尽发热而黄,正以明火劫之误也。若肚有热,则热在腹,可下之以去其湿热。

黄疸腹满,小便不利而赤,自汗出,此为表和里实,当下之,宜大黄硝石汤。

[注] 此承上条,互详其证,以明其治也。腹满、小便不利而赤,是热在里,其人自汗出,此为表和里实也,宜大黄硝石汤下之。

大黄硝石汤方

大黄　黄柏　硝石各四两　栀子十五枚

上三味,以水六升,煮取二升,去滓,内硝更煮,取一升,顿服。

[集解]李彣曰:腹满、小便不利而赤,里病也。自汗出,表和也。里病者,湿热内甚,用栀子清上焦湿热,大黄泻中焦湿热,黄柏清下焦湿热,硝石则于苦寒泻热之中,而有燥烈发散之意,使药力无所不至,而湿热悉消散矣。

黄疸病,茵陈五苓散主之。 一本云:茵陈汤及五苓散并主之。

[按]"黄疸病"之下,当有"小便不利者"之五字,茵陈五苓散方有着落。必传写之遗。

[注]黄疸病,脉沉腹满在里者,以大黄硝石汤下之;脉浮无汗在表者,以桂枝加黄芪汤汗之;小便不利者,不在表里,故以茵陈五苓散主之。

茵陈五苓散方

茵陈蒿末十分　五苓散五分　方见痰饮中

上二味和,先食饮服方寸匕,日三服。

[集解]尤怡曰:此正治湿热成疸者之法,茵陈散热郁,五苓利湿瘀也。

黄疸病,小便色不变,欲自利,腹满而喘,不可除热,热除必哕。哕者,小半夏汤主之。

[注]黄疸病小便当赤,今不赤而白,且欲自利,虽腹满而喘,是湿盛无热,阴黄证也,切不可除热。若除热以凉药下之,则胃必寒而作哕。哕者主之以小半夏汤,以止哕也。

[集注]李彣曰:小便色不变欲自利,里无实可知,腹满而喘,脾气虚而肺气不利耳!用苦寒药攻里除热,则胃寒而虚气上逆,故哕,宜小半夏汤散逆止哕。

高世栻曰:小便色不变,非赤也;欲自利,非下利也。若腹满而喘,虽似里实,不可投寒剂以除热,如大黄硝石汤,不可用也。若投寒剂而除热,则必哕。哕,呃逆也。半夏生姜辛温散寒,故哕者,当以小半夏汤主之也。

小半夏汤方见痰饮中

黄疸之病,当以十八日为期,治之十日以上瘥,反剧为难治。

〔注〕疸病属脾,脾主土,土无定位,寄旺于四季之末,各十八日。期之十八日者,土旺之日也,故治十日以上当瘥,而不逾十八日之外也。若逾十八日不瘥而反剧者,则土衰矣。故曰:难治。

〔集注〕高世栻曰:十八日,乃脾土寄旺于四季之期。十日,土之成数也。黄疸之病在于脾土,故当以十八日为期。然治之宜先,故治之十日以上即当瘥。至十日以上不瘥,而疸病反剧者,是谓难治,谓土气虚败不可治也。

谷疸之为病,寒热不食,食即头眩,心胸不安,久久发黄为谷疸,茵陈蒿汤主之。

〔注〕此详申谷疸之为病也。未成谷疸之时,其人多病寒热。寒热作时,则不能食;寒热止时,则或能食,虽能食,然食后即头晕目眩,心烦不安。此为湿瘀热郁而内蒸,将作谷疸之征也。久久身面必发黄,为谷疸矣。宜茵陈蒿汤利下,使从大、小二便而出之。

茵陈蒿汤方

茵陈蒿六两　　栀子十四枚　　大黄二两

上三味,以水一斗,先煮茵陈,减六升,内二味,煮取三升,去滓,分温三服。小便当利,尿如皂角汁状,色正赤,一宿腹减,黄从小便去也。

阳明病,脉迟者,食难用饱,饱则发烦,头眩,小便必难,此欲作谷疸。虽下之,腹满如故,所以然者,脉迟故也。

〔注〕谷疸属胃热,脉当数,今脉迟,脾脏寒也。寒不化谷,所以虽饥欲食,食难用饱,饱则烦闷,胃中填塞健运失常也。清者阻于上升,故头眩;浊者阻于下降,故小便难也。此皆欲作谷疸之征。其证原从太阴寒湿郁黩而生,若误以为阳明热湿发黄,下之虽腹满暂减,顷复如故。所以然者,脉迟寒

故也。此发明欲作谷疸,属脾阴寒化而不可下者也。

〔集注〕程林曰:脉迟为寒,寒不杀谷,故食难用饱。饱则谷气不消,胃中苦浊,浊气蕴蓄则发烦,熏蒸则作眩也。小便难者,以脉迟则无阳以施化浊气,但留于胃而不宣,是以欲作谷疸。若下之,徒虚其胃而腹满如故也,所以然者,以脉迟为寒之故也。

黄家,日晡所发热,而反恶寒,此为女劳得之,膀胱急,少腹满,身尽黄,额上黑,足下热,因作黑疸,其腹胀如水状,大便必黑,时溏,此女劳之病,非水也,腹满者难治,硝石矾石散主之。

〔注〕此详申女劳疸之为病。黄疸日晡所发热,乃阳明热症,当不恶寒也;而反恶寒者,非阳明热症,此或为女劳得之也。女劳得之疸证,虽膀胱急,少腹满,而小便自利;身虽尽黄,而额上则黑;虽发热,惟足下甚。此少阴热,因作黑疸也。故腹胀如水状,而大便必黑,时溏,知非水胀病,乃为女劳得之疸胀病也。时溏黑色者,亦脏病及血之征也。血病者颜必变,岂有色黑而血不病者乎? 女劳疸腹满者为难治,以其脾肾两败也。以硝石入血消坚,矾石入气胜湿,然此方治标固宜,非图本之治。世久书讹,姑辨其理也。

〔集注〕尤怡曰:黄家,日晡所本当发热,今发热而反恶寒者,此为女劳得之疸也。热在胃浅而肾深,故热深则先反恶寒也。膀胱急,额上黑,足下热,大便黑,皆肾热之征。虽少腹满胀有如水状,而实为肾气不行,非脾湿而水不行也。惟是证兼腹满,则脾肾并伤,而其治为难耳! 硝石咸寒除热,矾石除痼热在骨髓,骨与肾合,用以清肾热也。大麦粥和服,恐伤胃也。

硝石矾石散方

硝石　矾石(烧)等分

上二味为散,以大麦粥汁和,服方寸匕,日三服。病随大小便去,小便正黄,大便正黑,是候也。

男子黄,小便自利,当与虚劳小建中汤。

[注] 妇人产后经崩,发黄色者,乃脱血之黄色,非黄疸也。今男子黄而小便自利,则知非湿热发黄也。询知其人必有失血亡血之故,以致虚黄之色外现。斯时汗、下、渗、利之法俱不可施,惟当与虚劳失血同治,故以小建中汤调养营卫,黄自愈矣。

[集注] 高世栻曰:女为阴,男为阳;阴主血,阳主气。男子黄,阳气虚也。黄者土之色,阳气虚而土色外呈。中无湿热,故小便自利。此为虚也,故当以小建中汤和其阴阳,调其血气也。本论《血痹虚劳篇》有小建中汤主治虚劳,故曰:虚劳小建中。意谓此男子黄而小便利,亦为虚劳之证云尔。

小建中汤方 见虚劳中

酒黄疸者,或无热谵言,小腹满欲吐,鼻燥。其脉浮者,先吐之;沉弦者,先下之。

[注] 此详申酒疸之为病也。酒体湿而性热,过饮之人必生湿热为疸病也。无热,无外热也;谵语、鼻燥,有内热也;小腹满,湿热蓄于膀胱也;欲吐,湿热酿于胃中也。其脉浮者,酒热在经,先吐之以解外也;沉弦者酒饮在里,先下之以解内也。

[集注] 李彣曰:胃足阳明之脉,起于鼻之交頞中,故鼻燥也。

夫病酒黄疸,必小便不利,其候心中热,足下热,是其证也。

[注] 此详酒疸之病。湿热生也,必小便不利。其候心中热,胃腑热也;足下热,胃经热也。是其酒疸之证也。

[集注] 程林曰:夫小便利则湿热行,不利则湿留于胃,胃脉贯膈下足跗,上熏胃脘则心中热,下注足跗,则足下热也。

酒疸,心中热,欲吐者,吐之愈。

[注] 此详申酒疸宜吐之治也。酒疸,心中热、欲吐者,谓胃中烦乱懊憹欲吐,非吐之不能愈也。

［集注］程林曰：后证热深则懊憹欲吐，今微热则心中热亦欲吐。病属上焦，故吐之可愈也。

酒黄疸，心中懊憹，或热痛，栀子大黄汤主之。

［注］此详申酒疸宜下之治也。酒黄疸，谓因饮酒过度而成黄疸也。心中懊憹欲吐，或自吐之而愈，或服栀子豉汤吐之而愈，皆可也。若心中懊憹不欲吐，或心中热痛，皆非吐之可愈，故以栀子大黄汤下之愈也。

栀子大黄汤方

栀子十四枚　　大黄一两　　枳实五枚　　豉一升

上四味，以水六升，煮取三升，分温二服。

［集解］魏荔彤曰：酒黄疸，心中懊憹或热甚而痛，栀子大黄汤主之，盖为实热之邪立法也。酒家积郁成热，非此不除也。

酒疸下之，久久为黑疸，目青面黑，心中如啖蒜齑状，大便正黑，皮肤爪之不仁，其脉浮弱，虽黑微黄，故知之。

［注］酒疸，心中懊憹，或心中热痛，脉沉实者，当下之。若心中热欲吐，脉浮弱者，当吐之，而反下之则为逆也。若其人素有劳倦，下之则热入于脾，顷时腹满如故，则成谷疸也。若其人素有女劳，下之则热入于肾，虽黄微黑，久久必变为黑疸也。目青者精伤也，面黑者肾伤也，心中如啖蒜齑状，胃伤也；大便黑色，血伤也；皮肤不仁，血痹也。此等证皆因酒疸脉浮弱者，应吐而反下之之误使然也。

［集注］赵良曰：酒疸之黑，非女劳疸之黑也。盖女劳之黑，肾气所发也；酒疸之黑，败血之黑也。因酒之湿热伤脾胃，脾胃不和，阳气不化，阴气不运，若更下之，久久则运化之用愈耗矣。气耗血积故腐瘀，浊色越出面为黑，味变于心咽作嘈杂，心辣如啖蒜齑状。荣血衰而不行于皮肤，抓之不仁；输于大肠，便如黑漆。其目青与脉浮弦，皆血病也。

诸黄，猪膏发煎主之。

［按］诸黄，谓一切黄也。皆主猪膏发煎，恐未必尽然。

医者审之,此必有脱简也。

[集注] 程林曰:扁鹊有《黄经》《明堂》,有烙三十六黄法,皆后人所未见,唯《圣济总录》载三十六黄,方论详明,治法始备。今猪膏发煎,能治诸黄,当是黄之轻者,可从小便而去,至若阴黄、急黄、女劳之属,岂猪膏发煎所能治乎?医者审之。

猪膏发煎方

猪膏半斤　乱发如鸡子大三枚

上二味,和膏中煎之,发消药成,分再服,病从小便出。

诸黄,腹满而呕者,宜柴胡汤。

[注] 呕而腹痛,胃实热也,然必有潮热便硬,始宜大柴胡汤两解之;若无潮热便软,则当用小柴胡汤去黄芩加芍药和之可也。

[集注] 程林曰:呕而腹满,视其前后,知何部不利,利之则愈。今黄家腹痛而呕,应内有实邪,当是大柴胡汤以下之。若小柴胡,则可止呕,未可疗腹痛也。

柴胡汤方见寒疝呕吐中

呕吐哕下利病脉证并治第十七

夫呕家有痈脓,不可治呕,脓尽自愈。

[注] 呕家,呕吐或谷、或水、或痰涎、或冷沫,今呕而有脓,此内有痈,脓溃而呕,非呕病也,故曰:不可治呕,脓尽自愈。

[集注] 赵良曰:经云:热聚于胃口而不行,胃脘为壅。胃脘属阳明经,阳明气逆则呕,故脓不自咳出,从呕而出,此痈之在胃脘上口者也。若过半中,在肺之下者,脓则不从呕出而从大便出矣。

程林曰:夫痈溃则为脓,脓上出必令呕,故不必治其呕,脓尽则呕自止也。

先呕却渴者,此为欲解;先渴却呕者,为水停心下,此

属饮家。

〔注〕呕病后渴饮而不呕,为胃气和,此欲解也。因渴而后呕,呕而复渴,为水停心下,此属饮家之呕,非呕病也。

〔集注〕赵良曰:呕则饮去,饮去则阳气回,津液犹未布,故渴耳。虽渴,终以邪去正回而必解也。先渴却呕者,即前痰饮条中,小半夏茯苓汤之证也。

程林曰:先呕却渴者,为呕后而胃无津液,得水和之即愈;先渴却呕者,本渴而饮水,水停胃中作呕也,故属水饮。

尤怡曰:呕家必有停痰宿水。先呕却渴者,痰水已去,而胃气将复也,故曰:此为欲解。先渴却呕者,因热饮水过多,热虽解而饮旋积也,此呕因积饮所致,故曰:此为饮家。

呕家本渴,今反不渴者,以心下有支饮故也,此属支饮。

〔注〕呕病之人,津液已伤,本应渴也;今反不渴者,以心下素有支饮故也,此属支饮之呕,非呕病也。

〔集注〕徐彬曰:支饮者,偏旁而不中正也。

高世栻曰:支饮者,水气循经,屈曲旁行,其形如肿是也。支饮而呕,故曰:此属支饮。《饮咳篇》云:呕家本渴,渴为欲解,今反不渴,心下有支饮故也,小半夏汤主之。

诸呕吐,谷不得下者,小半夏汤主之。

〔注〕此详诸呕吐之病,以明其治也。呕者,有声有物之谓也;吐者,有物无声之谓也。凡诸呕吐,饮食不得下咽者,主之小半夏汤,降逆安胃也。

〔集注〕赵良曰:呕吐,谷不得下者,有寒有热,不可概论也。食入即吐,热也;朝食暮吐,寒也。此则非寒非热,由中焦停饮,气结而逆,故用小半夏汤。

沈明宗曰:此痰饮多而致呕之方也。外邪内入而呕,必自饮食稍进;此痰饮多而外邪少,拒格胸胃之间,气逆而谷不得入,故用生姜散邪,半夏以消痰饮而止呕逆。

小半夏汤方见痰饮中

呕吐而病在膈上，后思水者，解，急与之；思水者，猪苓散主之。

[注] 此详申上条饮呕，以明其治也。呕吐病后，则伤膈上津液，若思水者，急与饮之，不复呕吐者，是病去胃和自解也。思水者，与饮之而仍呕吐者，是病未除而有水饮也。主之猪苓散者，利水以止呕吐也。

[集注] 程林曰：上章言先呕却渴，此为欲解；今呕吐而病在膈上，后思水者解，亦与上证不殊，故急与之以和胃。然思水之人，又有得水而贪饮，则胃中热少不能消水，更与人作病，故思水者，用猪苓散以散水饮。

魏荔彤曰：呕吐而病在膈上，后思水者，欲解之征也，即论中所言，先呕后渴，此为欲解之义也。急与之，呕吐后伤津液，水入而津液可复也。若夫未曾呕吐即思水者，即论中所言，先渴却呕之证也，是为水停心下，应治其支饮，而渴方愈也。主以猪苓散，利水补土，以治湿邪者，治渴而即以治上逆之呕吐也。

猪苓散方

猪苓　茯苓　白术各等分

上三味，杵为散，饮服方寸匕，日三服。

呕而发热者，小柴胡汤主之。

[注] 呕而腹满是有里也，主之大柴胡汤，攻里以止呕也；今呕而发热，是有表也，主之小柴胡汤，和表以止呕也。

[集注] 程林曰：经曰：呕而发热者，柴胡汤证具。夫呕家未有发热者，以发热属半表半里，故与小柴胡汤以和之。

李彣曰：伤寒发热者为表证，然邪欲侵里，里气拒而不纳，则逆而作呕，此半表半里证也。小柴胡为治半表半里，和解之剂。

小柴胡汤方

柴胡半斤　黄芩三两　人参三两　甘草三两　半夏半升

生姜三两　大枣十二枚

上七味,以水一斗二升,煮取六升,去滓,再煎取三升,温服一升,日三服。

呕而脉弱,小便复利,身有微热,见厥者难治,四逆汤主之。

[注] 呕而心烦,心中懊憹,内热之呕也。今呕而脉弱,正气虚也;小便复利,中寒盛也。身有微热而复见厥,曰难治者,此为寒盛格热于外,非呕而发热者比,故以四逆汤胜阴回阳也。

[集注] 高世栻曰:呕者水去,寒犹在上,小便当少。今复利者,寒亦在下也。脉弱者,气衰于内。身微热者,格阳于外。呕证如是,则上下寒而内外虚。若见手足逆冷而厥者,则表里阴阳之气,不相顺接,故为难治。四逆汤主之,生附子壮火回阳以治厥,干姜温脾暖胃以治呕,甘草安中调上下以治内外也。

四逆汤方

附子(生用)一枚　干姜一两半　甘草(炙)二两

上三味,以水三升,煮取一升二合,去滓,分温再服。强人可大附子一枚,干姜三两。

呕而胸满者,茱萸汤主之。

[注] 呕逆之气上冲于胸,胸中气实,则不受邪,必不满也;若胸中气虚,客寒邪气得以留连,故胸满也。主之吴茱萸汤,补正气,降邪气也。

[集注] 徐彬曰:胸乃阳位,呕为阴邪,使胸之阳气足以御之则不呕,呕亦胸中无恙也。乃呕而胸满,是胸虚邪客,不但胃不和矣。虚邪属阴,故以吴茱萸之苦辛温,善驱浊阴者为君,人参补虚为佐,而以姜、枣宣发上焦之正气也。

茱萸汤方

吴茱萸一升　人参三两　生姜六两　大枣十二枚

上四味,以水五升,煮取三升,温服七合,日三服。

呕而肠鸣,心下痞者,半夏泻心汤主之。

[注] 呕而肠鸣,肠虚而寒也。呕而心下痞,胃实而热也。并见之,乃下寒上热,肠虚胃实之病也,故主之半夏泻心汤,用参、草、大枣以补正虚,半夏以降客逆,干姜以胜中寒,芩、连以泻结热也。

[集注] 程林曰:呕而肠鸣、心下痞者,此邪热乘虚而客于心下,故用芩、连泄热除痞,干姜、半夏散逆止呕。《内经》曰:脾胃虚则肠鸣。又曰:中气不足,肠为之苦鸣。人参、大枣、甘草,用以补中而和肠胃。

半夏泻心汤方

半夏(洗)半升　黄芩　干姜　人参各三两　黄连一两　大枣十二枚　甘草(炙)三两

上七味,以水一斗,煮取六升,去滓,再煮取三升,温服一升,日三服。

干呕吐逆,吐涎沫,半夏干姜散主之。

[注] 有声有物谓之呕,有声无物谓之哕,即干呕也。今有声无物而吐涎沫,故曰干呕。吐逆,吐涎沫也。干呕吐酸苦,胃中热也;干呕吐涎沫,胃中寒也。主之半夏干姜散,温中止呕也。

半夏干姜散方

半夏　干姜等分

上二味,杵为散,取方寸匕,浆水一升半,煎取七合,顿服之。

干呕,吐涎沫,头痛者,茱萸汤主之。

[注] 干呕吐涎沫者,以半夏干姜散,温中止呕也。若更头痛,此属寒气盛而逆之甚也,故用吴茱萸汤,温寒下气,大折冲逆之势也。

[集注] 徐彬曰:上焦有寒,其口多涎。上焦既有寒邪,格阳在上,故主头痛。用吴茱萸温补以驱浊阴也。

李彣曰:太阴、少阴经,从足至胸,俱不上头,二经并无头痛证。厥阴经上出额,与督脉会于颠,故干呕、吐涎沫者,里寒也；头痛者，寒气从经脉上攻也。不用桂、附，用吴茱萸者，以其入厥阴经故耳！余皆温补散寒之药。

干呕而利者，黄芩加半夏生姜汤主之。

[注] 干呕者，胃气逆也，若下利清彻，乃肠中寒也。今下利浊粘，是肠中热也，故用黄芩汤以治其利，合半夏生姜汤，以治干呕也。

[集注] 程林曰：中焦不和，则气逆于上而作呕，迫于下而为利，故用半夏、生姜，入上焦而止呕；甘草、大枣，入中焦而和脾；黄芩、芍药，入下焦而止利。如是则正气安而邪气去，三焦和而呕利止矣。

魏荔彤曰：此呕为热逆之呕，利为挟热之利。

黄芩加半夏生姜汤方

黄芩三两　甘草（炙）二两　芍药二两　半夏半升　生姜三两　大枣十二枚

上六味，以水一斗，煮取三升，去滓，温服一升，日再，夜一服。

食已即吐者，大黄甘草汤主之。

[注] 吐者，有物无声之谓也。朝食暮吐者寒也，食已即吐者火也，以寒性迟，火性急也。故以大黄甘草汤，缓中泻火，火平自不吐也。

[集注] 王肯堂曰：病人欲吐者，不可下之，又用大黄甘草治食已即吐，何也？曰：欲吐者，其病在上，因而越之可也，而逆之使下，则必抑塞愦乱而益甚，故禁之。若既已吐矣，吐而不已，有升无降，则当逆而折之，引令下行，无速于大黄，故取之也。

程林曰：经云：诸逆冲上，皆属于火。食已即吐，是胃热上逆而不能容食，与反胃寒呕水饮不同，故用是汤以平胃热。

高世栻曰：食已即吐者，非宿谷不化之胃反，乃火热攻冲之吐逆。

大黄甘草汤方

大黄四两　甘草一两

上二味,以水三升,煮取一升,分温再服。

病人欲吐者,不可下之。

[注]病人欲吐,上越之势方盛,故不可下之。若病人吐后,其势衰矣,因其衰而济之,故已吐有可下之法也。

[集注]徐彬曰:治病之法,贵因势利导,故《内经》曰:在上者越之,在下者竭之。今病欲上吐,不可强之使下,凡病皆然。故曰:病人欲吐者,不可下之。

程林曰:按“欲”字,乃吐而未吐之义。

病人胸中似喘不喘,似呕不呕,似哕不哕,彻心中愦愦然无奈者,生姜半夏汤主之。

[注]此承上条,详申欲吐之状,以明其治也。喘者呼吸气急也,似喘不喘,谓胸中似喘之不快,而不似喘之气急也。呕者吐物而有声也,似呕不呕,谓似作呕之状,而不似呕之有物也。哕者干呕也,似哕不哕,谓似乎哕之有声,而不似哕之声连连也。胸彻心中愦愦然无奈者,总形容似喘不喘,似呕不呕,似哕不哕,心中愦乱无奈,懊侬欲吐之情状也,故以半夏降逆,生姜安胃也。

[集注]沈明宗曰:似喘不喘,似呕不呕,似哕不哕,诚不是喘,不是呕,不是哕也。彻者,通也,竟是通心中愦愦然无奈,即泛泛恶心之义也。

生姜半夏汤方

半夏半升　生姜汁一升

上二味,以水三升,煮半夏取二升,内生姜汁,煮取一升半,小冷分四服,日三夜一服。止,停后服。

[集解]李彣曰:生姜、半夏,辛温之气,足以散水饮而舒阳气,然待小冷服者,恐寒饮固结于中,拒热药而不纳,反致呕逆。今热药冷饮下嗌之后,冷体既消,热性便发,情且不违,而致大益,此《内经》之旨也。此方与前半夏干姜汤略同,但前温中气,故用干姜,此散停饮,故用生姜;前因呕吐上逆,顿服之则药力猛峻,足以止逆降气,呕吐立除;此心中无

奈,寒饮内结,难以猝消,故分四服,使胸中邪气徐徐散也。

吐后渴欲得水而贪饮者,文蛤汤主之。兼主微风,脉紧头痛。

〔按〕"文蛤汤主之"五字,当在"头痛"之下,文义始属,是传写之讹。"兼主"之"主"字,衍文也。

〔注〕吐后而渴,当少少与饮之,胃和吐自止也。若恣意贪饮,则新饮复停,而吐必不已也,当从饮吐治之。若兼感微风,脉必紧,头必痛。主之文蛤汤者,是治渴兼治风水也。故以越婢汤方中加文蛤。越婢散风水也,文蛤治渴不已也。

〔集注〕程林曰:贪饮者,饮水必多,多则淫溢上焦,必有溢饮之患,故用此汤以散水饮,方中皆辛甘发散之药,故亦主微风,脉紧头痛。

文蛤汤方

文蛤五两　麻黄　甘草　生姜各三两　石膏五两　杏仁五十个　大枣十二枚

上七味,以水六升,煮取二升,温服一升,汗出即愈。

〔集解〕李彣曰:文蛤汤,即大青龙汤去桂枝,乃发汗之剂,使水饮从毛窍中泄去,以散水饮于外。经云:开鬼门,洁净府。此一方两得之。以内有麻黄、生姜等解表药,故兼主微风,脉紧头痛。

问曰:病人脉数,数为热,当消谷饮食,而反吐者,何也? 师曰:以发其汗,令阳气微,膈气虚,脉乃数,数为客热,不能消谷,胃中虚冷故也。脉弦者,虚也。胃气无余,朝食暮吐,变为胃反。寒在于上,医反下之,今脉反弦,故名曰虚。

〔按〕"问曰:病人脉数"至"胃中虚冷故。也"等句,已详《伤寒论·阳明篇》内,错简在此,且与"脉弦者虚也"文义不属。

〔注〕弦,饮脉也,非虚脉也,病吐者若见之,则为胃气无余也。胃气无余,肝邪乘之而见弦脉,故名曰虚也。询其所

以致弦之由，乃为寒在上，医反下之，使胃气尽而无余，则不能消化水谷，致令朝食暮吐，暮食朝吐，变为中寒胃反也。

[集注] 李彣曰：食不得入，是有火也；食入反出，是无火也。此寒在上者，法当温中始愈，反下之则愈虚寒而愈吐矣。

寸口脉微而数，微则无气，无气则荣虚，荣虚则血不足，血不足则胸中冷。

[按] 此条文义不属，必是错简。

趺阳脉浮而涩，浮则为虚，虚则伤脾。脾伤则不磨，朝食暮吐，暮食朝吐，宿谷不化，名曰胃反。脉紧而涩，其病难治。

[按] "虚则伤脾"之"虚"字，当是"涩"字，是传写之讹。

[注] 前条因误下而病胃反，则脉弦；此条不因误下而病胃反，则脉浮而涩也。趺阳脉见浮而涩，浮以候胃，涩以候脾；浮而无力为胃虚，涩而无力为伤脾；胃虚脾伤，则不能消磨水谷，故朝食暮吐，暮食朝吐，所吐皆仍然不化之宿谷，故曰胃反也。若脉紧涩，则为邪盛正衰，故其病难治也。

[集注] 徐彬曰：紧为寒盛，涩为液竭，正不胜邪，故曰难治。

胃反呕吐者，大半夏汤主之。

[注] 此承上条，以明其治也。胃反呕吐者，谓朝食暮吐、暮食朝吐之呕吐也。主之大半夏汤者，补脾胃、止呕吐也。

大半夏汤方

半夏（洗浣用）二升　人参三两　白蜜一升

上三味，以水一斗二升，和蜜扬之二百四十遍，煮药取一升半，温服一升，余分再服。

《千金方》云：大半夏汤治胃反不受食，食入即吐。《外台方》云：大半夏汤治呕、心下痞硬者。

[集解] 高世栻曰：朝食暮吐，宿谷不化，名曰胃反。胃反但吐不呕，然吐不离乎呕，故曰：胃反呕吐者。用半夏助燥

气以消谷,人参补元气以安胃,白蜜入水扬之,使甘味散于水中,水得蜜而和缓,蜜得水而淡渗,庶胃反平而呕吐愈。

李升玺曰:呕家不宜甘味,此用白蜜何也? 不知此胃反自属脾虚,经所谓甘味入脾,归其所喜是也。况君以半夏,味辛而止呕,佐以人参温气而补中,胃反自立止矣。

胃反,吐而渴欲饮水者,茯苓泽泻汤主之。

[注]胃反吐而不渴者,寒也;渴欲饮水者,饮也,故以茯苓泽泻汤,补阳利水也。

茯苓泽泻汤方

茯苓半斤　泽泻四两　甘草二两　桂枝二两　白术三两
生姜四两

上六味,以水一斗,煮取三升,内泽泻,再煮取二升半,温服八合,日三服。

《外台方》云:茯苓泽泻汤治消渴、胃反、脉绝。

[集解]李彣曰:吐而渴者,津液亡而胃虚燥也。饮水则水停心下,茯苓、泽泻,降气行饮,白术补脾生津,此五苓散原方之义也。然胃反因脾气虚逆,故加生姜散逆,甘草和脾。又五苓散治外有微热,故用桂枝。此胃反无表热,而亦用之者,桂枝非一于攻表药也,乃彻上彻下,达表里,为通行津液、和阳散水之剂也。

尤怡曰:茯苓泽泻汤,治吐未已,而渴欲饮水者,以吐未已,知邪未去,则宜桂枝、甘姜散邪气,茯苓、泽泻消水气也。

哕逆者,橘皮竹茹汤主之。

[注]哕即干呕也。因其有哕哕之声,而无他物,故不曰干呕,而曰哕逆,属气上逆为病也。上逆之气,得出上窍,皆能作声,故肺虚气上逆,则作咳,气从喉出而有咳逆之声,若为邪所阻,则为喘满,故无声也。胃虚气上逆,则作哕,气从咽出而有哕逆之声。若与物凝结,则为痞痛,故无声也,是知气病也明矣。然邪气所凑,正气必虚,故用橘皮、竹茹、生姜以清邪气,人参、甘草、大枣,以补正气,则上逆之气自可

顺矣。

橘皮竹茹汤方

橘皮二斤　　竹茹二升　　大枣三十枚　　生姜半斤　　甘草五两
人参一两

上六味,以水一斗,煮取三升,温服一升,日三服。

[集解] 李彣曰:哕有属胃寒者,有属胃热者,此哕逆因胃中虚热,气逆所致。故用人参、甘草、大枣补虚;橘皮、生姜散逆;竹茹甘寒,疏逆气而清胃热,因以为君。

尤怡曰:胃虚而热乘之,则作哕逆,橘皮、生姜和胃散逆,竹茹除热止呕哕,人参、甘草、大枣益虚安中也。

干呕哕,若手足厥者,橘皮汤主之。

[注] 干呕哕,犹言干呕,即哕也。东垣以干呕为轻,哕为重,识仲景措辞之意也。哕而手足厥,乃胃阳虚,是吴茱萸汤证也。若初病形气俱实,虽手足厥,非阳虚阴盛者比,乃气闭不达于四肢也,故单以橘皮通气,生姜止哕也。

[集注] 程林曰:干呕哕,则气逆于胸膈间,而不行于四末,故手足为之厥。橘皮能降逆气,生姜呕家圣药,小剂以和之也。然干呕非反胃,厥非无阳,故下咽气行即愈。

橘皮汤方

橘皮四两　　生姜半斤

上二味,以水七升,煮取三升,温服一升,下咽则愈。

哕而腹满,视其前后,知何部不利,利之即愈。

[注] 哕虚邪也,哕而不腹满者,为正气虚。兼有热者,以橘皮竹茹汤主之;兼有寒者,以吴茱萸汤主之。哕而腹满者为邪气实,当视其二便,大便不利者下之,小便不利者通之即愈也。

[集注] 朱肱曰:前部不利猪苓汤,后部不利调胃承气汤。

赵良曰:腹满为实,实则气上逆而作哕,故必视其前后何部不利而利之,则满去而哕止。

魏荔彤曰:胃气上逆,冲而为哕,治法当视其前后,审大小便调不调也。前部不利者,水邪之逆也,当利其小便而哕愈;后部不利者,热邪实也,当利其大便而哕愈。

夫六腑气绝于外者,手足寒,上气脚缩;五脏气绝于内者,利不禁;下甚者,手足不仁。

[注]气绝非谓脱绝,乃谓虚绝也。六腑之气,阳也,阳气虚不温于外,则手足寒缩。阳虚则阴盛上逆,故呕吐哕也。五脏之气,阴也,阴气虚不固于中,则下利不禁,利甚则中脱形衰,故手足不仁也。此发明呕吐、下利之原委也。

下利清谷,里寒外热,汗出而厥者,通脉四逆汤主之。

[注]下利清谷,里寒也。外热汗出而厥,阳亡也。主之以通脉四逆汤,回阳胜寒,而利自止也。

通脉四逆汤方

附子(生用)大者一枚　干姜三两　强人可四两　甘草(炙)二两

上三味,以水三升,煮取一升二合,去滓,分温再服。

下利,手足厥冷,无脉者,灸之不温;若脉不还,反微喘者,死。少阴负趺阳者,为顺也。

[按]此条"反微喘者死"之下,有"少阴负趺阳者为顺也"一句,文义不属,其注已详见《伤寒论·辨脉篇》内,不复释。

[注]下利手足厥冷,脉绝无者,有阴无阳之脉证也。虽用理中四逆辈,恐其缓不及事,急灸脐下,以通其阳。若脉还手足温者生,脉不还手足不温,反微喘者,阳气上脱也,故死。

[集注]程林曰:下利而至于手足厥冷无脉,则独阴无阳,灸之以复其阳。而脉绝不来,反微喘者,则正气又脱于上,孤阳无根,故死。

下利气者,当利其小便。

[注]下利气者,初利则为气郁于大肠而不外渗,水气并下,但当利其小便,输其渗泻之窍,气宣而利止也。久利则为气陷于大肠,而不上举,又当于升补中兼利小便也。

[集注] 尤怡曰：下利气者，气随利失，即所谓气利是也。

气利，诃黎勒散主之。

[注] 气利，所下之气秽臭，所利之物稠粘，则为气滞不宣，或下之、或利之皆可也。若所利之气不臭，所下之物不粘，则谓气陷肠滑，故用诃黎勒散以固肠，或用补中益气以举陷亦可。

诃黎勒散方

诃黎勒（煨）十枚

上一味，为散，粥饮和顿服。

[集解] 李彣曰：气利者，下利气虚，下陷而滑脱也。诃黎勒性敛涩，能温胃固肠。粥饮和者，假谷气以助胃。顿服者，药味并下，更有力也。

尤怡曰：气利，气与屎俱失也。诃黎勒涩肠而利气，粥饮安中益肠胃。顿服者，补下治下制以急也。

若下利脉数，有微热汗出，令自愈；设脉紧，为未解。

[注] 下利脉数，内热利也，微热汗出，其邪衰矣，故令自愈。设脉紧者，是表未衰，故为未解也。

[集注] 程林曰：寒则下利，脉数有微热，则里寒去，汗出则表气和。表里俱和，故令自愈；设复紧者，知寒邪尚在，是为未解也。

下利，有微热而渴，脉弱者，令自愈。

[注] 下利大热而渴，则为邪盛，脉弱则为正虚，不能愈也。今微热而渴，脉弱者，邪正俱衰，故知自愈也。

[集注] 程林曰：下利大热而渴，则偏于阳，无热不渴，则偏于阴，皆不能愈；以微热而渴，知阴阳和，脉弱，知邪气去，故即自愈。

下利，脉数而渴者，令自愈；设不差，必清脓血，以有热故也。

[注] 此承上条邪正俱衰，病当自愈而不愈之义也。设不差者，则必表和，热退而数渴，仍然是里热未除也，故清脓血。

[集注] 魏荔彤曰：下利，固以阳气有余为吉，又不可太盛，成热邪伤阴，致阳复有偏胜之患。

下利，寸脉反浮数，尺中自涩者，必清脓血。

[注] 此承上表里已和，病当自愈而不愈之义也。下利里病，而得浮数表脉，故曰：脉反浮数也。但尺中自涩，则知热陷血分，必清脓血也。

[集注] 徐彬曰：下利属寒，脉应沉迟，反浮数，其阳胜可知。而尺中自涩，涩为阳邪入阴，此亦热多。故曰：必清脓血。

程林曰：寸脉浮数，为热有余，尺脉自涩，为血不足，以热有余，则挟热而便脓血。

下利，三部脉皆平，按之心下坚者，急下之，宜大承气汤。

[注] 下利之人，心下硬者，诸泻心汤证也。若寸、关、尺三部脉皆平实有力，虽下利，宜攻坚也。

[集注] 李彣曰：下利，按之心下坚者，实也。设或脉见微弱，犹未可下，今三部脉皆平，则里气不虚可知，自宜急下之。此凭脉又凭证之法也。

大承气汤方见痉病中

下利，脉迟而滑者，实也，利未欲止，急下之，宜大承气汤。

[注] 脉迟不能兼滑，惟浮取之迟，沉取之滑，则有之矣。今下利脉迟而滑，谓浮迟而沉滑也。浮迟则外和，沉滑则内实。欲止内实之下利，当下之，积去则止，宜大承气汤。

[集注] 尤怡曰：脉迟为寒，然与滑俱见，则不为寒而反为实，以中实有物，能阻其脉迟行。夫利因实而致者，实不去则利不止，故宜急下。

下利，脉反滑者，当有所去，下乃愈，宜大承气汤。

[注] 下利脉反滑者，是病虚脉实，不相宜也。若其人形气如常，饮食如故，乃有当去之积未去也，下之乃愈，宜大承

[集注] 赵良曰：下利虚证也，脉滑实脉也，以下利之虚证，而反见滑实之脉，故当有所去也。

程林曰：经云：滑为有宿食，故当下去之，而利自止。

下利已差，至其年月日时复发者，以病不尽故也，当下之，宜大承气汤。

[注] 下利差后，至其或年、或月、或日而复发其利者，此宿食积病，攻之不尽故也。若其人形气不衰，饮食尚强，当攻其未尽，自不复发其利也，宜大承气汤。

[集注] 沈明宗曰：此旧积之邪复病也。下利差后，至其年月日时复发者，是前次下利之邪，隐僻肠间，今值脏腑司令之期，触动旧邪而复发；然隐僻之根未除，终不能愈，故用大承气迅除之耳。

下利谵语者，有燥屎也，小承气汤主之。

[注] 下利里虚证也，谵语里实证也，何以决其有燥屎也？若脉滑数，知有宿食也；其利秽粘，知有积热也。然必脉证如此，始可知其有燥屎也，宜下之以小承气汤。于此推之，而燥屎又不在大便硬不硬也。

[集注] 李彣曰：经云：实则谵语，故知有燥屎，宜下。

小承气汤方

大黄四两　　厚朴（炙）三两　　枳实（炙）大者三枚

上三味，以水四升，煮取一升二合，去滓，分温二服，得利则止。

下利，脉反弦，发热身汗者，自愈。

[注] 下利，脾病也。弦，肝脉也。脾病不当见弦脉，故曰脉反弦也。下利里病也，发热表证也，若发热身汗，则为表与里和，虽脉弦亦可自愈也。

下利，脉沉弦者下重，脉大者为未止，脉微弱数者为欲自止，虽发热不死。

[注] 沉主里，弦主急；下重，后重也。下利脉沉弦者，故

里急后重也。滞下之证，发热脉大则邪盛为未已也，脉微弱数者则邪衰，病当自止，虽发热不死也。由此可知脉大身热者死也。

热利下重者，白头翁汤主之。

[注] 此承上条，以明其治也。下利脓血，里急后重，积热已深，故以白头翁汤大苦大寒；寒能胜热，苦能燥湿，湿热去，下重自除矣。

[集注] 程林曰：热利下重，则热迫于肠胃，非苦不足以坚下焦，非寒不足以除热，故加一"热"字，别已上之寒利。

尤怡曰：此证湿热下注，故用白头翁汤，苦以除湿，寒以胜热也。

白头翁汤方

白头翁　黄连　黄柏　秦皮各三两

上四味，以水七升，煮取二升，去滓，温服一升，不愈更服。

下利，便脓血者，桃花汤主之。

[注] 初病下利便脓血者，大承气汤或芍药汤下之。热盛者，白头翁汤清之。若日久滑脱，则当以桃花汤养肠固脱可也。

桃花汤方

赤石脂（一半剉，一半筛末）一斤　干姜一两　粳米一升

上三味，以水七升，煮米令熟，去滓，温七合，内赤石脂末方寸匕，日三服，若一服愈，余勿服。

下利清谷，不可攻其表，汗出必胀满。

[注] 详见《伤寒论·太阴篇》内，不复释。

下利脉沉而迟，其人面少赤，身有微热，下利清谷者，必郁冒，汗出而解，病人必微厥。所以然者，其面戴阳，下虚故也。

[注] 详见《伤寒论·厥阴篇》内，不复释。

下利腹胀满，身体疼痛者，先温其里，乃攻其表，温里

宜四逆汤,攻表宜桂枝汤。

[注] 详见《伤寒论·太阴篇》内,不复释。

桂枝汤方

桂枝三两　芍药三两　甘草(炙)三两　生姜三两　大枣十二枚

上五味,㕮咀,以水七升,微火煮取三升,去滓,适寒温服一升。服已须臾,啜热稀粥一升,以助药力,温覆令一时许,遍身漐漐微似有汗益佳,不可令如水淋漓。若一服汗出病差,停后服。

下利后更烦,按之心下濡者,为虚烦也,栀子豉汤主之。

[注] 详见《伤寒论·太阳中篇》,不复释。

栀子豉汤方

栀子十四枚　香豉(绵裹)四合

上二味,以水四升,先煮栀子,得二升半,内豉煮取一升半,去滓,分二服,温进一服,得吐则止。

下利,肺痛,紫参汤主之。

[按] 此文脱简不释。

紫参汤方

紫参半斤　甘草三两

上二味,以水五升,先煮紫参,取二升,内甘草,煮取一升半,分温三服。

疮痈肠痈浸淫病脉证并治第十八

诸浮数脉,应当发热,而反洒淅恶寒,若有痛处,当发其痈。

[注] 诸浮数脉,谓寸、关、尺六脉俱浮数也。浮脉主表,数脉主热,若是表邪,则当发热而洒淅恶寒也。今非表邪,应当发热,不当恶寒,若有痛处,乃当发痈之诊,非表邪之诊也。

[集注] 周扬俊曰:病之将发,脉必兆之。夫浮数阳也,热

也,浮数兼见,为阳中之阳,是其热必尽显于外矣。而反洒淅恶寒,证不相应,何哉? 必其气血凝滞,营卫不和,如经所谓:营气不从,逆于肉理,乃生痈肿。阳气有余,营气不行,乃发为痈是也,况其身已有痛处乎。夫脉之见者阳也,其将发而痛者亦属阳,故曰: 当发其痈。

师曰:诸痈肿,欲知有脓无脓,以手掩肿上,热者为有脓,不热者为无脓。

[注] 诸痈肿者,谓诸阴阳痈肿也。不论阴阳,凡诸痈肿,欲知有脓无脓,当以手掩之肿上,热则能腐化成脓。故热者为有脓,不热者为无脓也。

[集注] 周扬俊曰:师之所以教人,知痈已成欲其溃,未成托之起也。

肠痈之为病,其身甲错,腹皮急,按之濡如肿状,腹无积聚,身无热,脉数,此为肠内有痈脓,薏苡附子败酱散主之。

[注] 痈生于内,则气血为痈所夺,不能外营肌肤,故枯皱如甲错也。腹皮急似肿胀,但按之软,询之腹无积聚,审之身无表热,诊之脉数,非有外证也。此为肠内有痈脓也,主之薏苡附子败酱散,流通肠胃消痈肿也。

薏苡附子败酱散方

薏苡仁十分　　附子二分　　败酱(一名苦菜)五分

上三味,杵为末,取方寸匕,以水二升,煎减半,顿服,小便当下。

[集解] 徐彬曰:薏苡寒能除热,兼下气胜湿,利肠胃,破毒肿;败酱善排脓破血利,结热毒气,故以为臣;附子导热行结,故为反佐。

肠痈者,少腹肿痞,按之即痛,如淋,小便自调,时时发热,自汗出,复恶寒。其脉迟紧者,脓未成,可下之,当有血;脉洪数者,脓已成,不可下也,大黄牡丹汤主之。

[注] 此承上条,详发其证,以明其治也。肠痈者,其证

则少腹肿硬,按之即痛,可知痛在内也;溺时如淋,尿色自调,可知肿碍之也。时时发热,汗出恶寒,似有表病,而实非表病也。其脉迟紧,则阴盛血未化,其脓未成,可下之,大便当有血也。若其脉洪数,则阳盛血已腐,其脓已成,不可下也。下之以大黄牡丹汤,消瘀泻热也。

大黄牡丹汤方

大黄四两　牡丹一两　桃仁五十个　芒硝三合　瓜子半升

上五味,以水六升,煮取一升,去滓,内芒硝再煎沸,顿服之。有脓当下,如无脓当下血。

[集解] 李彣曰:大黄、芒硝泄热,桃仁行瘀,丹皮逐血痹,去血分中伏火,瓜子主溃脓血。

问曰:寸口脉微而涩,法当亡血,若汗出。设不汗者云何? 答曰:若身有疮,被刀斧所伤,亡血故也。

[注] 脉微气夺也,脉涩血夺也,故曰:法当亡血汗出也。设无亡血汗出等病,则必身有疮被刀斧所伤,亡血故也。

[集注] 李彣曰:汗出亡阳,则脉微;亡血伤阴,则脉涩。微与涩皆阴脉也,设不汗而疮疡金疮,虽不亡阳而亡血,故亦见微涩之脉也,总是营卫虚衰之故。

病金疮,王不留行散主之。

[注] 此承上条以明其治也。金疮,谓刀斧所伤之疮也。亡血过多,经络血虚,风寒易得干之,故用王不留行散,一以止血出,一以防外邪也。小疮粉之,即外敷也。

王不留行散方

王不留行(八月八日采)十分　蒴藋细叶(七月七日采)十分　桑东南根(白皮,三月三日采)十分　甘草十八分　川椒(除目及闭口、去汗)三分　黄芩二分　干姜二分　芍药二分　厚朴二分

上九味,桑根皮以上三味,烧灰存性,勿令灰过,各别杵筛,合治之为散,服方寸匕。小疮即粉之,大疮但服之,产后

亦可服。如风寒，桑东根勿取之，前三物皆阴干百日。

[集解] 徐彬曰：此乃概治金疮方也。盖王不留行，性苦平，能通利血脉，故反能止金疮血、逐痛；蒴藋亦通利气血，尤善开痹；周身肌肉肺主之，桑根白皮最利肺气，东南根向阳，生气尤全，以复肌肉之主气。故以此三物，甚多为君。甘草解毒和荣，尤多为臣。椒、姜以养其胸中之阳，厚朴以疏其内结之气，芩、芍以清其阴分之热为佐。若有风寒，此属经络客邪，桑皮止利肺气，不能逐外邪，故勿取。

浸淫疮，从口流向四肢者可治，从四肢流来入口者。不可治。

[注] 浸淫疮者，浸谓浸浸，淫谓不已，谓此疮浸淫留连不已也。从口流向四肢者轻，以从内走外也，故曰可治；从四肢流走入口者重，以从外走内也，故曰不可治。浸淫者，犹今之癞疠之类。

浸淫疮，黄连粉主之。

[按] 此承上条，以明其治。黄连粉方脱简。

[集解] 尤怡曰：黄连粉方未见大意，以此为湿热浸淫之病，故取黄连一味为粉，粉之，苦以燥湿，寒以除热也。

跌蹶手指臂肿转筋阴狐疝
蛔虫病脉证并治第十九

师曰：病跌蹶，其人但能前，不能却。刺腨入二寸。此太阳经伤也。

[按] 证刺俱未详，必有缺文，不释。

病人，常以手指臂肿动，此人身体瞤瞤者，藜芦甘草汤主之。

[按] 证未详，方亦缺，不释。

藜芦甘草汤方缺

转筋之为病，其人臂脚直，脉上下行，微弦，转筋入腹

者,鸡屎白散主之。

[注]臂同背,古通用。臂脚直,谓足背强直不能屈伸,是转筋之证也。脉上下行,谓迢迢长直,微弦不和,是转筋之脉也。中寒之人,外寒盛则手足拘急转筋,痛不能忍,甚者入腹,则牵连少腹拘急而痛也。主之鸡屎白散,以治风寒痹气之在筋也。

鸡屎白散方

鸡屎白

上一味为散,取方寸匕,以水六合和,温服。

阴狐疝气者,偏有大小,时时上下,蜘蛛散主之。

[注]偏有大小,谓睾丸左右有大小也。时时上下,谓睾丸入腹,时出时入也。疝,厥阴之病也,以与狐情状相类,故名之也。主之蜘蛛散,入肝以治少腹拘急而痛也。

[集注]赵良曰:睾丸上下,有若狐之出入无时也,故曰狐疝。

李彣曰:偏有大小,以睾丸言。时时上下,以睾丸入小腹出囊中言。

尤怡曰:阴狐疝气者,寒湿袭阴而睾丸受病,或左或右,大小不同;或上或下,出没无时,故名狐疝。

蜘蛛散方

蜘蛛(熬煎)十四枚　桂枝半两

上二味为散,取八分一匕,饮和服,日再服,蜜圆亦可。

[集解]尤怡曰:蜘蛛有毒,服之能令人利,合桂枝辛温,入阴而逐其寒湿之气也。

问曰:病腹痛有虫,其脉何以别之?　师曰:腹中痛,其脉当沉,若弦,反洪大,故有蛔虫。

[按]腹痛有虫,以洪大脉别之,未详,必有缺文,不释。

蛔虫之为病,令人吐涎,心痛,发作有时,毒药不止,甘草粉蜜汤主之。

[注]蛔虫,即今之人所名食虫也。蛔虫之为病,发作有

时,发则令人吐涎,心痛欲死,即服攻下毒药,非积之痛,乃虫之痛,故不能止也。主之甘草粉蜜汤者,以虫得甘蜜而上,得铅粉而杀,从治之法也。

[集注] 徐彬曰:发作有时,谓不恒痛也,则与虚寒之绵绵而痛者异矣。毒药不止,则必治气治血,攻寒逐积之药,俱不应矣,故以甘草粉蜜主之。白粉杀虫,甘草与蜜既以和胃,又以诱蛔也。

李彣曰:《灵枢》云:蛔动则胃缓,胃缓则廉泉开,故涎下,令人吐涎也。蛔上入膈,心在膈上,故心痛,须臾下膈,则痛止,故发作有时也。廉泉任脉穴名,在颔下骨尖中。

甘草粉蜜汤方

甘草二两　粉一两　蜜四两

上三味,以水三升,先煎甘草,取二升,去滓,内粉、蜜,搅令和,煎如薄粥,温服一升,差即止。

[集解] 李彣曰:蛔得甘则动,其性喜故也。胡粉有毒能杀虫,置粉于甘草蜜汤中,诱蛔食之也。

蛔厥者,当吐蛔,今病者静而复时烦,此为脏寒,蛔上入膈,故烦,须臾复止,得食而呕又烦者,蛔闻食臭出,其人当自吐蛔。蛔厥者,乌梅丸主之。

[按]“此为脏寒”之“此”字,当是“非”字,若是“此”字,即是脏厥,与辨蛔厥之义不属。

[注] 蛔厥者,谓蛔痛手足厥冷也。若脏寒痛厥,则不吐蛔,此蛔厥、脏寒之所由分也。静而时烦,乃蛔上入其膈,故烦,须臾复止,得食又吐又烦,是蛔闻食臭出故也。主之乌梅丸者,以蛔得酸则静,得辛则伏,得苦则下,方中大酸、大辛、大苦,信为治虫之要剂也。

乌梅丸方

乌梅三百个　细辛六两　干姜十两　黄连一斤　当归四两
附子(炮)六两　川椒(去汗)四两　桂枝六两　人参六两　黄柏六两

上十味,异捣筛,合治之,以苦酒渍乌梅一宿,去核,蒸之五升米下,饭熟捣成泥,和药令相得,内臼中,与蜜杵二千下,圆如梧子大。先食饮,服十圆,日三服,稍加至二十圆,禁生冷滑臭等食。

[集解]李彣曰:乌梅味酸,黄连、黄柏味苦,桂枝、蜀椒、干姜、细辛、味辛以蛔得酸则止,得苦则安,得甘则动于上,得辛则伏于下也。然胃气虚寒,人参、附子以温补之,吐亡津液,当归以辛润之,则蛔厥可愈矣。

御纂医宗金鉴卷二十三

妇人妊娠病脉证并治第二十

师曰：妇人得平脉，阴脉小弱，其人渴，不能食，无寒热，名妊娠，桂枝汤主之。于法六十日，当有此证；设有医治逆者，却一月；加吐下者，则绝之。

〔注〕妇人经断得平脉，无寒热，则内外无病，其人渴不能食，乃妊娠恶阻之渐也。故阴脉虽小弱，亦可断为有孕。但恶阻，于法六十日当有此证，设医不知是孕，而治逆其法，却一月即有此证也。若更加吐下者，则宜绝止医药，听其自愈可也。然脉平无寒热，用桂枝汤，与妊娠渴不能食者不合，且文义断续不纯，其中必有脱简。

〔集注〕徐彬曰：平脉者，不见病脉，一如平人也。阴脉小弱者，脉形小不大，软弱无力，非细也。诸脉既平，而独下焦阴脉，微见不同，是中、上二焦无病，乃反见渴不能食之证，则渴非上焦之热，不能食亦非胃家之病矣。少阳有嘿嘿不欲食之证，今无寒热亦无少阳表证可疑矣。是渴乃阴火上炽，不能食乃恶心阻食，阴脉小乃胎元蚀气，故曰：名妊娠也。

李彣曰：此节病证，即妊娠恶阻是也。寸为阳脉主气，尺为阴脉主血，阴脉小弱者，血不足也，血以养胎，则液竭而渴。又脾为坤土，厚德载物，胎气赖以奠安，不能食者，脾气弱也。凡有他病而渴不能食者，脉必不平而有寒热，今虽不能食，反得平脉，又无寒热，故主妊娠。

桂枝汤方 见下利中

妇人宿有癥病，经断未及三月，而得漏下不止，胎动在脐上者，为癥痼害。妊娠六月动者，前三月经水利时，胎也。下血者，后断三月，衃也。所以血不足者，其癥不去故也，当下其癥，桂枝茯苓丸主之。

[注] 经断有孕,名曰妊娠。妊娠下血,则为漏下。妇人宿有癥痼之疾而育胎者,未及三月而得漏下,下血不止,胎动不安者,此为癥痼害之也;已及六月而得漏下,下血胎动不安者,此亦癥痼害之也。然有血瘀成块者,以前三月经虽断,血未盛,胎尚弱,未可下其癥痼也。后三月血成瘀,胎已强,故主之桂枝茯苓丸,当下其癥痼也。此示人妊娠有病当攻病之义也。此条文义不纯,其中必有阙文,姑存其理可也。

[集注] 娄全善曰:凡胎动,多当脐,今动在脐上者,故知是癥也。

程林曰:此有癥病而怀胎者,虽有漏血不止,皆癥痼之为害,非胎动胎漏之证,下其癥痼,妊娠自安。此《内经》所谓"有故无殒,亦无殒也。"

方氏曰:胎动胎漏皆下血,而胎动有腹痛,胎漏无腹痛。故胎动宜行气,胎漏宜清热。

魏荔彤曰:胎与瘀之辨,当于血未断之前三月求之。前三月之经水顺利,则经断必是胎。前三月有曾经下血者,则经断必成瘀。

桂枝茯苓丸

桂枝　茯苓　牡丹 (去心)　桃仁 (去皮、尖)　芍药各等分

上五味,末之,炼蜜和丸,如兔屎大,每日食前服一丸,不知,加至三丸。

妇人怀娠六七月,脉弦,发热,其胎愈胀,腹痛恶寒者,少腹如扇,所以然者,子脏开故也,当以附子汤温其脏。 方未见

[注] 妇人怀娠六七月,脉弦发热,似表证也;若其胎愈胀,腹痛恶寒,而无头痛身痛,则非表证也。少腹如扇状,其恶寒如扇风之侵袭也。所以然者,因其人阳虚子脏开,寒邪侵入,故用附子汤温子脏而逐寒。但方缺,文亦不纯,必有残缺。

[集注]程林曰：胎胀腹痛，亦令人发热恶寒。少腹如扇者，阴寒胜也。妊娠阴阳调和，则胎气安，今阳虚阴盛，不能约束胞胎，故子脏为之开也。附子汤用以温经。

李彣曰：按子脏即子宫也。脐下三寸为关元，关元左二寸为胞门，右二寸为子户，命门为女子系胞之处，非谓命门即子脏也。盖命门是穴名，在腰后两肾中，附脊骨之第十四椎之两旁。今经文明说少腹如扇者，子脏开，则子脏在少腹明矣。岂有在少腹者，而反谓其在脊后者乎？此误也。

尤怡曰：脉弦发热，有似表证，而乃身不痛而腹反痛，背不恶寒而腹反恶寒，甚至少腹阵阵作冷，若或扇之者，其所以然者，子脏开不能阖，而风冷之气乘之也。夫脏开风入，其阴内胜，则其脉弦为阴气，而发热且为格阳矣。胎胀者，热则消，寒则胀也。附子汤方未见，然温里散寒之意概可推矣。

师曰：妇人有漏下者，有半产后，因续下血都不绝者。有妊娠下血者，假令妊娠腹中痛，为胞阻，胶艾汤主之。

[注]五六月堕胎者，谓之半产。妇人有漏下、下血之疾，至五六月堕胎而下血不绝者，此癥痼之害也。若无癥痼下血，惟腹中痛者，则为胞阻。胞阻者，胞中气血不和，而阻其化育也，故用芎归胶艾汤温和其血，血和而胎育也。

[集注]程林曰：漏下者，妊娠经来，脉经以阳不足谓之激经也。半产者，以四五月堕胎，堕胎必伤其血海，血因续下不绝也。若妊娠下血腹中痛，为胞阻，则用胶艾汤以治。

尤怡曰：妇人经水淋沥，及胎产前后下血不止者，皆冲任脉虚，而阴气不能守也，是惟胶艾汤能补而固之。

芎归胶艾汤方

芎䓖　阿胶　甘草各二两　艾叶　当归各三两　芍药四两
干地黄

上七味，以水五升，清酒三升，合煮取三升，去滓，内胶，令消尽，温服一升，日三服，不差更作。

妇人怀妊，腹中疠痛，当归芍药散主之。

[按] 妊娠腹中急痛用此方，未详其义，必是脱简，不释。

当归芍药散方

当归三两　芍药一斤　茯苓四两　白术四两　泽泻半斤
芎䓖半斤

上六味，杵为散，取方寸匕，酒和，日三服。

妊娠，呕吐不止，干姜人参半夏丸主之。

[注] 妊娠呕吐谓之恶阻。恶阻者，谓胃中素有寒饮，恶
阻其胎而妨饮食也。主之以干姜去寒，半夏止呕；恶阻之人，
日日呕吐，必伤胃气，故又佐人参也。

[集注] 程林曰：寒在胃脘，则令呕吐不止，故用干姜散
寒，半夏、生姜止呕，人参和胃。半夏、干姜能下胎。

娄全善云：余治娠阻病，累用半夏，未尝动胎，亦有故无
殒之义，临病之工，何必拘泥。

尤怡曰：此益虚温胃之法，为妊娠中虚而有寒者设也。
夫阳明之脉，顺而下行者也。有寒则逆，有热亦逆，逆则饮必
从之，而妊娠之体，精凝血聚，每多蕴而成热者矣。按《外台》
方：青竹茹、橘皮、半夏各五两，生姜、茯苓各四两，麦冬、人参
各三两，为治胃热气逆呕吐之法，可补仲景之未备也。

干姜人参半夏丸方

干姜　人参各一两　半夏二两

上三味，末之，以生姜汁糊为丸，如梧子大，饮服十丸，日
三服。

妊娠，小便难，饮食如故，当归贝母苦参丸主之。

[按] 方证不合，必有脱简，不释。

当归贝母苦参丸方

当归　贝母　苦参各四两

上三味，末之，炼蜜为丸，如小豆大，饮服三丸，加至
十丸。

**妊娠，有水气，身重，小便不利，洒淅恶寒，起即头眩，
葵子茯苓散主之。**

[注]妊娠外有水气则浮肿,洒淅恶寒,水盛贮于肌肤,故身重;内有水气,则小便不利,水盛阻遏阳气上升,故起即头眩也。用葵子茯苓者,是专以通窍利水为主也。

葵子茯苓散方

葵子一升　茯苓三两

上二味,杵为散,饮服方寸匕,日三服,小便利则愈。

妇人妊娠宜常服,当归散主之。

[注]妊娠无病不须服药,若其人瘦而有热,恐耗血伤胎,宜常服此以安之。

[集注]尤怡曰:妊娠最虑热伤,故于芎、归、芍药养血之中,用黄芩清热,佐白术和胃也。震亨称黄芩、白术为安胎圣药,夫芩、术非能安胎者也,去其湿热,其胎自安耳!

当归散方

当归　黄芩　芍药　芎藭各一斤　白术半斤

上五味,杵为散,酒饮服方寸匕,日再服,妊娠常服即易产,胎无苦疾,产后百病悉主之。

妊娠养胎,白术散主之。

[注]妊娠妇人,肥白有寒,恐其伤胎,宜常服此。

[集注]尤怡曰:妊娠伤胎,有因热者,亦有因寒者,随人脏气之阴阳而各异也。当归散正治热之剂。白术散君白术和胃,臣川芎调血,使蜀椒去寒,佐牡蛎安胎也,则正治寒之剂也。仲景并列于此,其所以昭示后人者深矣。

白术散方

白术　芎藭　蜀椒(去汗)三分　牡蛎

上四味,杵为散,酒服一钱匕,日三服,夜一服。但苦痛,加芍药:心下毒痛,倍加芎藭;心烦吐痛,不能食饮,加细辛一两,半夏大者二十枚,服之后,更以醋浆水服之。若呕,以醋浆水服之复不解者,小麦汁服之。已后渴者,大麦粥服之,病虽愈,服之勿置。

妇人伤胎,怀身腹满,不得小便,从腰以下重,如有水

气状,怀身七月,太阴当养不养,此心气实,当刺泻劳宫及关元,小便微利则愈。

[按] 文义未详,此穴刺之落胎,必是错简,不释。

妇人产后病脉证并治第二十一

问曰:新产妇人有三病:一者病痉,二者病郁冒,三者大便难,何谓也? 师曰:新产血虚,多汗出,喜中风,故令病痉。亡血复汗,寒多,故令郁冒。亡津液,胃燥,故大便难。

[注] 新产之妇,畏其无汗,若无汗则荣卫不和。而有发热无汗,似乎伤寒表病者,但舌无白胎可辨也。故喜其有汗,而又恐汗出过多,表阳不固,风邪易入,而为项强腰背反张之痉病也。新产之妇,畏血不行,若不行则血瘀于里。而有发热腹痛,似乎伤寒里病者,但以舌无黄胎可辨也。故喜其血下,而又恐血下过多,阴亡失守,虚阳上厥,而为昏冒不省,合目汗出之血晕也。新产虽喜其出汗,喜其血行,又恐不免过伤阴液,致令胃干肠燥,而有潮热谵语,大便硬难,似乎阳明胃家实者。故仲景于产后首出三病,不只为防未然之病,而更为辨已然之疑也。昏冒而曰郁冒者,谓阴阳虚郁,不相交通而致冒也。

[集注] 尤怡曰:痉,筋病也,血虚汗出,筋脉失养,风入而益其劲也。郁冒,神病也,亡阴血虚,阳气遂厥,而阴复郁之,则头眩而目瞀。大便难者,液病也,胃脏津液,渗灌诸阳,亡津液胃燥,则大肠失其润而便难也。三者不同,其为亡血伤津则一也。

产妇郁冒,其脉微弱,不能食,大便反坚,但头汗出。所以然者,血虚而厥,厥而必冒。冒家欲解,必大汗出。以血虚下厥,孤阳上出,故头汗出。所以产妇喜汗出者,亡阴血虚,阳气独盛,故当汗出,阴阳乃复。大便坚,呕不能食,小柴胡汤主之。病解能食,七八日更发热者,此为胃实,大承气汤主之。

[注]此承上条,互详其义,以明其治也。产妇昏冒,脉微弱者,是气血俱虚应得之诊也。不能食者,是胃气未和应得之候也。大便反坚者,是肠胃枯干应得之病也。究之郁冒所以然者,由血虚则阴虚,阴虚则阳气上厥而必冒也。冒家欲解,必大汗出者,是阳气郁得以外泄而解也,故产妇喜汗出也。由此推之,血瘀致冒,解必当血下,是阴气郁得以内输而解也。最忌者,但头汗出,则为阴亡下厥,孤阳上出也。大便坚,呕不能食,用小柴胡汤,必其人舌有胎身无汗,形气不衰者始可,故病得解,自能食也。若有汗当减柴胡,无热当减黄芩,呕则当倍姜、半,虚则当倍人参,又在临证之变通也。大便坚,七八日更发热,用大承气汤,亦必其人形气俱实,胃强能食者始可也。若气弱液干,因虚致燥,难堪攻下者,则又当内用元明粉以软坚燥,外用诸导法以润广肠,缓缓图之也。

[集注]尤怡曰:郁冒虽有客邪,而其本则为里虚,故其脉微弱也。呕不能食,大便反坚,但头汗出,津液上行不下逮之象。所以然者,亡阴血虚,孤阳上厥,而津液从之也。厥者必冒,冒家欲解,必大汗出者,阴阳乍离,故厥而冒。及阴阳复通,汗乃大出而解也。产妇新虚,不宜多汗,而此反喜汗出者,血去阴虚,阳受邪气而独盛,汗出则邪去,阳弱而后与阴相和,所谓损阳而就阴是也。

小柴胡汤见呕吐中

大承气汤见痉病中

产妇腹中疠痛,当归生姜羊肉汤主之,并治腹中寒疝,虚劳不足。

[注]产后暴然腹中急痛,产后虚寒痛也。主之当归生姜羊肉汤者,补虚散寒止痛也。并治虚劳不足,寒疝腹痛者,亦以其虚而寒也。

[集注]程林曰:产后血虚有寒,则腹中急痛。《内经》曰:味厚者为阴。当归、羊肉味厚者也,用以补产后之阴;佐生姜以散腹中之寒,则疠痛自止。夫辛能散寒,补能去弱,三

味辛温补剂也,故并主虚劳寒疝。

魏荔彤曰:妊娠之疠痛,胞阻于血寒也。产后腹中疠痛者,里虚而血寒也。一阻一虚,而治法异矣。

当归生姜羊肉汤方 见寒疝中

产后腹痛,烦满不得卧,枳实芍药散主之。

[注] 产后腹痛,不烦不满,里虚也;今腹痛,烦满不得卧,里实也。气结血凝而痛,故用枳实破气结,芍药调腹痛。枳实炒令黑者,盖因产妇气不实也。并主痈脓,亦因血为气凝,久而腐化者也。佐以麦粥,恐伤产妇之胃也。

[集注] 尤怡曰:产后腹痛而至烦满不得卧,知血郁而成热,且下病而碍上也,与虚寒疠痛不同矣。

枳实芍药散方

枳实(烧令黑,勿太过) 芍药等分

上二味,杵为散,服方寸匕,日三服。并主痈脓,以麦粥下之。

师曰:产妇腹痛,法当以枳实芍药散。假令不愈者,此为腹中有干血着脐下,宜下瘀血汤主之。亦主经水不利。

[注] 产妇腹痛,属气结血凝者,枳实芍药散以调之。假令服后不愈,此为热灼血干、着于脐下而痛,非枳实、芍药之所能治也,宜下瘀血,主之下瘀血汤,攻热下瘀血也。并主经水不通,亦因热灼血干故也。

下瘀血汤方

大黄三两 桃仁二十枚 蟅虫(熬,去足)二十枚

上三味,末之,炼蜜和为四丸,以酒一升,煎一丸,取八合,顿服之,新血下如豚肝。

[集注] 程林曰:蟅虫主开血闭,大黄主攻瘀血,桃仁主破死血。

产后七八日,无太阳证,少腹坚痛,此恶露不尽。不大便,烦躁发热,切脉微实,再倍发热,日晡时烦躁者不食,食则谵语,至夜即愈,宜大承气汤主之。热在里,结在膀

胱也。

[按]"热在里,结在膀胱也"之八字,当在本条上文"恶露不尽"之下,未有大承气汤下膀胱血之理,必是传写之讹。"再倍"二字,当是衍文。

[注]无太阳证,无表证也;少腹坚痛,有里证也。因其产后七八日,有蓄血里证,而无太阳表证,则可知非伤寒太阳随经瘀热在里之病,乃产后恶露未尽,热结膀胱之病,当主以下瘀血可也。若不大便,不食、谵语、烦躁、发热,日晡更甚,至夜即愈,此为胃实之病,非恶露不尽之病。以其日晡更甚,至夜即愈,则可知病不在血分而在胃也,故以大承气汤下之。

[集注]李彣曰:此一节具两证在内:一是太阳蓄血证,一是阳明里实证。因古人文法错综,故难辨也。无太阳证,谓无表证也。少腹坚痛者,以肝藏血,少腹为肝经部分,故血必结于此,则坚痛亦在此。此恶露不尽,是为热在里,结在膀胱,此太阳蓄血证也,宜下,去瘀血。若不大便,烦躁,脉实,谵语者,阳明里实也,再倍发热者,热在里,蒸蒸发于外也。阳明旺于申、酉、戌,日晡是阳明向旺时,故烦躁不能食;病在阳而不在阴,故至夜则愈。此阳明腑病也,宜大承气汤以下胃实。

[按]《伤寒论》曰:阳明病不能食,攻其热必哕,以胃中虚冷故也。又云:发热者,尤当先解表,乃可攻之。况在产后,岂可妄议攻下哉? 必认证果真,方可用此。

产后风续之,数十日不解,头微痛,恶寒,时时有热,心下闷,干呕,汗出,虽久,阳旦证续在耳,可与阳旦汤。

[注]产后续感风邪,数十日不解,头微痛,恶寒,时热汗出,表未解也,虽有心下闷、干呕之里,但有桂枝证在,可与阳旦汤解表可也。阳旦汤,即桂枝汤加黄芩。阳旦证,即桂枝证也。

[集注]沈明宗曰:上下三条,乃产后感冒证也。世谓产后气血两虚,不论外感内伤,皆以补虚为主,而仲景拈伤寒中

之风伤卫发热,仍以表里阴阳去邪为训。故云:产后中风,数十日不解,头微痛,恶寒,时时有热,汗出,乃太阳表未解也。但心下闷干呕,是外邪入于胸中之里。太阳表里有邪,谓之阳旦证,故以桂枝汤加黄芩而为阳旦汤。以风邪在表,故用桂枝解肌,邪入胸膈之间,当以清凉解其内热,故加黄芩,正谓不犯其虚,是益其余,不补正而正自补,不驱邪而邪自散,斯为产后感冒入神之妙方也。奈后人不察其理,反谓芍药酸寒,能伐生生之气,桂枝辛热,恐伤其血,弃而不用,以致病剧不解,只因未窥仲景门墙耳!故《千金方》以此加饴糖、当归,为当归建中汤,治产后诸虚或外感病。推仲景之意,尝以此汤加减出入,治产后诸病,屡获神效,故表出之。

尤怡曰:夫审证用药,不拘日数,表里既分,汗下斯判。上条里热成实,虽产后七八日,与大承气而不伤于峻;此条表不解,虽数十日之久,与阳旦汤而不虑其散,非通于权变者,未足语此也。

阳旦汤方

即桂枝汤内加黄芩桂枝汤方见下利中

产后中风,发热面正赤,喘而头痛,竹叶汤主之。

[按]"产后中风"之下,当有"病痉者"之三字,始与方合。若无此三字,则人参、附子施之于中风发热可乎?而又以竹叶命名者,何所谓也?且方内有"颈项强用大附子"之文,本篇有证无方,则可知必有脱简。

[注]产后汗多,表虚而中风邪病痉者,主之竹叶汤,发散太阳、阳明两经风邪。用竹叶为君者,以发热,面正赤,有热也;用人参为臣者,以产后而喘,不足也;颈项强急,风邪之甚,故佐附子;呕者气逆,故加半夏也。

[集注]程林曰:产后血虚多汗出,喜中风,故令病痉,今证中未至背反张,而发热面赤头痛,亦风痉之渐也。

竹叶汤方

竹叶一把　葛根三两　防风一两　桔梗　桂枝　人

参 甘草各一两 附子（炮）一枚 大枣十五枚 生姜三两

上十味，以水一斗，煮取二升半，分温三服，温复使汗出。颈项强，用大附子一枚，破之如豆大，前药扬去沫。呕者，加大半夏半升洗。

妇人乳中虚，烦乱，呕逆，安中益气，竹皮大丸主之。

[按]此条文义，证药未详。

竹皮大丸方

生竹茹二分 石膏二分 桂枝一分 甘草七分 白薇一分

上五味，末之，枣肉和丸，弹子大，以饮服一丸，日二夜二服。有热者，倍白薇。喘者，加柏实一分。

[集解]《济阴纲目》云：中虚不可用石膏，烦乱不可用桂枝，此方以甘草七分，配众药六分，又以枣肉为丸，仍以一丸饮下，可想其立方之微，用药之难，审虚实之不易也。仍饮服者，尤虑夫虚虚之祸耳！用是方者，亦当深省。

产后下利及虚极，白头翁加甘草阿胶汤主之。

[按]此条文义、证药不合，不释。

白头翁加甘草阿胶汤方

白头翁 甘草 阿胶各二两 秦皮 黄连 柏皮各三两

上六味，以水七升，煮取二升半，内胶，令消尽，分温三服。

妇人杂病脉证并治第二十二

妇人之病，因虚、积冷、结气，为诸经水断绝，至有历年，血寒积结，胞门寒伤，经络凝坚。在上呕吐涎唾，久成肺痈，形体损分。在中盘结，绕脐寒疝；或两胁疼痛，与脏相连；或结热中，痛在关元，脉数无疮，肌若鱼鳞。时着男子，非止女身。在下来多，经候不匀，令阴掣痛，少腹恶寒；或引腰脊，下根气街，气冲急痛，膝胫疼烦，奄忽眩冒，状如厥癫；或有忧惨，悲伤多嗔。此皆带下，非有鬼神。久则羸

瘦,脉虚多寒。三十六病,千变万端,审脉阴阳,虚实紧弦;
行其针药,治危得安。其虽同病,脉各异源;子当辨记,勿
谓不然。

[按] 此条为妇人杂病提纲,当冠篇首,以揭病情。"在下
来多"之"来"字,当是"未"字。本条皆经水断绝之病,若系
来多,则与上文不合,与下文经候不匀亦不合。又本条内有
"此皆带下"一句,当在"非有鬼神"之下,文义相属,是传写
之讹。

[注] 此条为妇女诸病纲领,其病之所以异于男子者,以
其有月经也。其月经致病之根源,则多因虚损、积冷、结气
也。三者一有所感,皆能使经水断绝。至有历年寒积胞门,
以致血凝气结而不行者。先哲云:女子以经调为无病,若经
不调,则变病百出矣。以下皆言三者阻经之变病。其变病之
不同,各因其人之脏腑、经络、寒热、虚实之异也。如寒外伤
经络,其人上焦素寒,则凝坚在上,故上焦胸肺受病也。形寒
伤肺,则气滞阻饮,故呕吐涎唾也。若其人上焦素热,寒同其
化,久则成热,热伤其肺,故成肺痈,而形体损瘦也。若其人
中焦素寒,则在中盘结,故绕脐疝痛也,或两胁疼痛,是中焦
之部,连及肝脏故也。或其人中焦素热,则不病寒疝,而病结
热于中矣。中热故不能为寒疝,而绕脐之痛,仍在关元也。
其人脉数当生疮,若无疮,则热必灼阴,皮肤失润,故肌粗若
鱼鳞也。然此呕吐涎唾,寒疝疼痛,肌若鱼鳞等病,亦时着男
子,非止女子病也。在下未多,谓经候不匀,而血不多下也。
邪侵胞中,乃下焦之部,故病阴中掣痛,少腹恶寒也。或痛引
腰脊,下根气街急痛,腰膝疼烦,皆胞中冲任为病所必然也。
或痛极奄忽眩冒,状如厥癫,亦痛甚之常状也。若其人或有
忧惨悲伤多嗔之遇,而见此眩冒厥颠之证,实非有鬼神也。
凡此胞中冲任血病,皆能病带,故谚曰:十女九带也。然带下
病久,津液必伤,形必羸瘦,诊其脉虚,审其多寒。岂止病此
三十六病,而千变万端矣。虽千变万端,然必审脉阴阳虚实

紧弦,与病参究,行其针药,治危得安也。其有病虽同而脉不同者,则当详加审辨,故曰:子当辨记,勿谓不然也。

妇人咽中如有炙脔,半夏厚朴汤主之。

[注]咽中如有炙脔,谓咽中有痰涎,如同炙肉,咯之不出,咽之不下者,即今之梅核气病也。此病得于七情郁气,凝涎而生。故用半夏、厚朴、生姜,辛以散结,苦以降逆,茯苓佐半夏,以利饮行涎,紫苏芳香,以宣通郁气,俾气舒涎去,病自愈矣。此证男子亦有,不独妇人也。

[集注]尤怡曰:凝痰结气,阻塞咽嗌之间,《千金》所谓咽中帖帖如有炙肉,吞之不下,吐之不出者是也。

半夏厚朴汤方

半夏一升　厚朴三两　茯苓四两　生姜五两　干苏叶二两

上五味,以水七升,煮取四升,分温四服,日三夜一服。

妇人脏躁,喜悲伤欲哭,象如神灵所作,数欠伸,甘麦大枣汤主之。

[按]甘草小麦大枣汤,方义未详,必是讹错。

[注]脏,心脏也,心静则神藏。若为七情所伤,则心不得静,而神躁扰不宁也。故喜悲伤欲哭,是神不能主情也。象如神灵所凭,是心不能神明也,即今之失志癫狂病也。数欠伸,喝欠也。喝欠顿闷,肝之病也。母能令子实,故证及也。

甘草小麦大枣汤方

甘草三两　小麦一升　大枣十枚

上三味,以水六升,煮取三升,温分三服。亦补脾气。

妇人吐涎沫,医反下之,心下即痞,当先治其吐涎沫,小青龙汤主之。涎沫止,乃治痞,泻心汤主之。

[注]吐涎沫,形寒饮冷也,不温散而反下之,则寒饮虚结成痞硬也。当先治其吐涎沫,以小青龙汤治外寒内饮,俟涎沫止,以半夏泻心汤,乃治痞也。

[集注]尤怡曰:吐涎沫,上焦有寒饮也,不与温散而反下

之,则寒内入而成痞。然虽痞而犹吐涎沫,是寒饮未已,不可治痞,当先治饮。而后治痞,亦如伤寒例,表解乃可攻痞也。

小青龙汤方 见肺痈中

泻心汤方 见惊悸中

问曰:妇人年五十,所病下利,数十日不止,暮即发热,少腹里急,腹满,手掌烦热,唇口干燥,何也? 师曰:此病属带下。何以故? 曾经半产,瘀血在少腹不去。何以知之? 其证唇口干燥,故知之。当以温经汤主之。

[按]"所病下利"之"利"字,当是"血"字,文义相属。必是传写之讹。

[注]妇人年已五十,冲任皆虚,天癸当竭,地道不通矣。今下血数十日不止,宿瘀下也。五心烦热,阴血虚也;唇口干燥,冲任血伤,不上荣也;少腹急满,胞中有寒,瘀不行也。此皆曾经半产崩中,新血难生,瘀血未尽,风寒客于胞中,为带下,为崩中,为经水愆期,为胞寒不孕。均用温经汤主之者,以此方生新去瘀,暖子宫,补冲任也。

[集注]李彣曰:妇人年五十,则已过七七之期,任脉虚,太冲脉衰,天癸竭,地道不通时也。所病下利,据本文带下观之,当是崩淋下血之病。盖血属阴,阴虚故发热,暮亦属阴也。任主胞胎,冲为血海,二脉皆起于胞宫,而出于会阴,正当少腹部分,冲脉侠脐上行,故冲任脉虚,则少腹里急,有干血亦令腹满。《内经》云:任脉为病,女子带下瘕聚是也。手背为阳,掌心为阴,乃手三阴过脉之处,阴虚,故掌中烦热也。阳明脉侠口环唇,与冲脉会于气街,皆属于带脉。《难经》云:血主濡之。以冲脉血阻不行,则阳明津液衰少,不能濡润,故唇口干燥。断以病属带下,以曾经半产,少腹瘀血不去,则津液不布,新血不生,此则唇口干燥之所由生也。

温经汤方

吴茱萸 三两　当归　芎䓖　芍药 各二两　人参　桂枝　牡丹皮　阿胶　生姜 各二两　甘草 二两　半夏 半升　麦

门冬（去心）一升

上十二味，以水一斗，煮取三升，分温三服。亦主妇人少腹寒，久不受胎，兼取崩中去血，或月水来过多，及至期不来。

[集解] 李彣曰：《内经》云：血气虚者，喜温而恶寒，寒则凝涩不流，温则消而去之。此汤名温经，以瘀血得温即行也。方内皆补养气血之药，未尝以逐瘀为事，而瘀血自去者，此养正邪自消之法也。故妇人崩淋不孕，月事不调者，并主之。

带下经水不利，少腹满痛，经一月再见者，土瓜根散主之。

[按] "再"字当是"不"字，若是"再"字，一月两来，与上文不利不合，是传写之讹。

[注] 此亦前条在下未多，经候不匀之证。带下，胞中病也。胞中有宿瘀，从气分或寒化，则为白带；从血分或热化，则为赤带；从气血寒热错杂之化，则为杂色之带也。若兼经水不利，少腹满痛，乃有瘀血故也。其经至期不见，主以土瓜根散者，土瓜能逐瘀血，䗪虫能开血闭，桂枝合芍药舒阳益阴，通和营气，则瘀去血和，经调带止矣。

土瓜根散方

土瓜根　芍药　桂枝　䗪虫各三分

上四味，杵为散，酒服方寸匕，日三服。

寸口脉弦而大，弦则为减，大则为芤；减则为寒，芤则为虚；寒虚相搏，此名曰革。妇人则半产漏下，旋覆花汤主之。

[按] 此条详在《伤寒论·辨脉法篇》，错简在此。"旋复花汤主之"一句，亦必是错简。半产漏下，则气已下陷，焉有再用旋复下气之理。

旋覆花汤方

旋覆花三两　葱十四茎　新绛少许

上三味，以水三升，煮取一升，顿服之。

妇人陷经漏下，黑不解，胶姜汤主之。

[注] 陷经者,谓经血下陷,即今之漏下崩中病也。"黑不解"不成文,胶姜汤方亦缺。

[集注] 李彣曰:陷经漏下,谓经脉下陷,而血漏下不止,乃气不摄血也。黑不解者,瘀血不去,则新血不生,荣气腐败也。然气血喜温恶寒,用胶姜汤温养气血,则气盛血充,推陈致新,而经自调矣。

[按] 此条文义,必有缺误,姑采此注,以见大意。

妇人少腹满如敦状,小便微难而不渴,生后者,此为水与血俱结在血室也,大黄甘遂汤主之。

[注] 敦,大也。少腹,胞之室也。胞为血海,有满大之状,是血蓄也。若小便微难而不渴者,水亦蓄也。此病若在生育之后,则为水与血俱结在血室也。主之大黄甘遂汤,是水血并攻之法也。

大黄甘遂汤方

大黄四两　甘遂二两　阿胶二两

上三味,以水三升,煮取一升,顿服之,其血当下。

妇人中风七八日,续来寒热,发作有时,经水适断,此为热入血室,其血必结,故使如疟状,发作有时,小柴胡汤主之。

[注] 详见《伤寒论·少阳篇》内,不复释。

妇人伤寒发热,经水适来,昼日明了,暮则谵语,如见鬼状者,此为热入血室。治之无犯胃气及上二焦,必自愈。

[注] 详见《伤寒论·少阳篇》内,不复释。

妇人中风,发热恶寒,经水适来,得之七八日,热除,脉迟,身凉和,胸胁满,如结胸状,谵语者,此为热入血室也,当刺期门,随其实而泻之。

[注] 详见《伤寒论·少阳篇》内,不复释。

阳明病,下血,谵语者,此为热入血室,但头汗出,当刺期门,随其实而泻之,濈然汗出即愈。

[注] 详见《伤寒论·阳明篇》内,不复释。

妇人经水不利下,抵当汤主之。

〔注〕妇人经水不利下,言经行不通利快畅下也。乃妇人恒有之病,不过活瘀导气,调和冲任,足以愈之。今曰抵当汤主之,夫抵当重剂,文内并无少腹结痛,大便黑,小便利,发狂善忘,寒热等证,恐药重病轻,必有残缺错简,读者审之。

抵当汤方

水蛭(熬)三十个　虻虫(熬,去翅、足)三十枚　桃仁(去皮、尖)二十个　大黄(酒浸)三两

上四味为末,以水五升,煮取三升,去滓,温服一升。

妇人经水闭不利,脏坚癖不止,中有干血,下白物,矾石丸主之。

〔注〕脏,阴内也。不止,不去也。经水闭而不通。瘀,宿血也。阴中坚块不去,血干凝也。下白物,化血成带也。用矾石丸坐药治之。此方治下白物,若从湿化者可也,恐未能攻坚癖干血也。

〔集注〕尤怡曰:脏坚癖不止者,子脏干血坚凝,成癖而不去也。干血不去,则新血不荣,而经闭不利矣。由是蓄泄不时,胞宫素湿,所积之血,与湿化而成白物,时时自下,是宜先去其脏之湿。矾石燥湿水,杏仁润干血也。

矾石丸方

矾石(烧)三分　杏仁一分

上二味,末之,炼蜜和丸,如枣核大,内脏中,剧者,再内之。

妇人六十二种风及腹中血气刺痛,红蓝花酒主之。

〔注〕六十二种风无可考。腹中血气刺痛,用红蓝花酒通经行血,诚要方也。

红蓝花酒方

红蓝花一两

上一味,以酒一大升,煎减半,顿服一半,未去再服。

妇人腹中诸疾痛,当归芍药散主之。

[注] 诸疾腹痛,谓妇人腹中诸种疾痛也。既曰诸疾痛,则寒、热、虚、实、气、食等邪,皆令腹痛,岂能以此一方概治诸疾痛耶? 当归芍药散主之,必是错简。

当归芍药散方见妊娠中

妇人腹中痛,小建中汤主之。

[注] 若因木盛土衰,中虚急痛者,用此补虚缓中定痛可也。

小建中汤方见虚劳中

问曰:妇人病。饮食如故,烦热不得卧,而反倚息者,何也? 师曰:此名转胞,不得溺也。以胞系了戾,故致此病。但利小便则愈,宜肾气丸主之。

[注] 病不在胃,故饮食如故也。病在于胞,故不得溺也。阳气不化,故烦热也。水不得下行,故倚息不得卧也。名曰转胞,以胞系乖戾不爽也,故致此病,但当利小便则愈。主之肾气丸,以温行下焦阳气,阳气化则溺出,诸病自解矣。胞者乃谓尿胞,非血胞也。

[集注] 赵良曰:此方在虚劳中,治腰痛小便不利,小便拘急,此亦用之何也? 盖因肾虚用之也,用此补肾则气化,气化则水行而愈矣。然转胞之病,岂尽由下焦肾虚气不化出致耶? 或中焦脾虚,不能散精归于胞,及上焦肺虚,不能下输布于胞,或胎重压其胞,或忍溺入房,皆足成此病,必求其所因以治之也。

肾气丸方

干地黄八两　　薯蓣四两　　山茱萸四两　　泽泻三两　　茯苓三两　　牡丹皮三两　　桂枝　附子(炮)各一两

上八味,末之,炼蜜和丸,梧子大,酒下十五丸,加至二十五丸,日再服。

[集解] 李彣曰:方名肾气丸者,气属阳,补肾中真阳之气也。内具六味丸,壮肾水以滋小便之源,附、桂益命门火,以化膀胱之气,则熏蒸津液,水道之通,而小便自利。此所以不

用五苓散,而用肾气丸也。

妇人阴寒,温中坐药,蛇床子散主之。

〔注〕阴寒,前阴寒也,治以温中坐药。蛇床子,性温热能壮阳,故纳之以助阳驱阴也。

〔集注〕沈明宗曰:此治阴掣痛,少腹恶寒之方也。胞门阳虚受寒,现证不一,非惟少腹恶寒之一证也。但寒从阴户所受,不从表出,当温其受邪之处,则病得愈,故以蛇床子一味,大热温助其阳,纳入阴中,俾子宫得暖,邪去而病自愈矣。

蛇床子散方

蛇床子仁

上一味末,以白粉少许,和合相得,如枣大,绵裹内之,自然温。

少阴脉滑而数者,阴中即生疮,阴中蚀疮烂者,狼牙汤洗之。

〔注〕阴中,即前阴也。生疮蚀烂,乃湿热不洁而生䘌也。用狼牙汤洗之,以除湿热杀䘌也。狼牙非狼之牙,乃狼牙草也,如不得,以狼毒代之亦可。其疮深,洗不可及,则用后法也。

〔集注〕李彣曰:少阴属肾。阴中,肾之窍也。《内经》曰:滑者阴气有余。又云:数则为热。故阴中生疮蚀烂,皆湿热所致。狼牙味苦性寒,寒能胜热,苦能杀虫,故主洗之。

狼牙汤方

狼牙四两

上一味,以水四升,煮取半升,以绵缠筋如茧,浸汤沥阴中,日四遍。

胃气下泄,阴吹而正喧,此谷气之实也,膏发煎导之。

〔按〕"膏发煎导之"之五字,当是衍文。"此谷气之实也"之下,当有"长服诃梨勒丸"之六字。后阴下气,谓之气利,用诃梨勒散;前阴下气,谓之阴吹,用诃梨勒丸。文义始属,药病亦对。盖诃梨勒丸,以诃梨勒固下气之虚,以厚朴、陈皮平谷气之实,亦相允合。方错简在《杂疗篇》内。下小儿疳虫蚀齿一方,杀虫解毒,或另有小儿门,或列在杂方内,今于妇人杂病之末,亦错简也。

[注] 肾虚不固,则气下泄。阴吹而正喧,谓前阴出气有声也。此谷气之实,谓胃气实而肾气虚也。以诃黎勒丸,固下气而泻谷气也。

膏发煎方 见黄疸中

小儿疳虫蚀齿

雄黄　葶苈

上二味,末之,取腊月猪脂熔,以槐枝绵裹头,四五枚,点药烙之。

杂疗方第二十三

退五脏虚热,四时加减柴胡饮子方

冬三月加:柴胡八分　白术八分　陈皮五分　大腹　槟榔(并皮、子者)四枚　生姜五分　桔梗七分

春三月加:枳实　减:白术共六味

夏三月加:生姜三分　枳实五分　甘草三分　共八味

秋三月加:陈皮三分　共六味

上各㕮咀,分为三贴,一贴以水三升,煮取二升,分温三服。如人行四五里,进一服。如四体壅,添甘草少许,每贴分作三小贴,每小贴以水一升,煮取七合,温服,再合滓为一服,重煮,都成四服。疑非仲景方

[按] 此方证不属,不释。

长服诃黎勒丸方

诃黎勒　陈皮　厚朴各三两

上三味,末之,炼蜜丸,如桐子大,酒饮服二十丸,加至三十丸。

[按] 此方当在前篇"谷气之实也"之下。

三物备急丸方

大黄一两　干姜一两　巴豆(去皮、心,熬,外研如脂)一两

上药各须精新,先捣大黄、干姜为末,研巴豆内中,合治一千杵,用为散,蜜和丸,亦加密器中贮之,莫令泄气。主心腹诸卒暴百病,若中恶客忤,心腹胀满,卒痛如锥刺,气急口噤,停尸卒死者,以暖水苦酒服大豆许三四丸,或不下,捧头起,灌令下咽,须臾当差;如未差,更与三丸,当腹中鸣,即吐下,便差;若口噤,亦须折齿灌之。

[方解]方名备急者,以备暴然诸腹满、腹急痛及中恶客忤、噤闭卒死者也。若口噤亦须折齿灌之,是恐人不急救则死之义,然不如后人管吹入鼻中之法为良。

[集解]李彣曰:人卒得病欲死者,皆感毒厉邪阴不正之气而然。三物相须,能荡邪安正,或吐或下,使秽气上下分消,诚足备一时急需也。

治伤寒令愈不复,紫石寒食散方

紫石英　白石英　赤石脂　钟乳(碓炼)　栝蒌根　防风　桔梗　文蛤　鬼臼各十分　太乙余粮(烧)十分　干姜　附子(炮,去皮)　桂枝(去皮)各四分

上十三味,杵为散,酒服方寸匕。

[按]方未详,不释。

尸厥,脉动而无气。气闭不通,故静而死也。治方

菖蒲屑内鼻两孔中,吹之;令人以桂屑着舌下。

[注]形如不病,人有气而脉动失常,名曰行尸。卒死不知人,无气而脉动如故,名曰尸厥。尸厥乃正气暴然为邪气闭塞不通,故静而似死。用菖蒲内鼻,桂着舌下,是通心神启阳气也。

又方

剔取左角发方寸,烧末,酒和,灌令入喉,立起。

[方解]菖蒲吹鼻,桂着舌下,而不愈者,则用此法。是以发乃血之余,血乃心所生,用烧则发其阳,用酒则行气血。用本人者,喜一气相通也。

救卒死方

薤捣汁灌鼻中。

[方解] 卒然昏死，皆尸厥也。薤白类蒜而小，北人谓之小根菜，南人谓之钓乔是也。其味极辛，捣汁灌鼻，亦通窍取嚏之意也。

又方

雄鸡冠割取血，管吹内鼻中。

猪脂如鸡子大，苦酒一升，煮沸灌喉中。

鸡肝及血涂面上，以灰围四旁，立起。

大豆二七粒，以鸡子白并酒和，尽以吞之。

[方解] 雄鸡冠血及肝、卵白、猪脂、大豆、酒、醋等物，无非用阳物以胜阴祟也。管吹内鼻中，谓将鸡冠血或合热酒，含在不病人口内，以苇管或笔管插入病人鼻孔中，使气连药吹之，其药自能下咽，气通噤自开也。

救卒死而壮热者方

矾石半斤，以水一斗半煮消，以渍脚，令没踝。

[注] 厥而身壮热者，阳厥腑病也，外以矾水浸脚，盖以厥起于下，而收摄阳气也。

[集注] 程林曰：厥阳独行，故卒死而壮热。岐伯曰：血之与气，并走于上则为大厥，厥则暴死。矾石，收摄药也，以之浸足，而收敛其厥逆之气。

救卒死而目闭者方

骑牛临面，捣薤汁灌耳中，吹皂荚鼻中，立效。

救卒死而张口反折者方

灸手足两爪后，十四壮了，饮以五毒诸膏散。（有巴豆者）

[注] 卒死张口反折者，用灸以通阳气，但饮以五毒诸膏方。

救卒死而四肢不收、失便者方

马屎一升，水三斗，煮取二斗，以洗之；又取牛洞（稀粪也）一升，温酒灌口中；灸心下一寸、脐上三寸、脐下四寸，各一百壮差。

[注] 尸厥目闭，口张失便，反张，四肢不收，阴厥脏病也。

有如是之证者,用骑牛临面之法,正所以厌邪也。薤汁灌耳,皂角吹鼻,皆通其诸窍,而闭塞者可通也。灸手足甲后,以通外阳法也。马屎取吐之法。灸中脘、关元,以通内阳之法也。

救小儿卒死而吐利,不知是何病方

狗屎一丸,绞取汁,灌之。无湿者,水煮干者取汁。

[方解]凡屎皆发阳气,用狗屎亦取发阳气也。

救卒死、客忤死,还魂汤主之方

麻黄(去节)三两　杏仁(去皮、尖)七十个　甘草(炙)一两

上三味,以水八升,煮取三升,去滓,分令咽之,通治诸感忤。

[注]中恶客忤,便闭里实者,仲景用备急丸,可知无汗表实者,不当用备急丸通里,当用还魂汤以通表也。通里者,抑诸阴气也;通表者,扶诸阳气也。昧者不知,以麻黄为入太阳发汗之药,抑知不温覆取汗,则为入太阴通阳之药也。阳气通动,魂可还矣。

又方

韭根一把　乌梅二七个　吴茱萸(炒)半升

上三味,以水一斗煮之,以病人栉内中三沸,栉浮者生,沉者死,煮取三升,去滓,分饮之。

[方解]韭根、吴茱萸、乌梅之治,亦收阳气法也。浮为阳,沉为阴,阳生阴死义也。

救自缢死,旦至暮虽已冷,必可治;暮至旦,小难也。恐此当言分气盛故也。然夏时夜短于昼,又热,犹应可治。又云:心下若微温者,一日以上犹可治之方

徐徐抱解,不得截绳。上下安被卧之,一人以脚踏其两肩,手少挽其发,常弦弦勿纵之;一人以手按揉胸上,数动之;一人摩捋臂胫屈伸之。若已僵,但渐渐强屈之,并按其腹。如此一炊顷,气从口出,呼吸,眼开,而犹引按莫置,亦勿苦劳之。须臾,可少桂汤及粥清含之,令濡喉,渐渐能

咽。及稍止,更令两人,以两管吹其两耳朵。此法最善,无不活者。

[注] 旦至暮,阳气有余,阳主生,故虽已冷必可治也。暮至旦,阴气有余,阴主死,故稍难也。自缢之人,必可治者,恐此当有言语忿争,气盛不散,故可治也。暮至旦,固难治;然遇夏时夜短于昼,又热,皆阳气有余,犹应可治。又云:心下若微温者,虽一日以上,犹可治之。观此谆谆告切,仲景仁心,惟恐人畏其繁琐而不治也。此法尝试之,十全八九,始知言果不谬。弦弦,犹言紧紧也。揉胸按腹,摩臂胫屈伸之,皆引导其气之法也。

凡中暍死,不可使得冷,得冷便死。疗之方

屈草带绕暍人脐,使三两人溺其中,令温。亦可用热泥和屈草,亦可扣瓦碗底,按及车缸,以着暍人,取令溺须得流去。此谓道路穷,卒无汤,当令溺其中。欲使多人溺,取令温,若汤便可与之,不可泥及车缸,恐此物冷。暍既在夏月,得热泥土、暖车缸,亦可用也。

[注] 中暑卒死之人,不可置放阴凉之处,恐其闭热在内,犹被冻之人,不可沃以热汤,恐其闭寒在内,反为大害也。

救溺死方

取灶中灰二石余,以埋人从头至足,水出七孔即活。尝试蝇子落水而死者,用灶灰埋之自活。

[集解] 李彣曰:灶灰得火土相生之气,以埋人则外温卫气,而内渗水湿,故能使水出七孔而活。

治坠马及一切筋骨损方

大黄(切,浸汤成汁)一两 绯帛(烧灰)如手大 乱发(烧灰用)如鸡子大 久用炊单布(烧灰)一尺 败蒲一握三寸 桃仁(去皮、尖,熬)四十九个 甘草(炙,剉)如中指节

上七味,以童子小便,量多少,煎汤成,内酒一大盏,次下大黄,去滓,分温三服。先剉败蒲席半领,煎汤浴,衣被盖覆,斯须通利数行,痛处立差。利及浴水赤,勿怪,即瘀血也。

〔注〕外浴以散其瘀，内服以下其瘀，斯两得之矣。

〔集注〕徐彬曰：从高坠下，法当救损伤筋骨为主。然顿跌之势，内外之血必无不瘀，瘀不去，则气不行，气不行，则伤不愈，故以桃仁、大黄，逐瘀为主，绯帛红花之余，乱发血之余，合童便以消瘀血。汤浴能活周身气血，然筋骨瘀血必有热气滞郁，故以炊单布受气最多而易消者，以散滞通气，从其类也。加少炙甘草，补中以和诸药也。

御纂医宗金鉴卷二十四

《金匮要略》二十四、二十五两门，原列在卷末，其文似后人补入，注家或注、或删，但传世已久，难以削去。兹仍附原文，另为一篇，以存参考云。

禽兽鱼虫禁忌并治第二十四

凡饮食滋味，以养于身，食之有妨，反能为害。自非服药炼液，焉能不饮食乎？切见时人不闲调摄，疾疢竞起，若不因食而生，苟全其生，须知切忌者矣。所食之味，有与病相宜，有与身为害。若得宜，则益体，害则成疾。以此致危，例皆难疗。凡煮药饮汁，以解毒者，虽云救急，不可热饮，诸毒病得热更甚，宜冷饮之。

肝病禁辛，心病禁咸，脾病禁酸，肺病禁苦，肾病禁甘。

[注] 此言五脏有病，而禁之以五味，何也？肝木病若与之以辛，辛助肺气，恐克肝也，故肝病则禁辛。心火病若与之以咸，咸能益水，恐水克火也，故心病则禁咸。脾土病若与之以酸，酸味属肝，恐木克土也，故脾病则禁酸。肺金病若与之以苦，苦味属火，恐克金也，故肺病则禁苦。肾水病若与之以甘，甘能补脾，脾主克水，故肾病则禁甘。

春不食肝，夏不食心，秋不食肺，冬不食肾，四季不食脾。辨曰：春不食肝者，为肝气旺，脾气败，若食肝则又补肝，脾气败尤甚，不可救。又肝旺之时，不可死气入肝，恐伤魂也。若非旺时，即虚，以肝补之，佳。余脏准此。

[注] 此言四时有宜食，有不宜食者。如春为肝旺，则脾弱，故宜食脾，而不宜食肝，若食肝，则肝益旺，而脾更弱，故曰：不可救。又云：肝旺之时，不可以死气入肝，即《内经》毋伐天和之意。若伐天和，则伤肝，肝主魂，恐复伤魂也。若非旺时，即虚，虚则以肝补肝，故谓之佳，余脏准此。

凡肝脏自不可轻啖，自死者弥甚。

〔注〕谓诸畜兽临杀之时，必有所惊，肝有所忿，食之俱不利，故曰：不可轻啖。如兽自死者，必中毒而死，更不可食也。

凡心皆为神识所舍，勿食之，使人来生复其对报矣。

〔注〕人与物虽别，而贪生畏死之心则一也，惟其心为神识所舍，故曰：勿食之。

凡肉及肝落地不着尘土者，不可食之。

猪肉落水浮者，不可食。

诸肉不干，火炙而动，见水自动者，不可食之。

六畜肉，热血不断者，不可食之。

诸五脏及鱼，投地尘土不污者，不可食之。

〔注〕以上五条，皆怪异非常，必不可食之。

诸肉及鱼，若狗不食，鸟不啄者，不可食之。

〔注〕凡禽兽不食之肉，必有毒，不可食之。

肉中有如朱点者，不可食之。

〔注〕朱点，恶血所聚。此色恶不食也。

父母及本身所属之相，不可食，食之令人神魂不安。

〔注〕此为仁人孝子之心也。

食肥肉及热羹，不可饮冷水。

〔注〕食肥肉热羹后，继饮冷水，冷热相搏，腻膈不行，不腹痛吐利，必成痞变积，慎之慎之。

秽饭、馁肉、臭鱼，食之皆伤人。

〔注〕言败腐之物，皆不宜食也。

自死禽兽口闭者，不可食之。

〔注〕凡自死之物，其肉皆有毒，口闭则毒不得外泄，切不可食。

六畜自死，皆疫死，则有毒，不可食之。

〔注〕疫毒能死六畜，其肉必有疫毒，故不可食。

兽自死，北首及伏地者，食之杀人。

〔注〕凡兽北向自死，及死不僵而伏地者，食之多杀人。

食生肉饱，饮乳，变白虫。

[注] 食生肉饱，即饮乳酪，则成湿热，必变生白虫。

疫死牛肉，食之令病洞下，亦致坚积，宜利药下之。

[注] 疫死牛肉，有毒不可食，食之若洞泻，为其毒自下，或致坚积，宜下药利之。

脯藏米瓮中有毒，及经夏食之，发肾病。

[注] 脯肉藏米瓮中，受湿热郁蒸之气，及经夏已腐者，食之腐气入肾，故发肾疾。

治自死六畜肉中毒

用黄柏捣屑，取方寸匕服。

[注] 六畜自死，肉中有毒，中其毒者，以此方服之，苦能解毒也。

治食郁肉漏脯中毒方

烧犬屎，酒服方寸匕。每服人乳汁亦良。饮生韭汁三升亦得。

[注] 郁肉，密藏经宿之肉也。漏脯，经漏水之脯也。食之中毒，以烧犬屎、人乳汁、生韭汁，量其轻重而解之。

治黍米中藏干脯食之中毒方

大豆浓煮汁饮之，数升即解，亦治狸肉、漏脯等毒。

[注] 同上郁肉。大豆汁亦能解毒。

治食生肉中毒方

掘地深三尺，取其下土三升，以水五升，煮数沸，澄清汁，饮一升即愈。

[注] 地浆能解诸毒，掘得黄土有泉渗出，谓之地浆。三尺，大概言也，未见黄土，皆秽土，得黄土乃可取用。

治食六畜鸟兽肝中毒方

水浸豆豉，绞取汁，服数升愈。

[注] 食禽肉兽肝，中毒在胃，故用豆豉涌吐其毒。

马脚无夜眼者，不可食之。（夜眼一名附蝉尸）

[注] 凡马皆有夜眼，若无者其形异，故勿食之。

食酸马肉，不饮酒，则杀人。

[注] 马肉味酸有毒，故饮酒以解之。

马肉不可热食，伤人心。

[注] 马属火，肉热火甚，恐伤心，当冷食之。

马鞍下肉，食之杀人。

[注] 鞍下肉，久经汗渍，有毒，食之杀人。

白马黑头者，不可食之。

[注]《食疗》云：食之令人癫。

白马青蹄者，不可食之。

[注] 白马青蹄，骑之不利，人食之必取害，故不可食。

马肉、犹肉共食，醉饱卧，大忌。

[注] 马肉属火，犹肉属水，共食已属不和，若醉饱即卧，则伤脾气，故曰：大忌。

驴、马肉合猪肉食之，成霍乱。

[注] 诸肉杂食，恐难消化，乱于肠胃，故成霍乱。

马肝及毛，不可妄食，中毒害人。

[注]《汉史》云：文成食马肝而死。故曰：不可妄食。恐中其毒也。

治马肝毒中人未死方（马肝一名悬蹄）

雄鼠屎二七粒，末之，水和服，日再服。

[注] 马食鼠屎则腹胀，是鼠能制马也，故中马肝毒，以此解之。

又方

人垢，取方寸匕，服之佳。

[注] 人垢，即人头垢也。用方寸匕，酒化下，得吐为佳。

治马肉中毒欲死方

香豉二两　杏仁三两

上二味，蒸一食顷，熟杵之服，日再服。

[方解] 日华子云：黑豆调中下气，治牛马瘟毒，杏仁下气，气下则毒亦解矣。

又方

煮芦根汁饮之良。

[方解] 芦根味甘性寒,解诸肉毒。

疫死牛,或目赤,或黄,食之大忌。

[注] 牛疫死,目或赤或黄,疫毒甚也,大忌食之。

牛肉共猪肉食之,必作寸白虫。

[注] 牛肉共猪肉食之,脾胃湿热者,能生寸白虫。当戒之。

青牛肠不可合犬肉食之。

牛肺从三月至五月,其中有虫如马尾,割去勿食,食之损人。

[注] 凡牛肠、肺,值三月至五月,湿热交蒸之时,必生其虫,戒勿食之。

牛羊猪肉,皆不得以楮木、桑木蒸炙,食之令人腹内生虫。

[注] 古人炼药多用桑柴火,楮实子能健脾消水,楮木亦可烧用,何以蒸炙诸肉食之即生虫乎? 其或物性相反也。

唼蛇牛肉有毒,食之杀人,不可食。

[注] 唼蛇牛何以识认? 惟毛发向后顺者是也。

治唼蛇牛肉食之欲死方

饮人乳汁一升,立愈。

以泔水洗头,饮一升愈。

牛肚细切,水一斗,煮取一升,暖饮之,大汗出愈。

[注] 人乳能解马肝、牛肉之毒,用头垢吐其毒而愈,用牛肚不甚善。

治食牛肉中毒方

甘草煮汁,饮之即愈。

[方解] 甘草味甘,能解百毒。

羊肉,其有宿热者,不可食之。

[注] 羊肉性热,若其人有素热者,忌食之。

羊肉不可共生鱼,酪,食之害人。

[注] 羊肉热,与生鱼、酪乳共食,必不益人也。

羊蹄甲中有珠子白者,名羊悬筋,食之令人癫。

〔按〕此义未详。

白羊黑头,食其脑作肠痈。

〔注〕诸脑有毒,惟此羊脑食之作肠痈。

羊肝共生椒食之,破人五脏。

〔注〕羊肝、生椒皆属于火,共食恐损伤人五脏也。

猪肉共羊肝和食之,令人心闷。

〔注〕猪肉滞,羊肝腻,共食则气滞而心闷矣。

猪肉以生胡荽同食,烂人脐。

〔注〕胡荽与猪肉不可同食,不可多者,恐动风疾。云烂人脐,此义未详。

猪脂不可合梅子食之。

〔注〕猪脂滑利,梅子酸涩,性相反也,故不可合食。

猪肉合葵,食之少气。

〔按〕此义未详。

鹿肉不可合蒲白作羹,食之发恶疮。

〔注〕鹿肉性温,九月至正月堪食,他月食之,则冷痛。如和蒲作羹食之,发恶疮,此义未详。

麋脂及梅李子,若孕妇食之,令子青盲,男子伤精。

〔集注〕李彣曰:人目以阴为体,以阳为用。麋,阴兽也。梅及李味酸苦,亦属阴类。孕妇三物合食,则阴气太盛,阳气绝少,故令子青盲也。男子精气宜温暖,阴盛则精寒。《本草》云:麋脂令阴痿。

〔按〕麋蹄下有二窍,为夜目。《淮南子》云:孕妇见麋而生子四目。今三物合食,令子青盲,皆物类相感,胎教慎之。

獐肉不可合虾,及生菜、梅、李果,食之伤人。

〔注〕獐肉性温,八月至十一月食之胜羊肉。余月食之动气。虾能动风,生菜、梅、李动痰,合食之皆令人病。

白犬自死不出舌者,食之害人。

[注] 凡犬死必吐舌,惟中毒而死,其舌不吐,毒在内也,故食之害人。

痫疾人不可食熊肉,令终身不愈。

[注] 人有痫疾,不可食熊肉,因熊性猛悍,食之痫疾永不除。

食狗鼠余,令人发瘘疮。

[注] 狗鼠食物有余存者,其物必有涎滴,因涎有毒,人若食此物,必发瘘疮。

治食犬肉不消,心下坚,或腹胀、口干大渴,心急发热,妄语如狂,或洞下。方:

杏仁（合皮熟研用）一升

以沸汤三升,和取汁,分三服,利下肉片大验。

[方解] 此以相畏相制之义也,犬肉畏杏仁,故用此而诸证悉除矣。

妇人妊娠,不可食兔肉及鳖、鸡、鸭,令子无声音。

[注] 妊娠食兔肉,令子缺唇;食鳖肉,令子短项;食羊犬,令子多热;食鸡鸭,令子无声音。此数者,妊妇皆不当食也。

兔肉不可合白鸡肉食之,令人面发黄。

[注] 兔肉酸寒,多食损元气,绝血脉,令人萎黄。白鸡虽得庚金太白之象,实属风木,能助肝火。二物合食,动脾气而发黄,故不可合食。

兔肉着干姜,食之成霍乱。

[注] 兔肉酸寒,阴性也,干姜辛热,阳性也,性味相反,同食者必成霍乱。

凡鸟自死,口不闭,翅不合者,不可食之。

[注] 诸鸟自死,必闭口敛翅,若开口张翅,恐有毒,不可食。

诸禽肉,肝青者,食之杀人。

[注] 肝青者,被毒所伤,若食之必杀人。

鸡有六翮四距者，不可食之。（距，鸡脚爪也）

[注] 形有怪异者，有毒，故不可食。

乌鸡白头者，不可食之。

[注] 色有不相合者，有毒，不可食。

鸡不可合葫蒜，食之滞气。

[注] 鸡蒜同食，能动风动痰，风痰发动，故气滞。

山鸡不可合鸟兽肉食之。

[注] 山鸡食虫蚁有毒，与鸟兽肉相反，故戒合食。

雉肉久食，令人瘦。

[注] 雉肉小毒，发疮疥生诸虫，以此则令人瘦。

鸭卵不可合鳖肉食之。

[注] 二物性寒发冷气，不可合食。

雀肉不可合李子食之。

[注] 雀肉性暖大温，李子性寒味酸，温得寒酸而滞气，故不可合食。

妇人妊娠，食雀肉饮酒，令子淫乱无耻。

[注] 雀之性淫，酒能乱性，妊娠当戒食之，古慎胎教也。

燕肉勿食，入水为蛟龙所啖。

[注] 蛟龙嗜燕，人食燕者，不可入水。雷公曰：海竭江枯，投游波而立泛。以蛟龙嗜燕故也。凡渡江海者，切不可食燕肉。

鸟兽有中毒箭死者，其肉有毒。解之方

大豆煮汁，及盐汁，服之解。

[方解] 箭伤有毒，凡鸟兽被箭死者，肉毒，人食之，先服盐汁，次服豆汁，解不及者死。

鱼头正白如连珠至脊上，食之杀人。

鱼头中无腮者，不可食之，杀人。

鱼无肠胆者，不可食之，三年阴不起，女子绝生。

鱼头似有角者，不可食之。

鱼目合者，不可食之。

[注] 以上皆怪异之形色,必有毒也。

六甲日勿食鳞甲之物。

[注] 六甲值日,食鳞甲物犯其所忌,故曰勿食。

鱼不可合鸡肉食之。

[注] 鱼属火,善动;鸡属木,生风。风火相煽,故勿合食。

鱼不得合鸬鹚肉食之。

[注] 鸬鹚嗜鱼,凡物相制相犯者,皆不可合食。

鲤鱼鲊不可合小豆藿食之,鱼子不可合猪肝食之,害人。(小豆藿即小豆叶也)

鲤鱼不可合犬肉食之。

鲫鱼不可合猴、雉肉食之。

鳀鱼合鹿肉生食,令人筋甲缩。

青鱼鲊不可合胡荽及生葵并麦酱食。

鳅鳝不可合白犬血食之。

[注] 以上六条,皆能助热动风,合食俱不宜。

龟肉不可合酒果子食之。

[注] 龟多神灵,不可轻食,若酒果合食,更非所宜也。

鳖目凹陷者,及腹下有王字形者,不可食之。其肉不得合鸡、鸭食之。

[注] 鳖无耳,以目为听,目凹陷,及腹有王字形者,皆有毒,慎之。性与鸡鸭相反,故不可合食。

龟、鳖肉不可合苋菜食之。

[注] 龟鳖皆与苋菜相反,若合食之,必成鳖瘕。

鰕无须及腹下通黑,煮之反白者,不可食之。

[注] 无须腹黑反白者,怪异之鰕也,故不可食。

食脍饮乳酪,令人腹中生虫为瘕。

[注] 脍乃牛、羊、鱼之腥,聂而切之为脍,乳酪酸寒,与脍同食则生虫为瘕,故戒合食。

脍食在胃不化,吐不出,速下除之,久成癥病。治之方

橘皮一两　大黄二两　朴硝二两

上三味,以水一大升,煮至小升,顿服即消。

[方解]橘皮解鱼毒,得硝、黄使下从大便而出也。

食脍多,不消,结为癥病。治之方

马鞭草

上一味,捣汁饮之。或以姜叶汁饮之一升亦消,又可服吐药吐之。

[方解]马鞭草主治癥癖血瘕,破血杀虫。姜叶解毒,皆可用之。

食鱼后食毒两种烦乱,治之方

橘皮浓煎汁,服之即解。

[方解]橘皮味苦辛温,下气通神,故能解毒。

食鲑鮧鱼中毒方

芦根煮汁,服之即解。

[方解]鲑鮧即河豚鱼,味美。其腹腴,呼为西施乳。头无腮,身无鳞,其肝毒,血杀人,脂令舌麻,子令腹胀,眼令目花,惟芦根汁能解之。

蟹目相向,足斑,目赤者,不可食之。

[注]蟹目相背,若目相向,足斑目赤者,有毒,故戒勿食。

食蟹中毒治之方

紫苏煮汁饮之三升。紫苏子捣汁饮之亦良。冬瓜汁饮三升,食冬瓜亦可。

[方解]紫苏、冬瓜,俱能解蟹毒,故用之。

凡蟹未遇霜多毒,其熟者乃可食之。

[注]蟹未经霜有毒,不可生食,经霜则毒无。

蜘蛛落食中,有毒,勿食之。

[注]蜘蛛有毒,凡落食上不可食,有毒故也。

凡蜂蝇虫蚁等多集食上,食之致瘘。

[注]虫类有毒,凡虫集食上者,食之则致瘘。

果实菜谷禁忌并治第二十五

《内经》曰:天食人以五气,地食人以五味。果实菜谷皆地产也。又云:五谷为养,五果为助,五菜为充,是以草实曰蓏,木实曰果。礼云:枣曰新之,栗曰撰之,桃曰胆之,柤梨曰攒之,则治果实有法矣。烹葵断壶,纪乎豳风;芥酱芼羹,以养父母,则用五菜有道矣。牛宜稌,羊宜黍,豕宜稷,犬宜粱,雁宜麦,则配五谷有方。然其物有不宜常食者,有不宜食者。经云:阴之所生,本在五味。阴之五宫,伤在五味。人安可不知其所禁忌乎?

果子生食,生疮。

[注] 果生之性,多湿多热而有毒,或生食之,故令生疮,腹胀作泄。

果子落地经宿,虫蚁食之者,人大忌食之。

[注] 凡果落地,隔夜尚不可食,而况虫蚁食者乎? 见之者切不可食。

生米停留多日,有损处,食之伤人。

[注] 凡食之物停留多日,或隔夜者,若有损处,即虫鼠所啮之余,皆有毒伤人。

桃子多食,令人热,仍不得入水浴,令人病寒热淋沥病。

[注] 桃味甘酸性热,若多食者,令人热。入水浴者,则湿与热相抟,不得宣散,故令人外寒热,内成癃症也。

杏、酪不熟,伤人。(一云杀人)

[注] 杏味酸苦有毒,酪酿未熟,若食之,恐害人也。

梅多食,坏人齿。

[注] 梅味苦酸,若多食者,令人齿损。齿者骨之余也,因肾主液而合骨,故伤齿。

李不可多食,令人腹胀。

[注] 李味酸涩,若多食,则中气不舒,故令人腹胀。

林檎不可多食,令人百脉弱。

[注] 林檎味酸涩,多食则令百脉不得宣,故脉弱。

橘、柚多食，令人口爽，不知五味。

〔注〕《尚书》注：小曰橘、大曰柚。二者其味皆酸而性寒，若过食，则口虽爽而五味不知焉。

梨不可多食，令人寒中。金疮、产妇亦不宜食。

〔注〕梨味甘酸性寒，若过食则令人中焦寒，金疮、产妇更宜戒之。

樱桃、杏，多食伤筋骨。

〔注〕樱桃、杏味酸性寒，若过食则伤筋骨。《内经》云：酸则伤筋。寒主伤肾，故伤筋骨。

安石榴不可多食，损人肺。

〔注〕安石榴味酸涩，酸涩则气滞。肺主气，宜利而不宜滞，滞则伤损矣，故不可过食也。

胡桃不可多食，令人动痰饮。

〔集注〕程林曰：胡桃润肺消痰，何以动痰饮？因其性热，多食则令人火动，煎熬津液而为痰饮矣。

生枣多食，令人热渴气胀，寒热。羸弱者，弥不可食，伤人。

〔注〕枣性热生渴，味甘生满，羸弱者内热必盛，脾胃必虚，故令人寒热，尤不可食。

食诸果中毒，治之方

猪骨（煅黑）

上一味，为末，水服方寸匕。亦治马肝及漏脯等毒。

〔方解〕以猪骨治果子毒，物性相制使然。治马肝毒者，以猪畜属水，马畜属火，此水克火之义也。治漏脯毒者，亦骨肉相感之义耳。

木耳赤色及仰生者勿食。菌仰卷者及赤色者，不可食。

〔注〕木耳诸菌，皆覆卷而生，若仰卷而生，形色皆异，必有毒也，故不可食。

食诸菌中毒，闷乱欲死，治之方

人粪汁饮一升。土浆饮一二升。大豆浓煮汁饮。服诸吐、利药,并解。

[集解] 李彣曰:闷乱欲死,毒在胃也。服吐、利药并解,使毒气上下分消也。

食枫树菌而笑不止,治之以前方

[集解] 李彣曰:心主笑,笑不止,是毒气入心也。以前方治之则解耳。

误食野芋烦乱欲死,治之以前方

[集解] 李彣曰:烦出于肺,烦乱欲死,故知毒气入肺也,亦用前方。

蜀椒闭口者有毒,误食之戟人咽喉,气病欲绝,或吐下白沫,身体痹冷。急治之。方:

肉桂煎汁饮之。多饮凉水一二升。或食蒜。或浓煮豉饮之,并解。

[方解] 蜀椒味辛辣,性热有毒,闭口者其毒更胜。如桂与蒜,皆大辛大热之物,通血脉辟邪秽,以热治热,是从治之法也。冷水清凉解热,地浆得土气,以万物本乎土,亦莫不复归于土,见土则毒已化矣。饮豉汁者,吐以去其毒也。

正月勿食葱,令人面生游风。

[注] 葱味辛散,通阳气而走头面,食生葱过于发散,故面生游风。

二月勿食蓼,伤人肾。

[注] 蓼味辛散,辛能走肾。二月卯木主令,肾主闭藏,若食之则伤肾,故曰:勿食。

三月勿食小蒜,伤人志性。

[注] 蒜辛热有毒,夺气伤神,三月阳气盛,故勿食。

四月、八月勿食胡荽,伤人神。

[注] 胡荽辛温开窍,四月阳气盛,八月阴气敛,若食此辛散之味,必伤神也。

五月勿食韭，令人乏气力。

〔注〕韭春食则香，夏食则臭，是月食之则乏气力。

五月五日，勿食一切生菜，发百病。

〔注〕五月五日，天中节，是日纯阳，人当养阳以顺时，若食生菜，是伐天和，故百病发焉。

六月、七月勿食茱萸，伤神气。

〔注〕茱萸辛热走气，六月阳气盛张，七月阴微将敛，若食此辛热之味，有伤神气也。

八月、九月勿食姜，伤人神。

〔注〕姜性热，味辛辣，八、九两月，秋主收敛，过于辛散，故伤人之神。朱子晦庵云：秋食姜，夭人天年。谓其辛走气泻肺也。

十月勿食椒，损人心，伤人脉。

〔注〕椒性热，味辛辣，十月阳气尽敛，若食此辛热之味，必损心伤脉。

十月勿食被霜生菜，令人面无光，目涩，心痛，腰疼，或发心疟。疟发时，手足十指爪皆青困萎。

〔注〕《道藏》云：六阴之月，万物至此，归根复命，以待来复，不可食寒冷。生菜性冷，经霜则寒，若食此，是伐天和，故有此等证。

十一月、十二月勿食薤，令人多涕唾。

〔注〕薤味辛散走肺气，食之令人多涕唾。

四季勿食生葵，令人饮食不化，发百病。非但食中，药中皆不可用，深宜慎之。

〔注〕脾旺寄于四时之季月，生葵滑利伤脾，若食之则饮食不化，而发百病。

葱、韭初生芽者，食之伤人心气。

〔注〕初生芽者，含抑郁而未透发，故食伤心气。

饮白酒，食生韭，令人病增。

〔注〕酒多湿，韭性热，湿热相合，令人病增。

生葱不可共蜜,食之杀人。独颗蒜弥甚。

[注] 葱、蒜皆不可共蜜食,若共食令人利下。

枣合生葱食之,令人病。

[按] 此义未详。

食糖蜜后,四日内食生葱、韭,令人心痛。

[注] 蜜与葱及韭、蒜皆相反,虽食蜜后四日内,犹忌之,若犯令人心痛。

生葱和雄鸡、白犬肉食之,令人七窍经年流血。

[集注] 李彣曰:此皆生风发火之物,若合食则血气更淖溢不和,故七窍流血。

夜食诸姜、蒜、葱等,伤人心。

[注] 此皆辛热辣物,夜属阴气,主收敛,不宜食而食之,则扰阳气,故曰:伤人心。

芜菁根多食,令人气胀。

[注] 此言不可过食,若过食则动气而胀也。

薤不共牛肉作羹,食之成瘕病,韭亦然。

[注] 薤、韭同牛肉食,皆难克化,积而不消,则成癥瘕。

莼多食动痔病。

[注] 莼性滑有毒,滑而易下,故发痔病。

野苣不可同蜜食之,作内痔。

[注] 野苣味苦性寒,若同蜜食,必成内痔。

白苣不可共酪同食,作䘌虫。

[注] 白苣味苦性寒,乳酪味甘性热,一寒一热而成湿,湿成则生虫,故曰:不可食。

黄瓜食之发热病。

[注] 黄瓜多湿有毒。程林曰:动寒热虚热,天行热病及病后,皆不可食。

葵心不可食,伤人;叶尤冷,黄背、赤背、赤茎者,勿食之。

[注] 葵心有毒,背叶反常亦有毒,不可食。

胡荽久食之令多忘。

[注] 胡荽辛温开窍，久食耗心血，故令人多忘。

病人不可食胡荽及黄花菜。

[注] 胡荽耗气，黄花菜破气耗血，皆病人忌食。

芋不可多食，动病。

[注] 芋滞有毒，多食则脾困而胀生，故戒多食。

妊娠食姜，令子余指。

[注] 余指，手多一指也。姜形类指，物性相感如此。

蓼多食，发心病。蓼和生鱼食之，令人夺气，阴核疼痛。

[集注] 孙思邈曰：食蓼过多有毒，发心痛，以气味辛温故也。生鱼鲊属合食，则相犯夺气也。阴核痛，亦湿热致病耳。

芥菜不可共兔肉食之，成恶邪病。

[注] 凡物性相反，不可同食，同食则成恶邪病。

小蒜多食，伤人力。

[注] 小蒜辛温小毒，若多食气散，故伤心力。

食躁式躁方

豉浓煮汁饮之。

[按] "食躁式躁"之"式"字，当是"或"字，应改之。

[注] 食躁或躁者，即今之食后时或恶心，欲吐不吐之病也，故以豉汤吐之。

钩吻与芹菜相似，误食之杀人。解之方

荠苨八两

上一味，水六升，煮取二升，温分二服。

[注] 太阴之精，名曰钩吻，入口则死。葛洪云：钩吻生处，无他草，茎上有毛。

菜中有水莨菪，叶圆而光，有毒，误食令人狂乱，状如中风，或吐血。治之方

甘草煮汁，服之即解。

春秋二时,龙带精入芹菜中,人偶食之为病,发时手青腹满,痛不可忍,名蛟龙病。治之方

硬糖二、三斤

上一味,日两度服之,吐出如蜥蜴三五枚,差。

[方解] 芹生陂泽之中,蛟龙虽变化莫测,其精焉能入此? 大抵是蜥蜴、虺蛇,春夏之交,遗精于此耳。且蛇嗜芹,尤为可证。按《外台秘要》云:蛟龙子生在芹上,误食入腹,变成龙子,饴、粳米、杏仁、乳饼煮粥食之,吐出蛟子大验。张机用硬糖治之,考《本草》并无硬糖,当是粳米、饴糖无疑。二物味甘,甘能解毒是也。

食苦瓠中毒,治之方

黍穰煮汁,数服之解。

[注]《风俗通》云:烧穰可以杀瓠。又云:种瓜之家不烧漆,物性相畏有如是也。人过食苦瓠,吐利不止者,以黍穰汁解之,本诸此。

扁豆,寒热者,不可食之。

[注] 扁豆性滞而补,如患寒热者忌之。

久食小豆,令人枯燥。

[注] 小豆即赤豆也,性主利水,久食令肌肤枯燥。

食大豆屑,忌啖猪肉。

[注] 大豆即黄豆也,若同猪肉食之,则闭气,故忌之,小儿尤当忌之。

大麦久食,令人作癣。

[集注] 李彣曰:癣、疥同。盖麦入心,久食则心气盛而内热。《内经》曰:诸疮疡皆属心火。故作癣。

白黍米不可同饴蜜食,亦不可合葵食之。

[注] 黍米多热,多食心烦。饴蜜味甘,多食中满。《食疗》云:黍米同葵食成痼疾。物性相反如此。

荞麦面多食之,令人发落。

[按] 此义未详。

盐多食伤人肺。

[注] 盐味咸,过食伤肺,发嗽哮喘。

食冷物,冰人齿。

食热物,勿饮冷水。

[注] 寒热相抟,脾胃乃伤。

饮酒食生苍耳,令人心痛。

[注] 酒性纯阳,苍耳味苦有毒,苦先入心,饮酒以行其毒,故心痛。

夏月大醉、汗流,不得冷水洗着身及使扇,即成病。

[注] 夏月饮酒汗流,则腠理开,若浴水及使扇,寒风相抟,或即成黄汗,或即成漏风,戒之慎之!

饮酒大醉,灸腹背,令人肠结。

[注] 灸家云:毋灸大醉人。即此义也。

醉后勿饱食,发寒热。

[注] 醉则肝、胆之气肆行,本来侮土,故曰:勿食饱,发寒热。

饮酒食猪肉,卧秫稻穰中,则发黄。

[注] 酒性多湿多热,饮酒食肉,则湿热交蒸于中宫,卧秫稻穰中,则湿热困于外,故发黄也。

食饴多饮酒,大忌。

[按] 谚云:酒家忌甘,此义未详。

凡酒及水,照见人影动者,不可饮之。

[注] 见此影动者,乃怪异也,切不可饮之。

醋合酪食之,令人血瘕。

[注] 酪性粘滞,醋性酸收,故令成血瘕。

食白米粥,勿食生苍耳,成走注。

[注] 白米粥、苍耳子同食,成走注病,然必性味不合也。

食甜粥已,食盐即吐。

[注] 粥甘盐咸,先食甜已,复过食盐即吐,理必然也。

犀角箸搅饮食沫出,及浇地坟起者,食之杀人。

[注]《抱朴子》云：犀食百草及众木之棘。故知饮食之毒，若搅饮食沫出者，必有毒也。浇地坟起者，此怪异也，故食之杀人。

饮食中毒烦满，治之方

苦参三两　苦酒一升半

上二味，煮三沸，三上三下，服之吐食出，即差。

[方解] 苦参味苦，苦酒味酸，酸苦涌泄而去其毒，烦满自除。

又方

犀角汤亦佳。

[注] 中毒烦满，毒在胃中，犀角解胃中毒。

贪食，食多不消，心腹坚满痛，治之方

盐一升　水三升

上二味，煮令盐消，分三服，当吐出食，便差。

[方解] 盐咸能软坚，又能涌泄，坚满自除。

矾石生入腹，破人心肝，亦禁水。

[注] 矾性酸涩，无故用之，伤心肝，矾得水则化，物性相畏，故亦禁水。

商陆以水服，杀人。

[注] 商陆大毒，能行水而忌水服，物性相恶而然。

葶苈子傅头疮，药气入脑，杀人。

[注] 葶苈大寒，虽能傅疮杀虫，然药气善能下行，则疮毒亦内攻入脑矣，故杀人。

水银入人耳及六畜等皆死。以金银着耳边，水银则吐。

[注] 水银大毒，入耳则沉经坠络，皆能死人。以金银着耳门，引之则吐出，此物性感召之理，犹磁石之引针也。

苦楝无子者，杀人。

[注] 苦楝有雌雄两种，雄者无子，根赤有毒，服之使人吐不能止，有至死者。雌者有子，根白有微毒，可入药用。

凡诸毒多是假毒，以投无知时，宜煮荠苨、甘草汁饮之，通除诸毒药。

　　[注]凡诸毒多借饮食以投毒，而服毒之人，原自不知，若觉之，则时时煮甘草、荠苨汤饮之，以二物能解草石百毒也。

御纂医宗金鉴卷二十五

▌正误存疑篇 ▌

《金匮要略》一书,其世远而就阙误也,与《伤寒论》等。如"蟿饪"之"蟿"字,与缓中补虚用大黄䗪虫圆主之之类,俱不可以为法。爰加斟酌其改移删补诸式,与夫存疑之二十八条,悉仿《伤寒论》叙次云。

正 误

脏腑经络先后第一

师曰:病人语声寂然,喜惊呼者,骨节间病;语声喑喑然不彻者,心膈间病;语声啾啾然细而长者,头(腹)中病。

[按]"头中病"之"头"字,当是"腹"字。经中从无头中病之文,且文义不属,当改之。

师曰:吸而微数,其病在中焦。实也,当下之即愈;虚者不治。在上焦者,其吸促(远);在下焦者,其吸远(促)。此皆难治。呼吸动摇振振者,不治。

[按]"吸促"之"促"字,当是"远"字,"吸远"之"远"字,当是"促"字,方合病义,当移之。

问曰:寸脉沉大而滑,沉则为实,滑则为气,实气相抟,血(厥)气入脏即死,入腑即愈,此为卒厥。何谓也? 师曰:唇口青,身冷,为入脏,即死;如身和,汗自出,为入腑,即愈。

[按]"寸脉沉大而滑,沉则为实,滑则为气,实气相抟"之十八字,文理不顺,衍文也,当删之。"血气入脏"之"血"字,当是"厥"字,始与卒厥相合,当改之。

问曰:阳病十八,何谓也? 师曰:头痛,项、腰、脊、臂、脚掣痛。阴病十八,何谓也? 师曰:咳,上气,喘,哕,咽,肠鸣,胀满,心痛,拘急。五脏病各有十八,合为九十病。人又有六微,微有十八病,合为一百八病。五劳、七伤、六极,妇人三十六病,不在其中。清邪居上,浊邪居下。大邪中表,小邪中里。䅽（漀）饪之邪,从口入者,宿食也。五邪中人,各有法度:风中于前,寒中于暮,湿伤于下,雾伤于上;风令脉浮,寒令脉急,雾伤皮腠,湿流关节,食伤脾胃。极寒伤经,极热伤络。

〔按〕字典无"䅽"字,当是"漀"字。漀音倾,侧水也。后之积聚门,"漀气"之"漀"字,亦误。

问曰:病有急当救里救表者,何谓也? 师曰:病,医下之,续得下利清谷不止,身体疼痛者,急当救里;后身体疼痛,清便自调者,急当救表也。

〔按〕此条注,详见《伤寒论·太阴篇》内,故不复释。

夫诸病在脏,欲攻之,当随其所得而攻之,如渴者（小便不利）,与猪苓汤。余皆仿此。

〔按〕"如渴者"之下,当有"小便不利"四字。必是遗失,当补之。

痉湿暍第二

病者身热足寒,颈项强急,恶寒,时头热,面赤,目赤,独头动摇,卒口噤,背反张者,痉病也。若发其汗者,寒湿相抟,其表益虚,即恶寒甚。发其汗已,其脉如蛇。

〔按〕"痉病也"之下诸句,与上文义不属。与后条之为欲解脉如故诸句,文义相属,宜分于彼。

太阳病,发热无汗,反恶寒者,名曰刚痉。

〔按〕"反恶寒"之"反"字,衍文也。玩痉病之条自知,当恶寒也。宜删之。

（若发其汗者,寒湿相抟,其表益虚,即恶寒甚,发其汗已,其脉如蛇。）暴腹胀大者,为欲解;脉如故,反伏弦者,痉。

〔按〕"暴腹胀大者"五字,衍文也,当删之。

疟病第四

师曰：疟脉自弦，弦数者多热，弦迟者多寒。弦⬚小（沉）紧者下之差，弦迟者可温之，弦（浮）紧者，可发汗针灸也，弦⬚浮（滑）大者，可吐之，弦数者，风发也，以饮食消息止之。

〔按〕"弦小紧者"之"小"字，当是"沉"字，则有可下之理。"弦紧"者，当是"弦浮紧"，则有可发汗之理。"弦浮大"者，当是"弦滑大"，则有可吐之理。且不遗本文疟脉自弦之意，当改之补之。

师曰：阴气孤绝，阳气独发，则热而少气、烦冤，手足热而欲呕，名曰瘅疟；若但热不寒者，邪气内藏于心，外舍分肉之间，令人消铄肌肉。

〔按〕此言瘅疟，其文脱简，《内经》已详，不复释。

温疟者，其脉如平，身无寒，但热，骨节疼烦，时呕，白虎加桂枝汤主之。

〔按〕此言温疟，其文脱简，《内经》已详，不复释。

疟多寒者，名曰牝疟，蜀漆散主之。

〔按〕此言牝疟，其文脱简，《内经》已详，不复释。

中风历节第五

（寸口脉⬚迟（浮）而缓，⬚迟（浮）则为⬚寒（风），缓则为虚；荣缓则为亡血，卫缓则为中风；邪气中经，）⬚浮者血虚络脉空虚，贼邪不泻，或左或右；邪气反缓，正气即急，正气引邪，㖞僻不遂。邪在于络，肌肤不仁；邪在于经，即重不胜；邪入于腑，即不识人；邪入于脏，舌即难言，口吐涎。

〔按〕"寸口脉浮而紧，紧则为寒，浮则为虚，寒虚相抟，邪在皮肤"，此五句原文在本条之首，当在后条之首。"寸口脉迟而缓，迟则为寒，缓则为虚；荣缓则为亡血，卫缓则为中风；邪气中经"，此六句原文在后条，当在此条之首，文气始各得相属，必系错简，当移之。其中有"浮者血虚"一句，必是衍文，当删之。"寸口脉迟而缓，迟则为寒"，二"迟"字当是

"浮"字,"寒"字当是"风"字,始得文义了然,且迟缓二脉不能并见,当改之。

(寸口脉浮而紧,紧则为寒,浮则为 虚 (风),寒 虚 (风)相抟,邪在皮肤,)则身痒而瘾疹;心气不足,邪气入中,则胸满而短气。

[按]"浮则为虚,寒虚相抟"二"虚"字,应是"风"字,当改之。

味酸则伤筋,筋伤则缓,名曰泄;咸则伤骨,骨伤则痿,名曰枯。枯泄相抟,名曰断 泄 (绝),荣气不通,卫不独行,荣卫俱微,三焦无所御,四属断绝,身体羸瘦。独足肿大,黄汗出,胫冷。假令发热,便为历节也。病历节,不可屈伸,疼痛,乌头汤主之。

[按]"名曰断泄"之"泄"字,当是"绝"字,始与下文相属,当改之。

诸肢节疼痛,身体尪羸,脚肿如脱,头眩短气,温温 (嗢嗢)欲吐,桂枝芍药知母汤主之。

[按]"温温"应是"嗢嗢",当改之。

血痹虚劳第六

人年五六十,其病脉大者,痹侠背行, 若肠鸣, 马刀,侠瘿 (瘰)者,皆为劳得之。

[按]"若肠鸣"三字,与上下文不属,必是错简,当删之。"侠瘿"之"瘿"字,当是"瘰"字,且先劳后瘰,先瘰后劳者有之,从未见劳瘿先后病也,当改之。

劳之为病,其脉浮大,手足烦,春夏剧,秋冬瘥,阴 寒 (虚)精自出,酸削不能行。

[按]"阴寒精自出"之"寒"字,应是"虚"字,当改之。

男子面色白者,主渴及亡血,卒喘悸。 脉浮者,里虚也。

[按]"脉浮者,里虚也"句,当是衍文。

夫失精家,少腹弦急,阴头寒,目眩,发落,脉极虚、芤、迟,为清谷亡血失精。 脉得诸芤,动微紧,男子失精,女子梦交,桂枝龙骨牡蛎汤主之。

[按] 此条"脉得诸芤……"五句，与上文义不属，衍文也。另分一条，在本门十二条之次。

脉弦而大，弦则为减，大则为芤；减则为寒。芤则为虚，虚寒相抟，此名为革。妇人则半产漏下，男子则亡血失精。

[按] 此条注详见《伤寒论·辨脉篇》内，故不复释。

五劳极虚，羸瘦，腹满，不能饮食，（缓中补虚）。食伤、忧伤、饮伤、房室伤、饥伤、劳伤、经络营卫气伤，内有干血，肌肤甲错，两目黯黑，大黄䗪虫圆主之。

[按]"两目黯黑"句下"缓中补虚"四字，当在"不能饮食"之下，必是传写之讹，当移之。

肺痿肺痈咳嗽上气第七

问曰：病咳逆，脉之，何以知此为（肺痿）肺痈？当有脓血，吐之则死，其脉何类？师曰：寸口脉微（浮）而数，微（浮）则为风，数则为热，微（浮）则汗出，数则恶寒。风中于卫，呼气不入；热过于荣，吸而不出。风伤皮毛，热伤血脉。风舍于肺，其人则咳，口干，喘满，咽燥不渴，时唾浊沫，时时振寒。热之所过，血为之凝滞，蓄结痈脓，吐如米粥。始萌可救，脓成则死。

[按]"肺痈"之上，当有"肺痿"二字，不然本文论肺痿之义，则无着落，必是脱简，当补之。"脉微"之三"微"字，当是三"浮"字，始与文气相属，当改之。

大（火）逆上气，咽喉不利，止逆下气者，麦门冬汤主之。

[按]"大逆上气"之"大"字，当是"火"字，文义病药始相属，当改之。

腹满寒疝宿食第十

腹满时减，复如故，此为寒，当与温药。（宜厚朴生姜甘草半夏人参汤主之。）

〔按〕此篇无治虚寒腹满之方。当与温药之下,当有"宜厚朴生姜甘草半夏人参汤主之"十四字,必是脱简。阅《伤寒论·太阴篇》自知,当补之。

病者痿黄,躁(燥)而不渴,胸(胃)中寒实而利不止者,死。

〔按〕"躁而不渴"当是"燥而不渴",文气通顺。"胸中寒实"当是"胃中寒实",若是胸中寒实,如何曰下利不止者死,当改之。

其脉数而紧,乃弦,状如弓弦,按之不移,脉数弦者。脉紧大而迟者,必心下坚,(当下其寒。)脉大而紧者,阳中有阴,可下之。

〔按〕"其脉数而紧,乃弦,状如弓弦,按之不移,脉数弦者"之十九字,当是衍文,阅《伤寒论·辨脉法》自知,删之。"当下其寒"四字,当在"必心下坚"之下,文义始属,当移之。

胁下偏(满)痛,发热,其脉紧弦,此寒也,以温药下之,宜大黄附子汤。

〔按〕"胁下偏痛"之"偏"字,当是"满"字,当改之。

按之心下满痛、(有潮热)者,此为实也,当下之,宜大柴胡汤。

〔按〕"按之心下满痛"之下,当有"有潮热"三字,若无此三字,则不当与大柴胡汤,当补之。

腹痛,脉弦而紧,弦则卫气不行,即恶寒,紧则不欲食,邪正相抟,即为寒疝。绕脐痛苦,发则白(自)汗出,手足厥冷其脉沉紧者,大乌头煎主之。

〔按〕此条脉重出,下条有证无脉,"其脉沉紧者"五字,当在下条里急之下。然脉弦而紧,是劲急之甚,当属寒疝之重者。其白汗之"白"字,当是"自"字,改之。下条"其脉沉紧",是里痛之脉,当属寒疝之轻者,当移之。

寒疝,腹中痛,及胁痛里急,(其脉沉紧者,)当归生姜

羊肉汤主之。

[按]"胁痛里急"之下,当有上条"其脉沉紧者"五字。

寒疝,腹中痛,逆冷,手足不仁,若身疼痛,灸刺、诸药不能治,抵当乌头桂枝汤主之。

[按]"抵当"二字,衍文也。

问曰:人病有宿食,何以别之? 师曰:寸口脉浮而大,按之反涩,尺中亦微(大)而涩,故知有宿食,大承气汤主之。

[按]"尺中亦微而涩"之"微"字,当按《伤寒论》作"大"字是,当改之。

五脏风寒积聚第十一

肺中风者,口燥而喘,身(头)运而重,冒(风)而肿胀。

[按]"身运而重"当是"头运而身重","冒而肿胀"当是"冒风而肿胀",乃与文义始为相属,当改之补之。

肝中寒者,两臂不举,舌本燥,喜太息,胸中痛,不得转侧,食则吐(而汗出)也。

[按]"两臂不举,舌本燥"二句,"而汗出"三字,文义不属,必是错简,不可为后世法,不释。

肝着,其人常欲蹈其胸上,先未苦时,但欲饮热,旋覆花汤主之。

[按]"旋覆花汤主之"六字,与肝着之病不合,当是衍文。

心伤者,其人劳倦,即头面赤而下重,心中痛而自烦,发热,当脐跳,其脉弦(沉),此为心脏伤所致也。

[按]"其脉弦"之"弦"字,当是"沉"字,沉为肾脉,文义相属,当改之。

邪哭使魂魄不安者,血气少也。血气少者,属于心。心气虚者,其人则畏,合目欲眠,梦远行而精神离散,魂魄妄行。阴气衰者为癫(狂),阳气衰者为狂(癫)。

[按]"阴气衰者为癫"之"癫"字,当是"狂"字;"阳气

衰者为狂"之"狂"字,当是"癫"字。《内经》曰:重阴者癫,重阳者狂。当改之。

趺阳脉浮而涩,浮则胃气强,涩则小便数,浮涩相抟,大便则坚,其脾为约,麻子仁丸主之。

[按] 此条注详见《伤寒论·阳明篇》内,故不复释。

问曰:病有积,有聚,有䅽(瘕)气,何谓也? 师曰:积者,脏病也,终不移;聚者,腑病也,发作有时,展转痛移,为可治。䅽(瘕)气者,胁下痛,按之则愈,复发为䅽(瘕)气。诸积大法:脉来细而附骨者,乃积也。寸口,积在胸中;微出寸口,积在喉中。关上,积在脐傍;上关上,积在心下;微下关,积在少腹。尺中,积在气冲;脉出左,积在左;脉出右,积在右;脉两出,积在中央。各以其部处之。

[按] 䅽作瘕,解见首篇。

惊悸吐衄下血胸满瘀血第十二

病人面无血色,无寒热,脉 沉 (浮) 弦者,衄;脉 浮 (沉) 弱,手按之绝者,下血;烦咳者,必吐血。

[按]"脉沉"当是"脉浮","脉浮"当是"脉沉",文义始属,当改之。

寸口脉弦而大,弦则为减,大则为芤;减则为寒,芤则为虚。寒虚相抟,此名曰革。妇人则半产漏下,男子则亡血。

[按] 此条注详见《伤寒·辨脉篇》内,故不复释。

心气 不足 (有余),吐血衄血,泻心汤主之。

[按] 心气"不足"二字,当是"有余"二字,若是不足,如何用此方治之,当改之。

痰饮咳嗽第十三

夫病人饮水多,必暴喘满。 凡食少饮多,水停心下,甚者则悸,微者短气。 脉双弦者,寒也。皆大下里虚。脉偏弦者,饮也。

[按]"微者短气"句下,古本有"脉双弦者寒也……"诸句,文义不属,另分一条,在本门二十七条之次。

假令<u>瘦</u>（病）人脐下有悸，吐涎沫而<u>癫</u>（颠）眩，此水也，五苓散主之。

[按]"瘦人"之"瘦"字，当是"病"字。"癫眩"之"癫"字，当是"颠"字；颠者头也。文义始属，当改之。

夫心下有留饮，其人背寒冷如掌大。留饮者，胁下痛引缺盆，咳嗽则转甚。胸中有留饮，其人短气而<u>渴</u>（喘）。四肢历节痛，<u>脉沉者，有留饮。</u>

[按]此条古本于"四肢历节痛"之下，有"脉沉者，有留饮"一句，当另为一条，始合论脉之义。"短气而渴"之"渴"字，当是"喘"字，"四肢"上，当有缺文。

病者脉伏，其人欲自利，利反快，（此为留饮欲去故也。）虽利，心下续坚满，甘遂半夏汤主之。

[按]"心下续坚满"句下，"此为留饮欲去故也"八字，当在"利反快"之下。此传写之讹，当移之。

水在心，心下坚筑，短气，恶水不欲饮。水在肺，吐涎沫，欲饮水。水在脾，少气身重。水在肝，胁下支满，嚏而痛。水在肾，<u>心</u>（脐）下悸。

[按]"心下悸"之"心"字，当是"脐"字，当改之。

支饮<u>胸</u>（腹）满者，厚朴大黄汤主之。

[按]"支饮胸满"之"胸"字，当是"腹"字，若是"胸"字，无用承气汤之理，当改之。

脉弦<u>数</u>（迟），有寒饮，冬夏难治。

[按]"脉弦数"之"数"字，当是"迟"字，始与寒饮之理合，当改之。

咳逆倚息不得卧，小青龙汤主之。青龙汤下（汗）已，多唾，口燥，寸脉沉，尺脉微，手足厥逆，气从少腹上冲胸咽，手足痹，其面翕热如醉状，因复下流阴股，小便难，时复冒者，与茯苓桂枝五味甘草汤，治其气冲。

[按]"小青龙汤下已"之"下"字，当是"汗"字，盖大、小青龙汤，皆汗剂也，当改之。

消渴小便利淋第十四

厥阴之为病,消渴,气上冲心,心中疼热,饥而不欲食,食即吐蛔,下之利不止。

〔按〕此条是《伤寒论》厥阴经正病,与杂病消渴之义不同,必是错简。

寸口脉浮而迟,浮即为虚,迟即为劳,虚则卫气不足,劳则荣气竭。

〔按〕此条当在《虚劳篇》中,错简在此。

趺阳脉浮而数,浮即为气,数即消谷而大(便)坚,气盛则溲数,溲数即坚,坚数相抟,即为消渴。

〔按〕"而大坚"句不成文,"大"字下,当有"便"字,当补之。

水气病第十五

少阴脉,紧而沉,沉则为水,小便即难,**脉得诸沉者,当责有水,身体肿重。**

〔按〕"脉得诸沉者"一条,乃始论水气病之脉,当列于篇首。但古本脉得诸沉之上,有"少阴脉,紧而沉……"四句,文义不属,并有脱简,不释,且删之。

夫水病人,目下有卧蚕,面目鲜泽,脉伏,其人消渴。病水腹大,小便不利,其脉沉绝者,有水,可下之。

〔按〕"其人消渴"之下,古本有"病水腹大,小便不利,其脉沉绝者,有水,可下之"四句,与上文义不属,当另分为一条,在本门五条之次,始合里水脉证。

里水者,一身面目黄肿,其脉沉,小便不利,故令病水,假如小便自利,此亡津液,故令渴也。越婢加术汤主之。

〔按〕"越婢加术汤主之"七字,当在后太阳病脉浮而紧条内,发汗即愈之下,文义始属,必是错简在此。观其里有水之之文,岂有用越婢加术汤发表之药,自可知也。

心水者,其身重而少气,不得卧,烦而躁,其人阴肿。

〔按〕"其人阴肿"四字,当在肾水条内,错简在此,当移之。

肾水者，其腹大脐肿，腰痛不得溺，阴下湿，如牛鼻上汗，其足逆冷，面反瘦，(其人阴肿。)

[按]"面反瘦"之下，当补上条"其人阴肿"四字。

师曰：寸口脉迟而涩，迟则为寒，涩为血不足；趺阳脉微而迟，微则为气，迟则为寒。寒气不足，则手足逆冷，手足逆冷，则荣卫不利，荣卫不利，则腹满肠鸣相逐，气转膀胱；荣卫俱劳，阳气不通即身冷；阴气不通即骨疼；阳气前通则恶寒，阴气前通则痹不仁；阴阳相得，其气乃行。大气一转，其气乃散，实则失气，虚则遗溺，名曰气分。(桂枝去芍药加麻黄附子细辛汤主之。)

[按]"名曰气分"之下，当补入下条"桂枝去芍药加麻黄附子细辛汤主之"十五字。

气分，心下坚，大如盘，边如旋杯，水饮所作，桂枝去芍药，加麻黄附子细辛汤主之。

[按]"气分，心下坚，大如盘，边如旋杯，水饮所作"之十六字，当是衍文，观心下坚之本条自知。"桂枝去芍药加麻黄附子细辛汤主之"之十五字，当在上条气分之下，文气始属，正是气分之治法，必是错简在此，当移之。

脉浮而洪，浮则为风，洪则为气。风气相抟，风强则为隐疹，身体为痒，痒为泄风，久为痂癞；气强则为水，难以俯仰。风气相击，身体洪(浮)肿，汗出乃愈。恶风则虚，此为风水；不恶风者，小便通利，上焦有寒，其口多涎，此为黄汗。

[按]"身体洪肿"之"洪"字，当是"浮"字，改之。"此为黄汗"四字，当是衍文。

太阳病脉浮而紧，法当骨节疼痛，反不疼，身体反重而酸，其人不渴，汗出即愈，此为风水。恶寒者，此为极虚，发汗得之。渴而不恶寒者，此为皮水。身肿而冷，状如周痹，胸中窒不能食，反聚痛，暮躁不得眠，此为黄汗，痛在骨节。

咳而喘,不渴者,此为脾(肺)胀,其状如肿,发汗即愈,(越婢加术汤主之。)然诸病此者,渴而下利,小便数者,皆不可发汗。

〔按〕"脾胀"之"脾"字,当是"肺"字,改之。"发汗即愈"之下,当补入前条之"越婢加术汤主之"七字。

里(皮)水越婢加术汤主之,甘草麻黄汤亦主之。

〔按〕"里水"之"里"字,当是"皮"字,岂有里水,而用麻黄之理,当改之。

厥而皮水者,蒲灰散主之。

〔按〕"厥而"二字,当是衍文。

水之为病,其脉沉小,属少阴。浮者为风,无水虚胀者为气(风)水。发其汗即已。脉沉者宜麻黄附子汤,浮者宜杏子汤。

〔按〕"为气水"之"气"字,当是"风"字,若是"气"字,则无发汗之理,且通篇并无气水之病,当改之。

黄疸病第十六

腹满,舌(身)痿黄,躁不得睡,属黄家。

〔按〕"舌痿黄"之"舌"字,当是"身"字,当改之。

黄疸病,(小便不利者,)茵陈五苓散主之。

〔按〕"黄疸病"之下,当有"小便不利者"五字,茵陈五苓散方有着落。当补之。

呕吐哕下利第十七

吐后渴欲得水而贪饮者,兼主微风,脉紧头痛,(文蛤汤主之。)

〔按〕"文蛤汤主之"五字,当在"头痛"之下,文义始属,当移之。"兼主"之"主"字,衍文也。

问曰:病人脉数,数为热,为消谷引食,而反吐者,何也? 师曰:以发其汗,令阳气微,膈气虚,脉乃数,数为客热,不能消谷,胃中虚冷故也。脉弦者虚也,胃气无余,朝食暮吐,变为胃反,寒在于上,医反下之,今脉反弦,故名曰虚。

[按]"问曰:病人脉数",至"胃中虚冷故也"等句,已详《伤寒论·阳明篇》内,错简在此,且与脉弦者虚也,文义不属。

跌阳脉浮而涩,浮则为虚,虚(涩)则伤脾,脾伤则不磨,朝食暮吐,暮食朝吐,宿谷不化,名曰胃反,脉紧而涩,其病难治。

[按]"虚则伤脾"之"虚"字,应是"涩"字,当改之。

下利,手足厥冷,无脉者,灸之不温,若脉不还,反微喘者,死。少阴负跌阳者,为顺也。

[按]此条"反微喘者死"之下,有"少阴负跌阳者,为顺也"一句,文义不属,其注已详见《伤寒论·辨脉篇》内,不复释。

下利清谷,不可攻其表,汗出必胀满。

[按]此条注详见《伤寒论·太阴篇》内,故不复释。

下利脉沉而迟,其人面少赤,身有微热,下利清谷者,必郁冒,汗出而解,病人必微厥,所以然者,其面戴阳,下虚故也。

[按]此条注详见《伤寒论·厥阴篇》内,故不复释。

下利腹胀满,身体疼痛者,先温其里,乃攻其表,温里宜四逆汤,攻表宜桂枝汤。

[按]此条注详见《伤寒论·太阴篇》内,故不复释。

下利后更烦,按之心下濡者,为虚烦也,栀子豉汤主之。

[按]此条注详见《伤寒论·太阳中篇》,故不复释。

跌蹶手指臂肿转筋阴狐疝蛔虫病第十九

蛔厥者,当吐蛔,今病者静而复时烦,此(非)为脏寒,蛔上入膈,故烦,须臾复止,得食而呕又烦者,蛔闻食臭出,其人当自吐蛔。蛔厥者,乌梅丸主之。

[按]"此为脏寒"之"此"字,当是"非"字,若是"此"字,何以辨寒厥,当改之。

妇人产后病第二十一

产后七八日，无太阳证，少腹坚痛，此恶露不尽，（热在里，结在膀胱也。）不大便烦躁发热，切脉微实，再倍发热，日晡时烦躁者不食，食则谵语，至夜即愈，宜大承气汤主之。

［按］"热在里，结在膀胱也"之八字，当在本条上文"恶露不尽"之下，未有大承气汤下膀胱血之理，当移之。"再倍"二字，当是衍文。

产后中风，（病痓者，）发热面正赤，喘而头痛，竹叶汤主之。

［按］"产后中风"之下，当有"病痓者"三字，始与方合。若无此三字，则人参、附子施之于中风发热可乎？而又以竹叶命名者何所谓也？且方内有"颈项强用大附子"之文，本篇有证无方，则可知必有脱简，当补之。

妇人杂病第二十二

妇人之病，因虚、积冷、结气，为诸经水断绝，至有历年，血寒积结胞门。寒伤经络，凝坚在上，呕吐涎唾，久成肺痈，形体损分。在中盘结，绕脐寒疝；或两胁疼痛，与脏相连；或结热中，痛在关元，脉数无疮，肌若鱼鳞。时着男子，非止女身。在下来（未）多，经候不匀，令阴掣痛，少腹恶寒；或引腰脊，下根气街，气冲急痛，膝胫疼烦，奄忽眩冒，状如厥癫；或有忧惨，悲伤多嗔。非有鬼神，（此皆带下。）久则羸瘦，脉虚多寒。三十六病，千变万端，审脉阴阳，虚实紧弦，行其针药，治危得安。其虽同病，脉各异源，子当辨记，勿谓不然。

［按］"在下来多"之"来"字，当是"未"字。本条皆经水断绝之病，若系"来多"，则与上文不合，与下文经候不匀亦不合，当改之。又本条内"此皆带下"四字，当在非有鬼神之下，文义始属，当移之。

妇人脏躁，喜悲伤欲哭，象如神灵所作，数欠伸，甘草小麦大枣汤主之。

[按] 甘草小麦大枣汤方，义未详，必是讹错。

问曰：妇人年五十，所病下利（血）数十日不止，暮即发热，少腹里急，腹满，手掌烦热，唇口干燥，何也？师曰：此病属带下。何以故？曾经半产，瘀血在少腹不去。何以知之？其证唇口干燥，故知之。当以温经汤主之。

[按]"所病下利"之"利"字，当是"血"字，文义始属，当改之。

带下经水不利，少腹满痛，经一月围（不）见者，土瓜根散主之。

[按]"再"字当是"不"字，若是"再"字，一月两来，与上文不利不合，当改之。

寸口脉弦而大，弦则为减，大则为芤；减则为寒，芤则为虚；寒虚相抟，此名曰革。妇人则半产漏下，旋覆花汤主之。

[按] 此条详在《伤寒论·辨脉法篇》，错简在此。"旋覆花汤主之"一句，亦必是错简，半产漏下，则气已下陷，焉有再用旋覆花下气之理？

妇人中风七八日，续来寒热，发作有时，经水适断，此为热入血室，其血必结，故使如疟状，发作有时，小柴胡汤主之。

[按] 此条注详见《伤寒论·少阳篇》内，故不复释。

妇人伤寒发热，经水适来，昼日明了，暮则谵语，如见鬼状者，此为热入血室，治之无犯胃气及上二焦，必自愈。

[按] 此条注详见《伤寒论·少阳篇》内，故不复释。

妇人中风，发热恶寒，经水适来，得之七八日，热除，脉迟，身凉和，胸胁满，如结胸状，谵语，此为热入血室也，当刺期门，随其实而泻之。

[按] 此条注详见《伤寒论·少阳篇》内，故不复释。

阳明病，下血，谵语者，此为热入血室，但头汗出，当刺期门，随其实而泻之，濈然汗出则愈。

［按］此条注详见《伤寒论·阳明篇》内，故不复释。

胃气下泄，阴吹而正喧，此谷气之实也，膏发煎导之，（**长服诃黎勒丸。**）

［按］"膏发煎导之"五字，当是衍文。此"谷气之实也"之下，当有"长服诃黎勒丸"之六字。后阴下气谓之气利，用诃黎勒散；前阴下气谓之阴吹，用诃黎勒丸，文义始属。盖诃黎勒丸以诃黎勒固下气之虚，以厚朴、陈皮平谷气之实，药病相合，此方错简在《杂疗篇》内。下小儿疳虫蚀齿一方，杀虫解毒，或另有小儿门，或列在杂方内，兹列于妇人杂病之末，亦错简也。

杂疗第二十三

长服诃黎勒丸方

［按］此方当移在前篇"谷气之实也"之下。

果实菜谷禁忌第二十五

食躁式（或）躁方

［按］"食躁式躁"之"式"字，当是"或"字，应改之。

存　疑

脏腑经络先后第一

问曰：阳病十八，何谓也？师曰：头痛，项、腰、脊、臂、脚掣痛。阴病十八，何谓也？师曰：咳，上气，喘，哕，咽，肠鸣，胀满，心痛，拘急。五脏病各有十八，合为九十病；人又有六微，微有十八病，合为一百八病。五劳，七伤，六极，妇人三十六病，不在其中。清邪居上，浊邪居下。大邪中表，小邪中里。槃饪之邪，从口入者，宿食也。五邪中人，各有法度：风中于前，寒中于暮，湿伤于下，雾伤于上；风令脉浮，寒令脉急，雾伤皮腠，湿流关节，食伤脾胃。极寒伤经，极热伤络。

百合狐惑阴阳毒第三

论曰：百合病者，百脉一宗，悉致其病也。意欲食，复不能食,常默默然,欲卧不能卧,欲行不能行,饮食或有美时,或有不用闻食嗅时,如寒无寒,如热无热,口苦,小便赤;诸药不能治,得药则剧吐、利,如有神灵者,身形如和,其脉微数。每溺时头痛者,六十日乃愈;若溺时头不痛,淅然者,四十日愈;若溺快然,但头眩者,二十日愈。其证或未病而预见,或病四五日而出,或病二十日或一月微见者,各随证治之。

血痹虚劳第六

男子平人脉,虚弱细微者,善盗汗也。

奔豚气第八

师曰:病有奔豚,有吐脓,有惊怖,有火邪,此四部病,皆从惊发得之。

腹满寒疝宿食第十

寒气厥逆,赤丸主之。

五脏风寒积聚第十一

心中风者,翕翕发热,不能起,心中饥,食即呕吐。

惊悸吐衄下血胸满瘀血病第十二

火邪者,桂枝去芍药加蜀漆牡蛎龙骨救逆汤主之。

心下悸者,半夏麻黄丸主之。

痰饮咳嗽第十三

咳逆倚息不得卧,小青龙汤主之。青龙汤下已,多唾,口燥,寸脉沉,尺脉微,手足厥逆,气从少腹上冲胸咽,手足痹,其面翕热如醉状,因复下流阴股,小便难,时复冒者,与茯苓桂枝五味甘草汤,治其气冲。冲气即低,而反更咳、胸满者,用苓桂五味甘草汤,去桂,加干姜、细辛,以治其咳满。咳满即止,而更复渴,冲气复发者,以细辛、干姜为热药也,服之当遂渴。而渴反止者,为支饮也。支饮者,法当冒,冒者必呕,呕者复内半夏以去其水。水去呕止,其人形肿者,加杏仁主之。其证应内麻黄,以其人遂痹,故不内之;若逆而内之者,必厥。所以然者,以其人血虚,麻黄发其阳故也。若面热如醉,此为胃热上冲熏其面,加大黄以利之。

水气病第十五

寸口脉浮而迟,浮脉则热,迟脉则潜,热潜相抟,名曰沉。趺阳脉浮而数,浮脉即热,数脉即止,热止相抟,名曰伏。沉伏相抟,名曰水。沉则络脉虚,伏则小便难,虚难相抟,水走皮肤,即为水矣。

寸口脉弦而紧,弦则卫气不行,即恶寒,水不沾流,走于肠间。

问曰:病者苦水,面目、身体、四肢皆肿,小便不利。脉之,不言水,反言胸中痛,气上冲咽,状如炙肉,当微咳喘。审如师言,其脉何类? 师曰:寸口脉沉而紧,沉则为水,紧则为寒;沉紧相抟,结在关元。始时当微,年盛不觉,阳衰之后,营卫相干,阳损阴盛,结寒微动,肾气上冲,咽喉塞噎,胁下急痛。医以为留饮而大下之,气击不去,其病不除;后重吐之,胃家虚烦,咽燥欲饮水,小便不利,水谷不化,面目手足浮肿。又与葶苈丸下水,当时如小差,食饮过度,肿复如前,胸胁苦痛,象若奔豚,其水扬溢,则浮咳喘逆。当先攻击冲气,令止,乃治咳,咳止其喘自差,先治新病,病当在后。

黄汗之病,两胫自冷;假令发热,此属历节。食已汗出,又身常暮卧盗汗出者,此劳气也。若汗出已,反发热者,久久其身必甲错;发热不止者,必生恶疮。若身重,汗出已辄轻者,久久必身𥆧,𥆧即胸中痛,又从腰以上必汗出,下无汗,腰髋弛痛,如有物在皮中状,剧者不能食,身疼重,烦躁,小便不利,此为黄汗,桂枝加黄芪汤主之。

黄疸病第十六

诸黄,猪膏发煎主之。

呕吐哕下利病第十七

下利,肺痛,紫参汤主之。

趺蹶手指臂肿转筋阴狐疝蛔虫病第十九

师曰:病趺蹶,其人但能前,不能却。刺腨入二寸。此太阳经伤也。

病人，常以手指臂肿动，此人身体瞤瞤者，藜芦甘草汤主之。

问曰：病腹痛有虫，其脉何以别之？师曰：腹中痛，其脉当沉，若弦，反洪大，故有蛔虫。

妇人妊娠第二十

师曰：妇人得平脉，阴脉小弱，其人渴，不能食，无寒热，名妊娠，桂枝汤主之。于法六十日，当有此证；设有医治逆者，却一月；加吐下者，则绝之。

妇人怀娠六七月，脉弦，发热，其胎愈胀，腹痛恶寒者，少腹如扇，所以然者，子脏开故也，当以附子汤温其脏。

妇人怀妊，腹中疠痛，当归芍药散主之。

妊娠，小便难，饮食如故，当归贝母苦参丸主之。

妇人伤胎，怀身腹满，不得小便，从腰以下重，如有水气状，怀身七月，太阴当养不养，此心气实，当刺泻劳宫及关元，小便微利则愈。

妇人产后第二十一

妇人乳中虚，烦乱，呕逆，安中益气，竹皮大丸主之。

产后下利虚极，白头翁加甘草阿胶汤主之。

妇人杂病第二十二

妇人陷经漏下，黑不解，胶姜汤主之。

杂疗第二十三

退五脏虚热，四时加减柴胡饮子。

治伤寒令愈不复，紫石寒食散方。